黃帝内經

（六）

最新整理珍藏版

学术顾问　汤一介

文怀沙

中国书店

二十七、六气相胜病治

（《素问·至真要大论》）

帝曰：六气相胜奈何？相胜者，（六气互有强弱，而乘虚相胜也。）岐伯曰：厥阴之胜，耳鸣头眩，愦愦欲吐，胃膈如寒，大风数举，倮虫不滋，胠胁气并，化而为热，小便黄赤，胃脘当心而痛，上支两胁，肠鸣飧泄，少腹痛，注下赤白，甚则呕吐，膈咽不通。（厥阴之胜，风邪盛也。耳鸣头眩，肝脉会于顶巅而风主动也。愦愦欲吐，胃膈如寒，以木邪伤胃，胃虚生于寒也。倮虫不滋，土气衰也。胠胁气并，肝邪聚也。化热而小便黄赤，邪侵小肠也。其在上则胃脘当心而痛，上支两胁、为呕吐，为膈咽不通，在下则飧泄少腹痛，注下赤白，皆肝经脉气所及，而木邪乘于肠胃也。愦音贵，心乱也。胠音区。）少阴之胜，心下热善饥，齐下反痛，气游三焦，炎暑至，木乃津，草乃萎，呕逆躁烦，腹满痛溏泄，传为赤沃。（少阴之胜，君火盛也。少阴之脉起心中，出属心系，故心下热而善饥。少阴之脉络小肠，而热乘之，故齐下反痛。心火盛则热及心包络，包络之脉历络三焦，故气游三焦。其在天则炎暑至，在物则木乃津，草乃萎。火在上焦则呕逆躁烦，在中焦则腹满痛，在下焦则溏泄传为赤沃。赤沃者，利血尿赤也。齐，脐同。）太阴之胜，火气内郁，疮疡于中，流散于外，病在胠胁，甚则心痛，热格，头痛喉痹项强，独胜则湿气内郁，寒迫下焦，痛留顶，互引眉间，胃满，雨数至，燥（当作湿。）化乃见，少腹满，腰重强，内不便，善注泄，足下温，头重足胫肿，饮发于中。肿于上。（太阴之胜，湿邪盛也。寒湿外盛，则心火内郁，故疮疡先发于中，而后流散于外。心脉起心中，出腋下，故病在胠胁，甚则心痛。热格于上，则为头痛喉痹项强。若无热而湿独胜，则湿气内郁，寒迫下焦，故痛留巅顶，互引眉间。胃属土，不能制湿则为胀满。其在天则雨数至，在物则湿化见。湿下流则少腹满，腰重强。内湿不便则清浊不分。故善注泄。湿郁于下则热生，故足温。湿滞于上，故头重。脾胃不能胜湿，则足胫胕肿，故饮发于中，浮肿于上也。）

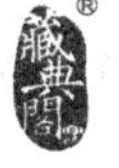

少阳之胜，热客于胃，烦心心痛，目赤欲呕，呕酸善饥，耳痛溺赤，善惊谵妄，暴热消烁，草萎水涸，介虫乃屈，少腹痛，下沃赤白。（少阳之胜，相火盛也。热客于胃而上行，则为烦心心痛、目赤欲呕、呕酸善饥耳痛等病，下行则为溺赤。火盛则伤阴，故善惊谵妄，暴热消烁。热极则害物，故草萎水涸。介虫属金，故遇火而屈。热陷下焦，故少腹为痛。下沃赤白者，热在血分则赤，气分则白，大便曰利，小便曰浊也。）阳明之胜，清发于中，左胠胁痛溏泄，内为嗌塞，外发癫，大凉肃杀，华英改容，毛虫乃殃，胸中不便，嗌塞而咳。（阳明之胜，金邪盛也，金气寒肃，故清发于中。木受其制，故左胠胁痛。清气在下则为溏泄，在上则为嗌塞，在少腹则为癫，在天则大凉肃杀，在物则华英改容。毛虫，木虫也，故受其殃。胸中，肺所居也，燥胜则肺气敛而失其治节，故有不便，而嗌塞为咳也。）太阳之胜，凝栗且至，非时水冰，羽乃后化，痔疟发，寒厥入胃则内生心痛，阴中乃疡，隐曲不利，互引阴股，筋肉拘苛，血脉凝泣，络满色变，或为血泄，皮肤痞肿，腹满食减，热反上行，头项囟顶脑户中痛，目如脱，寒入下焦，传为濡泻。（太阳之胜，水邪盛也，故为凝栗水冰。羽虫属火，故后化。太阳经挟脊贯臀。故痔发。寒胜则邪正分争。故为疟。寒气入胃，厥逆于中，上侵君火，故内生心痛。太阳之脉络肾属膀胱，故为阴疡，为隐曲不利而互引阴股，筋肉得寒则为急为痹，故筋急肉苛。血脉得寒则营卫凝涩，经脉不行，故络满色变。血滞于经则妄行，故或为血泄。表寒不行，故皮肤痞肿。里寒为滞，故腹满食减。阴寒在下，则戴阳于上，故热反上行。头项囟顶脑户目内眦，皆太阳经也，寒气居之，故为痛如脱。寒入下焦，则命门阳衰，故传为大便濡泻。囟音信。）

帝曰：治之奈何？（治六气相胜。）岐伯曰：厥阴之胜，治以甘清，佐以苦辛，以酸泻之。（木胜土败，治以甘清，甘益土，清平木也。佐以苦辛，散风邪也。以酸泻之，木之正味，其泻以酸也。）少阴之胜，治以辛寒，佐以苦咸，以甘泻之。（热胜则乘金，治以辛寒，散火也。佐以苦咸，泄热也。以甘泻之，火之正味，其泻以甘也。）

太阴之胜，治以咸热，佐以辛甘，以苦泻之。（土胜则湿淫，治以咸热，咸能润下，热能燥湿也。湿胜则土寒，佐以辛甘，辛能温土，甘能补土也。以苦泻之，土之正味，其泻以苦也。）少阳之胜，治以辛寒，佐以甘咸，以甘泻之。（此与上少阴治同，但佐有少异，盖甘能泻火也。）阳明之胜，治以酸温，佐以辛甘，以苦泄之。（燥金之胜，病在肺肝，治以酸温，润燥暖肺也。佐以辛甘，泻肺补肝也。以苦泄之，苦从火化，能泄燥邪之实也。）太阳之胜，治以甘热，佐以辛酸，以咸泻之。（水胜则火衰，治以甘热，甘益土以制水，热扶阳以逐寒也。佐以辛酸，辛散寒邪之实，酸收心气之伤也。以咸泻之，水之正味，其泻以咸也。）

二十八、六气之复病治

（《素问·至真要大论》）

帝曰：六气之复何如？（复者，报复之义。六气盛衰不常，有所胜，则有所复也。愚按：王氏曰：凡先有胜，后必复。新校正引《玄珠》正化对化之义云：正司化令之实，对司化令之虚，对化胜而有复，正化胜而不复。反以王注为未然。或又曰：甲丙戊庚壬阳年太过，有胜无复；乙丁己辛癸阴年不及，有胜必有复。皆未达之言也。夫胜复之道，随气盛衰而见，非有正对之分。考之本经诸篇。原无此言。其于不及，有复太过，无复之说，盖以《气交变大论》，凡太过之运皆不言复，惟不及之年则有之。《六元正纪大论》所载六十年运气之纪，亦惟不及之岁言复，而太过之年则无。似乎阳年太过，有胜无复也。然《五常政大论》云：发生之纪，不务其德，则收气复。赫曦之纪。暴烈其政，脏气乃复，敦阜之纪，大风迅至，邪伤脾也。坚成之纪，政暴变，长气斯救。流衍之纪，政过则化气大举。是皆以太过之岁为言，由此观之，则阳年未尝无复也。惟是阴年气弱，彼来胜我，故子必起而报之，故谓之复。阳年气强，无胜我者，但以我胜彼，故承乃从而制之。然曰承曰复，本一理也，但相继而制者谓之承，因胜而报者谓之复，胜复相仍，本无罅隙，故经曰有胜则复，无胜则否。胜至则

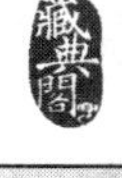

复，无常数也。又曰微者复微，甚者复甚。然则气之微甚，尚不可以假借，又何有阴阳正对复与不复之理哉？故本论无分太过不及之年，皆有淫胜反胜相胜之气，可见阳年未必全盛，而反胜者有之，阴年未必全衰而淫胜者亦有之，天地变化，消长无穷，但当随厥气几而察以方月之义，庶得其妙；若必欲因辞害意，则失之远矣。）岐伯曰：悉乎哉问也！厥阴之复，少腹坚满，里急暴痛，偃木飞沙，倮虫不荣，厥心痛汗发，呕吐，饮食不入，入而复出，筋骨掉眩清厥，甚则入脾，食痹而吐。（厥阴风木之复，内应肝气。少腹坚满，肝邪实也。里急暴痛，肝主筋膜，其气急也。偃木飞沙，风之甚也。倮虫不荣，木制土也。厥心痛汗发，肝邪乘胃，上凌于心而阳气泄也。饮食不入，入而复出，脾受肝伤也。掉为颤掉，眩为眩运，风淫所致也。风之甚者，必兼承制之化，故手足清冷而厥也。食痹者，食入不化，入则闷痛呕汁，必吐出乃已也。）冲阳绝，死不治。（冲阳，胃脉也，胃绝则脾亦绝矣。按：前章天地淫胜，止言司天六脉绝者不治，而在泉未言；此章于六气之复者复言之，正以明在泉之化，盖四气尽终气，地气主之，复之常也。）少阴之复，燠热内作，烦躁鼽嚏，少腹绞痛，火见燔焫燥。分注时止，气动于左，上行于右，咳皮肤痛暴喑，心痛郁冒不知人，乃洒淅恶寒，振栗谵妄，寒已而热，渴而欲饮，少气骨萎，隔肠不便，外为浮肿哕噫，赤气后化，流水不冰，热气大行，介虫不福，病疿胗疮疡，痈疽痤痔，甚则入肺，咳而鼻渊，（少阴君火之复，燠热内作，烦躁鼽嚏，火盛于中而炎于上也。少腹绞痛，火在阴也。火见燔焫燥，身表焦热而火在喉也。分注时止，谓大肠或泄，膀胱或癃，火居二便也。气动于左，阳升在东也。上行于右，火必乘金也。咳而皮肤痛暴喑，肺主声音，外合皮毛而受火之伤也。心痛郁冒不知人，心邪自实而神明乱也。洒淅恶寒，振栗谵妄，寒已而热，水火相争，热极生寒也。渴而欲饮，亡津液也，少气骨萎，壮火食气，热极伤精也。隔肠不便，热结不通也。外为浮肿、为哕噫，热胜则肿，火逆冲上也。赤气后化，阳明先胜，少阴后复也，流水不冰，热气大行，介虫不福，火盛制金也。疿胗疮疡，痈疽痤痔，火克肺金而皮毛受病也。火甚必伤肺，故咳而鼻渊所由作矣。鼽音求。）天府绝，死不治。（天府，肺经穴也。）太阴之复，湿变乃举，体重中满，食饮不化，阴气上厥，胸中不便，饮发于中，咳喘有声，大雨时行，鳞见于陆，头顶痛重而掉瘛尤甚，呕而密默，唾吐清液，甚则入肾，窍泻无度，（太阴湿土之复，体重中满，饮食不化，自伤同气也。阴气上厥，胸中不便，湿从寒化也。饮发于中，喘咳有声，湿侵脾肺也，大雨时行，鳞见于陆，湿令行也，头顶痛重而掉瘛尤甚，湿在三阳，筋脉濡软也。呕而密默，唾吐清液，寒湿内动也。甚则土邪传肾，窍泻无度，以肾开窍于二便，而门户不要也。）太溪绝，死不治。（太溪，肾经穴也。）少阳之复，大热将至，枯燥燔，介虫乃耗，惊瘛咳衄，心热烦躁，便数憎风，厥气上行，面如浮埃，目乃瞤，火气内发，上为口糜呕逆，血溢血泄，发而为疟，恶寒鼓栗，寒极反热，嗌络焦槁，渴引水浆，色变黄赤，少气脉萎，化而为水，传为胕肿，甚则入肺，咳而血泄，（少阳相火之复，故大热至而枯燥燔。介虫属金，所以耗也。其病则惊瘛咳衄，心热烦躁，火乘心肺也，便数憎风，表里皆热也。厥气上行，面如浮埃，目乃瞤，火气内发，上为口糜呕逆，血溢血泄，皆火炎于上，故形色变而逼血妄行也。发而为疟，恶寒鼓栗，寒极反热，以风火相薄而阴阳相并也。嗌络焦槁，渴引水浆，津液涸也，色变黄赤，热在脾则黄，在心则赤也，少气脉萎，气血伤也。化而为水，传为胕肿，以气蒸热化，水道不通，而浮肿如泥也。火盛必伤金故甚则入肺，咳而血泄。）尺泽绝，死不治。（尺泽，肺经穴也，按：前章少阴司天热淫所胜言尺泽，少阳司天火淫所胜言天府，此章所言与前章相反，然皆系肺经之穴，以火克金，故能互见其害。）阳明之复，清气大举，森木苍干，毛虫乃厉，病生胠胁，气归于左，善太息，甚则心痛痞满，腹胀而泄，呕吐咳哕烦心，病在膈中，头痛，甚则入肝，惊骇筋挛，（阳明燥金之复，故清气大举，森木苍干，毛虫乃厉，金克木也。病生胠胁，气归于左，肝木伤也。金气盛则木郁火衰而阳气不达，故善太息。甚则心痛痞满，腹胀而泄，呕吐咳哕烦心，清邪在中也。头痛

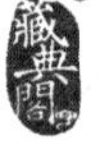

者，阴寒外束，热聚于经也。金强侮肝，故为惊骇筋挛之病。）太冲绝，死不治。（太冲，肝经穴也。）太阳之复，厥气上行，水凝雨冰，羽虫乃死，心胃生寒，胸中不利，心痛痞满，头痛善悲，时眩仆食减，腰反痛，屈伸不便，地裂冰坚，阳光不治，少腹控睾，引腰脊，上冲心，唾出清水，及为哕噫，甚则入心，善忘善悲，（太阳寒水之复，其气上行，则水凝雨冰。羽虫属火，水盛乃死也。其病心胃生寒，故胸中不利也。心痛痞满，寒在膈间也。头痛善悲，寒并于上而阳神虚也。时眩仆食减，清阳失位而胃中寒也。腰反痛，屈伸不便，寒归水藏而连及太阳经也。地裂冰坚，阳光不治，水令行也。少腹控睾，引腰脊，上冲于心，寒客三阴，上侵君火也。唾出清水，及为哕噫，寒水侮土，胃脘无阳也。寒甚者必乘心，心藏神，神不足则善忘善悲。）神门绝，死不治。（神门，心经穴也。）

帝曰：善。治之奈何？（治六气之复。）岐伯曰：厥阴之复，治以酸寒，佐以甘辛，以酸泻之，以甘缓之。（厥阴风木之复，治以酸寒，木之正味，其泻以酸，木火相生，宜清以寒也，佐以甘辛，木盛土衰，以甘补土，辛从金化，以辛制木也。泻者，泻肝之实。缓者，缓肝之急也。）少阴之复，治以咸寒，佐以苦辛，以甘泻之，以酸收之，以苦发之，以咸软之。（少阴君火之复，治以咸寒，制以所不胜也。佐以苦辛，发散其热也。以甘泻之，甘泻火也。以酸收之，敛浮热也。以苦发之，散火之郁也。以咸软之，解热之结也。）太阴之复，治以苦热，佐以酸辛，以苦泻之，燥之泄之。（太阴湿土之复，治以苦热，苦能泻土，热能燥湿也。佐以酸辛，酸能制土，辛能温寒也。以苦泻之，燥之泄之，泻以夺其壅，燥以胜其湿，泄以利其水也。）少阳之复，治以咸冷，佐以苦辛，以咸软之，以酸收之，辛苦发之，发不远热，无犯温凉，少阴同法。（少阳相火之复，与上文少阴之复治同。发不远热，无犯温凉，重明用发者，勿犯寒凉也。少阴之治亦然。）阳明之复，治以辛温，佐以苦甘，以苦泄之，以苦下之，以酸补之。（阳明燥金之复，治以辛温，金之正味，泻之以辛，金之清燥，胜之以温也。佐以苦甘，苦从火　化，以苦制金，木被金伤，以甘缓急也。以苦泄之下之，开燥结以通实邪；以酸补之，敛津液以滋干涸也。）太阳之复，治以咸热，佐以甘辛，以苦坚之。（太阳寒水之复，治以咸热，水之正味，其泻以咸，而治寒以热也。佐以甘辛，甘从土化，用以制水，而辛能散寒也。寒水通于肾，肾不坚，则寒易起，故《藏气法时论》曰：肾欲坚，急食苦以坚之也。）治诸胜复，寒者热之，热者寒之，温者清之，清者温之，散者收之，抑者散之，燥者润之，急者缓之，坚者软之，脆者坚之，衰者补之，强者泻之。各安其气，必清必静，则病气衰去，归其所宗，此治之大体也。（此总结前章淫胜反胜相胜相复之治，皆不外乎此法，则正气得安，病气衰去，阴阳宗主各有所归，自无偏胜之患，而治法尽于此矣。脆音翠。）帝曰：善。

二十九、天枢上下胜复有常

（《素问·至真要大论》）

帝曰：气之上下何谓也？岐伯曰：身半以上，其气三矣，天之分也，天气主之；身半以下，其气三矣，地之分也，地气主之。（气之上下，司天在泉也，而人身应之，则身半以上，阳气三，阴气亦三，是为手之六经，应天之分，故天气主之。身半以下，亦阳气三，阴气三，是为足之六经，应地之气，故地气主之。《六节藏象论》亦云其气三，三而成天，三而成地，三而成人，亦是三阴三阳之义。）以名命气，以气命处，而言其病。半，所谓天枢也。（以名命气，谓正其名则气有所属，如三阴三阳者名也，名既立，则六气各有所主矣。以气命处，谓六经之气各有其位。察其气，则中外前后上下左右病处可知矣。半，身半也，上下之中也。以人身言之，则前及于脐，后及于腰，故脐旁二寸名天枢穴，正取身半之义。又天枢详义，见本类前九。）故上胜而下俱病者，以地名之；下胜而上俱病者，以天名之。（上胜则下虚而下俱病者，即名地气也。下胜则上虚而上俱病者，即名天气也，《六元正纪大论》曰：天气不足，地气随之，地气不足，天气从之。亦此之谓。）所谓胜至，报气屈伏而未发也，复至则不以天地异名，皆如复气为法也。（凡胜至为病者，以报气未发也，故病在上则求乎天，病在下则求乎地。若复气已至，则不以天地异名，但求复气所居，随微甚以为治法也。如前章治六气之复，及下文云气之复也，和者平之，暴者夺之，皆治复之法。）

帝曰：胜复之动，时有常乎？气有必乎？岐伯曰：时有常位而气无必也。（时有常，气无必，义如下文。）帝曰：愿闻其道也。岐伯曰：初气终三气，天气主之，胜之常也；四气尽终气，地气主之，复之常也。（岁半之前，天气主之，岁半之后，地气主之，胜在前，复在后，故自初气以至三气，乃司天所主之时，太过则胜其不胜，不及则胜者来胜。此胜之常也。自四气以至终气，乃在泉所主之时，太过则承者起而制之，不及则子为母而复之，此复之常也。故曰时有常位。）有胜则复，无胜则否。（在胜必有复，无胜则无复。《五常政大论》曰：微者复微，甚者复甚。可见胜复之气，或有或无，或微或甚，其变不一，故曰气无必也。）

帝曰：善。复已而胜何如？岐伯曰：胜至则复，无常数也，衰乃止耳。（复已而胜，谓既复之后而又胜也。胜至则复，言再胜则再复，本无常数也。胜复之变，本由乎气，若气有余而胜复微，则气有未尽，故不免再胜再复。若胜复甚，则彼此气尽而已，故衰乃止耳。）复已而胜，不复则害，此伤生也。（若有胜无复，则亢而为害，故伤生也。）

帝曰：复而反病何也？岐伯曰：居非其位，不相得也。大复其胜，则主胜之，故反病也。（复而反病，谓复反自病也。复气居非其位，则客主之气不相得，气不相得而大复其胜，力极必虚，虚则主气乘之，故反受病也。）所谓火燥热也。（此即居非其位也，火，少阳也。燥，阳明也。热，少阴也。少阳少阴在泉，以客之火气，而居主之水位，火气大复，则水主胜之。阳明司天，以客之金气，而居主之火位，金气大复，则火主胜之。余气胜复，则无主胜之反病，故曰所谓火燥热也。按：此以复气反病为言，然燥在三气之前，本非复之时也，但言复则胜可知矣，故胜气不相得者亦当反病，天地之气皆然也。）

帝曰：治之奈何？岐伯曰：夫气之胜也，微者随之，甚者制之，气之复也，和者平之，暴者夺之。皆随胜气，安其屈伏，无问其数，以平为期，此其道也。（此总言胜复微甚之治也。微者随之，顺其气以安之也。甚者制之，制以所畏也。和者平之，调其微邪也。暴者夺之，泻其强盛也。但随胜气以治，则屈伏之气可安矣。然不必计其数之多少，但以得平为期，乃气胜之道。此言皆随胜气者，非单以胜气为言，而复气之至，气亦胜矣，盖兼言之也。本节治法，乃与前章治诸气复相参阅。）帝曰：善。

三十、客主胜而无复病治各有正味

（《素问·至真要大论》）

帝曰：客主之胜复奈何？（客者，天地之六气。主者，四时之六步。凡前云胜复者，皆客气之变，故此复明主气也。有逐年主气客气图，在图翼二卷。）岐伯曰：客主之气，胜而无复也。（客气动而变，主气静而常，气强则胜，时去则已，故但以盛衰相胜，而无复也。）帝曰：其逆从何如？岐伯曰：主胜逆，客胜从，天之道也。（客行天令，运动不息，主守其位，只奉天命者也。主胜客，则违天之命而天气不行，故为逆。客胜主，则以上临下而政令乃布，故为从。）

帝曰：其生病何如？岐伯曰：厥阴司天，客胜则耳鸣掉眩，甚则咳；主胜则胸胁痛，舌难以言。（初气终三气，天气主之也。巳亥年厥阴司天，以风木之客，而加于厥阴少阴少阳之主。若客胜则木气上动而风邪盛，故耳鸣掉眩，甚则为咳。若主胜则火挟木邪，在相火则胸胁痛，心包所居也；在君火则舌难言，心开窍于舌也。）少阴司天，客胜则鼽嚏，颈项强肩背瞀热，头痛少气，发热耳聋目瞑，甚则 肿血溢，疮疡咳喘；主胜则心热烦躁，甚则胁痛支满。（子午年少阴司天，以君火之客，而加于木火三气之主。客胜则火在上焦，故热居头项肌表。主胜则火木为邪，故心肝二经为病。瞀音务，闷也。）太阴司天，客胜则首面 肿，呼吸气喘；主胜则胸腹满，食已而瞀。（丑未年太阴司天，以湿土之客，而加于木火之主。客

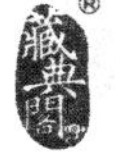

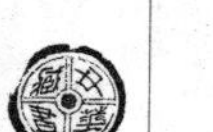

胜则湿热上升，故首面浮肿而喘。主胜则风热侵脾，故胸腹满，食已而瞀。）少阳司天，客胜则丹胗外发，及为丹熛疮疡，呕逆喉痹，头痛嗌肿，耳聋血溢，内为瘛疭；主胜则胸满咳仰息，甚而有血，手热。（寅申年少阳司天，以畏火之客，而加于木火之主。客主互胜，火在上焦，故为热病如此。按：下文云痓强拘瘛疭，瘛为拘挛，疭为弛纵可知。）阳明司天，清复内余，则咳衄嗌塞，心膈中热，咳不止而白血出者死。（卯酉年阳明司天，以燥金之客，而加于木火之主。金居火位，则客不胜主，故不言客主之胜。然阳明以清肃为政，若清气复盛，而有余于内，则热邪承之，故为咳衄嗌塞等证，皆肺金受伤也。肺伤极则白血出，盖血竭于肺，乃为白涎白液，涎液虽白，实血所化，故曰白血出者死。）太阳司天，客胜则胸中不利，出清涕，感寒则咳；主胜则喉嗌中鸣。（辰戌年太阳司天，以寒水之客，而加于木火之主。客胜则寒气在上，故胸中不利，涕出而咳。主胜则火因寒覆，故阳气欲达而喉嗌鸣也。）

厥阴在泉，客胜则大关节不利，内为痓强拘螈，外为不便；主胜则筋骨繇并，腰腹时痛。（四气尽终气，地气主之也。寅申年厥阴在泉，以风木之客，而加于太阴阳明太阳之主。客胜主胜，皆以木居土金水之乡，肝木受制于下，故为关节不利，痓强拘螈筋骨等病。繇，摇同。并，挛束不开也。）少阴在泉，客胜则腰痛，尻股膝髀 足病，瞀热 以酸，胕不能久立，溲便变；主胜则厥气上行，心痛发热，膈中，众痹皆作，发于 胁，魄汗不藏，四逆而起。（卯酉年少阴在泉，以君火之客，而加于土金水之主。客胜，则腰尻下部为痛为热为溲便变者，火居阴分也。为胕不能久立者，火在太阴，脾主肌肉四肢也。主胜，则君火受制于群阴，故为厥气上行，心痛发热等病。魄汗，阴汗也。四逆，厥冷也。《脉要精微论》曰：阴气有余为多汗身寒。即此谓也。）太阴在泉，客胜则足痿下重，便溲不时，湿客下焦，发而濡泻，及为肿隐曲之疾；主胜则寒气逆满，食饮不下，甚则为疝。（辰戌年太阴在泉，以湿土之客，而加于金水之主。客胜而为足痿下重等病，湿挟阴邪在下也。主胜而为寒气逆满、食饮不下者，寒水侮土伤脾也。甚则为疝，即隐曲之疾。盖前阴者，太阴阳明之所合，而寒湿居之，故为是证。）少阳在泉，客胜则腰腹痛而反恶寒，甚则下白溺白；主胜则热反上行而客于心，心痛发热，格中而呕，少阴同候。（巳亥年少阳在泉，以相火之客，而加于上金水之主。客胜则火居阴分，故下焦热、腰腹痛而恶寒下白。主胜则阴盛格阳，故热反上行，心痛发热，格中而呕。少阳少阴皆属火，故同候。）阳明在泉，客胜则清气动下，少腹坚满而数便泻；主胜则腰重腹痛，少腹生寒，下为鹜溏，则寒厥于肠，上冲胸中，甚则喘不能久立。（子午岁阳明在泉，以燥金之客，而加于土金水之主。客胜则清寒之气动于下焦，故少腹坚满而便泻。主胜则寒侵金脏，故下在肠腹，则为腰重腹痛鹜溏寒厥，上于肺经则冲于胸中，甚则气喘不能久立也。）太阳在泉，寒复内余，则腰尻痛，屈伸不利，股胫足膝中痛。（丑未年太阳在泉，以寒水之客，而加于金水之主。水居水位，故不言客主之胜。重阴气盛，故寒复内余，而为腰尻股胫足膝中痛。）帝曰：善。治之奈何？（治客主之胜。）岐伯曰：高者抑之，下者举之。有余者折之，不足者补之，佐以所利，和以所宜，必安其主客，适其寒温，同者逆之，异者从之。（高者抑之，欲其降也。下者举之，欲其升也。有余者折之，攻其实也。不足者补之，培其虚也。佐以所利，顺其升降浮沉也。和以所宜，酌其气味薄浓也。安其主客，审强弱以调之也。适其寒温，用寒远寒，用温远温也。同者逆之，客主同气者，可逆而治也。异者从之，客主异气者，或从于客，或从于主也。）帝曰：治寒以热，治热以寒，气相得者逆之，不相得者从之，余已知之矣；其于正味何如？（五行气化，补泻之味，各有专主，故曰正味。此不特客主之气为然，凡治诸胜复者皆同。）岐伯曰：木位之主，其泻以酸，其补以辛。（木之主气，初之气也，在春分前六十日有奇，乃厥阴风木所主之时，故曰木位之主。木性升，酸则反其性而敛之，故为泻。辛则助其发生之气，故为补。《藏气法时论》曰：肝欲散，急食辛以散之，用辛补之，酸泻之。）火位之主，其泻以甘，其补以咸。（火之主气有二：春分后六十日有奇，少阴君火主之，二之气也；夏至前后各三

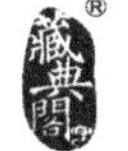

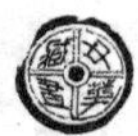

十日有奇，少阳相火主之，三之气也。火性烈，甘则反其性而缓之，故为泻。火欲软，咸则顺其气而软之，故为补。《藏气法时论》曰：心欲软，急食咸以软之，用咸补之，甘泻之。）土位之主，其泻以苦，其补以甘。（土之主气，四之气也，在秋分前六十日有奇，乃太阴湿土所主之时。土性湿，苦则反其性而燥之，故为泻。土欲缓，甘则顺其气而缓之，故为补。《藏气法时论》曰：脾欲缓，急食甘以缓之，用苦泻之，甘补之。）金位之主，其泻以辛，其补以酸。（金之主气，五之气也，在秋分后六十日有奇，乃阳明燥金所主之时。金性敛，辛则反其性而散之，故为泻。金欲收，酸则顺其气而收之，故为补。《藏气法时论》曰：肺欲收，急食酸以收之，用酸补之，辛泻之。）水位之主，其泻以咸，其补以苦。（水之主气，终之气也，在冬至前后各三十日有奇，乃太阳寒水所主之时。水性凝，咸则反其性而软之，故为泻。水欲坚，苦则顺其气而坚之，故为补。《藏气法时论》曰：肾欲坚，急食苦以坚之，用苦补之，咸泻之。）

厥阴之客，以辛补之，以酸泻之，以甘缓之。（客者，客气之为病也。后仿此。厥阴之客。与上文木位之主同其治。而复曰以甘缓之者，木主肝，《藏气法时论》曰：肝苦急，急食甘以缓之也。）少阴之客，以咸补之，以甘泻之，以咸收之。（少阴君火之客，与上文火位之主同其治。以咸收之误也，当作酸。《藏气法时论》曰：心苦缓，急食酸以收之者，是其义。）

太阴之客，以甘补之，以苦泻之，以甘缓之。（太阴湿土之客，与上文土位之主治同。）少阳之客，以咸补之，以甘泻之，以咸软之。（少阳相火之客，与上文火位之主，少阴之客治同。但曰以咸软之者，按：《藏气法时论》曰：心欲软，急食咸以软之。虽心非少阳，而君相皆火，故味同也。）阳明之客，以酸补之，以辛泻之，以苦泄之。（阳明燥金之客，与上文金位之主治同。复言以苦泄之者，金主肺，《藏气法时论》曰：肺苦气上逆，急食苦以泄之也。）太阳之客，以苦补之，以咸泻之，以苦坚之，以辛润之，开发腠理，致津液，通气也。（太阳寒水之客，与上文水位之主治同。复曰以辛润之者，水属肾，如《藏气法时论》曰：肾苦燥，急食辛，以润之也。开发腠理等义，俱与彼同，详疾病类二十四。）帝曰：善。

三十一、六气之胜五脏受邪脉应

（《素问·至真要大论》）

帝曰：六气之胜，何以候之？（候者，候其气之应见也。）岐伯曰：乘其至也。（乘其气至而察之也。）清气大来，燥之胜也，风木受邪，肝病生焉。（金气克木，故肝木受邪，肝病则并及于胆。）热气大来，火之胜也，金燥受邪，肺病生焉。（火气克金，故肺金受邪，肺病则并及于大肠。）寒气大来，水之胜也，火热受邪，心病生焉。（水气克火，故心火受邪，心病则并及小肠、包络、三焦。）湿气大来，土之胜也，寒水受邪，肾病生焉。（土气克水，故肾水受邪，肾病则并及膀胱。）风气大来，木之胜也，土湿受邪，脾病生焉。（木气克土，故脾土受邪，脾病则并及于胃。）所谓感邪而生病也。（不当至而至者，谓之邪气，有所感触，则病生矣。）乘年之虚，则邪甚也；（凡岁气不及，邪胜必甚，如乙丁己辛癸年是也。）失时之和，亦邪甚也；（客主不和，四时失序，感而为病，则随所不胜，而与脏气相应也，其邪亦甚。）遇月之空，亦邪甚也。（《八正神明论》曰：月始生，则血气始精，卫气始行；月廓满，则血气实，肌肉坚；月廓空，则肌肉减，经络虚，卫气去，形独居。是即月空之义，亦邪之所以甚也。以上三节，曰乘、曰失、曰遇，皆以人事为言，是谓三虚。详义见后三十六。）重感于邪，则病危矣。（如《岁露论》云：冬至之日，中于虚风而不发，至立春之日，又皆中于虚风，此两邪相搏。即重感之谓，义详后三十六。）有胜之气，其必来复也。（天地之气，不能相过也，有胜则有复也。）

帝曰：其脉至何如？（言六气胜至之脉体。）岐伯曰：厥阴之至其脉弦。（厥阴之至，风木气也。木体端直以长，故脉弦。弦者，长直有力，如弓弦也。）少阴之至其脉钩，（少阴之至，君火气也，火性升浮，故脉钩。钩者，来盛去衰，外实内虚。

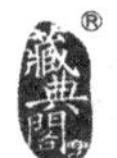

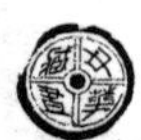

如带之钩也。）太阴之至其脉沉，（太阴之至，湿土气也，土体重实，故脉沉。沉者，行于肌肉之下也。）少阳之至大而浮，（少阳之至，相火气也。火热盛长于外，故脉来洪大而浮于肌肤之上也。）阳明之至短而涩，（阳明之至，燥金气也。金性收敛，故脉来短而涩也。）太阳之至大而长。（太阳之至，寒水气也。水源长而生意广，故其脉至，大而且长。）至而和则平，（以上六脉之至，各无太过不及，是为和平之脉，不平则为病矣。）至而甚则病，（甚，谓过甚而失其中和之气，如但弦无胃之类是也。）至而反者病，（反者，反见胜己之脉，如应弦反涩，应大反小之类是也。）至而不至者病，（时已至，而脉不应，来气不足也，故病。）未至而至者病，（时未至而脉先至，来气太过也，故病。凡南北政之岁，脉象变易皆然。）

阴阳明易者危。（阴阳易，即《五营运大论》阴阳交之义，阴阳错乱，故谓之危。详见本类前五。）

三十二、胜复早晏脉应

（《素问·至真要大论》）

帝曰：胜复之变，早晏何如？（言迟速之应。）岐伯曰：夫所胜者，胜至已病，病已愠愠，而复已萌也。（胜气之至，既已病矣。病将已，尚愠愠未除，而复气随之已萌矣。故凡治病者，于阴阳先后之变，不可不察也。）愠言酝，又上声，（积貌。）夫所复者胜尽而起，得位而甚，胜有微甚，复有少多，胜和而和，胜虚而虚，天之常也。（胜尽而起，随而至也。得位而甚，专其令也。胜有微甚，则复有少多，报和以和，报虚以虚，故胜复之道，亦犹形影声，应之不能爽也。）

帝曰：胜复之作，动不当位，或后时而至，其故何也？（胜复之动，有不应时者也。）岐伯曰：夫气之生与其化，衰盛异也。（生者发生之始，化者气化大行，故衰盛异也。气有衰盛，则胜复之动，有不当位而后先至矣。）寒暑温凉，盛衰之用，其在四维。（寒暑温凉，四季之正气也。四维，辰戌丑未之月也。春温盛于辰，夏暑益于未，秋凉盛于戌，冬寒盛于丑，此四季盛衰之用。）故阳之动，始于温，盛于暑；阴之动，始于清，盛于寒。春夏秋冬，各差其分。（始于温，阳之生也。盛于暑，阳之化也。始于清，阴之生也，盛于寒，阴之化也。气至有微甚，故四季各有差分也，）故大要曰：彼春之暖，为夏之暑，彼秋之忿，为冬之怒，谨按四维，斥候皆归，其终可见，其始可知，此之谓也。（斥候，四时之大候也。春之暖即夏暑之渐，秋之忿即冬寒之渐，但按四维之正，则四时斥候之所归也，故见其始，即可知其终矣。）帝曰：差有数乎？岐伯曰：又凡三十度也。（凡气有迟早，总不出一月之外，三十度即一月之日数也。此二句与《六元正纪大论》同，详本类前二十三。）

帝曰：其脉应皆何如？岐伯曰：差同正法，待时而去也。（气至脉亦至，气去脉亦去，气有差分，脉必应之，故曰差同正法。）《脉要》曰：春不沉，夏不弦，秋不数，冬不涩。是谓四塞。（此即脉之差分也。春脉宜弦，然自冬而至，冬气犹存，故尚有沉意。夏脉宜数，然自春而至，春气犹存，故尚有弦意。秋脉宜涩，然自夏而至，夏气犹存，故尚有数意，冬脉宜沉，然自秋而至，秋气犹存，故尚有涩意。若春不沉，夏不弦，秋不数，冬不涩，是失其所生之气，气不交通，故曰四塞，皆非脉气之正。）沉甚曰病，弦甚曰病，数甚曰病，涩甚曰病，（此又其差之甚者也。故春可带沉而沉甚则病，夏可带弦而弦甚则病，秋可带数而数甚则病，冬可带涩而涩甚则病，以盛非其时也。）参见曰病，复见曰病，未去而去曰病，去而不去曰病，（参见者，气脉乱而杂至也。复见者，脉随气去而再来也。时未去而脉先去，本气不足，来气有余也。时已去而脉不去，本气有余，来气不足也。皆不免于病。）反者死。（春得秋脉，夏得冬脉，秋得夏脉，冬得长夏脉，长夏得春脉，反见胜己之化，失天和也，故死。）故曰气之相守司也，如权衡之不得相失也。（权衡，秤也。凡六气之用，亦犹权衡之平，而不可失也。）夫阴阳之气，清静则生化治，动则苛疾起，此之谓也。（阴阳之气，平则清静而生化治，不平则动而苛疾起。《六微旨大论》曰：成败倚伏生乎动，动而不已，则变作矣。）

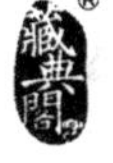

三十三、三阴三阳幽明分至

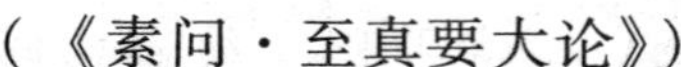

（《素问·至真要大论》）

帝曰：愿闻阴阳之三也何谓？（厥阴少阴太阴，三阴也。少阳阳明太阳，三阳也。）岐伯曰：气有多少异用也。（易曰一阴一阳之谓道，而此曰三者，以阴阳之气，各有盛衰，盛者气多，衰者气少。《天元纪大论》曰：阴阳之气各有多少，故曰三阴三阳也。按阴阳类论以厥阴为一阴，少阴为二阴，太阴为三阴，少阳为一阳，阳明为二阳，太阳为三阳，数各不同，故气亦有异。）帝曰：阳明何谓也？岐伯曰：两阳合明也。（两阳合明，阳之盛也。《阴阳系日月篇》曰：辰者三月，主左足之阳明；巳者四月，主右足之阳明，此两阳合于前，故曰阳明。丙主左手之阳明，丁主右手之阳明，此两火并合，故曰阳明。）帝曰：厥阴何也？岐伯曰：两阴交尽也。（厥，尽也。两阴交尽，阴之极也。《阴阳系日月篇》曰：戌者九月，主右足之厥阴；亥者十月，主左足之厥阴。此两阴交尽，故曰厥阴。详经络类三十四。）

帝曰：幽明何如？岐伯曰：两阴交尽，故曰幽，两阳合明，故曰明，幽明之配，寒暑之异也。（幽明者，阴阳盛极之象也。故《阴阳系日月篇》以辰巳为阳明，戌亥为厥阴。夫辰巳之气暑，戌亥之气寒。如夜寒昼热，冬寒夏热，西北寒、东南热，无非辰巳戌亥之气，故幽明之配，为寒暑之异。）帝曰：分至何如？岐伯曰：气至之谓至，气分之谓分，至则气同，分则气异，所谓天地之正纪也。（分言春秋二分，至言冬夏二至。冬夏言至者，阴阳之至极也。如司天主夏至，在泉主冬至，此六气之至也。夏至热极凉生，而夜短昼长之极，冬至寒极温生，而昼短夜长之极，此阴阳盈缩之至也。春秋言分者，阴阳之中分也。初气居春分之前，二气居春分之后，四气居秋分之前，五气居秋分之后，此间气之分也。春分前寒而后热，前则昼短夜长，后则夜短昼长；秋分前热而后寒，前则夜短昼长，后则昼短夜长，此寒热昼夜之分也。至则纯阴纯阳，故曰气同。分则前后更易，故曰气异。此天地岁气之正纪也。）

三十四、六气补泻用有先后

（《素问·至真要大论》）

帝曰：夫子言春秋气始于前，冬夏气始于后，余已知之矣；然六气往复，主岁不常也，其补泻奈何？（初之气，始于立春前十五日，四之气，始于立秋前十五日，故春秋气始于前。三之气，始于立夏后十五日，终之气，始于立冬后十五日，故冬夏气始于后，此不易之次序也。然六气迭为进退，旧者去，而新者来，往复不常，则其补泻之味，亦用有先后也。）岐伯曰：上下所主，随其攸利，正其味，则其要也，左右同法。（司天在泉，上下各有所主，应补应泻，但随所利而用之，其要以正味为主也。左右间气，上者同于司天，下者同于在泉，故曰同法。）《大要》曰：少阳之主，先甘后咸；阳明之主，先辛后酸；太阳之主，先咸后苦；厥阴之主，先酸后辛；少阴之主，先甘后咸；太阴之主，先苦后甘。（主谓主岁，非客主之主也。按此即六气补泻之正味，六气胜至，必当先去其有余，后补其不足，故诸味之用，皆先泻而后补。）

佐以所利，资以所生，是谓得气。（自补泻正味之外，而复佐以所利，兼其所宜也。资以所生，助其化源也，是得六气之和平矣。）

三十五、九宫八风

（《灵枢·九宫八风篇》全）

太一常以冬至之日，居叶蛰之宫四十六日，（太一，北辰也。按《西志》曰：中宫天极星，其一明者，太一之常居也。盖太者至尊之称，一者万数之始，为天元之主宰，故曰太一，即北极也。北极居中不动，而斗运于外，斗有七星，附者一星。自一至四为魁，自五至七为杓。斗杓旋指十二辰，以建时节，而北极统之，故曰北辰，古云太一运璇玑以齐七政者，此之谓也。斗杓所指之辰，谓之月建，即气令所王之方，如冬至节，月建在正北，故云太一居叶蛰之宫。叶蛰，坎宫也。以周岁日数分属八宫，则每宫得四十六日，惟干巽天门地户两宫止

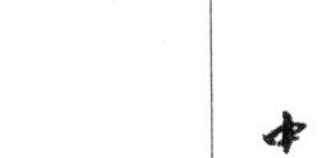

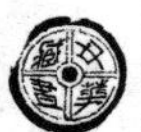

四十五日，共纪三百六十六日，以尽一岁之数。后仿此。坎宫四十六日，主冬至、小寒、大寒三节。有九宫八风图，在《图翼》二卷。叶，效甲切。）明日居天留四十六日，（明日即上文四十六日之次日，谓起于四十七日也。后仿此。天留，艮宫也，主立春、雨水、惊蛰三节，共四十六日，太一之所移居也。连前共九十二日而止。）明日居仓门四十六日，（仓门，震宫也，自九十三日起，当春分、清明、谷雨三节，共四十六日，至一百三十八日而止。）明日居阴洛四十六日，（阴洛，巽宫也，自一百三十九日起，主立夏、小满、芒种三节，共四十五日，至一百八十三日而止。）明日居天宫四十六日，（天宫，离宫也，主夏至、小暑、大暑三节，共四十六日，至二百二十九日而止。）明日居玄委四十六日，（玄委，坤宫也，主立秋、处暑、白露三节，共四十六日，至二百七十五日而止。）明日居仓果四十六日，（仓果，兑宫也，主秋分、寒露、霜降三节，共四十六日，至三百二十一日而止。）明日居新洛四十五日，（新洛，干宫也，主立冬、小雪、大雪三节，共四十五日，至三百六十六日，周一岁之全数而止。）明日复居叶蛰之宫，曰冬至矣。（岁尽一周，复起于叶蛰之宫，交于冬至，乃为来岁之首也。）太一日游，以冬至之日，居叶蛰之宫，数所在日，从一处至九日复反于一，常如是无已，终而复始。（此结上文而总其义也。太乙始于坎，终于干，乃八宫之日也，八尽而九，则复反于一而循环无已矣。然河图宫九，而此居惟八，盖中宫为太乙所主，而临御乎八宫者也。）太一移日，天必应之以风雨，以其日风雨则吉，岁美民安少病矣。（移日，交节过宫日也。节之前后，必有风雨应之。若当其日，而风雨和调则吉，故岁美民安少病也。）先之则多雨，后之则多汗。（汗当作旱。风雨先期而至，其气有余，故多雨。风雨后期而至，其气不足，故多汗。）太一在冬至之日有变，占在君；（冬至为一岁之首，位在正北，君居宸极，南面而治，其象应之，故占在君。）太一在春分之日有变，占在相；（春分为卯之中，位在正东，相持文衡，职司教化，其象应春，故占在相。）太一在中宫之日有变，占在吏；（中宫属土，王在四维，吏有分任，其象应之，故占在吏。）太一在秋分之日有变，占在将；（秋分为酉之中，位居正西，将在威武，职司杀伐，其象应秋，故占在将。）太一在夏至之日有变，占在百姓。（夏至为午之中，位在正南，兆民众庶，如物蕃盛，其象应夏，故占在百姓。）所谓有变者，太一居五宫之日，病风折树木，扬沙石，各以其所主占贵贱。（此释上文有变之义，其病在风霾异常，折树木，扬沙石者，乃谓之变，否则非也。太乙居五宫之日，言所重者，在子午卯酉四正之节，及中宫之应，即四季土王用事之日是也。）因视风所从来而占之，（既察风雨之微甚以观其变，又当察其方位以占吉凶。）风从其所居之乡来为实风，主生长养万物；从其冲后来为虚风，伤人者也，主杀主害者。谨候虚风而避之，故圣人曰避虚邪之道，如避矢石然，邪弗能害，此之谓也。（所居者，太一所居之乡也。如月建居子，风从北方来，冬气之正也。月建居卯，风从东方来，春气之正也。月建居午，风从南方来，夏气之正也。月建居酉，风从西方来，秋气之正也。四隅十二建，其气皆然。气得其正者，正气王也，故曰实风，所以能生长养万物。冲者，对冲也。后者，言其来之远，远则气盛也。如太一居子，风从南方来，火反胜也，太一居卯，风从西方来，金胜木也。太一居午，风从北方来，水胜火也。太一居酉，风从东方来，木反胜也。气失其正者，正气不足，故曰虚风，所以能伤人，而主杀主害，最当避也。又正气正风义，详疾病类四。）是故太一入徙，立于中宫，乃朝八风，以占吉凶也。（此正以明太一即北极也。盖中不立，则方隅气候皆不得其正，故太一立于中宫，而斗建其外，然后可以朝八风，占吉凶，所谓北辰北极，天之枢纽者以此。）风从南方来，名曰大弱风，其伤人也，内舍于心，外在于脉，气主热。（此下皆言虚风伤人之为病。南方，离火宫也。凡热盛之方，风至必微，故曰大弱风。其在于人，则火脏应之，内舍于心，外在于脉，其病为热，心病则包络在其中矣。）风从西南方来，名曰谋风，其伤人也，内舍于脾，外在于肌，其气主为弱。（西南方，坤土宫也。阴气方生，阳气犹盛，阴阳去就，若有所议，故曰谋风。其在于人，则土脏应之，故内舍于脾，外在于肌。脾恶阴湿，故其气主为弱。）风从西方来，名曰刚风，其伤人也，内舍于肺，外在于皮肤，其气主为燥。（西方，兑金宫也。金气刚劲，故曰刚风。其在于人，则金脏应之，内舍于肺，外在皮肤，其病气主燥也。）风从西北方来，名曰折风，其伤人也，内舍于小肠，外在于手太阳脉，脉绝则溢，脉闭则结不通，善暴死，（西北方，干金宫也。金主折伤，故曰折风。凡风气伤人，南应在上，北应在下，故此小肠手太阳经受病者，以小肠属丙，为下焦之火府，而干亥虚风，其冲在巳也。然西方之金，其气肃杀，北方之水，其气惨冽，西北合气，最伐生阳，故令人善暴死。）

风从北方来，名曰大刚风，其伤人也，内舍于肾，外在于骨与肩背之膂筋，其气主为寒也。（北方，坎水宫也，气寒则风烈，故曰大刚风。其在于人，则水脏应之，内舍于肾，外在于骨、肩背膂筋，足太阳经也。言肾，则膀胱亦在其中，而病气皆主寒也。）风从东北方来，名曰凶风，其伤人也，内舍于大肠，外在于两胁腋骨下及肢节。（东北方，艮土宫也。阴气未退，阳和未盛，故曰凶风。其在于人，则伤及大肠。以大肠属庚，为下焦之金府，而艮寅虚风，其冲在申也。两胁腋骨下，大肠所近之位。肢节，手阳明脉气所及。）风从东方来，名曰婴儿风，其伤人也，内舍于肝，外在于筋纽，其气主为身湿。（东方，震木宫也，风生于东，故曰婴儿风。其在于人，则木脏应之，故病舍于肝，外在于筋纽，肝病则胆在其中矣。风本胜湿，而其气反为身湿者，以东南水乡，湿气所居，故东风多雨，湿征可见矣。）风从东南方来，名曰弱风，其伤人也，内舍于胃，外在肌肉，其气主体重。（东南方，巽木宫也。气暖则风柔，故曰弱风。东南湿胜，挟木侮土，故其伤人，则内舍于胃，外在肌肉，其病气主体重也。）此八风皆从其虚之乡来，乃能病患。（凡上文之为病者，皆以虚风为言，而实风不在其列。）三虚相搏，则为暴病卒死。（乘年之衰，逢月之空，失时之和，是谓三虚，义详下章。又三虚云惊而夺精、汗出于心等义，详后四十三、四，二章。）两实一虚，病则为淋露寒热，犯其雨湿之地，则为痿。（两实一虚，言三虚犯一亦能为病，其病则或因淋雨、或因露风而为寒热，或犯其雨湿之地而为痿，皆一虚之为病也。）故圣人避风，如避矢石焉。其有三虚而偏中于邪风，则为击仆偏枯矣。（邪风，非时不正之风也。击仆，为风所击而仆倒也。然必犯三虚，而后为此病，则人之正气实者，邪不能伤可知矣。）

三十六、贼风邪气乘虚伤人

（《灵枢·岁露论》）

黄帝问于少师曰：余闻四时八风之中人也，故有寒暑，寒则皮肤急而腠理闭，暑则皮肤缓而腠理开，贼风邪气因得以入乎？将必须八正虚邪乃能伤人乎？（此言贼风邪气亦能伤人，又有非八正虚邪之谓者。）少师答曰：不然。贼风邪气之中人也，不得以时。然必因其开也，其入深，其内极病，其病患也卒暴；因其闭也，其入浅以留，其病也徐以迟。（凡四时乖戾不正之气，是为贼风邪气，非如太一所居八正虚邪之有常候，此则发无定期，亦无定位，故曰不得以时也。然其中人，必因肤腠之开，乃得深入，深则内病极，故其病患也卒暴。若因其闭，虽中必浅，浅而不去，其邪必留，亦致于病，但徐迟耳。）黄帝曰：有寒温和适，腠理不开，然有卒病者，其故何也？少师答曰：帝弗知邪入乎？虽平居，其腠理开闭缓急，其故常有时也。（此谓平居无事之时，其腠理之开闭缓急而致卒病者，亦各有其故，盖因于时气耳。）黄帝曰：可得闻乎？少师曰：人与天地相参也，与日月相应也。故月满则海水西盛，人血气积，肌肉充，皮肤致，毛发坚，腠理郄，烟垢着。当是之时，虽遇贼风，其入浅不深。至其月郭空，则海水东盛，人气血虚，其卫气去，形独居，肌肉减，皮肤纵，腠理开，毛发残，腠理薄，烟垢落。当是之时，遇贼风，则其入深，其病患也卒暴。（致，密也，郄，闭也。纵，宽也。人与天地日月相参应，而此独言月言水者，正以人身之形质属阴，故上应于月，下应于水也。夫地本属阴，而西北则阴中之阴，东南则阴中之阳，故地之体西北高、东南下。月满则海水西盛者，阴得其位，阴之实也。在人应之，则血气亦实，故邪风不能深入。月郭空则

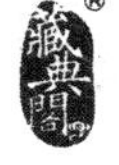

海水东盛者，阴失其位，阴之衰也。在人应之，则血气亦虚，故邪风得以深入，而为卒暴之病。烟垢，腻垢如烟也。血实则体肥，故腻垢着于肌肤，表之固也。血虚则肌瘦，故腻垢剥落，类乎风消，表之虚也。此所以皆关于卫气。）黄帝曰：其有卒然暴死暴病者，何也？少师答曰：三虚者，其死暴疾也。得三实者，邪不能伤人也。黄帝曰：愿闻三虚。少师曰：乘年之衰，逢月之空，失时之和，因为贼风所伤，是谓三虚。故论不知三虚，工反为粗。（乘年之衰，如阴年岁气不及，邪反胜之，及补遗刺法、本病二论所谓司天失守等义是也。逢月之空，如《八正神明论》曰：月始生则血气始精，卫气始行。及上文月满则海水西盛，月郭空则海水东盛等义是也。失时之和，如春不温，夏不热，秋不凉，冬不寒，客主不和者是也。三虚在天，又必因人之虚，气有失守，乃易犯之，故为贼风所伤，而致暴死暴病。使知调摄避忌，则邪不能害。故曰乘、曰逢、曰失者，盖兼人事为言也。）帝曰：愿闻三实。

少师曰：逢年之盛，遇月之满，得时之和，虽有贼风邪气，不能危之也。（反于三虚，即三实也，故邪不能犯。）黄帝曰：善乎哉论！明乎哉道！请藏之金匮，命曰三宝，然此一夫之论也。（一夫之论，以一人之病为言也。岁有同病者，义如下文。）黄帝曰：愿闻岁之所以皆同病者，何因而然？少师曰：此八正之候也。（四正四隅，谓之八正，即八宫也。）黄帝曰：候之奈何？少师曰：候此者，常以冬至之日，太一立于叶蛰之宫，其至也，天必应之以风雨者矣。风雨从南方来者，为虚风，贼伤人者也。（太一义见前章，太一立于坎宫，而风雨从南方来，即冲后来者为虚风，贼伤人者也。）其以夜半至也，万民皆卧而弗犯也，故其岁民少病。其以昼至者，万民懈惰而皆中于虚风，故万民多病。虚邪入客于骨而不发于外，至其立春，阳气大发，腠理开，因立春之日风从西方来，万民又皆中于虚风，此两邪相搏，经气结代者矣。（立春之日，月建在东，而风从西方来，亦虚风也。冬至中之，立春又中之，此两邪也。邪留而不去，故曰结。当其令而非其气，故曰代。观《阴阳应象大论》曰：冬伤于寒，春必温病。即此之谓也。）故诸逢其风而遇其雨者，命曰遇岁露焉。因岁之和而少贼风者，民少病而少死，岁多贼风邪气，寒温不和，则民多病而死矣。（岁露，即前章淋露之义，岁则兼乎时也。上二节言虚风之伤人，此一节又言贼风邪气之伤人，而岁气之多邪者，尤为民之多病也。）黄帝曰：虚邪之风，其所伤贵贱何如？候之奈何？（此下言岁候之占，重在元旦也。）少师答曰：正月朔日，太一居天留之宫，其日西北风不雨，人多死矣。正月朔日平旦北风，春民多死。正月朔日平旦北风行，民病多者，十有三也。正月朔日，日中北风，夏民多死。正月朔日夕时北风，秋民多死。终日北风，大病死者十有六。（元旦为孟春之首，发生之初，北风大至，阴胜阳也，故多伤害。）

正月朔日，风从南方来，命曰旱乡，从西方来，命曰白骨，将国有殃，人多死亡。正月朔日，风从东方来，发屋扬沙石，国有大灾也。正月朔日。风从东南方行，春有死亡。（元旦日邪风大至，即非吉兆各随其位，灾害有辨也。）正月朔，天和温不风，籴贱，民不病；天寒而风，籴贵，民多病，此所以候岁之风，诚伤人者也。（元旦之气，所贵者温和景明，则岁候吉而民众安，凡四方不和之风，皆非所宜。）二月丑不风，民多心腹病。三月戌不温，民多寒热。四月巳不暑，民多瘅病。十月申不寒，民多暴死。（二三四月以阳王之时，而丑日不风、戌日不温、巳日不暑，阴气胜而阳不达也，故民多病。十月以阴王之时，而申日不寒，阳气胜而阴不藏也，故民多暴死。）诸所谓风者，皆发屋，折树木，扬沙石，起毫毛，发腠理者也。（此释上文诸所谓风者，必其异常若是乃为凶兆，否则不当概论。）

二十八卷　运气类（续5）

三十七、升降不前须穷刺法

（《素问·遗篇刺法论》）

黄帝问曰：升降不前，气交有变，即成暴郁，余已知之；

如何预救生灵，可得却乎？（却，言预却其气，以免病也。）

岐伯稽首再拜对曰：昭乎哉问！臣闻夫子言：既明天元，须穷刺法，可以折郁扶运，补弱全真，泻盛蠲余，令除斯苦。（夫子，岐伯之师，僦贷季也。天元即《天元纪大论》所谓六元等义。）帝曰：愿卒闻之。岐伯曰：升之不前，即有甚凶也。（六元主岁，周流互迁，其有天星中运抑之不前，则升不得升，降不得降，气交有变，故主甚凶。）木欲升而天柱窒抑之，木欲发郁，亦须待时，（升者自右而升于天，凡旧岁在泉之右间，必升为新岁司天之左间。后仿此。天柱，金星也。辰戌岁，木欲上升，而金胜抑之，则木不能前，而暴郁为害，木郁欲发，亦必待其得位之时而后作。如《六元正纪大论》曰：郁极乃发，待时而作。此之谓也。郁发义见本类前二十三。升降被抑不前，天时民病各异，义详后章。有天地阴阳升降等图，在《图翼》二卷。）当刺足厥阴之井。（木郁不升，则人病在肝，故当刺足厥阴之井，大敦穴也。刺三分，留六呼，得气急出之，先刺左，后刺右。又可于春分日吐之。）火欲升而天蓬窒抑之，火欲发郁，亦须待时，（天蓬，水星也。巳亥岁，君火当升为天之左间，丑未岁，相火当升为天之左间，而水胜抑之，则火郁不升而为害，火郁之发，必待其得位之时也。）君火相火，同刺包络之荥。（火郁不升，则人病在心，凡诸邪之在心者，皆在于心之包络，故当刺包络之荥，劳宫穴也。刺三分，留六呼，得气急出之，先左后右。又法，当春三泄汗也。）土欲升而天冲窒抑之，土欲发郁，亦须待时，（天冲，木星也。子午岁，湿土当升为天之左间，而木胜抑之，则土郁为害，而发必待时也。）当刺足太阴之俞。（土郁不升，则人病在脾，故当刺足太阴之俞，太白穴也。刺二分，留七呼，气至急出之。先左后右。）金欲升而天英窒抑之，金欲发郁，亦须待时，（天英，火星也。寅申岁，燥金当升为天之左间，而火胜抑之，则金郁为害，待时而发也。）当刺手太阴之经。（金郁不升，则人病在肺，故当刺手太阴之经，经渠穴也。刺三分，留三呼，气至急出之，先左后右。）水欲升而天芮窒抑之，水欲发郁，亦须待时，（天芮，土星也。卯酉岁，寒水当升为天之左间，而土胜抑之，则水郁为害，待时而发也。）当刺足少阴之合。（水郁不升，则人病在肾，故当刺足少阴之合，阴谷穴也。刺四分，留三呼，气至急出之，先左后右。）

帝曰：升之不前，可以预备；愿闻其降，可以先防。岐伯曰：既明其升，必达其降也。升降之道，皆可先治也。（降者，自左而入于地，凡旧岁司天之右间，必降为新岁在泉之左间。其有被抑不降者，亦可以刺治先防也。）木欲降而地晶窒抑之，降而不入，抑之郁发，散而可得位，（地晶，金星也。丑未岁，厥阴当降为地之左间，而金胜窒之，降不得入，则郁发为变，必待郁散，木乃得位也。）降而郁发，暴如天间之待时也，降而不下，郁可速矣。（暴如天间之待时，言与司天之间气同也。可速者，当速治之谓。）降可折其所胜也，（治降之法，当折其所胜，如木郁则治金、金郁则治火之类也。与上文升之不前治其本经者异。）当刺手太阴之所出，刺手阳明之所入。（木郁不降，则肝胆受病，当治金之胜，故刺手太阴之所出，少商穴也。刺一分，留三呼，气至急出之。手阳明之所入，曲池穴也。刺五分，留七呼，气至急出之。）火欲降，而地玄窒抑之，降而不入，抑之郁发，散而可矣。（地玄，水星也。寅申岁，少阴当降为地之左间，辰戌岁，少阳当降为地之左间，而水胜窒之，故郁发为变，必散而后可。）当折其所胜，可散其郁，（火郁不降，则心主受病，当治水之胜也。）当刺足少阴之所出，刺足太阳之所入。（足少阴之所出，涌泉穴也。刺三分，留三呼，气至急出之，先左后右。足太阳之所入，委中穴也。刺五分，留七呼，气至急出之，先左后右。）土欲降，而地苍窒抑之，降而不下，抑之郁发，散而可入，（地苍，木星也。卯酉岁，太阴当降为地之左间，而木胜窒之，欲其郁散，当速刺也。）当折其胜，可散其郁，（土郁不降，则脾胃受病，故当折木之胜。）当刺足厥阴之所出，刺足少阳之所入。（足厥阴之所出，大敦穴也。刺三分，留十呼，气至急出之。足少阳之所入，阳陵泉也。刺六分，留十呼，得气急出之。）金欲降，而地彤窒抑之，降而不下，抑之郁发，散而可入。（地彤，火星也。巳亥岁，阳明当降为地之左间，而火胜窒之，则郁发为变

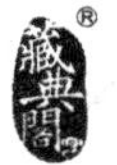

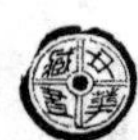

也。彤音同。）当折其胜，可散其郁，（金郁不降，则肺与大肠受病，当折火之胜也。）当刺心包络所出，刺手少阳所入也。（心包络所出，中冲穴也。刺一分，留二呼，气至急出之。手少阳所入，天井穴也。刺一分，留十呼，得气急出之。）水欲降，而地阜窒抑之，降而不下，抑之郁发，散而可入。（地阜，土星也。子午岁，太阳当降为地之左间，而土胜窒之为郁，必散之而后降也。）当折其土，可散其郁，（水郁不降，则肾与膀胱受病，故折土之胜，则水郁可散矣。）当刺足太阴之所出，刺足阳明之所入。（足太阴之所出，隐白穴也。刺一分，留三呼，气至急出之。足阳明之所入，三里穴也。刺五分，留十呼，气至急出之。）

帝曰：五运之至，有前后与升降往来，有所承抑之，可得闻乎刺法？（五运之气，各有所承所制也。）岐伯曰：当取其化源也。（取，治也。化源，气化之本源也。此取字，总言当治之谓，与下文资取之取不同。）是故太过取之，不及资之。（治化源之法，亦盛者当泻，虚者当补也。）太过取之，次抑其郁，取其运之化源，令折郁气；（次抑其郁者，在取其致抑之化源，则郁气可折矣。）不及扶资，以扶运气，以避虚邪也。（不及扶资，在扶其本气之衰，则虚邪可避矣。）资取之法令出密语。（资取化源之法，详出《玄珠密语》第一卷中。前《六元正纪大论》所载六十年运气之纪，有言资其化源、有言取其化源者，正此之谓。）

三十八、升降不前气变民病之异

（《素问·遗篇本病论》）

黄帝问曰：天元九窒，余已知之，愿闻气交，何名失守？岐伯曰：谓其上下升降，迁正退位，各有经论，上下各有不前，故名失守也。（此篇承前篇而详言左右间气之升降不前也。《天元玉册》云：六气常有三气在天，三气在地。每一气升天作左间气，一气入地作左间气，一气迁正作司天，一气迁正作在泉，一气退位作天右间气，一气退位作地右间气。气交有合，常得位所在，至当其时，即天地交，乃变而泰，天地不交，乃作病也。）是故气交失易位，气交乃变，变易非常，即四时失序，万化不安，变民病也。（当正不正，当迁不迁，则气交有变。天地失其常政，则万民为病。）

帝曰：升降不前，愿闻其故，气交有变，何以明知？岐伯曰：昭乎问哉！明乎道矣。气交有变，是谓天地机。（气交之变，吉凶之征也，故谓天地机。）但欲降而不得降者，地窒刑之。（地星胜之不降，义详下文。）又有五运太过，而先天而至者，即交不前。（五阳年中运太过，亦能抑升降之气。）但欲升而不得其升，中运抑之，但欲降而不得其降，中运抑之。（甲年土运太过，能抑水之升降。丙年水运太过，能抑二火之升降。戊年火运太过，能抑金之升降。庚年金运太过，能抑木之升降。壬年木运太过，能抑土之升降。）于是有升之不前、降之不下者，有降之不下、升而至天者，有升降俱不前，作如此之分别，即气交之变，变之有异，常各各不同，灾有微甚者也。（有天星窒于上者，有地气窒于下者，有中运抑于中者，凡此三者之分，则气交之变各不同，而灾有微甚矣。）帝曰：愿闻气交遇会胜抑之由，变成民病轻重何如？岐伯曰：胜相会，抑伏使然。（六气有遇有会，有胜有抑，则抑伏者为变。）

是故辰戌之岁，木气升之，主逢天柱，胜而不前；（辰戌岁，太阳当迁正司天，而厥阴风木，以上年在泉之右间，当升为今岁司天之左间，故畏天柱，金星胜之也。）又遇庚戌金运先天，中运胜之，忽然不前，木运升天，金乃抑之。（庚以阳金有余，其气先天而至，岁运遇之，又能胜木也。庚戌庚辰皆同。）升而不前，即清生风少，肃杀于春，露霜复降，草木乃萎；民病温疫早发，咽嗌乃干，四肢满，肢节皆痛。（清生风少等候，金胜木衰之化也。金气肃杀于春，阴盛抑扬，故民病为温疫节痛等证。）久而化郁，即大风摧拉，折陨鸣紊；民病卒中偏痹，手足不仁。（木郁既久，其极必发，故为大风摧拉等变，而民病为中风等证也。）

是故巳亥之岁，君火升天，主窒天蓬，胜之不前；（巳亥岁，厥阴当迁正司天，而少阴君火，以上年在泉之右间，当升为新岁司天之左间，故畏天蓬，水星胜之也。）又厥阴未迁正，则少阴未得升天；（巳亥阴年，气多不及，故凡司天厥阴不得迁正，则左间少阴，亦不得其位，而阳年则不然也。后仿此。）水运以至其中者，君火欲升，而中水运抑之。（辛巳辛亥，皆水运之不及者，而亦能制抑君火，以巳亥阴年，气本不及，则弱能制弱。然或以天蓬窒之，或以水运抑之，有一于此，皆能胜火不前也。后仿此。）升之不前，即清寒复作，冷生旦暮；民病伏阳，而内生烦热，心神惊悸，寒热间作。（天蓬水胜，火升不前，故气候清寒，民病则热郁不散。）日久成郁，即暴热乃至，赤风肿翳化疫，温疠暖作，赤气瘴而化火疫，皆烦而躁渴，渴甚，治之以泄之可止。（火郁之发，故暴热至，而民为疫疠温瘴等病。泄去其火热，病可止矣。）

是故子午之岁，太阴升天，主窒天冲，胜之不前；（子午年，少阴当迁正司天，而太阴湿土，以上年在泉之右间，当升为新岁少阴之左间，故畏天冲，木星胜之也。）又或遇壬子木运先天而至者，中木运抑之也。（壬以阳木有余，其气先天而至，岁运遇之，乃能胜土，壬子壬午皆同。）升天不前，即风埃四起，时举埃昏，雨湿不化；民病风厥涎潮，偏痹不随，胀满。（土郁不前，木之胜也，故在天则风起，雨湿不化，在民则肝强脾病。）久而伏郁，即黄埃化疫也，民病夭亡，脸肢腑黄胆满闭；湿令弗布，雨化乃微。（土主脾胃，胃气受抑，故至夭亡。脸为阳明之经，四肢皆主于脾，腑言大肠小肠，皆属于胃，故为黄胆满闭等证。湿令弗布，皆土郁之化。）

是故丑未之年，少阳升天，主窒天蓬，胜之不前；（丑未年，太阴当迁正司天，而少阳相火，以上年在泉之右间，当升为新岁太阴之左间，故畏天蓬，水胜也。）又或遇太阴未迁正者，即少阳未升天也。（丑未阴年不及，故太阴司天或未迁正，则少阳左间亦不得其位。）水运以至者，升天不前，即寒雾反布，凛冽如冬，水复涸，冰再结，暄暖乍作，冷复布之，寒暄不时。民病伏阳在内，烦热生中，心神惊骇，寒热间争。（辛丑辛未，皆水运之年，又遇天蓬，则相火被抑，升天不前，其气令民病，较前巳亥年，君火不升者尤甚。）以久成郁，即暴热乃生；赤风气瞳翳，化成郁疠，乃化作伏热内烦，痹而生厥，甚则血溢。（此相火郁发为病，亦与前君火之郁者大同。）

是故寅申之年，阳明升天，主窒天英，胜之不前。（寅申年，少阳当迁正司天，而阳明燥金，以上年在泉之右间，当升为新岁司天之左间，故畏天英，火胜制之也。）又或遇戊申戊寅，火运先天而至，金欲升天，火运抑之。（戊为阳火有余，其气先天而至，岁运遇之，亦抑阳明。）升之不前，实时雨不降，西风数举，咸卤燥生；民病上热，喘嗽血溢。（燥金气郁于地，故时雨不降、硝咸白见而燥生。火胜于上，故肺金受伤而喘嗽血溢。）久而化郁，即白埃翳雾，清生杀气；民病胁满悲伤，寒鼽嚏嗌干，手拆皮肤燥。（金郁之发，肃杀气行，民病为胁满悲伤，金邪伐肝也。金气寒敛而燥，故为寒鼽嚏嗌干等证。）

是故卯酉之年，太阳升天，主窒天芮，胜之不前；（卯酉年，阳明当迁正司天，而太阳寒水，以上年在泉之右间，当升为新岁司天之左间，故畏天芮土胜也。）又遇阳明未迁正者，即太阳未升天也；（卯酉阴年，气有不及，凡司天阳明未得迁正，则左间太阳亦不得其位。）土运以至，水欲升天，土运抑之。（己卯己酉，皆土运之年，亦能制抑太阳。）升之不前，即湿而热蒸，寒生两间；民病注下，食不及化。（湿胜于上，寒郁于下，故气令民病如此。）久而成郁，冷来客热，冰雹卒至；民病厥逆而哕，热生于内，气痹于外，足胫疼，反生心悸懊热，暴烦而复厥。（水郁之发，寒气乃行，故民病寒束于外，热生于中，为气痹厥逆等证。）

黄帝曰：升之不前，余已尽知其旨，愿闻降之不下，可得明乎？岐伯曰：悉乎哉问！是之谓天地微旨，可以尽陈斯道，所谓升已必降也。（六气之运，右者升而左者降也。）至天三年，次岁必降，降而入地，始为左间也。（每气在天各三年，凡左间一年，司天一年，右间一年。三年周尽，至次岁乃降而入地，为在泉之左间，亦周三年而复升于天也。）如此升降往来，命之六纪者矣。（此六气之纪也。）

是故丑未之岁，厥阴降地，主窒地晶，胜而不前；（丑未岁，太阳当迁正在泉，而厥阴风木，以上年司天之右间，当降为今岁在泉之左间，故畏地晶，金气窒之也。）又或遇少阴未退位，即厥阴未降下，（如上年子午岁气有余，司天少阴不退位，则右间厥阴亦不能降下也。）金运以至中，金运承之，降之不下，抑之变郁。（即乙丑乙未岁也，亦能制抑厥阴，郁而为病。）木欲降下，金承之，降而不下，苍埃远见，白气承之，风举埃昏，清躁行杀，霜露复下，肃杀布令。（木郁金胜，故苍埃见而杀令布。）久而不降，抑之化郁，即作风躁相伏，暄而反清，草木萌动，杀霜乃下，蛰虫未见，惧清伤脏。（清寒胜木，故草木萌动，霜乃杀之，而蛰虫不见。其在民病，亦惧清气之伤肝脏也。旧本无下虫二字，必脱简也，今增补之。）

是故寅申之岁，少阴降地，主窒地玄，胜之不入；（寅申岁，厥阴当迁正在泉，而少阴君火，以上年司天之右间，当降为今岁厥阴之左间，故畏地玄，木胜窒之也。）又或遇丙申丙寅，水运太过，先天而至。（丙以阳水，其气先天而至，亦能制抑君火，使之不降。）君火欲降，水运承之，降而不下，即彤云才见，黑气反生，暄暖如舒，寒常布雪，凛冽复作，天云惨凄。（皆寒水胜火之化。彤音同，赤也。）久而不降，伏之化郁，寒胜复热，赤风化疫；民病面赤心烦，头痛目眩也，赤气彰而温病欲作也。（热郁于上，久而不降，故民多温热之病。）

是故卯酉之岁，太阴降地，主窒地苍，胜之不入。（卯酉年，少阴当迁正在泉，而太阴湿土，以上年司天之右间，当降为今岁少阴之左间，故畏地苍，木胜窒之也。）又或少阳未退位者，即太阴未得降也；（如上年寅申，岁气有余，司天少阳不退位，则右间太阴亦不能降下。）或木运以至。（丁卯丁酉年也。）木运承之，降而不下，即黄云见而青霞彰，郁蒸作而大风，雾翳埃胜，折损乃作。（皆风木胜土之化。）久而不降也，伏之化郁，天埃黄气，地布湿蒸；民病四肢不举，昏眩，肢节痛，腹满填臆。（土气久郁不降，故天为黄气，地为湿蒸，人病在脾胃，故为四肢不举、满填胸臆等病。）

是故辰戌之岁，少阳降地，主窒地玄，胜之不入；（辰戌年，太阴当迁正在泉，而少阳相火，以上年司天之右间，当降为今岁在泉之左间，故畏地玄，水胜窒之也。）又或遇水运太过，先天而至也。（丙辰丙戌年也。）水运承之，降而不下，即彤云才见，黑气反生，暄暖欲生，冷气卒至，甚即冰雹也。（皆寒水胜火之化。此与上文寅申岁少阴不降者同义。）久而不降，伏之化郁，冷气复热，赤风化疫；民病面赤心烦，头痛目眩也，赤气彰而热病欲作也。（少阳火郁为病，亦与上文少阴不降同。）

是故巳亥之岁，阳明降地，主窒地彤，胜而不入。（巳亥年，少阳当迁正在泉，而阳明燥金，以上年司天之右间，当降为今岁在泉之左间，故畏地彤，火气胜之也。）又或遇太阳未退位，即阳明未得降；（如上年辰戌，岁气有余，司天太阳不退位，则右间阳明亦不能降下。）或火运以至。（癸巳癸亥年也。）火运承之不下，即天清而肃，赤气乃彰，暄热反作；民皆昏倦，夜卧不安，咽干引饮，懊热内烦；大清朝暮，暄还复作。（金欲降而火承之，故清肃行，而热反作也。热伤肺气，故民为昏倦咽干等病。）久而不降，伏之化郁，天清薄寒，远生白气；民病掉眩，手足直而不仁，两胁作痛，满目𥆧𥆧。（金气久郁于上，故清寒生而白气起。其于民病，则肝木受邪，故为掉眩胁目等证。）

是故子午之年，太阳降地，主窒地阜胜之，降而不入；（子午年，阳明当迁正在泉，而太阳寒水，以上年司天之右间，当降为今岁在泉之左间，故畏地阜，土胜也。）又或遇土运太过，先天而至。（甲子甲午，阳土有余之岁也。）土运承之，降而不入，即天彰黑气，暝暗凄惨才施，黄埃而布湿，寒化令气，蒸湿复令。（水为土胜，故黑气才施，黄埃即布，寒化欲行，而蒸湿复令也。）久而不降，伏之化郁，民病大厥，四肢重怠，阴痿少力；天布沉阴，蒸湿间作。（寒郁于上，而湿制之，则脾肾受邪，故民为寒厥四肢重怠阴痿等病，而沉阴蒸湿间作也。）

三十九、司天不迁正不退位之刺

（《素问·遗篇刺法论》）

黄帝问曰：升降之刺，以知其要，愿闻司天未得迁正，使司化之失其常政，即万化之或其皆妄，然与民为病，可得先除，欲济群生，愿闻其说。（知其气有不正，故当预防。）岐伯稽首再拜曰：悉乎哉问！言其至理，圣念慈悯，欲济群生，臣乃尽陈斯道，可申洞微。（申，明也。洞，幽也。）太阳复布，即厥阴不迁正，不迁正气塞于上，当泻足厥阴之所流。（辰戌岁太阳司天之后，厥阴继之。若寒水既退而复布，则巳亥之厥阴不得迁正，风化不行，木气郁塞于上，人病在肝，故当泻足厥阴之所流，行间穴也。刺六分，留七呼，气至急出之。）厥阴复布，少阴不迁正，不迁正即气塞于上，当刺心包络脉之所流。（巳亥岁厥阴司天之后，少阴继之。若风气既退，而复布，则子午之少阴不得迁正，火化不行，热气郁塞于上，人病在心主，故当泻包络之所流，劳宫穴也。刺三分，留六呼，气至急出之。）少阴复布，太阴不迁正，不迁正即气留于上，当刺足太阴之所流。（子午岁少阴司天之后，太阴继之。若君火复布，则丑未之太阴不得迁正，雨化不行，土气留滞于上，人病在脾，故当刺足太阴之所流，大都穴也。刺三分，留七呼，气至急出之。）太阴复布，少阳不迁正，不迁正则气塞未通，当刺手太阳之所流，（丑未岁太阴司天之后，少阳继之。若湿气复布，则寅申之少阳不得迁正，火化不行，热气郁塞，人病在三焦，故当刺手少阳之所流，液门穴也。刺二分，留三呼，气至急出之。）少阳复布，则阳明不迁正，不迁正则气未通上，当刺手太阴之所流。（寅申岁少阳司天之后，阳明继之。若相火复布，则卯酉之阳明不得迁正，金化不行，燥气郁滞，人病在肺，故当刺手太阴之所流，鱼际穴也。刺二分，留三呼，得气急出之。）阳明复布，太阳不迁正，不迁正则复塞其气，当刺足少阴之所流。（卯酉岁阳明司天之后，太阳继之。若燥气复布，则辰戌之太阳不得迁正，水化不行，寒气复塞，人病在肾，故当刺足少阴之所流，然谷穴也。刺三分，留三呼，得气急出之。）

帝曰：迁正不前。以通其要，愿闻不退，欲折其余，无令过失，可得明乎？岐伯曰：气过有余，复作布正，是名不过位也。（气数有余不退，故复作布正，而新旧不能过位。）使地气不得后化，新司天未得迁正，故复布化令如故也。（天气不退，则地气不得后化，故新岁司天不能迁正，仍布旧岁之令。）巳亥之岁，天数有余，故厥阴不退位也，风行于上，木化布天，（以子午年犹行巳亥之令，热化不行，风反为灾也。）当刺足厥阴之所入。（曲泉穴也，刺六分，留七呼，气至急出之。按上文云复布者，以旧气再至，新气被郁，郁散则病除，故当刺新气之经。此下言不退者，以旧气有余，非泻不除，旧邪退则新气正矣，故当刺旧气之经。二治不同，各有深意。）子午之岁，天数有余，故少阴不退位也，热行于上，火余化布天，（以丑未之年，犹行子午之令，雨化不行，热气尚治也。）当刺手厥阴之所入。（曲泽穴也。刺三分，留七呼，得气急出之。）丑未之岁，天数有余，故太阴不退位也，湿行于上，雨化布天，（以寅申之岁，犹行丑未之政，火气不行，湿仍布天也。）当刺足太阴之所入。（阴陵泉也，刺五分，留七呼，动气至，急出之。）寅申之岁，天数有余，故少阳不退位也，热行于上，火化布天，（以卯酉之岁，犹行寅申之政，火尚布天，金化不行也。）当刺手少阳之所入。（天井穴也。刺三分，留七呼，气至急出之。）卯酉之岁，天数有余，故阳明不退位也，金行于上，燥化布天，（以辰戌之岁，犹行卯酉之令，燥尚布天，寒化不行也。）当刺手太阴之所入。（尺泽穴也。刺三分，留三呼，气至急出之。）辰戌之岁，天数有余，故太阳不退位也，寒行于上，凛，水化布天，（巳亥年，犹行辰戌之令，寒气布天，风化不行也。）当刺足少阴之所入。（阴谷穴也。刺四分，留三呼，动气至，急出之。）故天地气逆，化成民病，以法刺之，预可平疴。

四十、不迁正退位气变民病之异

（《素问·遗篇本病论》）

帝曰：升降不前，晰知其宗，愿闻迁正，可得明乎？（晰音昔，明也。）岐伯曰：正司中位，是谓迁正位。司天不得其迁正者，即前司天以过交司之日，（新旧之交，大寒日也。）即遇司天太过，有余日也，即仍旧治天数，新司天未得迁正也。

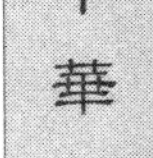

（新旧相遇，而旧者有余未退，仍治天数，则新者未得迁正。）

厥阴不迁正，即风暄不时，花卉萎瘁；（巳亥年，太阳未退位，则厥阴不迁正，风木失时，故有此变。卉音毁。）民病淋溲，目系转，转筋喜怒，小便赤。（木失其正，肝经病也。）风欲令而寒由不去，温暄不正，春正失时。（木王于春，其气不伸，故失时也。）

少阴不迁正，即冷气不退，春冷后寒，暄暖不时；（子午年，若厥阴不退位，则少阴不迁正，君火不正，故春多寒冷，暄暖不能及时。）民病寒热，四肢烦痛，腰脊强直。（阳气不正，时多寒冷，故民为寒热烦痛等病。）木气虽有余，位不过于君火也。（上年厥阴阴气，至本年初气之末，交于春分，则主客君火已皆得位，木虽有余，故不能过此。）

太阴不迁正，即云雨失令，万物枯焦，当生不发；（丑未年，若少阴不退位，则太阴不迁正，万物赖土以生，土气失正，故当生不发。）民病手足肢节肿满，大腹水肿，填臆不食，飧泄胁满，四肢不举。（土气失和，脾经为病也。）雨化欲令，热犹治之，温煦于气，亢而不泽。（君火有余，湿化不行也。）

少阳不迁正，则炎灼弗令，苗莠不荣，酷暑于秋，肃杀晚至，霜露不时；（寅申年，若太阴不退位，则少阳不迁正，相火失正，故炎灼弗令，苗莠不荣，暑热肃杀，其至皆晚也。莠音有，似稷之草。）民病痎疟骨热，心悸惊骇，甚时血溢。（皆相火郁热之病。）

阳明不迁正，则暑化于前，肃杀于后，草木反荣；（卯酉年，若少阳不退位，则阳明不迁正，金为火制，故暑热在前，肃杀在后。金令衰迟，故草木反荣。）民病寒热鼽嚏，皮毛折，爪甲枯焦，甚则喘嗽息高，悲伤不乐。（相火灼金，肺经受病也。）热化乃布，燥化未令，即清劲未行，肺金复病。（清劲未行，金之衰也。）

太阳不迁正，则冬清反寒，易令于春，杀霜在前，寒冰于后，阳光复治，凛冽不作，氛云待时；（辰戌年，若阳明不退位，则太阳不迁正，水正衰迟，故冬清反寒，易令于春。阴气不布，故阳光复治，凛冽不作。）民病温疠至，喉闭嗌干，烦燥而渴，喘息而有音也。（水亏金燥，故民为温疠烦燥，喘息有音之病。）寒化待燥，犹治天气，过失序，与民作灾。（寒化须待燥去，犹得治天，但过期失序，则与民为灾也。他气皆然。）

帝曰：迁正早晚，以命其旨，愿闻退位，可得明哉？岐伯曰：所谓不退者，即天数未终，（天数未终，余气仍在，虽遇交司，故犹不退位。）即天数有余，名曰复布政，故名曰再治天也，即天令如故，而不退位也。（天数有余，应退不退，故于新岁，犹行旧岁之令。）

厥阴不退位，即大风早举，时雨不降，湿令不化；（木制土，风胜湿也。）民病温疫疵废风生，民病皆肢节痛，头目痛，伏热内烦，咽喉干引饮。（疵，黑斑也。废，肢体偏废也。风气有余，故为此温疫疼痛伏热诸病。疵音慈。）

少阴不退位，即温生春冬，蛰虫早至，草木发生；（君火再布温热盛行也。）民病膈热咽干，血溢惊骇，小便赤涩，丹瘤疮疡留毒。（皆火盛之病。）

太阴不退位而取，寒暑不时，埃昏布作，湿令不去；（太阴土气，王在四维，再治不退，故或寒或暑，其至不时，而埃昏布作矣。）民病四肢少力，食饮不下，泄注淋满，足胫寒，阴痿闭塞，失溺小便数。（土气不退，湿滞在脾，故为四肢少力，食饮不下等病。土邪伤肾，故为阴痿失溺等病。）

少阳不退位，即热生于春，暑乃后化，冬温不冻，流水不冰，蛰虫出见；（上年相火不退，故热生于春，后化迟留不去也。）民病少气，寒热更作，便血上热，小腹坚满，小便赤沃，甚则血溢。（民病少气，热伤气也。赤沃，赤尿也。皆相火之为病。）

阳明不退位，即春生清冷，草木晚荣，寒热间作；（金气清肃，阳和不舒，故寒热间作。）民病呕吐暴注，食饮不下，大便干燥，四肢不举，目瞑掉眩。（呕吐暴注，食饮不下，清寒犯胃也，大便干燥，金之气也，木受金邪，肝筋为病，故四肢不举，目瞑掉眩。此下独缺太阳不退位一条，古文之脱失也。）

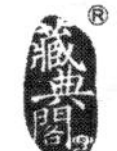

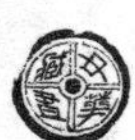

帝曰：天岁早晚，余以知之，愿闻地数，可得闻乎？岐伯曰：地下迁正升天退位不前之法，即地土产化，万物失时之化也。（天气三，地气亦三。地之三者，左间当迁正，右间当升天，在泉当退位也，若地数不前，而失其正，即应于地土之产化，皆万物失时之化也。旧本升字下无天字，失也，今增补之。）

四十一、刚柔失守三年化疫之刺

（《素问·遗篇刺法论》附：导引法）

黄帝问曰：刚柔二干，失守其位，使天运之气皆虚乎？与民为病，可得平乎？（十干五运，分属阴阳。阳干气刚，甲丙戊庚壬也。阴干气柔，乙丁己辛癸也。故曰刚柔二干。）岐伯曰：深乎哉问！明其奥旨，天地迭移，三年化疫，是谓根之可见，必有逃门。（根，致病之本也。逃门，即根治之法。）

假令甲子刚柔失守，（甲与己合，皆土运也。子午则少阴司天，凡少阴司天，必阳明在泉，阳明属卯酉，而配于土运，则己卯为甲子年，在泉之化。故上甲则下己，上刚则下柔，此天地之合，气化之常也。甲午己酉，其气皆同。失守义如下文下章。）刚未正，柔孤而有亏，（若上年癸亥，厥阴司天，木不退位，则甲子虽以阳年，土犹不正，甲子刚土未正于上，则己卯在泉，亦柔孤而有亏也。）时序不令，即音律非从，（甲子阳律，太宫也。己卯阴吕，少宫也。刚失守则律乖音，柔孤虚则吕不应。）如此三年，变大疫也。（土气被抑，至三年后，必发而为土疫。疫，温疫也。）详其微甚，察其浅深，欲至而可刺，刺之。（郁微则病浅，郁甚则病深，察其欲至之期，可刺即刺之。）当先补肾俞，（肾俞穴，在足太阳经。土疫将至，恐伤水脏，故当先补肾俞。旧注曰：未刺时，先口衔针，暖而用之，用圆利针。临刺时咒曰：五帝上真，六甲玄灵，气符至阴，百邪闭理。念三遍。自口中取针，先刺二分，留六呼，次入针至三分，动气至而徐徐出针，以手扪之，令受针人咽气三次，又可定神魂者也。按：病能论末王氏注曰：世本既阙第七二篇，盖指刺法、本病二论也。可见二篇亡在王氏之前。《新校正》

云：今世有素问亡篇，仍托名王氏为注，辞理鄙陋，无足取者，久为明证。故此下用针咒语，其非王氏之笔可知。但临时诵之，或亦令人神定心专耳，故并录之以备择用。）次三日，可刺足太阴之所注。（太白穴也。土郁之甚，故当刺此以泄土气。旧注曰：先以口衔针令温，欲下针时咒曰：帝扶天形，护命成灵。诵之三遍，乃刺三分，留七呼，动气至，急出其针。）

又有下位己卯不至而甲子孤立者，次三年作土疠，其法补泻，一如甲子同法也。（甲子年在泉，阳明己卯之化也。若己卯之柔不至于下，则甲子之刚亦孤立于上，三年之后，必作土疠。疠，杀疠也，即瘟疫之类。针法亦同。凡甲己土运之年上下失守者，其治皆然。）其刺以毕。又不须夜行及远行，令七日洁，清净斋戒。所有自来肾有久病者，可以寅时面向南，净神不乱思，闭气不息七遍，以引颈咽气顺之，如咽甚硬物，如此七遍后，饵舌下津令无数。（此即养气还精之法也。旧注曰：仙家咽气，令腹中鸣至脐下，子气见母元气，故曰反本还元，久饵之，令深根固蒂也。故咽气津者，名天池之水，资精气血，荡涤五脏，先溉元海，一名离宫之水，一名玉池，一名神水，不可唾之，但可饵之，以补精血，可益元海也。愚按：人生之本，精与气耳，精能生气，气亦生精，气聚精盈则神王，气散精衰则神去，故修真诸书，千言万语，无非发明精气神三字。然三者之用，尤先于气。故《悟真篇》曰：道自虚无生一气，便从一气产阴阳，又古歌曰：气是添年药，津为续命芝。世上慢忙兼慢走，不知求我更求谁？盖以天地万物皆由气化，气存数亦存，气尽数亦尽，所以生者由乎此，所以死者亦由乎此，此气之不可不宝，能宝其气，则延年之道也。故晋道成论长生养性之旨曰：其要在于存三、抱元、守一。三者，精气神，其名曰三宝。抱元者，抱守元阳真气也。守一者，神灵也。神在心，心有性，属阳，是为南方丙丁之火。肾者能生元阳为真气，其泄为精，是为北方壬癸之水。水为命，命系于阴也。此之谓性命。为三一之道，在于存想，下入丹田、抱守元阳，逾三五年，自然神定气和，功满行毕，其道成矣。诸如此类，虽道家议论尽多，然无非祖述本经精气之义耳。此章言闭气者，即所以养气也。饵津者，即所以益精也。其下手工夫，惟蒋氏调气篇、苏氏养生诀、李真人长生十六字诀，皆得其法，足为入门之阶。如蒋氏调气篇曰：天地虚空中皆气，人身虚空处皆气。故呼出浊气，身中之气也；吸入清气，天地之气也，人在气中，如鱼游水中。鱼腹中不得水出入即死，人腹中不得气出入亦死，其理一也。善摄生者，必明调气之故。欲修调气之术者，当设密室闭户，安床暖席，偃卧瞑目，先习闭气，以鼻吸入，渐渐腹满，及闭之久，不可忍，乃从口细细吐出，不可一呼即尽，气定复如前闭之，始而十息，或二十息，不可忍，渐熟渐多，但能闭至七八十息以上，则脏腑胸膈之间，皆清气之布矣。至于纯熟，当其气闭之时，鼻中惟有短息一寸余，所闭之气，在中如火，蒸润肺宫，一纵则身如委蛇，神在身外，其快其美，有不可言之状，盖一气流通表里上下彻泽故也。其所闭之气渐消，则恍然复旧。此道以多为贵，以久为功，但能于日夜间行得一两度，久久耳目聪明，精神完固，体健身轻，百病消灭矣。凡调气之初，务要体安气和，无与气意争。若不安和且止，俟和乃为之，久而弗倦则善矣。闭气如降龙伏虎，须要达其神理。胸膈常宜虚空，不宜饱满。若气有结滞，不得宣流，觉之，盍饭用吐法以除之，如呬呵呼嘻嘘吹，六字诀之类是也。不然则泉源壅遏，恐致逆流，疮疡中满之患作矣。又如苏氏养生诀曰：每夜于子时之后，寅时之前，披衣拥被，面东或南，盘足而坐，叩齿三十六通，两手握固，拄腰腹间，先须闭目静心，扫除妄念，即闭口并鼻，不令出气，谓之闭息，最是道家要妙。然后内观五脏，存想心为炎火，光明洞彻，降下丹田中，待腹满气极，则徐徐出气，不得令耳闻声，候出息匀调，即以舌搅唇齿内外，漱炼津液，津液满口，即低头咽下，令津与气谷谷然有声，须用意精猛，以气送入丹田中。气定又根据前法为之，凡九闭气、三咽津而止。然后以左右手擦摩两脚心，使涌泉之气，上彻顶门，及脐下腰脊间，皆令热彻。次以两手摩熨眼角耳项，皆令极热，仍按捏鼻梁左右五七次，梳头百余梳而卧，熟卧至明。又如李氏十六字诀云：一吸便提，气气归脐，一提便咽，水火相见，注曰：

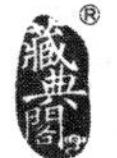

上十六字，仙家名为十六锭金，乃至简至易之妙诀也。无分在官不妨政事，在俗不妨家务，在士不妨本业。只于二六时中，略得空闲，及行住坐卧，意一到处，便可行之。口中先须漱及三五次，舌搅上下，仍以舌抵上，满口津生，连津咽下，汩然有声。随于鼻中吸清气一口，以意会及心目，寂地直送至腹脐下一寸三分丹田气海之中，略存一存，谓之一吸。随用下部轻轻如忍便状，以意力提起，使气归脐，连及夹脊双关、肾门，一路提上，直至后顶玉枕关，透入泥丸顶内，其升而上之，亦不觉气之上出，谓之一呼。一呼一吸，谓之一息。气既上升，随又似前，汩然有声咽下，鼻吸清气，送至丹田，稍存一存，又自下部如前轻轻提上，与脐相接而上，所谓气气归脐，寿与天齐矣。凡咽时口中有液愈妙，无液亦要汩然有声咽之。如是一咽一提，或三五口、或七或九、或十二、或二十四口。要行即行，要止即止，只要不忘，作为正事，不使间断，方为精进。如有疯疾，见效尤速。久久行之，却病延年，形体变，百疾不作，自然不饥不渴，安健胜常。行之一年，永绝感冒痞积逆滞，不生痈疽疮毒等疾，耳聪目明，心力强记，宿疾俱瘳，长生可望。如亲房事，于欲泄未泄之际，亦能以此提呼咽吸，运而使之归于元海，把牢春汛，不放龙飞，甚有益处。所谓造化吾手，宇宙吾心，功莫能述也。按此三家之法，若根据蒋氏，则卧亦可，昼亦可；根据苏氏，则坐亦可，夜亦可；根据李氏，则闲亦可，忙亦可。此三说者，惟苏氏稍繁，较难为力，然其中亦有可用者，但不当拘泥耳。故或用此，或用彼，取长舍短，任意为之，贵得自然，第无勉强，则一身皆道，何滞之有？久而精之，诚不止于却病已也。又观之彭祖曰：和气导气之道，密室闭户，安床暖席，枕高二寸半，正身偃卧，瞑目闭气，以鸿毛着鼻上不动，经三百息，耳无所闻，目无所见，心无所思，如此则寒暑不能侵，蜂虿不能毒，寿百六十岁，邻于真人也。夫岂虚语哉？然总之，金丹之术百数，其要在神水华池，玉女之术百数，其要在还精采气，斯言得之矣。此外有云转辘轳、运河车、到玉关、上泥丸者，皆言提气也；有云进用武火、出用文火者，谓进欲其壮，出欲其徐，皆言呼吸也；有云赤龙搅水混、神水满口匀者，皆言津液也，有想火入脐轮、放火烧遍身者，皆言阳气欲其自下而升，以温元海三焦也。再如或曰龙虎，或曰铅汞，或曰坎离，或曰夫妇，或云导引，或云栽接，迹其宗旨，无非此耳。虽其名目极多，而可以一言蔽之者，则曰出少入多而已。医道通仙，斯其为最，闻者勿谓异端，因以资笑柄云。）

假令丙寅刚柔失守，（丙与辛合，皆水运也。寅申年少阳司天，必厥阴在泉，厥阴属巳亥而配于水运，则辛巳为在泉之化。故上丙则下辛，丙刚辛柔，一有不正，皆失守矣。丙申辛亥，其气大同。）上刚干失守，下柔不可独主之，（若上年之乙丑司天土不退位，则丙寅之水运虽刚，亦不迁正，其气反虚。丙不得正，则辛柔在泉独居于下，亦失守矣。）中水运非太过，不可执法而定之，（丙虽阳水，若或有制，即非太过，不可谓为有余，而执其法也。）布天有余而失守上正，天地不合，即律吕音异，（阳年布天虽有余，若上下失守，则天地不合，在丙寅阳律，则太羽无声，在辛巳阴吕，则少羽不应。）如此即天运失序，后三年变疫。（水郁之发，三年后变为水疫。）详其微甚，差有大小，至而即后三年，至甚即首三年，（气微则疫小，气甚则疫大，疫有小大，故至有迟速。）当先补心俞，（心俞，在足太阳经。水邪之至，恐伤火脏，故当先补心俞，以固其本。旧注曰：用圆利针，于口中令温暖，次以手按穴，得其气动，乃咒曰：太始上清，丹元守灵。诵之三遍。先想火光于穴下，然后刺可同身寸之一分半，留七呼，得气至，次进针三分，以手弹之，令气至针，得动气而徐徐出针，次以手扪其穴，令受针人闭气三息而咽气也。）次五日，可刺肾之所入。（足少阴经阴谷穴也。水邪之至，故当刺此以泄其气。旧注曰：用圆利针，令口中温暖，先以手按穴，乃咒曰：太微帝君，五气反真，六辛都司，符扶黑云。诵之一遍。刺可入同身寸之四分，得动气至而急出之。）又有下位地甲子，辛巳柔不附刚，亦名失守，即地运皆虚，后三年变水疠，即刺法皆如此矣。（地甲子，总言在泉之化也。后仿此。丙寅年在泉，厥阴辛巳治之。若辛巳不得迁正于下，是谓柔不附刚，三年之后，水郁发而为疠，其针法皆如前。凡丙辛水运之年上下失守者，其治皆然。）其刺如毕，慎其大喜欲情于中，如不忌，即其气复散也，令静七日，（用针之后，当忌如此，否则无效。）心欲实，令少思。（思则神劳，神劳则心虚，水胜之时，尤所当慎。）

假令庚辰刚柔失守，（乙庚皆金运也。辰戌年太阳司天，必太阴在泉，太阴属丑未而配于金运，则乙未为在泉之化。庚刚乙柔，设有不正，则失守矣。庚戌乙丑，其气皆同。）上位失守，下位无合，乙庚金运，故非相招，（若上年己卯天数有余，阳明不退位，则本年庚辰失守于上，乙未无合于下，金运不全，非相招矣。）布天未退，中运胜来，上下相错，谓之失守，（上年己卯天数不退，则其在泉之火，来胜今年中运也。）姑洗林钟，商音不应也，（庚辰阳律，太商也，其管姑洗。乙未阴吕，少商也，其管林钟。金气不调，则商音不应。）如此即天运化易，三年变大疫。（三年之后，金气发而为疫。）详其天数，差有微甚，微即微，三年至，甚即甚，三年至（微则徐，三年后，甚则速，三年首也。）当先补肝俞，（肝俞在足太阳经。金邪之至，恐伤木脏，故先补之。旧注曰：用圆利针，以口温暖，先以手按穴，得动气，欲下针而咒曰：气从始清，帝符六丁，左施苍城，右入黄庭。诵之三遍。先想青气于穴下，然后刺之三分，得气而进针，针入五分，动气至而徐徐出针，以手扪其穴，令受针人咽气。）次三日，可刺肺之所行。（手太阴经，经渠穴也。金邪之至，故当刺其所行，以泻金气。旧注曰：用圆利针，于口内温令暖，先以左手按穴，而咒曰：太始上真，五符帝君，元和气令，司入其神。诵之三遍。刺可同身寸之三分，留二呼，动气至而出针。）刺毕，可静神七日，慎勿大怒，怒必真气却散之。（怒复伤肝，故当慎之。）又或在下地甲子，乙未失守者，即乙柔干，即上庚独治之，亦名失守者，即天运孤主之，三年变疠，名曰金疠，（庚辰年在泉，太阴乙未之化也。若乙未不得迁正，而庚辰孤主于上，亦名失守，三年之后，必气变而为金疠。）其至待时也，详其地数之等差，亦推其微甚，可知迟速尔。（疠之至也，其微甚迟，速亦如天数。）诸位乙庚失守刺法同。（凡乙庚之年上下失守者，

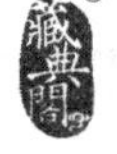

刺法皆同前。）肝欲平，即勿怒。（保守肝气，防金胜也。）

假令壬午刚柔失守，（丁壬皆木运也。子午年少阴司天，必阳明在泉，以阳明配合木运，则丁卯丁酉为在泉之化。刚柔不正，则皆失守矣。）上壬未迁正，下丁独然，即虽阳年，亏及不同，（若上年辛巳司天有余，厥阴不退位，则本年壬丁不合，木运太虚，刚不正于上，柔孤立于下，虽曰阳年，亏则不同也。）上下失守，相招其有期，瘥之微甚，各有其数也，（招，合也。得位之日，即其相招之期，微者远，甚者速，数有不同耳。）律吕二角，失而不和，同音有日，（阳律太角，木音上管，阴吕少角，木音下管，壬丁失守，则二角不和。必上下迁正之日，其音乃同也。）微甚如见，三年大疫。（微至乙酉，甚在甲申，木疫发也。）当刺脾之俞，（脾俞，在足太阳经。木疫之至，恐伤土脏，当先补之。旧注曰：用圆利针，令口中温暖，而刺之，即咒曰：五精智精，六甲玄灵，帝符元首，太始受真。诵之三遍。先想黄气于穴下，然后刺之二分，得气至，而次进之，又得动气次进之，二进各一分，留五呼，即徐徐出针，以手扪之，令其人闭息三遍而咽津也。）次三日，可刺肝之所出也。（足厥阴经，大敦穴也。木邪之至，故当刺此所出，以泻木气。旧注曰：用圆利针，令口中温暖而刺之，即咒曰：真灵至玄，天道冥然，五神各位，气守三田。诵之，然后可刺入同身寸之三分，留十呼，动气至而出其针。）刺毕，静神七日，勿大醉歌乐，其气复散，又勿饱食，勿食生物，（皆防其伤脾也。）欲令脾实，气无滞饱，无久坐，食无太酸，无食一切生物，宜甘宜淡。（畏木侵脾，故宜保之如此。）又或地下甲子，丁酉失守其位，未得中司，即气不当位，下不与壬奉合者，亦名失守，非名合德，故柔不附刚，即地运不合，三年变疠，（本年丁酉未得迁正于下，则不能上奉壬午，亦名失守，非合德也。三年之后，必气变而为木疠。）其刺法一如木疫之法。（凡诸丁壬之年，上下失守，其刺法皆同前。）

假令戊申刚柔失守，（戊癸皆火运之年，寅申岁必少阳司天，厥阴在泉，以厥阴而配火运，刚癸亥为在泉之化。戊申之刚在上，癸亥之柔在下，一有不正，俱失守矣。戊寅癸巳，其气皆同。）戊癸虽火运，阳年不太过也。（戊癸虽为火运，若刚柔失守，即在阳年，亦非太过也。）上失其刚。柔地独主，其气不正，故有邪干，（若上年丁未司天有余，太阴不退位，则本年戊申失守于上，癸亥独主于下，火运不正，水必犯之，故有邪干。）迭移其位，差有浅深，欲至将合，音律先同，（气有微甚，故差有浅深。若刚柔将合，故音律先同。盖戊申阳律，太征也。癸亥阴吕，少征也。其气和，其音叶矣。）

如此天运失时，三年之中，火疫至矣。（戊癸失守，故变火疫，速在庚戌，迟则辛亥当至矣。）当刺肺之俞。（肺俞，在足太阳经。火疫之至，恐伤金脏，故当先补之。旧注曰：用圆利针，令口中温暖，先以手按穴，乃刺之，咒曰：真邪用搏，气灌元神，帝符反本，位合其亲。诵之三遍。刺之二分，候气欲至，想白气在穴下，次进一分，得气至，而徐徐出其针，以手扪其穴。按：此下当云次三日，可刺手厥阴之所流。必脱失也。）刺毕，静神七日，勿大悲伤也，悲伤即肺动，而真气复散也，（用针补肺，故忌其伤。）人欲实肺者，要在息气也。（肺主气，息气乃可以补肺，即闭气存神之道。义见前。）

又或地下甲子，癸亥失守者，即柔失守位也，即上失其刚也，即亦名戊癸不相合德者也，即运与地虚，后三年变疠，名曰火疠。（又若癸亥在泉不得迁正，下柔失位，上刚无合，戊虽阳火，亦失守矣，后之三年，发而为病，名曰火疠。）

是故立地五年，以明失守，以穷法刺，于是疫之与疠，即是上下刚柔之名也，穷归一体也，即刺疫法只有五法，即总其诸位失守，故只归五行而统之也。（上文五年，言天，即地在其中矣。虽疫自天来，疠从地至，若乎有辨；然不过上下刚柔之分耳，其穷归于病，则一体也，故其刺法，亦惟此五者而已。此章以甲丙戊庚壬五阳年为例，阳刚失守，则阴柔可知，故可以五行为言，而统之也。此下有辟疗五疫法，见论治类二十。）

四十二、刚柔失守之义

（《素问·遗篇本病论》）

帝曰：余闻天地二甲子，十干十二支，上下经纬天地，数

有迭移，失守其位，可得昭乎？（天地二甲子，言刚正于上，则柔合于下，柔正于上，则刚合于下，如上甲则下己，上己则下甲，故曰二甲子，凡十干十二支上下相合，经纬皆然。）岐伯曰：失之迭位者，谓虽得岁正，未得正位之司，即四时不节，即生大疫。（应司天而不司天，应在泉而不在泉，是未得正位之司也。四时失其节气，则大疫必至矣。）注《玄珠密语》云：阳年三十年，除六年天刑，计有太过二十四年。（庚子庚午，君火刑金运，庚寅庚申，相火刑金运，戊辰戊戌，寒水刑火运，此阳运之天刑，共计六年，本非有余。其外二十四年，则皆阳刚太过之运。）除此六年，皆作太过之用，令不然之旨。今言迭支迭位，皆可作其不及也。（三十年中，除此六年天刑之外，皆作太过。乃阳运自胜，而无邪伤者也。若刚柔迭失其位，气有不正，虽属阳年亦为不及也。）

假令甲子阳年土运太窒，（窒，抑塞也。此下皆重明前章刚柔失守之义。窒音只。）如癸亥天数有余者，年虽交得甲子，厥阴犹尚治天。（癸亥年厥阴司天不退位，则甲子年少阴司天不得迁正，是为窒也。）地已迁正，阳明在泉，去岁少阳以作右间，（甲子年在泉，阳明己卯也。甲未迁正于上，己巳得位于下，故上年在泉之少阳，退作地之右间矣。）即厥阴之地阳明，故不相和奉者也。（以癸亥年之司天，临甲子年之在泉，则上癸下己，不相和合者也。）癸己相会，土运太过，虚反受木胜，故非太过也，何以言土运太过？（癸己相会，则甲失其位，虽曰阳土，其气已虚，土虚则受木胜，尚何太过之有？）况黄钟不应太窒，木既胜而金还复，金既复而少阴如至，即木胜如火，而金复微。（黄钟为太宫之律，阳土运窒则黄钟不叶，木乃胜之，木胜，必金复，金既复，而子年司天，少阴忽至，则木反助火克金，其复必微，而甲己之土皆失守矣。）如此则甲己失守，后三年化成土疫，晚至丁卯，早至丙寅，土疫至也。（甲己化土，故发为土疫，即后世所谓湿温之类。自甲子至丙寅，三年首也；至丁卯，三年后也。）大小善恶，推其天地，详乎太乙。（推其天地，察司天在泉之盛衰也。太乙义详本类前七及三十五。）又只如甲子年，如甲至子而合，应交司而治天，（甲与子合，则少阴君火，应交司治天也。）即下己卯未迁正，而戊寅少阳未退位者，亦甲己下有合也，（甲子年在泉己卯阳明未迁正者，以癸亥年在泉戊寅少阳不退位也。故令甲与戊对，子与寅配，而甲己不能合，是己之阴土窒于下，柔失其守矣。）即土运非太过，而木乃乘虚而胜土也，金次又行复胜之，即反邪化也。（己土不正于下，则亦为木胜而金复，三年之后，必化土疠，故云邪化也。）阴阳天地殊异尔，故其大小善恶，一如天地之法旨也。（在上则应天，在下则应地，明天地之法旨，则大小善恶之应可知矣。）

假令丙寅阳年太过，如乙丑天数有余者，虽交得丙寅，太阴尚治天也，（乙丑司天太阴，不退位，则本年少阳亦不得迁正。）地已迁正，厥阴司地，去岁太阳以作右间，（丙寅少阳虽未司天，辛巳厥阴已正在泉，故上年司地庚辰，当退位作右间也。）即天太阴而地厥阴，故地不奉天化也。（上乙下辛非合，故地不奉天。）乙辛相会，水运太虚，反受土胜，故非太过。（丙辛未合，水运虚也，故土胜之。）即太簇之管，太羽不应，土胜而雨化，木复即风。（太簇之管，羽音阳律也，丙运失守，故太羽不应，而雨为之胜，风为之复也，）此者丙辛失守，其会后三年，化成水疫，晚至己巳，早至戊辰，甚即速，微即徐。（速即戊辰，徐即己巳也。）水疫至也。大小善恶，推其天地数，乃太乙游宫。（天地太乙义见前。）又只如丙寅年，丙至寅且合，应交司而治天，（丙与寅合，则少阳相火应交司而治天。）即辛巳未得迁正，而庚辰太阳未退位者，亦丙辛不合德也，（辛巳乃本年在泉，庚辰乃上年在泉，庚辰不退位，则辛巳不迁正，有丙无辛，孤立于上，不合其德，亦水运之失守也。）即水运亦小虚而小胜，或有复，后三年化疠，名曰水疠，其状如水疫，治法如前。（凡失守者，即虽小虚，小有胜复，亦不免于为疠，则甚者可知。水疫水疠，即后世寒疫阴证之类，其治法如前章。）

假令庚辰阳年太过，如己卯天数有余者，虽交得庚辰年也，阳明犹尚治天，（阳明乃己卯年司天，若不退位，则庚辰不能迁正。）地已迁正，太阴司地，去岁少阴以作右间。（庚辰

在泉，太阴也，既已迁正，则己卯之少阴在泉者，以退作地之右间也。）即天阳明，而地太阴也，故地不奉天也。（天阳明，己卯也。地太阴，乙未也。己乙非合，故地不奉天。）乙己相会，金运太虚，反受火胜，故非太过也。（乙庚不合而乙己合，故金运虚而火胜之。）即姑洗之管，太商不应，火胜热化，水复寒刑。（庚金失守，则太商不应，姑洗之管，乃其律也。金虚则火胜，火胜则水复，故当先热而后寒。）此乙庚失守，其后三年化成金疫也，速至壬午，徐至癸未，金疫至也。大小善恶，推本年天数及太乙也。（本年天数及太乙，言所至之年也。又遇其逆则灾大，若逢其顺则灾微。）又只如庚辰，如庚至辰，且应交司而治天，（若庚辰既合，则太阳寒水，当于交司之日而治天矣。）即下乙未未得迁正者，即地甲午少阴未退位者，且乙庚不合德也，（乙未太阴乃本年在泉，甲午少阴乃上年在泉，若甲午未退则乙未不正，庚虽正于上，乙失守于下，乙庚不合，亦金运之亏也。）即下乙未干失刚，亦金运小虚也，有小胜，或无复，（乙未干失刚，以柔不正，而失其刚也。柔失其正，故金曰小虚。火有小胜及太阴气至，则水不得行，故或无复也。）后三年化疠，名曰金疠，其状如金疫也，治法如前。（金疫亦名杀疫，金疠亦名杀疠，其治法皆如前章。）

假令壬午阳年太过，如辛巳天数有余者，虽交后壬午年也，厥阴犹尚治天，（辛巳之厥阴当退不退，则壬虽阳木，亦不能正其运。）地已迁正，阳明在泉，去岁丙申少阳以作右间，（壬午之丁酉阳明迁正在泉，辛巳之丙申少阳，当退作地之右间也。）即天厥阴而地阳明，故地不奉天者也。（以辛巳之天，临壬午之地，故不相和奉也。）丁辛相合会，木运太虚，反受金胜，故非太过也。（辛不退，壬不正，丁不合壬，而会辛，木运失守，金必胜之，亦犹不及也。）即蕤宾之管，太角不应，金行燥胜，火化热复。（蕤宾之管，太角之律也。阳木不正，故蕤宾失音，金所以胜，火所以复，而邪至矣。）

甚即速，微即徐，疫至大小善恶，推疫至之年天数及太乙。（其速其徐，总不出三年之外，而大小善恶，又当推疫至之年神也。）又只如壬至午，且应交司而治之，（壬与午，合其交司之日，则少阴治天矣。）即下丁酉未得迁正者，即地下丙申少阳未得退位者，见丁壬不合德也，（丁酉阳明为本年在泉，丙申少阳乃上年在泉，丙申不退，则丁酉不正，有壬无丁，木德不合也。）即丁柔干失刚，亦木运小虚也，有小胜小复，（柔不合刚，下不应上，亦为小虚，故有胜复。）后三年化疠，名曰木疠，其状如风疫，治法如前。（木疠风疫，即后世风温之类。）

假令戊申阳年太过，如丁未天数太过者，虽交得戊申年也，太阴犹尚治天，（丁未之太阴不退位，戊申虽阳年太过，不能正其火运。）地已迁正，厥阴在泉，去岁壬戌太阳已退位作右间，即天丁未，地癸亥，故地不奉天化也。（戊申年天未正，而地已正，则上年太阳在泉者，已退作地之右间矣。是天仍丁未，地则癸亥，癸不得戊，故地不奉天之火化。）丁癸相会，火运太虚，反受水胜，故非太过也。（戊癸不合，火运必虚，故受水之胜。）即夷则之管，上太征不应。（夷则之管，火之律也。上管属阳，太征也。下管属阴，少征也。戊不得正，故上之太征不应。）此戊癸失守，其会后三年化疫也，速至庚戌。大小善恶，推疫至之年天数及太乙。（速在庚戌，远在辛亥，三年内外，火气为疫也。）又只如戊申，如戊至申，且应交司而治天，（戊申既合交司之日，少阳当治天也。）即下癸亥未得迁正者，即地下壬戌太阳未退位者，见戊癸未合德也，（戊申年当厥阴癸亥在泉，若上年壬戌不退，则癸亥不正，戊癸火运不合其德也。）即下癸柔干失刚，见火运小虚也，有小胜，或无复也。（火运不足，水必胜之，水胜则土复，当其复时，而厥阴若正，则土或无复也。）后三年化疠，名曰火疠也，治法如前。（火疠，即后世所谓温疫热病之类，其针治之法如前章。）治之法可寒之泄之。（此言针治之外，又当药治者如此。火邪为疠，故宜寒之泄之。由此观之，则凡上文五刚化疫，五柔化疠，或针或药，皆宜因气施治，又在不言可知也。）

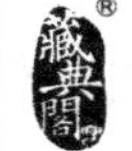

四十三、十二脏神失守位邪鬼外干之刺

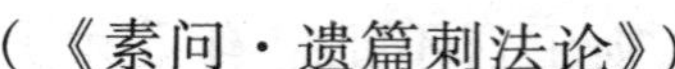
（《素问·遗篇刺法论》）

黄帝问曰：人虚，即神游失守位，使鬼神外干，是致夭亡，何以全真？愿闻刺法。（全其真即保其神，神全则邪不能干也。）岐伯稽首再拜曰：昭乎哉问！谓神移失守，虽在其体，然不致死；或有邪干，故令夭寿。（虚而无邪，未必致死。若神气既虚，邪复干之，则夭寿矣。）

只如厥阴失守，天以虚，人气肝虚，感天重虚，即魂游于上，（厥阴属木，在人应肝，人之肝虚，复感天虚，则肝不藏魂。魂属阳，故游散于上。神光不聚，而白尸鬼犯之，令人暴亡也。）邪干厥大气，身温犹可刺之，（厥，逆也。大气，元气也。肝木失守，金邪犯之。若神气未脱，四肢虽冷，心腹尚温，口中无涎，舌卵不缩者，尚可刺救复苏。后仿此。）

刺其足少阳之所过，（丘墟穴也。肝胆相为表里，故宜刺之。旧注曰：用毫针，于人近体暖针至温，以左手按穴，咒曰：太上元君，常居其左，制之三魂。诵之三遍。次呼三魂名：爽灵、胎光、幽精。诵之三遍。次想青龙于穴下，刺入同身寸之三分，留三呼，徐徐出针，令亲人授气于口中，腹中鸣者可治之。）次刺肝之俞。（肝俞，足太阳经穴，刺此所，以补肝。旧注曰：用毫针，着身温之，左手按穴，咒曰：太微帝君，元英制魂，真元反本，令入青云。又呼三魂，各如前三遍。刺三分，留三呼，次进二分，留三呼，复取针至三分，留一呼，徐徐出之，即气反而复活。）

人病心虚，又遇君相二火司天失守，感而三虚，（人之心虚，而遇司天二火失守，又或惊而夺精，汗出于心，是为三虚，则神光不聚，邪必犯之。）遇火不及，黑尸鬼犯之，令人暴亡，（黑为水色，火运不及则水胜之，故见黑尸鬼。）可刺手少阳之所过，（阳池穴也。手少阳为相火之经，故宜补之。旧注曰：用毫针，于人身温暖，以手按穴，咒曰：太乙帝君，泥丸总神，丹无黑气，来复其真。诵之三遍。想赤凤于穴下，刺入二分，留七呼，次进一分，留三呼，复退留一呼，徐徐出

针，手扪其穴，即令复活也。）复刺心俞。（足太阳经穴，刺之以补君火。旧注曰：用毫针，着身温暖，以手按穴，咒曰：丹房守灵，五帝上清，阳和布体，来复黄庭。诵之三遍。刺入同身寸之二分，留一呼，次进一分，留一呼，退至二分，留一呼，徐徐出针，以手扪其穴。）

人脾病，又遇太阴司天失守，感而三虚，（土气重虚，又或汗出于脾胃，是为三虚，则智意二神失守其位。）又遇土不及，青尸鬼邪犯之于人，令人暴亡，（青尸鬼，木邪也，脾土虚者乃见之。）可刺足阳明之所过，（冲阳穴也，刺此所以补胃。旧注曰：用毫针，着人身温暖，以手按穴，咒曰：常在魂庭，始清太宁，元和布气，六甲反真。诵之三遍。先想黄庭于穴下，刺入三分，留三呼，次进二分，留一呼，徐徐退出，以手扪之。）复刺脾之俞。（脾俞，在足太阳经，补脾也。旧注曰：用毫针，以手按之，咒曰；太始干位，总统坤元，黄庭真气，来复来全。诵之三遍。刺之三分，留二呼，进至五分，动气至，徐徐出针。）

人肺病，遇阳明司天失守，感而三虚，（肺与阳明皆属金，人虚天虚，又或汗出于肺，是为三虚，而火邪犯之。）又遇金不及，有赤尸鬼干人，令人暴亡，（赤尸鬼，火邪也。金为火胜，故见赤鬼。）可刺手阳明之所过，（合谷穴也。肺与大肠为表里，故当刺此，以补金。旧注曰：用毫针，着人身温暖，先以手按穴：咒曰：青气真全，帝符日元，七魄归右，今复本田。诵之三遍。想白气于穴下，刺入三分，留三呼，次进至五分，留三呼，复退一分，留一呼，徐徐出针，以手扪其穴，可复活也。）复刺肺俞。（肺俞在足太阳经，用针以补肺。旧注曰：用毫针，着体温暖，先以手按穴，咒曰：左元真人，六合气宾，天符帝力，来入其司。诵之三遍。针入一分半，留三呼，次进二分，留一呼，徐徐出针，以手扪其穴。）

人肾病，又遇太阳司天失守，感而三虚，（人之水脏、天之水气既皆不足，又遇汗出于肾，是为三虚而肾神失守，土邪必相犯也。）又遇水运不及之年，有黄尸鬼干犯人正气，吸人神魂，致暴亡，（黄为土色，水脏神虚，故见土鬼。神魂散荡，

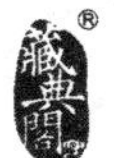

若为所吸，多致暴亡。若四肢厥冷气脱，但得心腹微温，眼色不易，唇口及舌不变，口中无涎，尚可救也。）可刺足太阳之所过，（京骨穴也。肾与膀胱为表里，故当刺此，以补水脏。旧注曰：用毫针，着人身温暖，以手按穴，咒曰：元阳育婴，五老反真，泥丸玄华，补精长存。想黑气于穴下，刺入一分半，留三呼，乃进至三分，留一呼，徐徐出针，以手扪其穴。）复刺肾俞。（在足太阳经，用针补之。旧注曰：用毫针，先以手按穴，咒曰：天玄日晶，太和昆灵，贞元内守，持入始清。诵之三遍。刺之三分，留三呼，次又进至五分，留三呼，徐徐出针，以手扪之。）

黄帝问曰：十二脏之相使，神失位，使神彩之不圆，恐邪干犯，治之可刺，愿闻其要。（十二脏各有其神，相通运用，故曰相使。一有失位，则神光亏缺，是谓不圆。邪因得而犯之，刺治之法如后。）岐伯稽首再拜曰：悉乎哉！问至理，道真宗，此非圣帝，焉究斯源？是谓气神合道，契符上天。（天地之道，气与神耳，人生之道，亦惟此也，故曰契符上天。）

心者，君主之官，神明出焉，（心为一身之主，万几之舍，故神明出焉。若情欲伤心，最为五劳之首，心伤，则神不守舍，损抑元阳，夭人长命，莫此为甚，而实人所不知。澄心则养神，抱元守一之道，端从此始。此下十二脏相使及君主神明等义，详脏象类第一章。）可刺手少阴之源。（神门穴也。用长针，口中温之，刺三分，留三呼，次进一分，留一呼，徐徐出针，以手扪其穴。凡刺各经之源者，皆所以补之也。后准此。）肺者，相傅之官，治节出焉，（肺藏气，主行营卫，故治节由之。若形寒饮冷，悲忧过度，则肺气受伤，神失守位。）可刺手太阴之源。（太渊穴也。用长针，口中温之，以手按穴，刺入三分，留三呼，动气至，徐徐出针，以手扪其穴。）肝者，将军之官，谋虑出焉，（气强而勇，故号将军。性多变动，故主谋虑。若恚怒气逆，上而不下，则肝神受伤也。）可刺足厥阴之源。（太冲穴也。用长针，于口中先温，以手按穴，刺入三分，留三呼，次进二分，留二呼，徐徐出针，以手扪其穴。）胆者，中正之官，决断出焉，（胆气刚果，故官为中正，而主决断。若大惊卒怒，其气必伤，神光散失，病为惶惧膈噎等证。）可刺足少阳之源。（丘墟穴也，用长针。温于口内，先以左手按穴，刺三分，留三呼，进至五分，留二呼，徐徐出针，以手扪其穴。）膻中者，臣使之官，喜乐出焉，（膻中者，心包络所居，相火之位，故为臣使。卫护君主，故喜乐出焉。若五情不节，皆能伤之，令人失志恍惚，神光不聚，则邪犯之。）可刺心包络所流。（劳宫穴也。用长针，于口中温之，先以左手按穴，刺入三分，留二呼，徐徐出针，以手扪其穴。）脾为谏议之官，知周出焉，（脾藏意，神志未定，意能通之，故为谏议之官。虑周万事，皆由乎意，故智周出焉。若意有所着，思有所伤，劳倦过度，则脾神散失矣。）可刺脾之源。（太白穴也。用长针，口内温之，先以左手按穴，刺入二分，留五呼，进至三分，留五呼，徐徐出针，以手扪之。）胃为仓廪之官，五味出焉。（饥饱失宜，饮食无度，偏于嗜好，其神乃伤。）可刺胃之源。（冲阳穴也。用长针，于口中温之，先以左手按穴，刺入三分，留三呼，进二分，徐徐出针，以手扪其穴。）大肠者，传道之官，变化出焉，（食物至此，变化其形而出，闭结则肠胃壅滞，泄利则门户不要，传道失守，三焦元气之所关也。）可刺大肠之源。（合谷穴也。用长针，口中温之，刺入三分，留三呼，进至二分，留一呼，徐徐出之。）小肠者，受盛之官，化物出焉，（受盛水谷而厘清浊，故曰化物出焉。清浊不分，则小肠失其化矣。）可刺小肠之源。（腕骨穴也。用长针，口中温针，先以左手按穴，刺三分，留三呼，进二分，留一呼，徐徐出针，以手扪其穴。）肾者，作强之官，伎巧出焉，（色欲恐惧，强力入水，皆能伤肾。肾伤，则作强伎巧，神失其职矣。）

刺其肾之源。（太溪穴也。用长针，于口中先温，以左手按穴，刺入三分，留一呼，进一分，留一呼，徐徐出针，以手扪其穴。）三焦者，决渎之官，水道出焉，（决渎者，水道流通之义。如江河淮济，不变其道，百川归之，以入于海，故曰四渎。人之三焦，在上主纳，在中主运。在下主出。若出纳营运不得其正，则三焦失守，神气不聚，邪乘虚而犯之矣。）

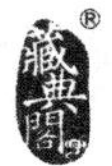

刺三焦之源。（阳池穴也。用长针，于口中温之，先以左手按穴，刺三分，留三呼，进一分，留一呼，徐徐出针，以手扪之。）膀胱者，州都之官，精液藏焉，气化则能出矣，（膀胱为三焦之下泽，津液所聚，故曰州都。然赖下焦之气，施化而通，若其不约而遗，不利而癃，皆气海之失职也。）刺膀胱之源。（京骨穴也。用长针，先温于口中，以左手按穴，刺入三分，留三呼，进二分，留三呼，徐徐出针，以手扪其穴。）凡此十二官者，不得相失也。（不相失者，谓之相使，失则神气散乱，有邪干犯，灾害至矣，宜用刺法以全其真也。）是故刺法有全神养真之旨，亦法有修真之道，非治疾也，故要修养和神也。（此言针法有如此之妙，其要在修养和神而已。）道贵常存，补神固根，精气不散，神守不分。（道贵常存者，贵其不衰也。不衰之道，在补神以固根。欲全其神，在精气不散，则神守不分矣。）然即神守，而虽不去亦全真。（言神守者，岂惟神不去，正所以全真也。）人神不守，非达至真。（至真之道，要在守神，不知守神，非达道也。）至真之要，在乎天玄，（玄者，水之色。天玄者，天一之义。以至真之要，重在精也。）神守天息，复入本元，命曰归宗。（天息者，鼻息通乎天也。守息则气存，气存则神存，故曰神守天息。以上三节，首言神，次言精，此言气。夫人始生，先成精，精其本也。儿在母腹，先通胎息，气其元也。既宝其精，又养其气，复其本，返其元矣。精气充而神自全，谓之内三宝。三者合一，即全真之道也，故曰归宗。前有存三守一愚按，在四十一。）

四十四、神失守位邪鬼外干之义

（《素问·遗篇本病论》）

黄帝曰：人气不足，天气如虚，人神失守，神光不聚，邪鬼干人，致有夭亡，可得闻乎？（神光，神明也。人气与天气皆失守，则阳神不聚，阴鬼干人，致死之兆也。）岐伯曰：人之五脏，一脏不足，又会天虚，感邪之至也。（人有不足之脏，与天虚之气相会者，其邪至甚，如肝遇木虚，心遇火虚之类也。）

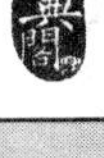

人忧愁思虑即伤心，又或遇少阴司天，天数不及，太阴作接间至，即谓天虚也，此即人气天气同虚也。（少阴司天之年，太阴尚在左间。若少阴不足，则太阴作接者，未当至而至矣。此以君火之虚，与人心气同虚也。）又遇惊而夺精，汗出于心，（夺精者，夺心之精也。五脏各有其精，如《本神篇》曰：五脏，主藏精者也，不可伤，伤则失守而阴虚。即此之义。）因而三虚，神明失守。（先有忧愁之伤，又有少阴不及，再遇惊而夺精，三虚相会，神明失守矣。）心为君主之官，神明出焉，神失守位，即神游上丹田，在帝太乙帝君泥丸君下。（人之脑为髓海，是谓上丹田，太乙帝君所居，亦曰泥丸君，总众神者也。心之神明失守其位，则浮游于此。）神既失守，神光不聚，却遇火不及之岁，有黑尸鬼见之，令人暴亡。（心属火，心神失守，神明衰也，又遇火运不及，故见水色之鬼。非但癸年，即戊年失守亦然，司天二火不及亦然。尸鬼者，魄之阴气。阳脱阴孤，其人必死，故尸鬼见也。）

人饮食劳倦即伤脾，又或遇太阴司天，天数不及，即少阳作接间至，即谓之虚也，此即人气虚而天气虚也。（太阴司天之年，少阳尚为天之左间。若太阴不足，则接者先至，而少阳得政。脾气既伤，又遇太阴失守，是重虚也。）又遇饮食饱甚，汗出于胃，醉饱行房，汗出于脾，（卫气不固，则五脏汗泄于外，邪得乘而犯之，故致人神失守也。）因而三虚，脾神失守。（既伤于脾，次遇天虚，再加汗出，是三虚也。）脾为谏议之官，智周出焉，神既失守，神光失位，而不聚也，（脾神失守，意智乱也。）却遇土不及之年，或已年或甲年失守，或太阴天虚，青尸鬼见之，令人卒亡。（土运不及，不止己年，而甲亦有之，又或太阴司天，失守其位，故木邪鬼见，令人卒亡。）

人久坐湿地、强力入水，即伤肾，肾为作强之官，伎巧出焉，因而三虚，肾神失守。神志失位，神光不聚，（诸脏皆言作接间至及汗出之由，惟此不言，必脱失也。太阳寒水司天之年，厥阴尚为左间。若太阳不足，则厥阴作接间至，此天虚也。《经脉别论》云：持重远行，汗出于肾，兼之坐湿入水，肾气必伤，是为三虚。肾神不守，则精衰志失也。）却遇水不

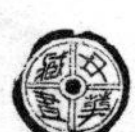

及之年，或辛不会符，或丙年失守，或太阳司天虚，有黄尸鬼至，见之令人暴亡。（水不及者，土邪犯之，故黄尸鬼见，卒然伤人。）

人或恚怒，气逆上而不下，即伤肝也，又遇厥阴司天，天数不及，即少阴作接间至，是谓天虚也，此谓天虚人虚也。（厥阴司天之年，少阴当为左间。若厥阴不足，则少阴预至。肝气既伤，厥阴又虚，天人俱不足也。）又遇疾走恐惧，汗出于肝。（天虚人虚，又汗出于肝，是为三虚。）肝为将军之官，谋虑出焉，神位失守，神光不聚，（肝藏魂，失守则魂神不聚也。）又遇木不及年，或丁年不符，或壬年失守，或厥阴司天虚也，有白尸鬼见之，令人暴亡也。（白尸鬼见，金胜木也。）

以上五失守者，天虚而人虚也，神游失守其位，即有五尸鬼干人，令人暴亡也，谓之曰尸厥。（尸鬼干人，则厥逆而死，故谓尸厥。神游者，神气虽游，未离于身，尚不即死。若脉绝身冷，口中涎塞，舌短卵缩，则无及矣，否则速救可苏也。以上五脏失守，独缺金虚伤肺、赤尸鬼一证，必脱简也。惟《邪气脏腑病形篇》所言，五脏之伤俱全，但与此稍有不同。详疾病类三。）人犯五神易位，即神光不圆也，非但尸鬼，即一切邪犯者，皆是神失守位故也。（神光，即阳明之气，凡阳气不足，则阴邪犯之。二十难曰：脱阳者见鬼。即神失守位之义。愚按：此二篇所言五鬼干人，其义最详。盖天地间万物万殊，莫非五行之化，人之脏气，鬼之干人，亦惟此耳。故五鬼为邪，各因所胜，此相制之理，出乎当然者也。然以余所验，则有如心神失守、火自为邪者，多见赤鬼；肺金不足、气虚茫然者，多见白鬼；肾阴亏损、目光昏暗者，多见黑鬼；肝木亡阳者，多见青鬼；脾湿为祟者，多见黄鬼。是皆不待胜制，而本脏之邪自见也。至如山野之间，幽隐之处，鬼魅情形，诚有不测。若明本篇之义，则虽千态万状，只此五行包罗尽之，治之以胜，将安遁哉？然鬼本无形，乃能形见，既觉其无中之有，独不能觉其有中之无乎？反之之明，在正心以壮气，虚明以定神。神定，彼将自灭矣。天命所在，彼亦焉能以非祸加人哉？此全神却鬼之道也。古德云：山鬼之伎俩有限，老僧之不见不闻无穷。斯言至矣。论治类十六章有按当考。）此谓得守者生，失守者死，（得守则神全，失守则神散。神全则灵明圆聚，故生。神散则魂魄分离，故死。）得神者昌，失神者亡。（阳气为神，阳盛则神全。阴气为鬼，阳衰则鬼见。阴阳合气，命之曰人。其生在阳，其死在阴，故曰得神者昌，得其阳也。失神者亡，失其阳也。明阴阳聚散之道，则鬼神之妙固不难知，而得失之柄还由于我。古云人定胜天，本非虚语。观孟子曰：求则得之，舍则失之。不于斯言益信乎？）

二十九卷　会通类

一、摄生

苍天之气，清静则志意治，顺之则阳气固，虽有贼邪，弗能害也，此因时之序。故圣人传精神，服天气，而通神明。

失之，则内闭九窍，外壅肌肉，卫气散解，此谓自伤，气之削也。是以圣人陈阴阳，筋脉和同，骨髓坚固，气血皆从。如是则内外调和，邪不能害，耳目聪明，气立如故。（见疾病类五。）

惟贤人上配天以养头，下象地以养足，中傍人事以养五脏。（阴阳四。）

圣人日避虚邪之道，如避矢石然，邪弗能害，此之谓也。（运气三十五。）

夫阴阳之气，清静则生化治，动则苛疾起。（运气三十二。）

人神不守，非达至真。至真之要，在乎天玄，神守天息，复入本元，命曰归宗。（运气四十三。）

夫精者，身之本也，故藏于精者，春不病温。（疾病二十七。）

冬日在骨，蛰虫周密，君子居室。（脉色九。）

能知七损八益，则二者可调，不知用此，则早衰之节也。年四十而阴气自半也，起居衰矣。年五十，体重，耳目不聪

矣。年六十，阴痿，气大衰，九窍不利，下虚上实，涕泣俱出矣。故曰知之则强，不知则老，故同出而名异耳。智者察同，愚者察异，愚者不足，智者有余，有余，则耳目聪明，身体轻强，老者复壮，壮者益治。是以圣人为无为之事，乐恬之能，从欲快志于虚无之守，故寿命无穷，与天地终，此圣人之治身也。（阴阳二。）

故养神者，必知形之肥瘦，营卫血气之盛衰。血气者，人之神，不可不谨养。（针刺十三。）

所有自来肾有久病者，可以寅时面向南，净神不乱思，闭气不息七遍，以引颈咽气顺之，如咽甚硬物，如此七遍后，饵舌下津令无数。慎其大喜欲情于中，如不忌，即其气复散也，心欲实，令少思。慎勿大怒，怒必真气却散之。欲令脾实，气无滞饱，无久坐，食无大酸，无食一切生物，宜甘宜淡。悲伤即肺动，而真气复散也，人欲实肺者，要在息气也。（运气四十一。）

饮食自倍，肠胃乃伤。（疾病六十七。）

阴阳和平之人，居处安静，无为惧惧，无为忻忻，婉然从物，或与不争，与时变化，尊则谦谦，谭而不治，是谓至治。（藏象三十。）

二、阴阳五行

黄帝问曰：余闻天为阳，地为阴，日为阳，月为阴，（上与《六节藏象论》同，详运气一。）大小月三百六十日成一岁，人亦应之。今三阴三阳，不应阴阳，其故何也？岐伯对曰：阴阳者，数之可十，推之可百，数之可千，推之可万，（阴阳者数句与《五营运大论》同，详运气类四。又手足阴阳系日月篇亦同，见经络类三十四。）万之大不可胜数，然其要一也。天复地载，万物方生，未出地者，命曰阴处，名曰阴中之阴；则出地者，命曰阴中之阳。阳予之正，阴为之主。（见经络类二十九。）

夫五运阴阳者，天地之道也，万物之纪纲，变化之父母，生杀之本始，神明之府也，可不通乎？故物生谓之化，物极谓之变，阴阳不测，谓之神；神用无方，谓之圣。（运气三。）

天地者，万物之上下也；左右者，阴阳之道路也；水火者，阴阳之征兆也；金木者，生成之终始也。阴阳之气各有多少，故曰三阴三阳也。寒暑燥湿风火，天之阴阳也，三阴三阳上奉之。木火土金水火，地之阴阳也，生长化收藏下应之。天以阳生阴长，地以阳杀阴藏。天有阴阳，地亦有阴阳。故阳中有阴，阴中有阳。阴阳相错，而变由生也。（运气三。）

自古通天者，生之本，本于阴阳。天地之间，六合之内，其气九州九窍，五脏十二节，皆通乎天气。其生五，其气三，数犯此者，则邪气伤人，此寿命之本也。苍天之气，清净则志意治，顺之则阳气固，虽有贼邪，弗能害也。阳气者，若天与日失其所，则折寿而不彰，故天运当以日光明。是故阳因而上，卫外者也。阳气者，烦劳则张。阳气者，大怒则形气绝而血菀于上。阳气者，精则养神，柔则养筋。阳气者，一日而主外，平旦人气生，日中而阳气隆，日西而阳气已虚，气门乃闭。阴者，藏精而起亟也；阳者，卫外而为固也。凡阴阳之要，阳密乃固，两者不和，若春无秋，若冬无夏，因而和之，是谓圣度。故阳强不能密，阴气乃绝，阴平阳秘，精神乃治，阴阳离决。精气乃绝。阴之所生，本在五味，阴之五宫，伤在五味。（疾病五。）

天气，清静光明者也，藏德不止，故不下也。天明则日月不明，邪害空窍，阳气者闭塞，地气者冒明，云雾不精，则上应白露不下。（摄生五。）

阳者，天气也，主外；阴者，地气也，主内。故阳道实，阴道虚。（疾病十三。）

至阴虚，天气绝；至阳盛，地气不足。阴阳并交，至人之所行。阴阳并交者，阳气先至，阴气后至。是以圣人持诊之道，先后阴阳而持之。（脉色类七。）

春夏则阳气多而阴气少，秋冬则阴气盛而阳气衰。（疾病三十四。）

阳从左，阴从右；老从上，少从下。是以春夏归阳为生，归秋冬为死；反之，则归秋冬为生。（疾病八十四。）

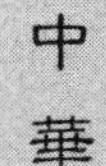

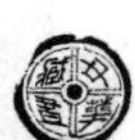

东南方阳也，阳者，其精降于下，故右热而左温；西北方阴也，阴者，其精奉于上，故左寒而右凉。高者气寒，下者气热。阴精所奉其人寿，阳精所降其人夭。崇高则阴气治之，污下则阳气治之，阳胜者先天，阴胜者后天，此地理之常，生化之道也。（运气十六。）

阴道偶，阳道奇。发于春夏，阴气少，阳气多。发于秋冬，阳气少，阴气多。（经络三十。）

阳之动，始于温，盛于暑；阴之动，始于清，盛于寒。夫阴阳之气，清静则生化治，动则苛疾起。（运气三十二。）

天地之动静，神明为之纪；阴阳之往复，寒暑彰其兆。（运气十。）

阴阳四时者，万物之终始也，死生之本也。（摄生类六。）

太阳为开，阳明为阖，少阳为枢。太阴为开，厥阴为阖，少阴为枢。（经络二十九。）

三阳为经，二阳为维，一阳为游部。三阳为表，二阴为里，一阴至绝作朔晦，却具合以正其理。所谓三阳者，太阳为经。二阳者，阳明也。一阳者，少阳也。三阴者，六经之所主也。三阳为父，二阳为卫，一阳为纪。三阴为母，二阴为雌，一阴为独使。（疾病七。）

帝曰：愿闻阴阳之三也，何谓？岐伯曰：气有多少异用也。阳明何谓也？两阳合明也。厥阴何也？两阴交尽也。两阴交尽故曰幽，两阳合明故曰明。（运气三十三。）

太阴藏搏者，三阴也。一阴至，厥阴之治也。太阳藏何象？象三阳而浮也。少阳藏何象？象一阳也。阳明藏何象？

象大浮也。二阴搏至，肾沉不浮也。（脉色十五。又三阴三阳次序，详疾病七。）

巨阳者，诸阳之属也。（疾病三十九。）

两阳合于前，故曰阳明。两阴交尽，故曰厥阴。足之阳者，阴中之少阳也；足之阴者，阴中之太阴也。手之阳者，阳中之太阳也；手之阴者，阳中之少阴也。腰以上者，为阳，腰以下者，为阴。其于五脏也，心为阳中之太阳，肺为阳中之少阴，肝为阴中之少阳，脾为阴中之至阴，肾为阴中之太阴。

（经络三十四。）

人生有形，不离阴阳。（针刺九。）

人有阴阳，治分五态，（藏象三十。）

内有阴阳，外亦有阴阳。在内者五脏为阴，六腑为阳；在外者筋骨为阴，皮肤为阳。（针刺三十一。）

阴者主脏，阳者主腑；阳受气于四末，阴受气于五脏。（针刺二十八。）

三阳在头。三阴在手。（脉色二十六。）

阳受气于上焦，以温皮肤分肉之间。（疾病二十。）

重阳之人，其神易动。多阳者多喜，多阴者多怒。（针刺二十二。）

审其阴阳，以别柔刚，阳病治阴，阴病治阳，定其血气，各守其乡。（论治八。）

所谓阴者，真藏也。所谓阳者，胃脘之阳也。别于阳者，知病处也；别于阴者，知死生之期。所谓阴阳者，去者为阴，至者为阳；静者为阴，动者为阳；迟者为阴，数者为阳。（脉色二十六。）

阴气者，静则神藏，躁则消亡，饮食自倍，肠胃乃伤。（疾病六十七。）

阳气起于足五趾之表，阴脉者集于足下而聚于足心。阴气起于五趾之里，集于膝下而聚于膝上。（疾病三十四。）

微妙在脉，不可不察，察之有纪，从阴阳始，始之有经，从五行生，生之有度，四时为宜，补泻勿失，与天地如一，得一之精，以知死生。是故声合五音，色合五行，脉合阴阳。（脉色九。）

阳气尽而阴气盛，则目瞑，阴气尽而阳气盛，则寤矣。（疾病七十九。）

凡阳有五，五五二十五阳。（脉色二十六。）

夺阴者死，夺阳者狂。（针刺五十九。）

五行者，金木水火土也，更贵更贱，以知死生，以决成败，而定五脏之气，间甚之时，死生之期也。（疾病二十四。）

木得金而伐，火得水而灭，土得木而达，金得火而缺，水得土而绝，万物尽然，不可胜竭。（针刺类九。）

君火以明，相火以位。（运气三。）

甲己之岁，土运统之；乙庚之岁，金运统之；丙辛之岁，水运统之；丁壬之岁，木运统之；戊癸之岁，火运统之。（运气三。）

帝曰：愿闻平气。岐伯曰：木曰敷和，火曰升明，土曰备化，金曰审平，水曰静顺。帝曰：不及奈何？岐伯曰：木曰委和，火曰伏明，土曰卑监，金曰从革，水曰涸流。帝曰：太过何如？岐伯曰：木曰发生，火曰赫曦，土曰敦阜，金曰坚成，水曰流衍。（运气十三。）

显明之右，君火之位也；君火之右，退行一步，相火治之；复行一步，土气治之；复行一步，金气治之；复行一步，水气治之；复行一步，木气治之；复行一步，君火治之。相火之下，水气承之；水位之下，土气承之；土位之下，风气承之；风位之下，金气承之；金位之下，火气承之；君火之下，阴精承之。（运气六。）

少阴君火，不司气化。（运气二十四。）

土者，生万物而法天地。（藏象七。）

木发无时，水随火也。（运气二十三。）

君位臣则顺，臣位君则逆，所谓二火也。（运气类七。）

壮火之气衰，少火之气壮。壮火食气，气食少火。壮火散气，少火生气。（阴阳一。）

少水不能灭盛火，而阳独治，独治者不能生长也。肝一阳也，心二阳也，肾孤脏也，一水不能胜二火，故不能冻栗，病名曰骨痹。（疾病四十五。）

水之精为志，火之精为神。一水不胜五火，故目　盲。（疾病八十。）

二火不胜三水。（疾病九。）

三、藏象

天气通于肺，地气通于嗌，风气通于肝，雷气通于心，谷气通于脾，雨气通于肾。六经为川，肠胃为海，九窍为水注之气。（见阴阳类四。）

肝心脾肺肾五脏，皆为阴，胆胃大肠小肠膀胱三焦六腑皆为阳。故背为阳，阳中之阳，心也；背为阳，阳中之阴，肺也；腹为阴，阴中之阴，肾也；腹为阴，阴中之阳，肝也；腹为阴，阴中之至阴，脾也。（阴阳五。）

阴者主脏，阳者主腑；阳受气于四末，阴受气于五脏。（针刺二十八。）

阴脉荣其脏，阳脉荣其腑。其流溢之气，内溉脏腑，外濡腠理。（经络二十八。）

阳中之少阴，肺也。阳中之太阳，心也。阴中之少阳，肝也。阴中之至阴，脾也。阴中之太阴，肾也。（经络十五。）

肝主春，足厥阴少阳主治，其日甲乙，肝苦急，急食甘以缓之。心主夏，手少阴太阳主治，其日丙丁，心苦缓，急食酸以收之。脾主长夏，足太阴阳明主治，其日戊己，脾苦湿，急食苦以燥之。肺主秋，手太阴阳明主治，其日庚辛，肺苦气上逆，急食苦以泄之。肾主冬，足少阴太阳主治，其日壬癸，肾苦燥，急食辛以润之，开腠理，致津液，通气也。

肝欲散，急食辛以散之。心欲软，急食咸以软之。脾欲缓，急食甘以缓之。肺欲收，急食酸以收之。肾欲坚，急食苦以坚之。（疾病二十四。）

肝为牡脏，其色青，其时春，其音角，其味酸，其日甲乙。心为牡脏，其色赤，其时夏，其日丙丁，其音征，其味苦。脾为牝脏，其色黄，其时长夏，其日戊己，其音宫，其味甘。肺为牝脏，其色白，其音商，其时秋，其日庚辛，其味辛。肾为牝脏，其色黑，其时冬，其日壬癸，其音羽，其味咸。是为五变。（针刺十七。）

春脉者肝也。夏脉者心也。秋脉者肺也。冬脉者肾也。脾脉者土也，孤脏以灌四傍者也。（脉色类十。）

九野为九藏，故形藏四，神藏五，合为九藏，以应之也。（运气一。脉色五。）

五脏者，所以藏精神魂魄者也。六腑者，所以受水谷而行化物者也。（经络十二。）

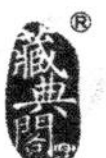

五脏六腑，心为之主，耳为之听，目为之候，肺为之相，肝为之将，脾为之卫，肾为之主外。故五脏六腑之津液，尽上渗于目，心悲气并，则心系急，心系急，则肺举，肺举，则液上溢。（疾病类五十八。）

五脏六腑，肺为之盖，心为之主，缺盆为之道。肝者主为将，脾者主为卫，肾者主为外。六腑者，胃为之海。（藏象二十九。）

肝生于左、肺藏于右，心部于表，肾治于里，脾为之使，胃为之市，膈肓之上，中有父母，七节之旁，中有小心，从之有福，逆之有咎。（针刺六十四。）

肺主身之皮毛，心主身之血脉，肝主身之筋膜，脾主身之肌肉，肾主身之骨髓。（疾病七十一。）

心藏神，肺藏气，肝藏血，脾藏肉，肾藏志，而成此形。志意通，内连骨髓，而成身形五脏。（疾病十八。《本神篇》曰：脾藏营，心藏脉，肾藏精。详藏象十。）

心为噫，肺为咳，肝为语，脾为吞，肾为欠为嚏，胃为气逆为哕为恐，大肠小肠为泄，下焦溢为水，膀胱不利为癃，不约为遗溺。胆为怒，是为五病。精气并于心则喜，并于肺则悲，并于肝则忧，并于脾则畏，并于肾则恐，是谓五并。

心恶热，肺恶寒，肝恶风，脾恶湿，肾恶燥，是谓五恶。心为汗，肺为涕，肝为泪，脾为涎，肾为唾，是谓五液。心藏神，肺藏魄，肝藏魂，脾藏意，肾藏志，（《九针论》曰：肾藏精志也。）是谓五脏所藏。心主脉，肺主皮，肝主筋，脾主肉，肾主骨，是谓五主。（疾病二十五。）

人有五脏，化五气，以生喜怒悲忧恐，（阴阳一。）

青为肝，赤为心，白为肺，黄为脾，黑为肾。肝合筋，心合脉，肺合皮，脾合肉，肾合骨。（脉色三十二。）

肝色青，心色赤，肺色白，脾色黄，肾色黑。（疾病类二十四。）

心者，五脏之专精也，目者其窍也。（疾病八十。）

重阳之人，高高，言语善疾，举足善高，心肺之藏气有余，阳气滑盛而扬，故神动而气先行。多阳者多喜，多阴者多怒。（针刺二十二。）

五脏之应天者肺，肺者五脏六腑之盖也，皮者，肺之合也。人之所以应土者，肉也。人之所以生成者，血脉也。（针刺二。）

肺者，脏之长也，为心之盖也。（疾病七十一。）

肺者脏之盖也，（疾病八十二。）

肺者气之本。（藏象二。）

肝者中之将也，取决于胆，咽为之使。（疾病六十一。）

人卧血归于肝，肝受血而能视，足受血而能步，掌受血而能握，指受血而能摄。（经络二十一。）

脾与胃以膜相连耳，而能为之行其津液何也？（疾病十三。）

脾主为胃行其津液者也。（疾病三十四。）

五脏者，皆禀气于胃，胃者，五脏之本也，脏气者，不能自致于手太阴，必因于胃气，乃至于手太阴也。（脉色二十七。）

人受气于谷，谷入于胃，以传于肺，五脏六腑，皆以受气，其清者为营，浊者为卫，营在脉中，卫在脉外。（经络二十三。）

胃为五脏六腑之海，其清气上注于肺，肺气从太阴而行之，其行也以息往来。气之离脏也，卒然如弓弩之发，如水之下岸。（经络十三。）

谷始入于胃，其精微者，先出于胃，之两焦以溉五脏，别出两行营卫之道。其大气之抟而不行者，积于胸中，命曰气海，出于肺，循喉咽，故呼则出，吸则入。天地之精气，其大数常出三入一，故谷不入，半日则气衰，一日则气少矣。（气味二。）

平人之常，气禀于胃，胃者平人之常气也，人无胃气，曰逆，逆者死。（脉色十一。）

脉无胃气亦死。脉弱以滑，是有胃气。（脉色十二。）

肾者至阴也。肺者太阴也。肾者胃之关也，关门不利，故聚水而从其类也。肾者牝脏也，地气上者，属于肾而生水液

也，故曰至阴。（针刺三十八。）

肾者主水，受五脏六腑之精而藏之。（藏象十三。）

肾者水脏，主津液，主卧与喘也。（疾病八十二。）

膀胱之胞薄以懦，得酸则缩。（气味三。）

人始生，先成精，精成而脑髓生。（经络一。）

脉反四时及不间脏，曰病难已。（脉色十二。）

神：阴阳不测，谓之神，神用无方谓之圣。（运气三。）天地之动静，神明为之纪。（运气四十。）玄生神，神在天为风。（运气三。藏象六同。）天地之动静，神明为之纲纪。（阴阳四。）阴阳者，神明之腑也。（阴阳一。运气三。）天地之大纪，人神之通应也。（运气二十四。）根于中者，命曰神机，神去则机息；根于外者，命曰气立，气止则化绝。（运气十五。）

出入废则神机化灭。（运气九。）神转不回，回则不转，乃失其机。（脉色十。论治十四。）出入有行，以转神明。（脉色八。）

昔在黄帝，生而神灵。故能形与神俱。不知持满，不时御神。（俱摄生一。）四气调神。（摄生四。）故圣人传精神，服天气而通神明。起居如惊。神气乃浮，阳气者，精则养神，柔则养筋。阴平阳秘，精神乃治。味过于辛，筋脉沮弛，精神乃央。（俱疾病五。）阴气者，静则神藏，躁则消亡。（疾病六十七。）心藏神。（疾病二十五。）心者君主之官，神明出焉。（藏象一。运气四十三。）心者，生之本，神之变也。（藏象二。）心者，五脏六腑之大主也，精神之所舍也，心伤则神去，神去则死矣。（针刺二十三。）心藏脉，脉舍神。（藏象十。）积神于心，以知往今。（脉色三十二。）血者神气也。（经络二十三。）水之精为志，火之精为神。（疾病八十。）两神相搏，合而成形。（藏象二十五。）血脉和，则精神乃居，故神者水谷之精气也。（藏象二十七。）人之血气精神者，所以奉生而周于性命者也。志意者，所以御精神。志意和则精神专直。五脏者，所以藏精神血气魂魄者也。（俱藏象二十八。）神藏五，形藏四，合为九藏。（脉色五。运气一。）腑精神明，留于四藏。（藏象十二。）五味入口，藏于肠胃，味有所藏，以养五气，气和而生，津液相成，神乃自生。（气味一。）所言节者，神气之所游行出入也。（经络十四。）重阳之人，其神易动。（针刺二十二。）精神内守，病安从来？（摄生二。）呼吸精气，独立守神。去世离俗，积精全神。（俱摄生三。）凡刺之法，必先本于神，血脉营气精神，此五脏之所藏也。两精相搏，谓之神，随神往来，谓之魂。怵惕思虑，则伤神，神伤则恐惧流淫而不止。喜乐者，神惮散而不藏。恐惧者，神荡惮而不收。（俱藏象九。）上古使僦贷季，理色脉而通神明。（论治十七。）按其脉，知其病，命曰神。知一则为工，知二则为神，知三则神且明矣。（俱脉色十七。）神在秋毫，属意病者。神属勿去，知病存亡。神无营于众物。必正其神。（俱针刺七。）一曰治神。道无鬼神，独来独往。（俱针刺九。）拘于鬼神者，不可与言至德。（藏象十一。）粗守形，上守神，神乎神，客在门。神者正气也。（针刺一。）善言化言变者，通神明之理。（运气十二。）故养神者，必知形之肥瘦，营卫血气之盛衰。血气者，人之神，不可不谨养。神乎神，耳不闻，目明心开而志先，慧然独悟，口弗能言，俱视独见，适若昏，昭然独明，若风吹云，故曰神。（俱针刺十三。）莫知其形，若神仿佛。用针之要，无忘其神。（俱针刺十。）推阖其门，令神气存。（针刺十四。）方成弗约，则神与弗俱。（针刺二十九。）医不能严，不能动神。（论治十八。）所以不十全者，精神不专。（论治十九。）必一其神，令志在针。以移其神，气至乃休。（俱针刺六十二。）合形与气，使神内藏。（针刺五十六。）泻虚补实，神去其室。补虚泻实，神归其室。（疾病五十六。）神变而止。（针刺十九。）刺法有全神养真之旨。道贵常存，补神固根，精气不散，神守不分。人虚，即神游失守位，使鬼神外干。人神不守，非达至真。至真之要，在乎天玄，神守天息，复入本元，命曰归宗。（俱运气四十三。）失神者死，得神者生。何者为神？曰：血气已和，营卫已通，五脏已成，神气舍心，魂魄毕具，乃成为人。百岁，五脏皆虚，神气皆去，形骸独居而终矣。（俱藏象十四。）逆从到行，标本不得，亡神失国。得神者昌，失神者亡。（俱论治十七。）五神失守，邪鬼干人。得神者昌，失神者亡。(运气四十四。)

故贵脱势，虽不中邪，精神内伤，身必败亡。(论治十八。)衣被不敛，言语善恶，不避亲疏者，此神明之乱也。(疾病九十一。)神有余，则笑不休，神不足则悲。(疾病十八。)形弊血尽而功不立者，神不使也。(论治十五。)

四、脉色

善为脉者，谨察五脏六腑，一逆一从，阴阳表里，雌雄之纪，藏之心意，合心于精，非其人勿教，非其真勿授，是为得道。(见藏象类四。)

脉气流经，经气归于肺，肺朝百脉。气口成寸，以决死生。(藏象十二。)天周二十八宿，人经二十八脉，周身一十六丈二尺。故人一呼脉再动，气行三寸，一吸脉亦再动，气行三寸，一万三千五百息，气行五十营于身，水下百刻，日行二十八宿，漏水皆尽，脉终矣。凡行八百一十丈也。(经络二十六。)

凡未诊病者，必问尝贵后贱，虽不中邪，病从内生，名曰脱营。尝富后贫，名曰失精。凡欲诊病者，必问饮食居处，暴乐暴苦，始乐后苦，皆伤精气，精气竭绝，形体毁沮。善为脉者，必以比类奇恒从容知之，为工而不知道，此诊之不足贵，此治之三过也。诊有三常，必问贵贱，封君败伤，及欲侯王。故贵脱势，虽不中邪，精神内伤，身必败亡。始富后贫，虽不伤邪，皮焦筋屈，痿为挛。凡诊者，必知终始，有知余绪，切脉问名，当合男女。(论治十八。)

诊不知阴阳逆从之理，此治之一失也。诊病不问其始，忧患饮食之失节，起居之过度，或伤于毒，不先言此，卒持寸口，何病能中？妄言作名，为粗所穷，此治之四失也。诊无人事，治数之道，从容之葆，坐持寸口，诊不中五脉，百病所起，始以自怨，遗师其咎。(论治十九。)

必审问其所始病，与今之所方病，而后各切循其脉，视其经络浮沉，以上下逆从循之。(脉色二十五。)

气口何以独为五脏主？气口亦太阴也。(藏象十一。)

上、下、来、去、至、止。（脉色二十一注义。）

肝脉弦，心脉钩，脾脉代，肺脉毛，肾脉石，是谓五脏之脉。（疾病二十五。）厥阴之至其脉弦，少阴之至其脉钩，太阴之至其脉沉，少阳之至大而浮，阳明之至短而涩，太阳之至大而长。至而和则平，至而甚则病，至而反者病，至而不至者病，未至而至者病，阴阳易者危。（运气三十一。）

三阳脉至手太阴而弦，浮而不沉，决以度，察以心，合之阴阳之论。所谓二阳者，阳明也，至手太阴，弦而沉急不鼓，炅至以病皆死。一阳者，少阳也，至手太阴，上连人迎，弦急悬不绝，此少阳之病也，专阴则死。三阴者，六经之所主也，交于太阴，伏鼓不浮，上空志心。二阴至肺，其气归膀胱，外连脾胃。一阴独至，经绝气浮，不鼓钩而滑。先至为主，后至为客。（疾病七。）

春不沉，夏不弦，冬不涩，秋不数，是谓四塞。沉甚曰病，弦甚曰病，涩甚曰病，数甚曰病，参见曰病，复见曰病，未至而去曰病，去而不去曰病，反者死。（运气二十二。）

春得秋脉，夏得冬脉，长夏得春脉，秋得夏脉，冬得长夏脉，是谓五邪皆同，命死不治。（疾病类二十五。）

寸口主中，人迎主外，两者相应，俱往俱来，若引绳大小齐等，春夏人迎微大，秋冬寸口微大，如是者命，曰平人。

人迎盛则为热，虚则为寒，紧则为痛痹，代则乍甚乍间。寸口盛，则胀满寒中食不化，虚则热中出糜、少气溺色变，紧则痛痹，代则乍痛乍止。（针刺二十九。）

少气者，脉口人迎俱少而不称尺寸也。（针刺类二十八。）

脉之盛衰者，所以候血气之虚实、有余不足也。（针刺五十七。）

形充而脉小，以弱者气衰，衰则危矣。（藏象十五。）

虚者脉大如其故而不坚也，实者脉大如其故而益坚也。（针刺十六。）

大热病，气热脉满，是谓重实。脉气上虚尺虚，是谓重虚。经络皆实，是寸脉急而尺缓也。络气不足，经气有余者，脉口热而尺寒也。经虚络满者，尺热满，脉口寒涩也。寒气暴

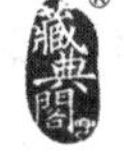

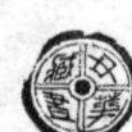

上，脉满而实，实而滑则生，实而逆则死。脉浮而涩，涩而身有热者死。其形尽满者，脉急大坚，尺涩而不应也。从则生，逆则死。（疾病十六。）

邪气来也紧而疾，谷气来也徐而和。（针刺八。）

脉急则引，脉大以弱则欲安静，用力无劳也。（针刺二十九。）

帝曰：脉从而病反者，其诊何如？岐伯曰：脉至而从，按之不鼓，诸阳皆然。帝曰：诸阴之反，其脉何如？岐伯曰：脉至而从，按之鼓甚而盛也。（标本一。）

阳病而阳脉小者，为逆，阴病而阴脉大者，为逆。故阴阳俱静俱动，若引绳相倾者病。（经络十三。）

脉盛血少，此谓反也。脉少血多，此谓反也。（疾病二十一。）

人迎与寸口气小大等者，病难已。人迎盛坚者伤于寒，气口盛坚者伤于食。（脉色三十二。）

脉之卒然动者，皆邪气居之，留于本末，不动则热，不坚则陷且空，不与众同，是以知其何脉之动也。经脉者常不可见也，其虚实也以气口知之，脉之见者皆络脉也。（经络六。）

夫脾虚浮似肺，肾小浮似脾，肝急沉散似肾，此皆工之所时乱也。夫浮而弦者，是肾不足也。沉而石者，是肾气内着也。今夫脉浮大虚者，是脾气之外绝，去胃外归阳明也。（疾病类九。）

鼓一阳曰钩，鼓一阴曰毛，鼓阳胜急曰弦，鼓阳至而绝曰石，阴阳相过曰溜。（疾病六。）

手太阴、足太阴盛者，寸口大三倍于人迎；手少阴、足少阴盛者，寸口大再倍于人迎；手厥阴、足厥阴盛者，寸口大一倍于人迎。虚者，俱寸口反小于人迎也。手阳明、足阳明盛者，人迎大三倍于寸口；手太阳、足太阳盛者，人迎大再倍于寸口；手少阳、足少阳盛者，人迎大一倍于寸口。虚者，俱人迎反小于寸口也。（疾病十。）

阴气大盛，则阳气不能荣也，故曰关。阳气大盛，则阴气弗能荣也，故曰格。阴阳俱盛，不能相荣，故曰关格。关格者，不得尽期而死也。（经络二十二。）

人迎一盛，病在足少阳；一盛而躁，病在手少阳。人迎二盛，病在足太阳；二盛而躁，病在手太阳。人迎三盛，病在足阳明；三盛而躁，病在手阳明。人迎四盛，且大且数，名曰溢阳，溢阳为外格。脉口一盛，病在足厥阴；一盛而躁，在手心主。脉口二盛，病在足少阴；二盛而躁，在手少阴。脉口三盛，病在足太阴；三盛而躁，在手太阴。脉口四盛，且大且数，名曰溢阴，溢阴为内关，内关不通死不治。人迎与太阴脉口俱盛四倍以上，命曰关格，关格者与之短期。（针刺二十八。又二十九略同。）

南北政。天地之变，无以脉诊。尺寸反，阴阳交。（运气五。）

人之居处动静勇怯，脉亦为之变乎？诊病之道，观人勇怯骨肉皮肤，能知其情，以为诊法也。（疾病五十三。）

应则顺，否则逆，逆则变生，变生则病。物生其应也，气脉其应也。（运气六。）

消瘅脉实大，病久可治；脉悬小坚，病久不可治。（疾病六十。）

癫疾脉。（疾病六十五。）

腰痛脉。（疾病三十七。）

胃脘痈者，当候胃脉。人迎者胃脉也。（疾病类八十八。）

肠生死脉。（疾病七十二。）

热病汗出，而脉尚躁盛者死。（疾病四十三。）

六经滑涩，为疝为积。（疾病七十。）

何以知怀子之且生也？身有病而无邪脉也。（疾病六十二。）

乳子中风热，喘鸣肩息者，脉实大也，缓则生，急则死。（疾病四十七。）刺家不诊，听病者言。（针刺四十四。）

凡将用针，必先诊脉，视气之剧易，乃可以治也。（针刺六十。）

诸脉者皆属于目。（经络二十一。）

视其目色，以知病之存亡也。持气口人迎以视其脉，坚且

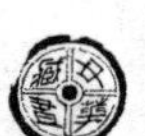

盛且滑者病日进，脉软者病将下，诸经实者病三日已。气口候阴，人迎候阳也。（针刺十六。）

其脉滑而盛者，病日进；虚而细者，久以持；大以涩者，为痛痹。阴阳如一者病难治。视目之五色，以知五脏而决死生。视其血脉，察其色，以知其寒热痛痹。（针刺二十三。）

欲知其要，则色脉是矣。色以应日，脉以应月，常求其要，则其要也。治之要极，无失色脉，用之不惑，治之大则。（论治十七。）

善诊者，察色按脉，先别阴阳，审清浊而知部分，视喘息、听声音而知所苦，观权衡规矩，而知病所主。（论治八。）

帝曰：视而可见奈何？岐伯曰：五脏六腑固尽有部，视其五色，黄赤为热，白为寒，青黑为痛，此所谓视而可见者也。帝曰：扪而可得奈何？岐伯曰：视其主病之脉，坚而血及陷下者，皆可扪而得也。（疾病六十六。）

其色多青则痛，多黑则痹，黄赤则热，多白则寒，五色皆见则寒热也。（经络三十一。）

视其颜色，黄赤者多热气，青白者少热气，黑色者多血少气。（藏象十七。）

凡诊络脉，脉色青，则寒且痛，赤则有热。胃中寒，手鱼之络多青矣；胃中有热，鱼际络赤；其暴黑者，留久痹也；其有赤有黑有青者，寒热气也；其青短者，少气也。（经络六。）

形胜色、色胜形者，至其胜时年加，感则病行，失则忧矣。（藏象三十一。）

肺热者，色白而毛拔，心热者，色赤而络脉溢，肝热者，色苍而爪枯，脾热者，色黄而肉蠕动，肾热者，色黑而齿槁。（疾病七十一。）

太阳之脉，色荣颧骨，热病也，荣未交，曰今且得汗，待时而已。与厥阴脉争见者，死期不过三日。其热病内连肾。

少阳之脉，色荣颊前，热病也，荣未交，曰今且得汗，待时而已。与少阴脉争见者，死期不过三日。颊下近颧为大瘕，下牙车为腹满，颧后为胁痛，颊上者膈上也。（疾病四十四。）

少阴所谓面黑如地色者，秋气内夺，故变于色也。（疾病十一。）

道之至数，五色脉变，揆度奇恒，道在于一。容色见上下左右，各在其要。其色见浅者，汤液主治，十日已。其见深者，必齐主治，二十一日已。其见大深者，醪酒主治，百日已。色夭面脱，不治，百日尽已。脉短气绝死，病温虚甚死。色见上下左右，各在其要。上为逆，下为从。女子右为逆，左为从；男子左为逆，右为从。搏脉痹，寒热之交。

脉孤为消气，虚泄为夺血。孤为逆，虚为从。（论治十四。）

五、经络

人皮应天，人肉应地，人脉应人，人筋应时，人声应音，人阴阳合气应律，人齿面目应星，人出入应风，人九窍三百六十五络应野。（见针刺类三。）

天有宿度，地有经水，人有经脉。天地温和，则经水安静；天寒地冻，则经水凝泣；天暑地热，则经水沸溢；卒风暴起，则经水波涌而陇起。夫邪之入于脉也，寒则血凝泣，暑则气淖泽，虚邪因而入客，亦如经水之得风也。（针刺十四。）

人有四经十二从。四经应四时，十二从应十二月，十二月应十二脉。（脉色二十六。）

经脉十二者，以应十二月。十二月者，分为四时。（针刺二十七。）

身半以上，其气三矣，天之分也，天气主之。身半以下，其气三矣，地之分也，地气主之。以名命气，以气命处，而言其病。半，所谓天枢也。（运气二十九。）

天枢之上，天气主之；天枢之下，地气主之；气交之分，人气从之，万物由之。此之谓也。（运气九。）

六经为川，肠胃为海，九窍为水注之气。（阴阳四。）

计人亦有三百六十五节，以为天地。（运气一。）

其气九州九窍、五脏十二节，皆通乎天气。（疾病类五。）

天不足西北，故西北方阴也，而人右耳目不如左明也。地不满东南，故东南方阳也，而人左手足不如右强也。（阴

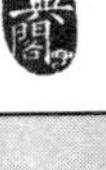

阳三。)

上部天，两额之动脉；上部地，两颊之动脉；上部人，耳前之动脉。中部天，手太阴也；中部地，手阳明也；中部人，手少阴也。下部天，足厥阴也；下部地，足少阴也；下部人，足太阴也。三部者，各有天，各有地，各有人。三而成天，三而成地，三而成人。三而三之，合则为九，九分为九野，九野为九藏。故神藏五，形藏四，合为九藏。(脉色五。)

三阳在头，三阴在手。(脉色二十六。)

手之三阴，从脏走手；手之三阳，从手走头。足之三阳，从头走足；足之三阴，从足走腹。(针刺二十。)

阴气从足上行至头，而下行循臂至指端；阳气从手上行至头，而下行至足。故曰阳病者上行极而下，阴病者下行极而上。(疾病十三。)

阳气起于足五趾之表，阴脉者集于足下，而聚于足心，故阳气胜则足下热也。阴气起于五趾之里，集于膝下而聚于膝上，故阴气胜则从五指至膝上寒，其寒也不从外、皆从内也。(疾病三十四。)

足三阳者下行。胃者六腑之海，其气亦下行。(疾病八十二。)

四肢者，诸阳之本也，阳盛则四肢实，实则能登高也。(疾病十二。)

五脏者，所以藏精神血气魂魄者也；六腑者，所以化水谷而行津液者也。肺合大肠，大肠者，皮其应。心合小肠，小肠者，脉其应。肝合胆，胆者，筋其应。脾合胃，胃者，肉其应。肾合三焦膀胱，三焦膀胱者，腠理毫毛其应。肺应皮，心应脉，脾应肉，肝应爪，肾应骨。(藏象二十八。)

脉者血之府。(脉色二十一。)

心者，五脏之专精也，目者其窍也，华色者其荣也。积水者至阴也，至阴者肾之精也。水之精为志，火之精为神。

泣涕者脑也，脑者阴也，髓者骨之充也，故脑渗为涕。志者骨之主也，是以水流而涕从之。(疾病八十。)

阳明者，十二经脉之长也。(疾病四十。)

阳明者，胃脉也。阳明主肉。（疾病十二。）

胃之大络，名曰虚里，贯膈络肺，出于左乳下，其动应衣，脉宗气也。（脉色十一。）

阳明者，五脏六腑之海，主润宗筋，宗筋主束骨而利机关也。冲脉者，经脉之海也，主渗灌溪谷，与阳明合于宗筋，阴阳总宗筋之会，会于气街，而阳明为之长，皆属于带脉，而络于督脉。故阳明虚则宗筋纵，带脉引不，故足痿不用也。（疾病七十一。）胃者，水谷之海，六腑之大源也。五味入口，藏于胃以养五脏气，气口亦太阴也。是以五脏六腑之气味，皆出于胃，变见于气口。（藏象十一。）

脾与胃以膜相连耳，而能为之行其津液何也？岐伯曰：足太阴者三阴也，其脉贯胃属脾络嗌，故太阴为之行气于三阴。阳明者表也，五脏六腑之海也，亦为之行气于三阳。脏腑各因其经而受气于阳明，故为胃行其津液。（疾病十三。）

人之所受气者，谷也。谷之所注者，胃也。胃者，水谷气血之海也。海之所行云气者，天下也。胃之所出气血者，经隧也。经隧者，五脏六腑之大络也，迎而夺之而已矣。（针刺六十一。）

五脏者，皆禀气于胃，胃者五脏之本也。脏气者，不能自致于手太阴，必因于胃气，乃至于手太阴也。（脉色二十七。）

四肢皆禀气于胃，而不得至经，必因于脾，乃得禀也。（疾病十三。）

肝开窍于目，心开窍于耳，脾开窍于口，肺开窍于鼻，肾开窍于二阴。（藏象四。）

人卧血归于肝，肝受血而能视，足受血而能步，掌受血而能握，指受血而能摄。（经络二十一。）

气积于胃，以通营卫，各行其道。宗气流于海，其下者注于气街，其上者走于息道。厥在于足，宗气不下。（针刺三十五。）

营者，水谷之精气也，和调于五脏，洒陈于六腑，乃能入于脉也，故循脉上下，贯五脏，络六腑也。卫者，水谷之悍气也，其气 疾滑利，不能入于脉也，故循皮肤之中，分肉之

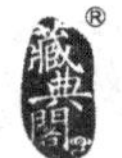

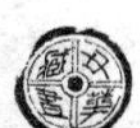

间，熏于肓膜，散于胸腹，逆其气则病，从其气则愈。（疾病六十七。）

其浮气之不循经者，为卫气，其精气之行于经者，为营气。（经络十二。）

五谷入于胃也，其糟粕、津液、宗气分为三隧，故宗气积于胸中，出于喉咙，以贯心脉，而行呼吸焉。营气者，泌其津液，注之于脉，化以为血，以荣四末，内注五脏六腑，以应刻数焉；卫气者，出其悍气之疾，而先行于四末分肉皮肤之间，而不休者也。昼日行于阳，夜行于阴，常从足少阴之分间，行于五脏六腑。（疾病八十三。）

卫气者，昼日行于阳，夜行于阴。（疾病四十八。）

风府无常，卫气之所应，必开其腠理，气之所舍节，则其府也。（疾病四十九。又义同四十八。）

人之血气精神者，所以奉生而周于性命者也。经脉者，所以行血气而营阴阳，濡筋骨，利关节者也。卫气者，所以温分肉，充皮肤，肥腠理，司开阖者也；志意者，所以御精神，收魂魄，适寒温，和喜怒者也。密理浓皮者，三焦膀胱浓；粗理薄皮者，三焦膀胱薄。（藏象二十八。）

四肢八溪之朝夕也。人有大谷十二分，小溪三百五十四名，少十二俞，此皆卫气之所留止，邪气之所客也，针石缘而去之。（经络二十一。）

上焦开发，宣五谷味，熏肤充身泽毛，若雾露之溉，是谓气。中焦受气取汁，变化而赤，是谓血。（藏象二十五。）

阳受气于上焦，以温皮肤分肉之间。（疾病二十。）

肠胃受谷，上焦出气，以温分肉，而养骨节，通腠理。中焦出气如露，上注溪谷而渗孙脉，津液和调，变化而赤为血，血和，则孙脉先满溢，乃注于络脉，皆盈，乃注于经脉。（疾病八十六。）

水谷皆入于口，津液各走其道。故三焦出气，以温肌肉，充皮肤，为其津；其流而不行者，为液。五谷之精液和合而为膏者，内渗入于骨空，补益脑髓，而下流于阴股。（疾病五十八。）

冲脉起于关元，随腹直上。（疾病六十六。）

冲脉任脉皆起于胞中，上循背里，为经络之海。其浮而外者，循腹右上行，会于咽喉，别而络唇口。（藏象十七。）

入脊内，注于伏冲之脉。（疾病类四十九。《疟论》作伏膂之脉，详四十八。）

传舍于伏冲之脉。（疾病二。）

帝曰：少阴之脉独下行何也？岐伯曰：不然。夫冲脉者，五脏六腑之海也，五脏六腑皆禀焉。其上者，出于颃颡，渗诸阳，灌诸精；其下者，注少阴之大络，出于气街，循阴股内廉，入腘中，伏行骭骨内，下至内踝之后属而别；其下者，并于少阴之经，渗三阴；其前者，伏行出跗属，下循跗入大指间，渗诸络而温肌肉。故别络结则跗上不动，不动则厥，厥则寒矣。（针刺二十。）

少阳属肾，肾上连肺，故将两脏。（藏象三。）

帝曰：手太阴之脉独无，何也？岐伯曰：少阴，心脉也。心者，五脏六腑之大主也，精神之所舍也，其脏坚固，邪弗能容也。容之则心伤，心伤则神去，神去则死矣。故诸邪之在于心者，皆在于心之包络，包络者心主之脉也，故独无焉。帝曰：少阴独无者不病乎？岐伯曰：其外经病而脏不病，故独取其经于掌后锐骨之端。其余脉出入屈折，其行之徐疾，皆如手少阴心主之脉行也。（针刺二十三。）

阳明者常动，巨阳少阳不动，不动而动大疾，此其候也。（疾病六十四。）巨阳者，诸阳之属也，故为诸阳主气也。（疾病类三十九。）

夫胸腹，脏腑之郭也。膻中者，心主之宫城也。胃者，大仓也。咽喉小肠者，传送也。胃之五窍者，闾里门户也。

廉泉玉英者，津液之道也。（疾病五十六。）

身形支节者，脏腑之盖也。（藏象二十九。）

头者精明之府；背者胸中之府；腰者肾之府；膝者筋之府；骨者髓之府。（疾病九十一。）

脑、髓、骨、脉、胆、女子胞，此六者地气之所生也，皆藏于阴而象于地，故藏而不泻，名曰奇恒之府。夫胃、大肠、

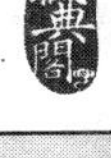

小肠、三焦、膀胱，此五者天气之所生也，其气象天，故泻而不藏，此受五脏浊气，名曰传化之府。（藏象二十三。）

首面耐寒，因于气聚。（藏象二十。）

明堂者鼻也，阙者眉间也，庭者颜也，蕃者颊侧也，蔽者耳门也。（脉色三十二。）

目者，宗脉之所聚也，上液之道也；口鼻者，气之门户也；耳者，宗脉之所聚也。（疾病七十九。）

五脏六腑之津液，尽上渗于目。（疾病五十八。）

精明者，所以视万物，别黑白，审长短。以长为短，以白为黑，如是则精衰矣。（脉色三十。）

命门者目也。（经络十二。）

鼻者肺之官也，目者肝之官也，口唇者脾之官也，舌者心之官也，耳者肾之官也。以官何候？以候五脏。（脉色三十一。）

切脉动静而视精明。（脉色一。）

所以察其目者，五脏使五色循明，循明则声章，声章者，则言声与平生异也。（针刺十六。）

目下亦阴也，腹者至阴之所居。（疾病三十一。）

目外决于面者为锐眦，在内近鼻者为内眦，上为外眦，下为内眦。（针刺三十七。）

眉本。液者所以灌精濡空窍者也，故上液之道开则泣。（疾病七十九。）

臂阳明有入遍齿者，名曰大迎。足太阳有入 遍齿者，名曰角孙。足阳明有挟鼻入面者，名曰悬颅。足太阳有通项入于脑者，正属目本，名曰眼系，头目苦痛取之，在项中两筋间，入脑乃别。阴跷阳跷，阴阳相交，阳入阴，阴出阳，交于目锐眦，阳气盛则瞋目，阴气盛则瞑目。（针刺四十四。）

喉主天气，咽主地气。（疾病十三。）

咽喉者，水谷之道也；喉咙者，气之所以上下者也；会厌者，音声之户也；口唇者，音声之扇也；舌者，音声之机也；悬雍垂者，音声之关也；颃颡者，分气之所泄也；横骨者，神气所使，主发舌者也。（针刺四十五。）

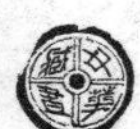

渐者上侠颐也。（针刺四十四。）

上纪者胃脘也，下纪者关元也。（针刺四十七。）

膈肓之上，中有父母，七节之旁，中有小心。（针刺六十四。）

肓之原在脐下。（疾病七十三。）

陷于肉肓而中气穴。（疾病五十六。）

肉之大会为谷，肉之小会为溪。（经络八。）

经脉十二，络脉三百六十五。（论治十九。）

夫十二经脉者，皆络三百六十五节，节有病必被经脉，经脉之病皆有虚实，何以合之？（疾病二十。）

视其经脉之在于身也，其见浮而坚、其见明而大者多血，细而沉者多气也。（经络十八。）

阳络伤，则血外溢，阴络伤，则血内溢。（疾病二。）

内溢于经，外注于络。（针刺二十一。）

经有常色而络无常变也。阴络之色应其经，阳络之色变无常，随四时而行也。（脉色三十五。）

凡五十七穴者，皆脏之阴络，水之所客也。（针刺三十八。）

节之交三百六十五会者，络脉之渗灌诸节者也。（针刺十六。）

节之交，三百六十五会。所谓节者，神气之所游行出入也。（经络十四。）

粗理而皮不致者，腠理疏。薄皮肤而目坚固以深者，长冲直阳，（《论勇篇》冲作衡。）其心刚，刚则多怒，怒则气上逆。顴骨者，骨之本也。顴大则骨大，顴小则骨小。臂薄者，其髓不满。（疾病类七十六。）

所谓玄府者，汗空也。（针刺三十八。）

原独不应五时，以经合之，以应其数，故六六三十六输。（针刺十七。）

气门乃闭。（疾病五。运气十七。）

人有八虚，皆机关之室，真气之所过，血络之所游。（疾病十五。）

腰脊者，身之大关节也。肢胫者，人之管以趋翔也。茎垂者，身中之机，阴精之候，津液之道也。（针刺三十三。）

三结交者，阳明太阴也，脐下三寸关元也。（针刺五十三。）

膀胱之胞薄以懦。（气味三。）

胞痹者，少腹膀胱，按之内痛。（疾病六十七。）

石瘕生于胞中，寒气客于子门。（疾病五十七。）

胞移热于膀胱。（疾病四十六。）

人有重身，九月而喑，胞之络脉绝也。胞络者系于肾，少阴之脉，贯肾系舌本，故不能言。（疾病六十二。）

胞脉者属心而络于胞中。（疾病三十一。）

前阴者，宗筋之所聚，乃太阴阳明之所合也。（疾病三十四。）

成骨在膝外廉之骨独起者。解脉。同阴之脉。阳维之脉。衡络之脉。会阴之脉。直阳之脉。飞阳之脉。昌阳之脉。

散脉。肉里之脉。（针刺四十九。）

寒府在附膝外解营。取膝上外者使之拜，取足心者使之跪。（针刺五十四。）

胃合于三里，大肠合入于巨虚上廉，小肠合入于巨虚下廉，三焦合入于委阳，膀胱合入于委中央，胆合入于阳陵泉。（针刺二十四。此义与《本输篇》大同，详经络十六。）

下三里三寸为巨虚上廉，下上廉三寸为巨虚下廉，大肠属上，小肠属下，足阳明胃脉也，大肠小肠，皆属于胃，是足阳明也。三焦下，出于委阳，并太阳之正，入络膀胱，约下焦。（经络十六。）

所谓三里者，下膝三寸也。所谓跗上者，举膝分易见也。巨虚者，跷足独陷者。下廉者，陷下者也。（针刺七。）

膜原。（疾病六十六。）

筋膜。（疾病七十一。）

缨脉。（针刺五十五。《寒热病篇》作婴筋，针刺四十四。）

皮者道也。（针刺四十四。）

四衔。（经络十二、十三。）

四关。（经络十五。）

两卫。（针刺七。）

五脏之道，皆出于经隧，以行血气，血气不和，百病乃变化而生，是故守经隧焉。（疾病十八。）

六、标本

子午之岁，上见少阴；丑未之岁，上见太阴；寅申之岁，上见少阳；卯酉之岁，上见阳明；辰戌之岁，上见太阳；巳亥之岁，上见厥阴。少阴，所谓标也；厥阴，所谓终也。厥阴之上，风气主之；少阴之上，热气主之；太阴之上，湿气主之；少阳之上，相火主之；阳明之上，燥气主之；太阳之上，寒气主之。所谓本也。（见运气类三。）

少阳之上，火气治之，中见厥阴；阳明之上，燥气治之，中见太阴；太阳之上，寒气治之，中见少阴；厥阴之上，风气治之，中见少阳；少阴之上，热气治之，中见太阳；太阴之上，湿气治之，中见阳明。所谓本也。本之下，中之见也；见之下，气之标也。本标不同，气应异象。（运气六。）

风行于地，所谓本也，余气同法。本乎天者，天之气也；本乎地者，地之气也。（运气二十四。）

春夏，先治其标，后治其本；秋冬，先治其本，后治其标。（论治二。）

病为本，工为标，标本不得，邪气不服。（论治十五。）

三十卷　会通类（续）

七、气味

气者，有真气，有正气，有邪气。真气者，所受于天，与谷气并而充身也。正气者，正风也，从一方来，非实风，又非虚风也。邪气者，虚风之贼伤人也。（见疾病类四。）

肺者气之本。（藏象二。）

气因于中。（疾病三十四。）

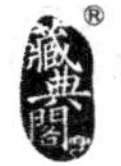

气内为宝。（论治十八。）

天之在我者德也，地之在我者气也，德流气薄而生者也。（藏象九。）

故神者，水谷之精气也。（藏象二十七。）

人受气于谷，谷入于胃，以传于肺，五脏六腑皆以受气。营卫者精气也，血者神气也，故血之与气，异名同类焉。（经络二十三。）

谷入于胃，胃气上注于肺。（疾病七十九。）

营气之道，内谷为宝。谷入于胃，乃传之肺，流溢于中，布散于外，精专者行于经隧。（经络二十四。）

食气入胃，散精于肝，淫气于筋。食气入胃，浊气归心，淫精于脉。饮入于胃，游溢精气，上输于脾。脾气散精，上归于肺，通调水道，下输膀胱。水精四布，五经并行。（藏象十二。）

食入于阴，长气于阳。（疾病六十四。）

受谷者浊，受气者清。清者主阴，浊者主阳。（藏象十九。）

酒者，水谷之精，熟谷之液也。其气慓悍，其入于胃中，则胃胀，气上逆，满于胸中，肝浮胆横。当是之时，固比于勇士，气衰则悔，名曰酒悖。（藏象二十一。）

邪气来也，紧而疾；谷气来也，徐而和。（针刺八。）

谷入多而气少，此谓反也；谷不入而气多，此谓反也。（疾病二十一。）

治其王气，是以反也。（论治七。）

天寒，则腠理闭，气湿不行，水下留于膀胱，则为溺与气。（疾病五十八。）

形不足者，温之以气；精不足者，补之以味。（论治类八。）

阳为气，阴为味。味归形，形归气，气归精，精归化。精食气，形食味，化生精，气生形。味伤形，气伤精，精化为气，气伤于味。阴味出下窍，阳气出上窍。味浓者为阴，薄为阴之阳；气浓者为阳，薄为阳之阴。味浓则泄，薄则通；气薄则发泄，浓则发热。气味辛甘发散为阳，酸苦涌泄为阴。（阴阳一。）

五味入口，藏于胃，以养五脏气，气口亦太阴也。是以五脏六腑之气味，皆出于胃，变见于气口。故五气入鼻，藏于心肺，心肺有病，而鼻为之不利也。（藏象十一。）

夫五味入胃，各归所喜攻，酸先入肝，苦先入心，甘先入脾，辛先入肺，咸先入肾，久而增气，物化之常也。气增而久，夭之由也。（论治七。）

补上治上制以缓，补下治下制以急，急则气味浓，缓则气味薄，适其至所，此之谓也。（论治三。）

欲令脾实，气无滞饱，无久坐，食无太酸。（运气类四十一。）

帝曰：五味阴阳之用何如？岐伯曰：辛甘发散为阳，酸苦涌泄为阴，咸味涌泄为阴，淡味渗泄为阳。六者或收或散，或缓或急，或燥或润，或软或坚，以所利而行之，调其气，使其平也。（论治四。）

东方青色，入通于肝，其味酸，其臭臊。南方赤色，入通于心，其味苦，其臭焦。中央黄色，入通于脾，其味甘，其臭香。西方白色，入通于肺，其味辛，其臭腥。北方黑色，入通于肾，其味咸，其臭腐。（藏象四。）

肝苦急，急食甘以缓之；心苦缓，急食酸以收之；脾苦湿，急食苦以燥之；肺苦气上逆，急食苦以泄之；肾苦燥，急食辛以润之，开腠理，致津液，通气也。肝欲散，急食辛以散之，用辛补之，酸泻之。心欲软，急食咸以软之，用咸补之，甘泻之。脾欲缓，急食甘以缓之，用苦泻之，甘补之。肺欲收，急食酸以收之，用酸补之，辛泻之。肾欲坚，急食苦以坚之，用苦补之，咸泻之。肝色青，宜食甘，粳米牛肉枣葵皆甘。心色赤，宜食酸，小豆犬肉李韭皆酸。肺色白，宜食苦，麦羊肉杏薤皆苦。脾色黄，宜食咸，大豆豕肉栗藿皆咸。肾色黑，宜食辛，黄黍鸡肉桃葱皆辛。辛散，酸收，甘缓，苦坚，咸软。毒药攻邪，五谷为养，五果为助，五畜为益，五菜为充，气味合而服之，以补精益气。此五者，有辛酸甘苦咸，各

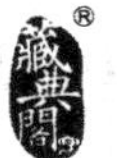

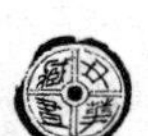

有所利，或散或收，或缓或急，或坚或软，四时五脏，病随五味所宜也。（疾病二十四。）

酸入肝，辛入肺，苦入心，咸入肾，甘入脾，是谓五入。辛走气，气病无多食辛；咸走血，血病无多食咸；苦走骨，骨病无多食苦；甘走肉，肉病无多食甘；酸走筋，筋病无多食酸。是谓五禁，无令多食。《九针论》曰：病在筋，无食酸；病在气，无食辛；病在骨，无食咸；病在血，无食苦；病在肉，无食甘。口嗜而欲食之，不可多也，必自裁也，命曰五裁。（疾病二十五。）

厥阴在泉，为酸化；少阴在泉，为苦化；太阴在泉，为甘化；少阳在泉，为苦化；阳明在泉，为辛化；太阳在泉，为咸化。（运气二十四。）

帝曰：其于正味何如？岐伯曰：木位之主，其泻以酸，其补以辛；火位之主，其泻以甘，其补以咸；土位之主，其泻以苦，其补以甘；金位之主，其泻以辛，其补以酸；水位之主，其泻以咸，其补以苦。厥阴之客，以辛补之，以酸泻之，以甘缓之；少阴之客，以咸补之，以甘泻之，以酸收之；太阴之客，以甘补之，以苦泻之，以甘缓之；少阳之客，以咸补之，以甘泻之，以咸软之；阳明之客，以酸补之，以辛泻之，以苦泄之；太阳之客，以苦补之，以咸泻之，以苦坚之，以辛润之。（运气三十。）

阴之所生，本在五味，阴之五宫，伤在五味。是故味过于酸，肝气以津，脾气乃绝；味过于咸，大骨气劳，短肌心气抑；味过于甘，心气喘满，色黑，肾气不衡；味过于苦，脾气不濡，胃气乃浓；味过于辛，筋脉沮弛，精神乃央。（疾病五。）

多食咸，则脉凝泣而变色；多食苦，则皮槁而毛拔；多食辛，则筋急而爪枯；多食酸，则肉胝而唇揭；多食甘，则骨痛而发落，此五味之所伤也。故心欲苦，肺欲辛，肝欲酸，脾欲甘，肾欲咸，此五味之所合，五脏之气也。（藏象八。）

甚则以苦泄之。（运气十七。）

酸伤筋，辛胜酸；苦伤气，咸胜苦；甘伤脾，酸胜甘；辛伤皮毛，苦胜辛；咸伤血，甘胜咸。（藏象五、六。）

肥者令人内热，甘者令人中满。（疾病六十一。）

食鱼者使人热中，盐者胜血。（论治九。）

有病口甘者，名曰脾瘅。有病口苦者，病名曰胆瘅。（疾病六十一。）

胆液泄则口苦，胃气逆则呕苦，故曰呕胆。（针刺四十七。）

八、论治

不治已病治未病。（见摄生类七。）

凡治病，察其形气色泽，脉之盛衰，病之新故，乃治之无后其时。形气相得，谓之可治；色泽以浮，谓之易已；脉从四时，谓之可治；脉弱以滑，是有胃气，命曰易治，取之以时。形气相失，谓之难治；色夭不泽，谓之难治；脉实以坚，谓之益甚；脉逆四时，为不可治。必察四难，而明告之。（脉色十二。）

故治不法天之纪，不用地之理，则灾害至矣。（阴阳四。）

故治病者，必明六化分治，五味五色所生，五脏所宜，乃可以言盈虚病生之绪也。（运气二十四。）

凡治病必察其下，适其脉，观其志意，与其病也。拘于鬼神者，不可与言至德。恶于针石者，不可与言至巧。病不许治者，病不必治，治之无功矣。（藏象十一。）

能别阴阳十二经者，知病之所生。候虚实之所在者，能得病之高下。知六腑之气街者，能知解结契绍于门户。能知虚石之坚软者，知补泻之所在。能知六经标本者，可以无惑于天下。（经络十二。）

一曰治神，二曰知养身，三曰知毒药为真，四曰制砭石小大，五曰知腑脏血气之诊。（针刺九。）

必审问其所始病，与今之所方病，而后各切循其脉，视其经络浮沉，以上下逆从循之。（脉色二十五。）

上工救其萌芽，下工救其已成。（针刺十三。）

上工十全九，中工十全七，下工十全六。（脉色十七。）

粗工凶凶，以为可攻，故病未已，新病复起。（论治十七。）

粗工嘻嘻，以为可知，言热未已，寒病复始，同气异形，迷诊乱经，此之谓也。（标本二。）

毒药攻邪，五谷为养，五果为助，五畜为益，五菜为充，气味合而服之，以补精益气。（疾病二十四。）

标本逆从，治有先后。（标本五。）

病反其本，中标之病，治反其本，中标之方。（标本类三。）

有逆取而得者，有从取而得者。逆，正顺也。若顺，逆也。故曰知标与本，用之不殆，明知逆顺，正行无问，此之谓也。（标本二。）

病生于内者，先治其阴，后治其阳，反者益甚；病生于阳者，先治其外，后治其内，反者益甚。（脉色三十二。）

阴盛而阳虚，先补其阳，后泻其阴而和之。阴虚而阳盛，先补其阴，后泻其阳而和之。虚而泻之，是为重虚，重虚病益甚。（针刺八。）

病生于头者头重，生于手者臂重，生于足者足重，治病者先刺其病所从生者也。病先起阴者，先治其阴，而后治其阳；病先起阳者，先治其阳，而后治其阴。（针刺五十三。）

无形而痛者，其阳完而阴伤之也，急治其阴，无攻其阳；有形而不痛者，其阴完而阳伤之也，急治其阳，无攻其阴。（针刺三十一。）

必先度其形之肥瘦，以调其气之虚实，实则泻之，虚则补之。必先去其血脉而后调之，无问其病，以平为期。（脉色五。）

其少长大小肥瘦，以心撩之，命曰法天之常。（经络三十三。）

有者求之，无者求之，虚者责之，实者责之。（疾病类一。）

补上下者从之，治上下者逆之，以所在寒热盛衰而调之。故曰：上取下取，内取外取，以求其过。能毒者，以浓药；不胜毒者，以薄药。此之谓也。气反者，病在上，取之下；病在下，取之上；病在中，旁取之。治热以寒，温而行之；治寒以热，凉而行之；治温以清，冷而行之；治清以温，热而行之。故消之削之，吐之下之，补之泻之，久新同法。（运气十四。）

诛伐无过，命曰大惑，反乱大经，真不可复，绝人长命，予人夭殃。（针刺十五。）

帝曰：或有导引行气、乔摩灸熨、刺爇饮药之一者，可独守耶？将尽行之乎？岐伯曰：诸方者，众人之方也，非一人之所尽行也。此乃所谓守一勿失、万物毕者也。（疾病九十四。）

帝曰：其祝而已者，其故何也？岐伯曰：先巫者，因知百病之胜，先知其病之所从生者，可祝而已矣。（疾病三十三。）

肝苦急，急食甘以缓之。（疾病二十四。）

夺血者无汗，夺汗者无血。（经络二十三。）

所谓经治者，饮药，亦曰灸刺。（针刺二十九。）

起所有余，知所不足。（脉色七。）

盛者泻之，虚者饮药以补之。（经络六。）

少气者，脉口人迎俱少而不称尺寸也。如是者，则阴阳俱不足，补阳则阴竭，泻阴则阳脱。如是者，可将以甘药，不可饮以至剂。如此者弗灸，不已者因而泻之，则五脏气坏矣。（针刺二十八。）

诸小者，阴阳形气俱不足，勿取以针，而调以甘药也。（脉色十九。）

形苦志苦，病生于咽嗌，治之以甘药。（论治十。）

泻虚补实，神去其室，致邪失正，真不可定，粗之所败，谓之夭命。（疾病五十六。）

无实无虚，损不足而益有余。夺阴者死，夺阳者狂。（针刺五十九。）

五虚勿近，五实勿远。（针刺九。）

形气不足，病气有余，是邪胜也，急泻之；形气有余，病气不足，急补之；形气不足，病气不足，此阴阳气俱不足也，不可刺之。故曰有余者泻之，不足者补之。（针刺五十六。）

夫气之胜也，微者随之，甚者制之。气之复也，和者平之，暴者夺之。皆随胜气，安其屈伏，无问其数，以平为期。（运气二十九。）

木郁达之，火郁发之，土郁夺之，金郁泄之，水郁折之，然调其气，过者折之，以其畏也，所谓泻之。帝曰：假者何如？岐伯曰：有假其气，则无禁也。所谓主气不足，客气胜也。（运气二十三。）

司岁备物，则无遗主矣。上淫于下，所胜平之；外淫于内，所胜治之。谨察阴阳所在而调之，以平为期，正者正治，反者反治。（运气二十四。）

治诸胜复，寒者热之，热者寒之，温者清之，清者温之，散者收之，抑者散之，燥者润之，急者缓之，坚者软之，脆者坚之，衰者补之，强者泻之，各安其气，必清必静，则病气衰去，归其所宗，此治之大体也。（运气二十八。）

帝曰：客主之胜复，治之奈何？岐伯曰：高者抑之，下者举之，有余者折之，不足者补之，佐以所利，和以所宜，必安其主客，适其寒温，同者逆之，异者从之。

帝曰：治寒以热，治热以寒，气相得者逆之，不相得者从之，余已知之矣；其于正味何如？岐伯曰：木位之主，其泻以酸，其补以辛。火位之主，其泻以甘，其补以咸。土位之主，其泻以苦，其补以甘。金位之主，其泻以辛，其补以酸。水位之主，其泻以咸，其补以苦。厥阴之客，以辛补之，以酸泻之，以甘缓之。少阴之客，以咸补之，以甘泻之，以咸收之。太阴之客，以甘补之，以苦泻之，以甘缓之。少阳之客，以咸补之，以甘泻之，以咸软之。阳明之客，以酸补之，以辛泻之，以苦泄之。太阳之客，以苦补之，以咸泻之，以苦坚之，以辛润之，开发腠理，致津液，通气也。（运气三十。））

上下所主，随其攸利，正其味，则其要也，左右同法。少阳之主，先甘后咸；阳明之主，先辛后酸；太阳之主，先咸后苦，厥阴之主，先酸后辛；少阴之主，先甘后咸；太阴之主，先苦后甘。佐以所利，资以所生，是谓得气。（运气三十四。）

故岁宜苦以燥之温之，必折其郁气，先资其化源，抑其运气，扶其不胜，无使暴过而生其疾。食岁谷以全其真，避虚邪以安其正。适气同异，多少制之，同寒湿者燥热化，异寒湿者燥湿化，故同者多之，异者少之。用寒远寒，用凉远凉，用温远温，用热远热，食宜同法。有假者反常，反是者病，所谓时也。（运气十七。此在太阳司天条下，余俱当考。）

适寒凉者胀，之温热者疮，下之则胀已，汗之则疮已。西北之气，散而寒之，东南之气，收而温之，所谓同病异治也。故曰气寒气凉，治以寒凉，行水渍之。气温气热，治以温热，强其内守。必同其气，可使平也，假者反之。故治病者，必明天道地理，阴阳更胜，气之先后，人之寿夭，生化之期，乃可以知人之形气矣。（运气十六。）

冬则闭塞。闭塞者，用药，而少针石也。（针刺五十五。）

不治，法三月若六月，若三日若六日，传五脏而当死。（藏象二十四。）

热中消中，不可服高粱芳草石药。（疾病六十。）

用寒远寒，用热远热。热无犯热，寒无犯寒。发表不远热，攻里不远寒。（运气二十。）大热遍身，狂而妄见妄闻妄言，视足阳明及大络取之。因其偃卧，居其头前，以两手四指挟按颈动脉，久持之，卷而切推，下至缺盆中，而复止如前，热去乃止，此所谓推而散之也。（针刺三十五。）

治厥者，必先熨调和其经，掌与腋、肘与脚、项与脊以调之，火气已通，血脉乃行，然后视其病，脉淖泽者，刺而平之，坚紧者，破而散之，气下乃止。（针刺三十五。）

厥逆之治，灸石有忌。（疾病三十八。）

夫疟之未发也，阴未并阳，阳未并阴，因而调之，真气得安，邪气乃亡，故工不能治其已发，为其气逆也。（疾病四十八。）

人有此三者，是谓坏腑，毒药无治，短针无取，此皆绝皮伤肉，血气争黑。（针刺九。）

天地淫胜病治。（运气二十五。）

邪气反胜之治。（运气二十六。）

六气相胜病治。（运气二十七。）

六气之复病治。（运气二十八。）

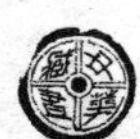

本经十二方：小金丹治五疫。（论治二十。）鸡矢醴治鼓胀。（疾病五十五。）治之以兰，除陈气也。治脾瘅。（疾病六十一。）以千里水煮秫米半夏汤，治目不瞑。（疾病八十三。）以四乌骨、一茹，二物并合，丸以雀卵，饮以鲍鱼汁，治血枯。（疾病六十三。）以生铁洛为饮，治阳厥。（疾病六十四。）治之以马膏，膏其急者，以白酒和桂，以涂其缓者，以桑钩钩之，治季春痹。（疾病六十九。）以泽泻、术各十分，麋衔五分，合以三指撮，为后饭，治酒风。（疾病三十二。）

用醇酒二十升，蜀椒一升，干姜一斤，桂心一斤，渍酒中，浸以绵絮布，用生桑炭炙巾，以熨寒痹所刺之处。（针刺三十二。）其左角之发方一寸，燔治，饮以美酒，治尸厥。（针刺三十。）合豕膏冷食，治猛疽。锉翘草根各一升煮饮，治败疵。（俱疾病八十六。）

九、针灸

故善用针者，从阴引阳，从阳引阴，以右治左，以左治右，以我知彼，以表知里，以观过与不及之理，见微则过，用之不殆。（见论治类八。）

是故刺法有全神养真之旨，亦法有修真之道，非治疾也。至真之要，在乎天玄，神守天息，复入本元，命曰归宗。（运气四十三。）

黄帝曰：刺其诸阴阳奈何？岐伯曰：按其寸口人迎，以调阴阳。凝涩者，致气以温之，血和乃止。其结络者，脉结血不行，决之乃行。故曰：气有余于上者，导而下之；气不足于上者，推而休之；其稽留不至者，因而迎之；必明于经隧，乃能持之。寒与热争者，导而行之；其宛陈血不结者，则而予之。必先明知二十五人，则血气之所在，左右上下，刺约毕也。（藏象三十一。）

随日之长短，各以为纪而刺之。谨候其时，病可与期，失时反候者，百病不治。故曰：刺实者，刺其来也；刺虚者，刺其去也。此言气存亡之时，以候虚实而刺之。是谓逢时。在于三阳，必候其气在于阳，而刺之；病在于三阴，必候其气在阴，分而刺之。（经络二十五。）

清者其气滑，浊者其气涩。故刺阴者，深而留之；刺阳者，浅而疾之；清浊相干者，以数调之。（藏象十九。）

病有标本，刺有逆从。凡刺之方，必别阴阳。故知逆与从，正行无问，知标本者，万举万当，不知标本，是谓妄行。（标本四。）

刺急者，深内而久留之。刺缓者，浅内而疾发针，以去其热。刺大者，微泻其气，无出其血。刺滑者，疾发针而浅内之，以泻其阳气，而去其热。刺涩者，必中其脉，随其逆顺而久留之，必先按而循之，已发针，疾按其，无令其血出，以和其脉。诸小者，阴阳形气俱不足，勿取以针，而调以甘药也。（脉色十九。）

凡刺之法，必先本于神。是故用针者，察观病患之态，以知精神魂魄之存亡得失之意，五者以伤，针不可以治之也。（藏象九。）

病之起始也，可刺而已。（论治八。）

经病者治其经，孙络病者治其孙络血，血病身有痛者治其经络。其病者在奇邪，奇邪之脉则缪刺之。留瘦不移，节而刺之。上实下虚，切而从之，索其结络脉，刺出其血，以见通之。（脉色二十五。）

五脏者，故得六腑与为表里，经络支节，各生虚实，其病所居，随而调之。病在脉，调之血；病在血，调之络；病在气，调之卫；病在肉，调之分肉；病在筋，调之筋；病在骨，调之骨。燔针劫刺其下及与急者；病在骨，针药熨；病不知所痛，两跷为上；身形有痛，九候莫病，则缪刺之；痛在于左，而右脉病者，巨刺之。必谨察其九候，针道备矣。（疾病二十。）

夫实者，气入也。虚者，气出也。气实者，热也。气虚者，寒也。入实者，左手开针空也。入虚者，左手闭针空也。（疾病二十一。）

泻实者气盛乃内针，针与气俱内，以开其门如利其户，针与气俱出，精气不伤，邪气乃下，外门不闭，以出其疾，摇大

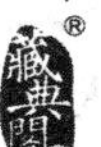

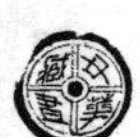

其道如利其路，是谓大泻，必切而出，大气乃屈。帝曰：补虚奈何？岐伯曰：持针勿置，以定其意，候呼内针，气出针入，针空四塞，精无从去，方实而疾出针，气入针出，热不得还，闭塞其门，邪气布散，精气乃得存，动气候时，近气不失，远气乃来，是谓追之。（疾病二十。）

十二经病刺，盛则泻之，虚则补之，热则疾之，寒则留之，陷下则灸之，不盛不虚，以经取之。足少阴经病，灸则强食生肉，缓带被发，大杖重履而步。（疾病十。）

有余有五，不足有五。有余泻之，不足补之。（疾病十八。）

无损不足者，身羸瘦，无用镵石也。无益其有余者，腹中有形而泄之，泄之则精出而病独擅中，故曰疹成也。（疾病六十二。）

血气有余，肌肉坚致，故可苦以针。（脉色三十一。）

有病肾风者，虚不当刺，不当刺而刺，后五日其气必至。（疾病三十一。）

其小而短者少气，甚者泻之则闷，闷甚则仆不得言，闷则急坐之也。（经络六。）

六经之厥，盛则泻之，虚则补之，不盛不虚，以经取之。（疾病三十五。）

气滑即出疾，气涩则出迟，气悍则针小而入浅，气涩则针大而入深，深则欲留，浅则欲疾。（针刺五十六。）

平治于权衡，去宛陈。是以微动四极，温衣，缪刺其处，以复其形。开鬼门，洁净府，精以时服，五阳已布，疏涤五脏，故精自生，形自盛，骨肉相保，巨气乃平。（论治十五。）

太阳脏独至，厥喘虚气逆，是阴不足、阳有余也，表里俱当泻，取之下俞。阳明脏独至，是阳气重并也，当泻阳补阴，取之下俞。少阳脏独至，是厥气也，跷前卒大，取之下俞，少阳独至者，一阳之过也。太阴脏搏者，用心省真，五脉气少，胃气不平，三阴也，宜治其下俞，补阳泻阴。一阳独啸，少阳厥也，阳并于上，四脉争张，气归于肾，宜治其经络，泻阳补阴。一阴至，厥阴之治也，厥气留薄，发为白汗，调食和药，治在下俞。（脉色十五。）

足阳明，五脏六腑之海也，其脉大血多，气盛热壮，刺此者不深弗散，不留不泻也。足阳明，刺深六分，留十呼。

足太阳深五分，留七呼。足少阳深四分，留五呼。足太阴深三分，留四呼。足少阴深二分，留三呼。足厥阴深一分，留二呼。手之阴阳，其受气之道近，其气之来疾，其刺深者皆无过二分，其留皆无过一呼。其少长大小肥瘦，以心撩之，命曰法天之常。灸之亦然。灸而过此者得恶火，则骨枯脉涩；刺而过此者，则脱气。（经络三十三。）

刺阳明出血气，刺太阳出血恶气，刺少阳出气恶血，刺太阴出气恶血，刺少阴出气恶血，刺厥阴出血恶气也。（经络二十。）

诸刺络脉者，必刺其结上，甚血者虽无结，急取之以泻其邪而出其血，留之发为痹也。（经络类六。）

孙络三百六十五穴会，亦以应一岁，以溢奇邪，以通荣卫，荣卫稽留，卫散荣溢，气竭血着，外为发热，内为少气，疾泻无怠，以通荣卫，见而泻之，无问所会。溪谷三百六十五穴会，亦应一岁，其小痹淫溢，循脉往来，微针所及，与法相同。（经络八。）

十五别络病刺。（经络五。）

十二原者，主治五脏六腑之有疾者也。（经络十五。）

病始手臂者，先取手阳明太阴而汗出；病始头首者，先取项太阳而汗出；病始足胫者，先取足阳明而汗出。臂太阴可汗出，足阳明可汗出。故取阴而汗出甚者，止之于阳；取阳而汗出甚者，止之于阴。（针刺五十四。）

刺上关者，呿不能欠；刺下关者，欠不能呿。刺犊鼻者，屈不能伸；刺两关者，伸不能屈。（经络十。）

刺胸腹者，必以布着之，乃从单布上刺。（针刺十九。）

五脏热病死生刺法。（疾病四十四。）

脏腑之咳，治之奈何？岐伯曰：治脏者治其俞，治腑者治其合，浮肿者治其经。（疾病五十二。）

夫痈气之息者，宜以针开除去之；夫气盛血聚者，宜石而泻之。（疾病八十八。）

诸经疟刺。（疾病五十。）

五脏背俞，灸之则可，刺之则不可。气盛则泻之，虚则补之。以火补者，毋吹其火，须自灭也。（经络十一。）

络满经虚，灸阴刺阳；经满络虚，刺阴灸阳。（疾病十六。）

紧则先刺而后灸之。陷下则徒灸之，陷下者，脉血结于中，中有着血，血寒，故宜灸之。（针刺二十九。）

针所不为，灸之所宜。阴阳皆虚，火自当之。经陷下者，火则当之，结络坚紧，火所治之。不知所苦，两跷之下，男阴女阳，良工所禁。（针刺十。）

正月二月三月，人气在左，无刺左足之阳；四月五月六月，人气在右，无刺右足之阳。七月八月九月，人气在右，无刺右足之阴；十月十一月十二月，人气在左，无刺左足之阴。（经络类三十四。）

大禁二十五，在天府下五寸。（经络七。）

无刺之热，无刺浑浑之脉，无刺漉漉之汗，故为其病逆未可治也。先其时坚束其处，令邪气不得入，阴气不得出，审候见之在孙络，盛坚而血者皆取之。（疾病四十八。）

五逆，工不察此者，而刺之，是谓逆治。（疾病类九十二。）

诸病以次相传，如是者，皆有死期，不可刺也；间一脏及二三四脏者，乃可刺也。（疾病九十四。）

诸经根结病刺。（经络三十。）

十二经筋痹刺。（疾病六十九。）

口问十二邪之刺。（疾病七十九。）

阴阳二十五人之刺。（藏象三十一。）

脏腑诸胀针治。（疾病五十六。）

周痹众痹之刺。（疾病六十八。）

升降不前，气交有变，即成暴郁，须穷刺法。（运气三十一。）

司天不迁正不退位之刺。（运气三十九。）

刚柔失守三年化疫之刺。（运气四十一。）

神失守位邪鬼外干之刺。（运气四十三。）

形气不足，病气不足，此阴阳气俱不足也，不可刺之。（针刺五十六。）

十、运气

帝曰：寒暑燥湿风火，在人合之奈何？其于万物何以生化？岐伯曰：东方生风，风生木。其在天为玄，在人为道，在地为化。化生五味，道生智，玄生神，化生气。神在天为风，在地为木。其性为暄，其德为和，其用为动，其色为苍，其化为荣，其虫毛，其政为散，其令宣发，其变摧拉，其眚为陨。南方生热，热生火。中央生湿，湿生土。西方生燥，燥生金。北方生寒，寒生水。五气更立，各有所先，非其位则邪，当其位则正。帝曰：病之生变何如？岐伯曰：气相得则微，不相得则甚。帝曰：主岁何如？岐伯曰：气有余，则制己所胜而侮所不胜；其不及，则己所不胜，侮而乘之，己所胜，轻而侮之。侮反受邪，侮而受邪，寡于畏也。帝曰：善。（见藏象类六。）

天运当以日光明。（疾病五。）

天温日明，则人血淖液而卫气浮，故血易泻，气易行；天寒日阴，则人血凝泣而卫气沉。月始生，则血气始精，卫气始行；月郭满，则血气实，肌肉坚；月郭空，则肌肉减，经络虚，卫气去，形独居。是以因天时而调血气也。星辰者，所以制日月之行也。八正者，所以候八风之虚邪以时至是也。四时者，所以分春秋冬夏之气所在，以时调之也，八正之虚邪，而避之勿犯也。以身之虚，而逢天之虚，两虚相感，其气至骨，入则伤五脏，工候救之，弗能伤也，故曰天忌不可不知也。（针刺十三。）

必先岁气，无伐天和。（论治十一。）

化不可代，时不可违。（论治十二。）

百病之气，一日分为四时。（疾病二十三。）

阳气者，一日而主外，平旦人气生，日中而阳气隆，日西而阳气已虚，气门乃闭。（疾病五。）

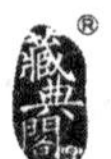

人与天地相参也，与日月相应也。故月满则海水西盛，人血气积，肌肉充，皮肤致，毛发坚，腠理，烟垢着。当是之时，虽遇贼风，其入浅不深。至其月郭空，则海水东盛，人气血虚，其卫气去，形独居，肌肉减，皮肤纵，腠理开，毛发残，腠理薄，烟垢落。当是之时，遇贼风则其入深，其病患也卒暴。（运气三十六。）

阴中有阴，阳中有阳。平旦至日中，天之阳，阳中之阳也；日中至黄昏，天之阳，阳中之阴也；合夜至鸡鸣，天之阴，阴中之阴也；鸡鸣至平旦，天之阴，阴中之阳也。故人亦应之。（阴阳五。）

日中而阳陇，为重阳，夜半而阴陇，为重阴。夜半为阴陇，夜半后而为阴衰，平旦阴尽而阳受气矣。日中为阳陇，日西为阳衰，日入阳尽而阴受气矣。夜半而大会，万民皆卧，命曰合阴。（经络二十三。）

天周二十八宿，宿三十六分。（经络二十六。）

岁有十二月，日有十二辰，子午为经，卯酉为纬。天周二十八宿，而一面七星，四七二十八星，房昴为纬，虚张为经。房至毕为阳，昴至尾为阴，阳主昼，阴主夜。日行一舍，人气行一周与十分身之八。（经络二十五。）

春三月，此谓发陈，天地俱生，万物以荣，此春气之应，养生之道也。逆之则伤肝，夏为寒变，奉长者少。夏三月，此谓蕃秀，天地气交，万物华实，此夏气之应，养长之道也。逆之则伤心，秋为 疟，奉收者少，冬至重病。秋三月，此谓容平，天气以急，地气以明，此秋气之应，养收之道也。逆之则伤肺，冬为飧泄，奉藏者少。冬三月，此谓闭藏，水冰地坼，无扰乎阳，此冬气之应，养藏之道也。逆之则伤肾，春为痿厥，奉生者少。（摄生四。）

彼春之暖，为夏之暑，彼秋之忿，为冬之怒。春应中规，夏应中矩，秋应中衡，冬应中权。是故冬至四十五日，阳气微上，阴气微下；夏至四十五日，阴气微上，阳气微下，阴阳有时，与脉为期。（脉色九。）

大小月三百六十日成一岁，人亦应之。生因春，长因夏，收因秋，藏因冬，失常则天地四塞。（经络二十九。）

所谓得四时之胜者，春胜长夏，长夏胜冬，冬胜夏，夏胜秋，秋胜春，所谓四时之胜也。（疾病类二十七。）

春夏，则阳气多而阴气少，秋冬，则阴气盛而阳气衰。（疾病三十四。）

藏主冬，色主春，时主夏，音主长夏，味主秋。（针刺十七。）

春气在经脉，夏气在孙络，长夏气在肌肉，秋气在皮肤，冬气在骨髓中。帝曰：余愿闻其故。岐伯曰：春者，天气始开，地气始泄，冻解冰释，水行经通，故人气在脉。夏者，经满气溢，入孙络受血，皮肤充实。长夏者，经络皆盛，内溢肌中。秋者，天气始收，腠理闭塞，皮肤引急。冬者盖藏，血气在中，内着骨髓，通于五脏。是故邪气者，常随四时之气血而入客也，至其变化，不可为度。（针刺十九。）

春气在毛，夏气在皮肤，秋气在分肉，冬气在筋骨。（针刺十八。）

正月二月，天气始方，人气在肝。三月四月，天气正方，地气定发，人气在脾。五月六月，天气盛，地气高，人气在头。七月八月，阴气始杀，人气在肺。九月十月，阴气始冰，地气始闭，人气在心。十一月十二月，冰复，地气合，人气在肾。（针刺十九。）

东方之域，天地之所始生也。西方者，金玉之域，砂石之处，天地之所收引也。北方者，天地所闭藏之域也。南方者，天地所长养，阳之所盛处也，其地下，水土弱，雾露之所聚也。中央者，其地平以湿，天地所以生万物也众。（论治九。）

身形应九野。天忌。（经络三十五。）

逆春气，则少阳不生，肝气内变。逆夏气，则太阳不长，心气内洞。逆秋气，则太阴不收，肺气焦满。逆冬气，则少阴不藏，肾气独沉。夫四时阴阳者，万物之根本也，所以圣人春夏养阳，秋冬养阴，以从其根。（摄生六。）

脾不主时。（藏象七。）

德化政令灾变，不能相加也。胜复盛衰，不能相多也。往

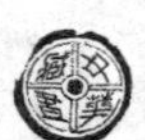

来小大，不能相过也。用之升降，不能相无也。各从其动而复之耳。（运气十二。）

有胜则复，无胜则否。胜至则复，无常数也，衰乃止耳。复已而胜，不复则害，此伤生也。（运气二十九。）

乘危而行，不速而至，炎威无德，灾反及之，微者复微，甚者复甚。（运气十三。）

阴阳者，寒暑也。热，则滋雨而在上，根少汁，人气在外，皮肤缓，腠理开，血气减，汗大泄，皮淖泽。寒，则地冻水冰，人气在中，皮肤致，腠理闭，汗不出，血气强，肉坚涩。（针刺三十五。）

治其王气，是以反也。（论治七。）

故用针者，不知年之所加，气之盛衰，虚实之所起，不可以为工也。（针刺六。）

十一、奇恒

黄帝问曰：余闻揆度奇恒，所指不同，用之奈何？岐伯对曰：揆度者，度病之浅深也。奇恒者，言奇病也。请言道之至数，五色脉变，揆度奇恒，道在于一。神转不回，回则不转，乃失其机。至数之要，迫近以微。行奇恒之法，以太阴始。（见论治类十四。至数脉变以下数句，又见脉色十。）

上经下经，揆度阴阳，奇恒五中，决以明堂，审于终始，可以横行。（论治十八。）

奇恒之势乃六十首，诊合微之事，追阴阳之变，章五中之情，其中之论，取虚实之要，定五度之事，知此乃足以诊。（脉色七。）

黄帝曰：呜乎远哉！天之道也，如迎浮云，若视深渊，视深渊尚可测，迎浮云莫知其极。（运气六。论治十八。）

天气，清静光明者也，藏德不止，故不下也。天明则日月不明，邪害空窍。（摄生五。）

夫自古通天者，生之本，本于阴阳。天地之间，六合之内，其气九州九窍，五脏十二节，皆通于天气。其生五，其气三，三而成天，三而成地，三而成人，三而三之，合则为九，九分为九野，九野为九藏，故形藏四，神藏五。（运气一。脉色五、疾病五俱略同。）

天之在我者，德也，地之在我者，气也，德流气薄，而生者也。（藏象九。）

此人与天地相应者也。（藏象十六。）

岐伯曰：人生于地，悬命于天，天地合气，命之曰人。人能应四时者，天地为之父母；知万物者，谓之天子。天有阴阳，人有十二节；天有寒暑，人有虚实。能经天地阴阳之化者，不失四时；知十二节之理者，圣智不能欺也。（针刺九。）

天不足西北，左寒而右凉，地不满东南，右热而左温，其故何也？岐伯曰：阴阳之气，高下之理，太少之异也。东南方，阳也，阳者其精降于下，故右热而左温。西北方，阴也，阴者其精奉于上，故左寒而右凉。是以地有高下，气有温凉，高者气寒，下者气热。（运气十六。）

天不足西北，故西北方阴也，而人右耳目不如左明也。地不满东南，故东南方阳也，而人左手足不如右强也。（阴阳三。）

呜呼，窈窈冥冥，孰知其道？道之大者，拟于天地，配于四海。（论治十九。）

帝曰：地之为下否乎？岐伯曰：地为人之下，太虚之中者也。帝曰：冯乎？岐伯曰：大气举之也。燥以干之，暑以蒸之，风以动之，湿以润之，寒以坚之，火以温之，故燥胜则地干，暑胜则地热，风胜则地动，湿胜则地泥，寒胜则地裂，火胜则地固矣。（运气四。）

地气制己胜，天气制胜己，天制色，地制形，五类衰盛，各随其气之所宜也。根于中者，命曰神机，神去则机息。

根于外者，命曰气立，气止则化绝。（运气十五。）

圣人之为道者，上合于天，下合于地，中合于人事。故匠人不能释尺寸而意短长，废绳墨而起平水；工人不能置规而为圆，去矩而为方。临深决水，不用功力而水可竭也。循掘决冲，而经可通也。此言气之滑涩，血之清浊，行之逆顺也。（针刺二十。）行有逆顺，至有迟速，故太过者化先天，不及者

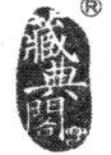

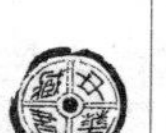

化后天。（运气十八。）

天枢之上，天气主之；天枢之下，地气主之；气交之分，人气从之，万物由之。升已而降，降者谓天；降已而升，升者谓地。天气下降，气流于地；地气上升，气腾于天。故高下相召，升降相因，而变作矣。（运气九。）

阳之汗，以天地之雨名之；阳之气，以天地之疾风名之。暴气象雷，逆气象阳。（阴阳四。）

善言天者，必应于人；善言古者，必验于今；善言气者，必彰于物；善言应者，同天地之化；善言化言变者，通神明之理。（运气十二。）善言人者，必有厌于己。（疾病六十六。）

善言始者，必会于终；善言近者，必知其远。（运气类三。）

帝曰：余闻得其人不教，是谓失道；传非其人，慢泄天宝。夫道者，上知天文，下知地理，中知人事，可以长久，此之谓也。帝曰：何谓也？岐伯曰：本气位也。位天者，天文也。位地者，地理也。通于人气之变化者，人事也。故太过者先天，不及者后天，所谓治化而人应之也。（运气十。）

得其人弗教，是谓重失；得而泄之，天将厌之。（藏象三十一。）

物生谓之化，物极谓之变，阴阳不测谓之神，神用无方谓之圣。在天为气，在地成形，形气相感而化生万物矣。（运气三。）

物之生从乎化，物之极由乎变，变化之相搏，成败之所由也。出入废，则神机化灭，升降息，则气立孤危。故非出入，则无以生长壮老已；非升降，则无以生长化收藏。无形无患。（运气九。）

道无鬼神，独来独往。（针刺九。）

有道以来，有道以去，审知其道，是为身宝。（针刺二十七。）

无道行私，必得天殃。（针刺二十八。运气三同。）

治之极于一。一者因得之。（论治十七。）

补泻勿失，与天地如一，得一之精，以知死生。（脉色九。）

知其要者，一言而终，不知其要，流散无穷。（经络十四。运气五、十七。）

凡此十二官者，不得相失也。故主明则下安，以此养生则寿，殁世不殆，以为天下则大昌。主不明则十二官危，使道闭塞而不通，形乃大伤，以此养生则殃，以为天下者，其宗大危。至道在微，变化无穷，孰知其原？窘乎哉！消者瞿瞿，孰知其要？闵闵之当，孰者为良？恍惚之数，生于毫厘，毫厘之数，起于度量，千之万之，可以益大，推之大之，其形乃制。（藏象一。肖者瞿瞿四句，又见运气十一。）

圣人易语，良马易御也。（经络七。）

春气西行，夏气北行，秋气东行，冬气南行。故春气始于下，秋气始于上，夏气始于中，冬气始于标。春气始于左，秋气始于右，冬气始于后，夏气始于前。此四时正化之常。故至高之地，冬气常在，至下之地，春气常在。（运气十八。）

彼春之暖，为夏之暑，彼秋之忿，为冬之怒。（运气三十二。）

初气终三气，天气主之，胜之常也；四气尽终气，地气主之，复之常也。有胜则复，无胜则否。（运气二十九。）

太过者暴，不及者徐。暴者为病甚，徐者为病持。（运气二十三。）

乘危而行，不速而至，炎威无德，灾反及之，微者复微，甚者复甚。不恒其德，则所胜来复；政恒其理，则所胜同化。（运气十三。）

命其位，而方月可知也。（运气二十一。）

先至为主，后至为客。（疾病七。）

帝曰：夫子数言形与神，何谓形？何谓神？愿卒闻之。岐伯曰：请言形，形乎形，目冥冥，问其所病。索之于经，慧然在前，按之不得，不知其情，故曰形。帝曰：何谓神？岐伯曰：请言神，神乎神，耳不闻，目明心开而志先，慧然独悟，口弗能言，俱视独见，适若昏，昭然独明，若风吹云。故曰神。（针刺十三。）

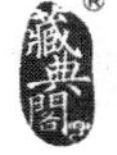

下有渐洳，上生蒲苇，此所以知形气之多少也。（针刺三十五。）

夫一木之中，坚脆不同，坚者则刚，脆者易伤，况其材木之不同，皮之浓薄，汁之多少，而各异耶？夫木之早花先生叶者，遇春霜烈风，则花落而叶萎。凡此五者，各有所伤，况于人乎？（疾病七十六。）

入国问俗，入家问讳，上堂问礼，临病患问所便。（论治二。）

明目者，可使视色。聪耳者，可使听音。捷疾辞语者，可使传论语。徐而安静、手巧而心审谛者，可使行针艾，理气血而调诸逆顺，察阴阳而兼诸方。缓节柔筋，而心和调者，可使导引行气。疾毒言语轻人者，可使唾痈咒病。爪苦手毒、为事善伤者，可使按积抑痹。手毒者，若使按龟，置龟于器下而按其上，五十日而死矣；手甘者，复生如故也。（针刺十一。）

约方者，犹约囊也。未满而知约之以为工，不可以为天下师。（针刺二十九。）

犹拔刺也，犹雪污也，犹解结也，犹决　也。（针刺五十二。疾病一。）

夫盐之味咸者，其气令器津泄；弦绝者，其音嘶败；木敷者，其叶发；病深者，其声哕。人有此三者，是谓坏腑，毒药无治，短针无取，此皆绝皮伤肉，血气争黑。（针刺九。）

八尺之士。（经络三十三。）

人长七尺五寸者。（经络十八。）

人年老而无子者，材力尽耶？将天数然也？岐伯曰：女子七岁，肾气盛，齿更发长。二七而天癸至，任脉通，太冲脉盛，月事以时下，故有子。丈夫八岁，肾气实。二八，肾气盛，天癸至，精气溢泻，阴阳和，故能有子。（藏象十三。）

不失人情。（脉色八。）

人以水谷为本，故人绝水谷则死。（脉色十二。）

人饮酒，酒亦入胃，谷未熟而小便独先下，何也？（经络二十三。）

饮酒者，卫气先行皮肤，先充络脉。（经络六。）

酒人于胃，则络脉满而经脉虚。（疾病三十四。）

怯士之得酒，怒不避勇士者，名曰酒悖。（藏象类二十一。）

血脉和利，精神乃居，故神者，水谷之精气也。（藏象二十七。）

营卫者精气也，血者神气也，故血之与气，异名同类焉。（经络二十三。）

脑、髓、骨、脉、胆、女子胞，此六者，地气之所生也，皆藏于阴而象于地，故藏而不泻，名曰奇恒之腑。（藏象二十三。）

比类从容：此皆工之所时乱也，然从容得之。夫圣人之治病，循法守度，援物比类，化之冥冥，循上及下，何必守经？不引比类，是知不明也。（俱疾病九。）比类形名，虚引其经。善为脉者，必以比类奇恒，从容知之。（俱论治十八。）

颂得从容之道，以合从容。（疾病七。）不知比类，足以自乱。从容之葆。（俱论治十九。）从容不出，人事不殷。（疾病八。）

至数：天地之至数，始于一，终于九焉。（脉色五。）天地之精气，其大数常出三入一。（气味二。）循经守数。按循医事。（论治十八。）诊无人事治数之道。（论治十九。）至数之机，迫迮以微，其来可见，其往可追，敬之者昌，慢之者亡，无道行私，必得夭殃。（运气三。）气数者，所以纪化生之用也。（运气一。）数之可数者，请遂言之。（运气十七。）

今良工皆得其法，守其数。（论治十五。）刺之，而气不至，无问其数。（针刺十六。）胜至则复，无常数也。无问其数，以平为期。（俱运气二十九。）太过者其数成，不及者其数生，土常以生也。（运气二十三。）先至为主，后至为客。（疾病七。）

权衡：观权衡规矩，而知病所主。（论治八。）气归于权衡。权衡以平，气口成寸，以决死生。（藏象十二。）平治于权衡。（论治十五。）阴阳反作，治在权衡相夺。（论治十四。）夫五运之政，犹权衡也，高者抑之，下者举之，化者应之，变者复之。（运气十。）

参伍：参伍不调者，病。（脉色二十五。）以此参伍，决死生之分。（脉色一。）善调尺者，不待于寸；善调脉者，不待于色。能参合而行之者，可以为上工。（脉色十七。）以日之寒温，月之虚盛，四时气之浮沉，参伍相合而调之。（针刺十三。）伍以参禁，以除其内。（针刺四十八。）

门户：仓禀不藏者，是门户不要也。（疾病九十一。）闭户塞牖，系之病者，数问其情，以从其意。（论治十七。）关门不利，故聚水而从其类也。（针刺三十八。）口鼻者，气之门户也。（疾病七十九。）故与万物沉浮于生长之门。（摄生六。）

能知解结契绍于门户。（经络十二。）知气之所在，而守其门户。（针刺十。）知其所在者，知诊三部九候之病脉处而治之，故曰守其门户焉。（针刺十三。）推阖其门，令神气存。（针刺十四。）少阳司天，五之气，阳乃去，寒乃来，雨乃降，气门乃闭。（运气十七。）平旦人气生，日中而阳气隆，日西而阳气已虚，气门乃闭。（疾病五。）风中五脏六腑之俞，亦为脏腑之风，各入其门户。（疾病二十八。）凡刺热邪越而苍，出游不归乃无病，为开通辟门户，使邪得出病乃已。凡刺寒邪日以温，徐往徐来致其神，门户已闭气不分，虚实得调，其气存也。（针刺三十四。）泻实者气盛乃内针，针与气俱内，以开其门。补虚者候呼内针，气出针入，针空四塞，精无从去，方实而疾出针，气入针出，热不得还，闭塞其门。（疾病二十。）所谓戊己分者，奎壁角轸，则天地之门户也。（运气四。）魄门。（藏象二十三。）

隐曲：二阳之病发心脾，有不得隐曲。（疾病六。）不得隐曲。（脉色二十九。）隐曲不利，互引阴股。（运气二十七。）

肾风之状，隐曲不利。（疾病二十八。）隐曲之疾。（运气三十。）

为故：适其至所为故也。（论治三。）适事为故。（论治四。）以汗为故而止。（运气二十五。）左右前后针之，中脉为故。（针刺六。）吸则转针，以得气为故。（针刺十四。）刺筋上为故。以热为故。刺无伤脉肉为故。（俱针刺五十。）刺肌肉为故。（针刺三十六。）必端内针为故止。（针刺五十四。）

所谓深之细者，其中手如针也，摩之切之，聚者坚也，博者大也。上经者，言气之通天也。下经者，言病之变化也。

金匮者，决死生也。揆度者，切度之也。奇恒者，言奇病也。所谓奇者，使奇病不得以四时死也。恒者，得以四时死也。

所谓揆者，方切求之也，言切求其脉理也。度者，得其病处，以四时度之也。（此节乃病能论尾，观其辞意，皆释经文未明之义，而与本论无涉，且其有见于经者，有不见于经者，王氏谓古经断裂，缪续于此者是也。故不载正条，收类于此。）

附：王太仆法言：大寒而甚，热之不热，是无火也，当助其心。大热而甚，寒之不寒，是无水也；热动复止，倏忽往来，时动时止，是无水也，当助其肾。内格呕逆，食不得入，是有火也。病呕而吐，食入反出，是无火也。暴速注下，食不及化，是无水也。溏泄而久，止发无恒，是无水也。故心盛则生热，肾盛则生寒。肾虚，则寒动于中，心虚，则热收于内。又热不得寒，是无水也。寒不得热，是无火也。夫寒之不寒，责其无水。热之不热，责其无火。热之不久，责心之虚。寒之不久，责肾之少。有者泻之，无者补之，虚者补之，盛者泻之。是以方有治热以寒，寒之而火食不入，攻寒以热，热之而昏躁以生，此则气不疏通，壅而为是也。纪于水火，余气可知。（疾病一注。）益火之源，以消阴翳；壮水之主，以制阳光。脏腑之原，有寒热温凉之主。取心者不必齐以热，取肾者不必齐以寒，但益心之阳，寒亦通行，强肾之阴，热之犹可。（论治七注。）塞因塞用者，如下气虚乏，中焦气壅，欲散满则更虚其下，欲补下则满甚于中。治不知本，而先攻其满，药入或减，药过依然，气必更虚，病必渐甚。乃不知少服则资壅，多服则宣通，峻补其下以疏启其中，则下虚自实，中满自除，此塞因塞用之法也。（论治四注。）

十二、疾病（上）

会通十二类，惟疾病一类浩繁难悉，今所采者，或摘其

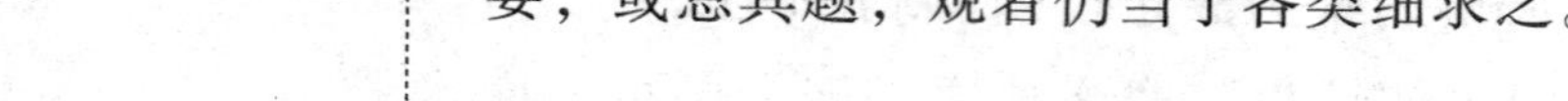

要，或总其题，观者仍当于各类细求之。

一

阳者，天气也，主外；阴者，地气也，主内。故阳道实，阴道虚。故犯贼风虚邪者，阳受之；饮食不节、起居不时者，阴受之。阳受之则入六腑，阴受之则入五脏。阳受风气，阴受湿气。阳病者上行极而下，阴病者下行极而上。（见疾病类十三。）

天不足西北，故西北方阴也，而人右耳目不如左明也；地不满东南，故东南方阳也，而人左手足不如右强也。故俱感于邪，其在上则右甚，在下则左甚，此天地阴阳所不能全也，故邪居之。（阴阳三。）

帝曰：法阴阳奈何？岐伯曰：阳胜则身热，腠理闭，喘粗为之俯仰，汗不出而热，齿干以烦冤腹满死，能冬不能夏。

阴胜，则身寒汗出，身常清，数栗而寒，寒则厥，厥则腹满死，能夏不能冬。此阴阳更胜之变，病之形能也。帝曰：调此二者奈何？岐伯曰：能知七损八益，则二者可调，不知用此，则早衰之节也。年四十而阴气自半也，起居衰矣。年五十，体重，耳目不聪明矣。年六十，阴萎，气大衰，九窍不利，下虚上实，涕泣俱出矣。（阴阳二。）

病在阳者，命曰风，病在阴者，命曰痹，阴阳俱病，命曰风痹。病有形而不痛者，阳之类也；无形而痛者，阴之类也。无形而痛者，其阳完而阴伤之也，急治其阴，无攻其阳；有形而不痛者，其阴完而阳伤之也，急治其阳，无攻其阴。阴阳俱动，乍有形，乍无形，加以烦心，命曰阴胜其阳，此为不表不里，其形不久。（针刺三十一。）

阴病发于骨，阳病发于血，阴病发于肉，阳病发于冬，阴病发于夏，是谓五发。邪入于阳则狂，邪入于阴则痹，搏阳则为巅疾，搏阴则为喑，阳入之阴则静，阴出之阳则怒，是谓五乱。（疾病二十五。）

阳虚则外寒，阴虚则内热；阳盛则外热，阴盛则内寒。（疾病二十。）

阳并于阴，则阴实而阳虚。阳盛则外热，阴虚则内热。（疾病四十八。）

清阳出上窍，浊阴出下窍；清阳发腠理，浊阴走五脏；清阳实四肢，浊阴归六腑。（阴阳一。）

邪之生于阳者，得之风雨寒暑；生于阴者，得之饮食居处，阴阳喜怒。（疾病十九。）

阳气者，烦劳则张。阳气者，精则养神，柔则养筋。开阖不得，寒气从之，乃生大偻。（疾病五。）

阴气者，静则神藏；躁则消亡，饮食自倍，肠胃乃伤。（疾病六十七。）

阴胜则阳病，阳胜则阴病。阳胜则热，阴胜则寒。（阴阳一。）

重阴必阳，重阳必阴。（阴阳一。脉色三十三。）

别于阳者，知病从来；别于阴者，知死生之期。（藏象二十四。脉色二十六。）

阴气太盛，则阳气不能荣也，故曰关。阳气太盛，则阴气弗能荣也，故曰格。阴阳俱盛，不得相荣，故曰关格。（经络二十二。）

阴阳不相应，病名曰关格。（脉色二十二。）

粗大者，阴不足，阳有余，为热中也。诸浮不躁者，皆在阳，则为热；其有躁者在手。诸细而沉者，皆在阴，则为骨痛；其有静者在足。阳气有余，为身热无汗；阴气有余，为多汗身寒；阴阳有余，则无汗而寒。（脉色二十一。）

阴气少而阳气胜，故热而烦满也。阳气少，阴气多，故身寒如从水中出。四肢者阳也，两阳相得而阴气虚少，少水不能灭盛火，而阳独治，独治者不能生长也。（疾病四十五。）

阴阳如一者，病难治。（针刺二十三。）

阴气在下，阳气在上，诸阳气浮，无所根据从，故呕咳上气喘也。（疾病十一。）

阴虚者阳必凑之，故少气时热而汗出也。（疾病三十一。）

阴阳虚，肠辟死。阳加于阴谓之汗。阴虚阳搏谓之崩。（脉色二十九。）

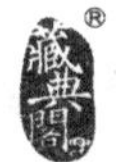

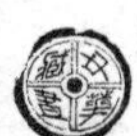

阳急则反折，阴急则俯不伸。（疾病六十九。）

病痛者阴也，痛而以手按之不得者，阴也，深刺之。病在上者，阳也，病在下者，阴也。痒者，阳也，浅刺之。（针刺五十三。）

刚与刚，阳气破散，阴气乃消亡。死阴之属，不过三日而死；生阳之属，不过四日而已。结阳者，肿四肢。结阴者，便血一升。（疾病六。）

阴虚则无气，无气则死矣。（藏象九。）

阳重脱者易狂，阴阳皆脱者，暴死不知人也。（藏象三十。）

阳气有余，阴气不足，则热中善饥；阳气不足，阴气有余，则寒中肠鸣腹痛。（针刺二十五。）

二

天之邪气，感则害人五脏；水谷之寒热，感则害人六腑；地之湿气，感则害人皮肉筋脉。（见论治类八。）

百病之始生也，必先于皮毛，邪中之则腠理开，开则入客于络脉，留而不去，传入于经，留而不去，传入于腑，廪于肠胃。邪之始入于皮也，然起毫毛，开腠理；其入于络也，则络脉盛色变；其入客于经也，则感虚乃陷下；其留于筋骨之间，寒多则筋挛骨痛，热多则筋弛骨消，肉烁破，毛直而败。邪客于皮则腠理开，开则邪入客于络脉，络脉满，则注于经脉，经脉满，则入舍于腑脏也。（经络三十一。）

邪之客于形也，必先舍于皮毛，留而不去，入舍于孙脉，留而不去，入舍于络脉，留而不去，入舍于经脉，内连五脏，散于肠胃，阴阳俱感，五脏乃伤，此邪之从皮毛而入，极于五脏之次也。（针刺三十。）

风雨之伤人也，先客于皮肤，传入于孙络，孙络满，则传入于络脉，络脉满，则输于大经脉。寒湿之中人也，皮肤不收，肌肉坚紧。（疾病十九。）

天地温和，则经水安静；天寒地冻，则经水凝泣；天暑地热，则经水沸溢；卒风暴起，则经水波涌而陇起。夫邪之入于脉也，寒则血凝泣，暑则气淖泽，虚邪因而入客，亦如经水之得风也，经之动脉，其至也亦时陇起。（针刺十四。）

邪客于足少阴之络，令人卒心痛暴胀，胸胁支满。邪客于手少阳之络，令人喉痹舌卷，口干心烦，臂外廉痛手，不及头。邪客于足厥阴之络，令人卒疝暴痛。邪客于足太阳之络，令人头项肩痛。邪客于手阳明之络，令人气满胸中，喘息而支，胸中热。邪客于掌臂之间，不可得屈。邪客于足阳跷之脉，令人目痛从内始。邪客于手阳明之络，令人耳聋，时不闻音。邪客于足阳明之络，令人鼽衄上齿寒。邪客于足少阳之络，令人胁痛不得息，咳而汗出。邪客于足少阴之络，令人嗌痛不可内食，无故善怒，气上走贲上。邪客于足太阴之络，令人腰痛，引少腹控，不可以仰息。邪客于足太阳之络，令人拘挛背急，引胁而痛。邪客于足少阳之络，令人留于枢中痛，髀不可举。邪客于五脏之间，其病也，脉引而痛，时来时止。邪客于手足少阴太阴足阳明之络，此五络皆会于耳中，上络左角，五络俱竭，令人身脉皆动，而形无知也，其状若尸，或曰尸厥。（针刺三十。）

邪在肺，则病皮肤痛，寒热，上气喘，汗出，咳动肩背。邪在肝，则两胁中痛，寒中，恶血在内，行善掣节，时脚肿。邪在脾胃，则病肌肉痛。阳气有余，阴气不足，则热中善饥；阳气不足，阴气有余，则寒中肠鸣腹痛。阴阳俱有余，若俱不足，则有寒有热。邪在肾，则病骨痛阴痹。阴痹者，按之而不得，腹胀腰痛，大便难，肩背颈项痛，时眩。邪在心，则病心痛善悲，时眩仆。（针刺二十五。）

六腑之病：面热者，足阳明病，鱼络血者，手阳明病，两跗之上脉竖陷者，足阳明病，此胃脉也。大肠病者，肠中切痛而鸣濯濯，冬月重感于寒即泄，当脐而痛，不能久立，与胃同候。胃病者，腹䐜胀，胃脘当心而痛，上支两胁，膈咽不通，食饮不下。小肠病者，小腹痛，腰脊控睾而痛，时窘之后，当耳前热，若寒甚，若独肩上热甚。及手小指次指之间热。

三焦病者，腹气满，小腹尤坚，不得小便，窘急，溢则水留即为胀。膀胱病者，小便偏肿而痛，以手按之，即欲小便而

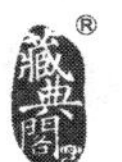

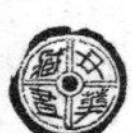

不得，肩上热若脉陷，及足小趾外廉及胫踝后皆热。胆病者，善太息，口苦，呕宿汁，心下澹澹，恐人将捕之。嗌中然，数唾。（针刺二十四。）

喜乐不节，则伤脏，脏伤，则病起于阴也；清湿袭虚，则病起于下；风雨袭虚，则病起于上。忧思伤心；重寒伤肺；忿怒伤肝；醉以入房，汗出当风，伤脾；用力过度，若入房汗出浴，则伤肾。（疾病二。）

五脏受气于其所生，传之于其所胜，气舍于其所生，死于其所不胜。五脏有病，则各传其所胜。不治，法三月若六月，若三日若六日，传五脏而当死，是顺传所胜之次。故曰别于阳者，知病从来；别于阴者，知死生之期。（藏象二十四。）

风寒伤形，忧恐忿怒伤气。气伤脏，乃病脏，寒伤形，乃应形；风伤筋脉，筋脉乃应。（针刺三十一。）

风伤肝，燥胜风；热伤气，寒胜热；湿伤肉，风胜湿；热伤皮毛，寒胜热；寒伤血，燥胜寒。（藏象六。）

心为噫，肺为咳，肝为语，脾为吞，肾为欠为嚏，胃为气逆为哕为恐，大肠小肠为泄，下焦溢为水，膀胱不利为癃，不约为遗溺，胆为怒。（疾病二十五。）

忧愁思虑即伤心。饮食劳倦即伤脾。又遇饮食饱甚，汗出于胃，醉饱行房，汗出于脾。久坐湿地，强力入水即伤肾。

恚怒，气逆上而不下，即伤肝。又遇疾走恐惧，汗出于肝。（运气四十四。又疾病三略同。）

情伤五脏者，病死有时。五脏，主藏精者也，不可伤，伤则失守而阴虚，阴虚则无气，无气则死矣。（藏象九。）

五脏六腑之津液，尽上渗于目，心悲气并则心系急，心系急则肺举，肺举则液上溢，故咳而泣出矣。（疾病五十八。）

肺病者，喘息鼻张；肝病者，眦青；脾病者，唇黄；心病者，舌卷短，颧赤；肾病者，颧与颜黑。（脉色类三十一。）

腹中常鸣，气上冲胸，喘不能久立，邪在大肠也。小腹控睾、引腰脊，上冲心，邪在小肠者，连睾系，属于脊，贯肝肺，络心系。气盛则厥逆，上冲肠胃，熏肝，散于肓，结于脐。善呕，呕有苦，长太息，心中，恐人将捕之，邪在胆，逆在胃。饮食不下，膈塞不通，邪在胃脘。小腹痛肿，不得小便，邪在三焦约。（针刺四十七。）

色起两眉薄泽者，病在皮。唇色青黄赤白黑者，病在肌肉。营气濡然者，病在血气。目色青黄赤白黑者，病在筋。

耳焦枯受尘垢，病在骨。（针刺二十六。）

脉口浮滑者，病日进；人迎沉而滑者，病日损。其脉口滑以沉者，病日进，在内；其人迎脉滑盛以浮者，其病日进，在外。脉之浮沉及人迎与寸口气小大等者，病难已。病之在脏，沉而大者，易已，小为逆；病在腑，浮而大者，其病易已。人迎盛坚者，伤于寒；气口盛坚者，伤于食。（脉色三十二。）

数则烦心，涩则心痛。（脉色二十一。）

营之生病也，寒热少气，血上下行。卫之生病也，气痛时来时去，怫忾贲响，风寒客于肠胃之中。寒痹之为病也，留而不去，时痛而皮不仁。（针刺三十二。）

卫气之留于腹中，蓄积不行，苑蕴不得常所，使人肢胁胃中满，喘呼逆息。（针刺二十六。）

审察卫气，为百病母。（针刺二十九。）

任脉为病，男子内结七疝，女子带下瘕聚。冲脉为病，逆气里急。督脉为病，脊强反折。此生病，从少腹上冲心而痛，不得前后，为冲疝。其女子不孕，癃痔遗溺嗌干。（经络二十七。）

足阳明，五脏六腑之海也，其脉大血多，气盛热壮。（经络三十三。）

五脏不和，则七窍不通；六腑不和，则留给为痈。（经络二十二。）

心肺有病，而鼻为之不利也。（藏象十一。）

皮肤薄而不泽，肉不坚而淖泽，则肠胃恶，邪气留止，大聚乃起。（疾病七十六。）

谷入少而气多者，邪在胃及与肺也。（疾病二十一。）

经筋之病，寒则反折筋急，热则筋弛纵不收，阴萎不用。阳急则反折，阴急则俯不伸。（疾病类六十九。）

气上走贲上。（针刺三十。）

五脏所恶。五脏化液。五脏所藏。五脏所主。（疾病二十五。）

肺布叶举。（疾病二十六。）

女子右为逆，左为从；男子左为逆，右为从。（论治十四。）

男子发左，女子发右。（脉色二十四。）

四时脏脉病有太过不及。（脉色十。）

诊尺论疾。（脉色十八。）

五味之走，各有所病。（气味三。）

诸经根结病刺。（经络三十。）

本脏二十五变之病。（藏象二十八。）

五脏异藏，虚实异病。（藏象十。）

脏脉六变，病刺不同。（脉色十九。）

十五别络虚实病刺。（经络五。）

三

春伤于风，邪气留连，乃为洞泄。夏伤于暑，秋为痎疟。秋伤于湿，上逆而咳，发为痿厥。冬伤于寒，春必温病。

四时之气，更伤五脏。（见疾病类五。）

冬伤于寒，春必温病；春伤于风，夏生飧泄；夏伤于暑，秋必痎疟；秋伤于湿，冬生咳嗽。（阴阳一。脉色三十三略同。）

春气者病在头，夏气者病在脏，秋气者病在肩背，冬气者病在四肢。故春善病鼽衄，仲夏善病胸胁，长夏善病洞泄寒中，秋善病风疟，冬善病痹厥。故冬不按跷，春不鼽衄，春不病颈项，仲夏不病胸胁，长夏不病洞泄寒中，秋不病风疟，冬不病痹厥、飧泄而汗出也。夫精者，身之本也。故藏于精者，春不病温。夏暑汗不出者，秋成风疟。此平人脉法也。（疾病二十七。）

春青风，夏阳风，秋凉风，冬寒风。黄色薄皮弱肉者，不胜春之虚风；白色薄皮弱肉者，不胜夏之虚风；青色薄皮弱肉者，不胜秋之虚风；赤色薄皮弱肉者，不胜冬之虚风。黑色皮薄而肉不坚、色不一者，长夏至而有虚风者病矣。（藏象二十一。）

清气大来，燥之胜也，风木受邪，肝病生焉；热气大来，火之胜也，金燥受邪，肺病生焉；寒气大来，水之胜也，火热受邪，心病生焉；湿气大来，土之胜也，寒水受邪，肾病生焉；风气大来，木之胜也，土湿受邪，脾病生焉；所谓感邪而生病也。乘年之虚，则邪甚也。失时之和，亦邪甚也。遇月之空，亦邪甚也。重感于邪，则病危矣。有胜之气，其必来复也。（运气三十一。）

是故邪气者，常随四时之气血而入客也，至其变化，不可为度。（针刺十九。）

五脏各以其时受病，非其时各传以与之。人与天地相参，故五脏各以治时感于寒，则受病，微则为咳，甚则为泄为痛。

乘秋则肺先受邪，乘春则肝先受之，乘夏则心先受之，乘至阴则脾先受之，乘冬则肾先受之。（疾病五十二。）

逆春气则伤肝，夏为寒变，奉长者少。逆夏气则伤心，秋为痎疟，奉收者少。逆秋气则伤肺，冬为飧泄，奉藏者少。

逆冬气则伤肾，春为痿厥，奉生者少。（摄生四。）

逆春气，则少阳不生，肝气内变。逆夏气，则太阳不长，心气内洞。逆秋气，则太阴不收，肺气焦满。逆冬气，则少阴不藏，肾气独沉。（摄生六。）

东方青色，入通于肝，其病发惊骇。南方赤色，入通于心，故病在五脏。中央黄色，入通于脾，故病在舌本。西方白色，入通于肺，故病在背。北方黑色，入通于肾，故病在溪。（藏象四。）

厥阴所至，为里急，为支痛，为戾，为胁痛呕泄。少阴所至，为疡疹身热，为惊惑恶寒战栗谵妄，为悲妄衄衊，为语笑。太阴所至，为积饮痞隔，为满，为中满霍乱吐下，为重胕。少阳所至，为嚏呕，为疮疡，为惊躁瞀昧暴病，为喉痹耳鸣呕涌，为暴注瞤瘛暴死。阳明所至，为浮虚，为尻阴股膝髀腨䯒足病，为胁痛皴揭，为鼽嚏。太阳所至，为屈伸不利，为腰痛，为寝汗痉，为流泄禁止。故风胜则动，热胜则肿，燥胜则干，寒胜则

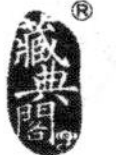

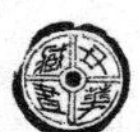

浮，湿胜则濡泄，甚则水闭胕肿，随气所在，以言其变耳。（运气二十一。）

气之不袭，是谓非常，非常则变矣。变至则病，所胜则微，所不胜则甚，因而重感于邪，则死矣。（运气二。）

气相得则和，不相得则病。帝曰：气相得而病者何也？岐伯曰：以下临上，不当位也。（运气四。）

中执法者，其病速而危；中行令者，其病徐而持；中贵人者，其病暴而死。君位臣则顺，臣位君则逆。逆则其病近，其害速；顺则其病远，其害微。所谓二火也。太过不及，皆曰天符，而变行有多少，病形有微甚，生死有早晏耳。（运气类七。）

太过者暴，不及者徐，暴者为病甚，徐者为病持。（运气二十三。）

月满则海水西盛，人血气积，虽遇贼风，其入浅不深。至其月郭空，则海水东盛，人气血虚，遇贼风则其入深。三虚者，乘年之衰，逢月之空，失时之和，因为贼风所伤，是谓三虚。三实者，逢年之盛，遇月之满，得时之和，虽有贼风邪气，不能危之也。（运气三十六。）

四

邪之所凑，其气必虚，阴虚者阳必凑之。（见疾病类三十一。）

气之所并为血虚，血之所并为气虚。故气并则无血，血并则无气。（疾病十九。）

肝气虚则恐，实则怒；脾气虚则四肢不用，五脏不安，实则腹胀经溲不利；心气虚则悲，实则笑不休；肺气虚则鼻塞不利少气，实则喘喝胸盈仰息；肾气虚则厥，实则胀。（藏象十。）

手太阴实则手锐掌热，虚则欠，小便遗数。手少阴实则支膈，虚则不能言。手心主实则心痛，虚则为头强。手太阳实则节弛肘废，虚则生疣，小者如指痂疥。手阳明实则龋聋，虚则齿寒痹隔。手少阳实则肘挛，虚则不收。足太阳实则鼽窒头臂痛，虚则𤺺𤸃。足少阳实则厥，虚则痿，坐不能起。足阳明实则狂癫，虚则足不收胫枯。足太阴实则肠中切痛，虚则鼓胀。足少阴实则闭癃，虚则腰痛。足厥阴实则挺长，虚则暴痒。任脉实则腹皮痛，虚则痒搔。督脉实则脊强，虚则头重高摇之。脾之大络实则身尽痛，虚则百节尽皆纵。（经络五。）

五脏，主藏精者也，不可伤，伤则失守而阴虚，阴虚则无气，无气则死矣。（藏象九。）

勇者气行则已，怯者则着而为病。（疾病五十三。）

实者，气入也。虚者，气出也。（疾病二十一。）

邪之所在，皆为不足。故上气不足，脑为之不满，耳为之苦鸣，头为之苦倾，目为之苦眩；中气不足，溲便为之变，肠为之苦鸣；下气不足，则乃为痿厥心。（疾病七十九。）

营气虚则不仁，卫气虚则不用，营卫俱虚，则不仁且不用，肉如故也，人身与志不相有，曰死。（疾病四十五。）

气海有余者，气满胸中，息面赤；气海不足，则气少不足以言。血海有余，则常想其身大，怫然不知其所病；血海不足，亦常想其身小，狭然不知其所病。水谷之海有余，则腹满；水谷之海不足，则饥不受谷食。髓海有余，则轻劲多力，自过其度；髓海不足，则脑转耳鸣，胫酸眩冒，目无所见，懈怠安卧。（经络三十二。）

下虚则厥，下盛则热，上虚则眩，上盛则热痛。（经络十二。）

三焦者，太阳之别也，并太阳之正，入络膀胱，约下焦，实则闭癃，虚则遗溺。（经络十六。）

寒则真气去，去则虚，虚则寒搏于皮肤之间。（疾病四。）

阴气盛，阳气虚，故为振寒。胃不实则诸脉虚，诸脉虚则筋脉懈惰，筋脉懈惰则行阴用力，气不能复。（疾病七十九。）

肝虚肾虚脾虚，皆令人体重烦冤。怯然少气者，是水道不行，形气消索也。（疾病九。）

髓液皆减而下，下过度则虚，虚故腰背痛而胫。（疾病五十八。）

内夺而厥，则为喑俳，此肾虚也。（疾病十一。）

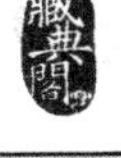

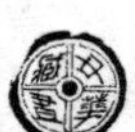

八正之虚邪，而避之勿犯也。以身之虚，而逢天之虚，两虚相感，其气至骨，入则伤五脏，工候救之，弗能伤也，故曰天忌不可不知也。虚邪者，八正之虚邪气也。正邪者，身形若用力汗出，腠理开，逢虚风，其中人也微。（针刺十三。）

三虚者，其死暴疾也；得三实者，邪不能伤人也。乘年之衰，逢月之空，失时之和，因为贼风所伤，是为三虚。帝曰：愿闻三实。少师曰：逢年之盛，遇月之满，得时之和，虽有贼风邪气，不能危之也。（运气三十六。）

精、气、津、液、血、脉脱者之病。（藏象二十五。）

五有余、二不足者，死不治。（疾病三十六。）

人神失守，邪鬼外干。（运气四十三。）

形肉已夺，是一夺也；大夺血之后，是二夺也；大汗出之后，是三夺也；大泄之后，是四夺也；新产及大血之后，是五夺也。此皆不可泻。（针刺五十八。）

五

清气在阴，浊气在阳，营气顺脉，卫气逆行，清浊相干，乱于胸中，是为大。故气乱于心，则烦心密嘿，俯首静伏；乱于肺，则俯仰喘喝，接手以呼；乱于肠胃，则为霍乱；乱于臂胫，则为四厥；乱于头，则为厥逆，头重眩仆。（见针刺类二十七。）

寒气生浊，热气生清。清气在下，则生飧泄；浊气在上，则生䐜胀。壮火之气衰，少火之气壮。壮火食气，气食少火。壮火散气，少火生气。（阴阳一。）

足阳明，其病气逆，则喉痹瘁喑。足太阴，厥气上逆则霍乱。足少阴，其病气逆则烦闷。足厥阴，其病气逆，则睾肿卒疝。（经络五。）

长则气治，短则气病，上盛则气高，下盛则气胀，代则气衰，细则气少。数动一代者，病在阳之脉也，泄及便脓血。（脉色二十一。）

大惊卒恐，则血气分离。（疾病七十九。）

五气入鼻，藏于心肺，心肺有病，而鼻为之不利也。（藏象十一。）

乳之下其动应衣，宗气泄也。（脉色十一。）

一呼脉一动，一吸脉一动，曰少气。（脉色三。）

脉小者，尺之皮肤亦减而少气。（脉色十七。）

因于气，为肿，四维相代，阳气乃竭。（疾病五。）

一阳发病，少气。（疾病六。）

言而微，终日乃复言者，此夺气也。（疾病九十一。）

精脱者，耳聋；气脱者，目不明；津脱者，腠理开，汗大泄；液脱者，骨属屈伸不利，色夭，脑髓消，胫，耳数鸣；血脱者，色白，夭然不泽。（藏象二十五。）

冲脉为病，逆气里急。（经络二十七。）

怒则气逆，甚则呕血。（疾病二十六。）

谷入多而气少者，得之有所脱血。脉小血多者，饮中热也。脉大血少者，脉有风气，水浆不入也。（疾病二十一。）

少阴所谓咳则有血者，阳脉伤也，阳气未盛于上而脉满，满则咳，故血见于鼻也。（疾病十一。）

脾移热于肝，则为惊衄。（疾病四十六。）

肺脉搏坚而长，当病唾血。肝脉若搏，因血在胁下，令人喘逆。脾脉搏坚而长，其色黄，当病少气。肾脉软而散者，当病少血。（脉色二十。）

臂多青脉，曰脱血。安卧脉盛，谓之脱血。（脉色十六。）

结阴者，便血一升，再结二升，三结三升。（疾病六。）

悲哀太甚，则胞络绝，胞络绝则阳气内动，发则心下崩，数溲血也。（疾病七十一。）

阳络伤则血外溢，血外溢则衄血，阴络伤则血内溢，血内溢则后血。（疾病二。）

血泄者，脉急血无所行也。（疾病九。）

孙络外溢，则经有留血。（疾病十八。）

心脉微涩为血溢。肺脉微急为肺寒热，怠惰，咳唾血。肺脉微滑为上下出血，涩甚为呕血。肾脉微涩为不月。（脉色十九。）

血气者，喜温而恶寒，寒则泣不能流，温则消而去之。

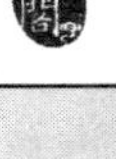

（疾病十九。）

阴虚阳搏谓之崩。（脉色二十九。）

白血出者死。（运气三十阳明司天下。）

月事不来者，胞脉闭也。胞脉者属心，而络于胞中，今气上迫肺，心气不得下通，故月事不来也。（疾病三十一。）

妇人之生，有余于气，不足于血，以其数脱血也。（藏象十七。）

六

志意者，所以御精神，收魂魄，适寒温，和喜怒者也。志意和则精神专直，魂魄不散，悔怒不起，五脏不受邪矣。（见藏象类二十八。）

天有四时五行，以生长收藏，以生寒暑燥湿风。人有五脏，化五气，以生喜怒悲忧恐。故喜怒伤气，寒暑伤形。暴怒伤阴，暴喜伤阳。厥气上行，脉满去形。喜怒不节，寒暑过度，生乃不固。（阴阳一。《天元纪大论》作喜怒思忧恐，见运气三。暴怒伤阴以下四句，又见论治十八。）

东方生风，在声为呼，在变动为握，在志为怒。怒伤肝，悲胜怒。南方生热，在声为笑，在变动为忧，在志为喜。

喜伤心，恐胜喜。中央生湿，在声为歌，在变动为哕，在志为思。思伤脾，怒胜思。西方生燥，在声为哭，在变动为咳，在志为忧。忧伤肺，喜胜忧。北方生寒，在声为呻，在变动为栗，在志为恐。恐伤肾，思胜恐。（藏象五。）

东方色青，入通于肝，其病发惊骇。（藏象四。）

夫百病之始生也，皆生于风雨寒暑，阴阳喜怒，饮食居处，大惊卒恐。则血气分离，阴阳破散，经络厥绝，脉道不通，阴阳相逆，卫气稽留，经脉虚空，血气不次，乃失其常。（疾病七十九。）

忧恐悲喜怒，令不得以其次，故令人有大病矣。因而喜大虚则肾气乘矣，怒则肝气乘矣，悲则肺气乘矣，恐则脾气乘矣，忧则心气乘矣。（疾病二十九。）

怵惕思虑者，则伤神，神伤，则恐惧流淫而不止。悲哀动中者，竭绝而失主。喜乐者，神惮散而不藏。愁忧者，气闭塞而不行。盛怒者，迷惑而不治。恐惧者，神荡惮而不收。心怵惕思虑则伤神，神伤则恐惧自失，破脱肉。脾忧愁而不解则伤意，意伤则悗乱，四肢不举。肝悲哀动中则伤魂，魂伤则狂忘不精，当人阴缩而挛筋，两胁骨不举。肺喜乐无极则伤魄，魄伤则狂，皮革焦。肾盛怒而不止则伤志，志伤则喜忘其前言，腰脊不可以俯仰屈伸；恐惧而不解则伤精，精伤则骨酸痿厥，精时自下。（藏象九。）

血并于上，气并于下，心烦惋善怒。血并于下，气并于上，乱而喜忘。喜怒不节则阴气上逆，上逆则下虚，下虚则阳气走之，故曰实矣。喜则气下，悲则气消，消则脉虚空，因寒饮食，寒气熏满，则血泣气去，故曰虚矣。（疾病十九。）

胃为气逆为哕为恐。胆为怒。精气并于心则喜，并于肺则悲，并于肝则忧，并于脾则畏，并于肾则恐。阳入之阴则静，阴出之阳则怒。（疾病二十五。）

悲哀太甚，则胞络绝，胞络绝则阳气内动，发则心下崩、数溲血也。思想无穷，所愿不得，意淫于外，入房太甚，宗筋弛纵，发为筋痿，及为白淫。（疾病七十一。）

忧愁思虑即伤心。恚怒气逆上而不下即伤肝。（运气四十四。）

神有余则笑不休，神不足则悲。血有余则怒，不足则恐。（疾病十八。）

多阳者多喜，多阴者多怒。（针刺二十二。）

水之精为志，火之精为神，水火相感，神志俱悲，是以目之水生也。故谚言曰：心悲名曰志悲。（疾病八十。）

肝藏血，血舍魂，肝气虚则恐，实则怒。脾藏营，营舍意。心藏脉，脉舍神，心气虚则悲，实则笑不休。肺藏气，气舍魄。肾藏精，精舍志。（藏象十。）

愁忧恐惧则伤心，形寒寒饮则伤肺。（疾病三。）

悲哀愁忧，则心动，心动，则五脏六腑皆摇。（疾病七十九。）

忧恐忿怒伤气。气伤脏，乃病脏。（针刺三十一。）

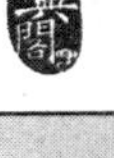

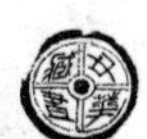

春脉太过，则令人善怒。（脉色十。）

阳明所谓甚则厥，恶人与火，闻木音则惕然而惊者，阳气与阴气相搏，水火相恶，故惕然而惊也。所谓欲独闭户而处者，阴阳相搏也，阳尽而阴盛，故欲独闭户牖而居。所谓病至则欲乘高而歌，弃衣而走者，阴阳复争，而外并于阳，故使之弃衣而走也。少阴所谓恐如人将捕之者，秋气万物未有毕去，阴气少，阳气入，阴阳相搏，故恐也。肝气当治而未得，故善怒，善怒者名曰煎厥。所谓恶闻食臭者，胃无气，故恶闻食臭也。（疾病十一。）

厥阴为阖，阖折则气绝而喜悲。（经络二十。）

邪客于足少阴之络，令人无故善怒，气上走贲上。（针刺三十。）

形乐志苦，病生于脉；形乐志乐，病生于肉；形苦志乐，病生于筋；形苦志苦，病生于咽嗌；形数惊恐，经络不通，病生于不仁。（论治十。）

尝贵后贱，虽不中邪，病从内生，名曰脱营。尝富后贫，名曰失精。五气留连，病有所并。暴乐暴苦，始乐后苦，皆伤精气，精气竭绝，形体毁沮。暴怒伤阴，暴喜伤阳，厥逆上行，满脉去形。愚医治之，不知补泻，不知病情，精华日脱，邪气乃并。故贵脱势，虽不中邪，精神内伤，身必败亡。始富后贫，虽不伤邪，皮焦筋屈，痿为挛。（论治十八。）

阳气者，大怒则形气绝，而血菀于上，使人薄厥。俞气化薄，传为善畏，及为惊骇。（疾病五。）

目坚固以深者，长冲直扬，其心刚，刚则多怒，怒则气上逆。（疾病七十六。）

心痹者，脉不通，厥气上则恐。（疾病六十七。）

隔则闭绝，上下不通，则暴忧之病也。（疾病七十八。）

饮食不节，喜怒不时，津液内溢，乃下留于睾。（针刺三十三。）

七

头痛巅疾，下虚上实，过在足少阴巨阳。（见疾病类十四。)

来疾去徐，上实下虚，为厥巅疾。推而下之，下而不上，头项痛也。(脉色二十一。)

上气不足，脑为之不满，头为之苦倾。(疾病七十九。)

阳明并于上，上者，则其孙络太阴也，故头痛鼻鼽腹肿也。(疾病十一。)

寸口之脉中手短者，曰头痛。(脉色十六。)

厥成为巅疾。(疾病七十七。)

春脉太过则令人善怒，忽忽眩冒而巅疾。(脉色类十。)

浮而散者为仆。(脉色二十一。)

厥头痛。真头痛。(针刺四十三。)

八

五脏不和则七窍不通。(见经络类二十二。)

阳不胜其阴，则五脏气争，九窍不通。(疾病五。)

失之则内闭九窍，外壅肌肉。(疾病五。)

脾不及，则令人九窍不通，名曰重强。(脉色十。)

二阳一阴，阳明主病，不胜一阴，脉软而动，九窍皆沉。(疾病七。)

跷脉气不荣，则目不合。(经络二十八。)

太阳之脉，其终也戴眼。(疾病九十七。)

诊目痛，赤脉从上下者，太阳病；从下上者，阳明病；从外走内者，少阳病。(脉色三十三。)

泣不止则液竭，液竭则精不灌，精不灌则目无所见矣，故命曰夺精。上气不足，耳为之苦鸣，目为之眩。 (疾病七十九。)

精锐者，耳聋。液脱者，耳数鸣。气脱者，目不明。(藏象二十五。)

膀胱移热于小肠，上为口糜。胆移热于脑，则辛頞鼻渊，鼻渊者，浊涕下不止也。传为衄衊瞑目。(疾病四十六。)

太阳所谓耳鸣者，阳气万物盛上而跃，故耳鸣也。所谓浮为聋者，皆在气也。所谓入中为喑者，阳盛已衰，故为喑也。

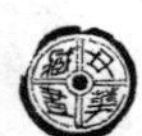

内夺而厥，则为喑俳，此肾虚也。少阴所谓不能久立久坐，起则目荒荒无所见也。厥阴所谓甚则嗌干热中者，阴阳相搏而热，故嗌干也。（疾病十一。）

岁太阴在泉，民病耳聋浑浑。（运气二十五。）

足阳明之筋，引缺盆及颊，卒口僻，急者目不合，热则筋纵，目不开。颊筋有寒则急，引颊移口；有热，则筋弛纵缓不胜收，故僻。（疾病六十九。）

督脉为病，嗌干。（经络二十七。）

一阴一阳结，谓之喉痹。（疾病六。）

手阳明少阳厥逆，发喉痹嗌肿。（疾病三十五。）

手少阴，虚则不能言。手阳明，实则齲聋。足太阳，实则鼽窒，虚则鼽衄。足阳明，气逆则喉痹瘁喑。（经络五。）

人有重身，九月而喑，此为何也？岐伯曰：胞之络脉绝也。胞络者系于肾，少阴之脉贯肾系舌本，故不能言。（疾病六十一。）

男子发左，女子发右，不喑舌转，可治，三十日起；其从者喑，三岁起；年不满二十者，三岁死。（脉色二十四。）

人之鼻洞涕出不收者，颃颡不开，分气失也。人卒然无音者，寒气客于厌，则厌不能发，发不能下，至其开阖不致，故无音。（针刺四十五。）

不得卧而息有音者，是阳明之逆也。（疾病八十二。）

心脉搏坚而长，当病舌卷不能言。（脉色二十。）

肝脉骛暴，有所惊骇，脉不至若喑，不治自已。（脉色二十四。）

蒙招尤，目冥耳聋，下实上虚，过在足少阳、厥阴。（疾病十四。）

搏阴则为喑。（疾病二十五。）

灸之则阳气入阴，入则喑。（疾病三十八。）

五气入鼻，藏于心肺，心肺有病，而鼻为之不利也。（藏象十一。）

九

太阳所谓肿腰脽痛者，正月阳气出在上而阴气盛，阳未得自次也，故肿腰脽痛也。所谓强上引背者，阳气大上而争，故强上也。少阳所谓心胁痛者，言少阳盛也，九月阳气尽而阴气盛，故心胁痛也。阳明所谓胸痛少气者，水气在脏腑也，水者阴气也，阴气在中，故胸痛少气也。少阴所谓腰痛者，少阴者肾也，十月万物阳气皆伤，故腰痛也。厥阴所谓腰脊痛不可以俯仰者，三月一振，荣华万物，一俯而不仰也。（疾病十一。）

督脉为病，脊强反折。（经络二十七。）

春脉不及，则令人胸痛引背，下则两胁满。秋脉太过，则令人逆气而背痛。冬脉不及，则令人 中清，脊脉痛。（脉色十。）

督脉搏坚而长，其色黄而赤者，当病折腰。（脉色二十。）

髓液皆减而下，下过度则虚，虚故腰背痛而胫.（疾病五十八。）

腹满胀，支膈胁，下厥上冒。过在足太阴、阳明。心烦头痛，病在膈中，过在手巨阳、少阴。（疾病十四。）

肾志伤，则腰脊不可俯仰屈伸。（藏象九。）

督脉缓甚为折脊。（脉色十九。）

寸口脉中手促上击者，曰肩背痛。（脉色十六。）

颧后为胁痛。（疾病四十四。）

十

虚邪之中人也，洒淅动形，起毫毛而发腠理。其入深，内搏于骨，则为骨痹。搏于筋，则为筋挛。虚邪之入于身也深，寒胜其热，则骨疼肉枯，热胜其寒，则烂肉腐肌为脓，内伤骨，为骨蚀。有所疾前筋，发为筋溜。以手按之坚，骨与气并，日以益大，则为骨疽。有所结，中于肉，无热则为肉疽。（见疾病类四。）

心脉急甚为瘈。肝脉微涩为瘈挛筋痹。脾脉急甚为瘈。（脉色十九。）

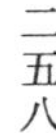

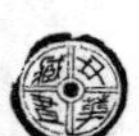

手屈而不伸者，其病在筋；伸而不屈者，其病在骨。（针刺五十一。）

少阳司天，客胜内为瘛。厥阴在泉，客胜则大关节不利，内为痉强拘；主胜则筋骨繇并。（运气三十。）

液脱者，骨属屈伸不利，色夭，脑髓消，胫酸。（藏象二十五。）

少阳为枢，枢折即骨繇而不安于地。骨繇者，节缓而不收也。（经络三十。）

肾传之心，病筋脉相引而急，病名曰瘛。（疾病类二十九。）

三阳为病，其传为索泽。（疾病六。）

因而强力，肾气乃伤，高骨乃坏，（疾病五。）

皮肉苛。（运气十四。）

婴儿病，其头毛皆逆上者，必死。（脉色三十三。）

地之湿气，感则害人皮肉筋脉。（论治八。）

十一

三阳三阴发病，为偏枯痿易，四肢不举。阴争于内，阳扰于外，魄汗未藏，四逆而起。结阳者，肿四肢。（见疾病类六。）

虚邪偏容于身半，其入深，内居荣卫，荣卫稍衰，则真气去，邪气独留，发为偏枯。其邪气浅者，脉偏痛。（疾病四。）

有伤于筋，纵其若不容，汗出偏沮，使人偏枯。（疾病五。）

胃脉沉鼓涩，胃外鼓大，心脉小坚急，皆膈偏枯，男子发左，女子发右，不喑舌转，可治，三十日起；其从者喑，三岁起；年不满二十者，三岁死。（脉色二十四。）

胃脉搏坚而长，其色赤，当病折髀。脾脉软而散、色不泽者，当病足胻肿，若水状也。（脉色二十。）

太阳所谓偏虚者，冬寒颇有不足者，故偏虚为跛也。内夺而厥，则为喑俳，此肾虚也。阳明所谓胫肿而股不收者，是五月盛阳之阴也，阳者衰于五月，而一阴气上，与阳始争，故胫肿而股不收也。（疾病十一。）

脾脉太过，则令人四肢不举。（脉色十。）

四肢解堕，此脾精之不行也。（疾病九。）

意伤则乱，四肢不举。（藏象九。）

寸口脉中手长者，曰足胫痛。（脉色十六。）

推而上之，上而不下，腰足清也。（脉色二十一。）

跛，风寒湿之病也。（疾病七十八。）

十二

仓廪不藏，是门户不要也。水泉不止，是膀胱不藏也。得守者生，失守者死。（见疾病类九十一。）

手太阴，虚则小便遗数。足少阴，实则闭癃。足厥阴，结于茎。气逆，则睾肿卒疝，实则挺长，虚则暴痒。（经络五。）

厥阴之厥，腹胀泾溲不利，阴缩肿。厥阴厥逆，虚满前闭。（疾病三十五。）

脾传之肾，病名曰疝瘕，少腹冤热而痛，出白，一名曰蛊。（疾病二十九。）

肝悲哀动中，则伤魂，当人阴缩而挛筋，两胁骨不举。恐惧而不解，则伤精，精伤则骨，痿厥，精时自下。（藏象九。）

思想无穷，所愿不得，意淫于外，入房太甚，宗筋弛纵，发为筋痿，及为白淫。阳明虚则宗筋纵。（疾病七十一。）

中气不足，溲便为之变。（疾病七十九。）

阴阳不和，则使液溢而下流于阴，髓液皆减而下，下过度则虚，虚故腰背痛而胫。（疾病类五十八。）

膀胱不利为癃，不约为遗溺。（疾病二十五。）

胞移热于膀胱，则癃溺血。膀胱移热于小肠，膈肠不便。（疾病四十六。）

肺消者饮一溲二，死不治。（疾病四十六。）

肝脉搏坚而长，色不青，当病坠。（脉色二十。）

肾脉微急，为不得前后。肾脉大甚为阴痿，微涩为不月沉痔。（脉色十九。）

有癃者，一日数十溲，此不足也。（疾病三十六。）

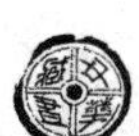

足太阴之筋病，阴器纽痛，下引脐。足厥阴之筋病，阴器不用，伤于内，则不起，伤于寒，则缩入，伤于热，则纵挺不收。（疾病六十九。）

任脉为病，女子带下。督脉为病，癃痔遗溺。（经络二十七。）

肝所生病者，遗溺闭癃。（疾病十。）

小肠病者，小腹痛，腰脊控睾而痛，时窘之后。（针刺二十四。）

太阳之胜，阴中乃疡，隐曲不利，互引阴股。（运气二十七。）

小便黄者，少腹中有热也。（疾病三十一。）

冬脉不及，则令人少腹满，小便变。（脉色十。）

淫气遗溺，痹聚在肾。（疾病六十七。）

十三、疾病（下）

风者，百病之始也。（见脉色类三十二。）

风者，百病之始也。风从外入，令人振寒，汗出头痛，身重恶寒。从风憎风。病大风，骨节重，须眉堕，名曰大风。

疠风。偏枯。痱之为病。智乱不甚，其言微知，可治，甚则不能言，不可治也。风痉，身反折。（针刺三十六。）

贼风邪气乘虚伤人。（运气三十六。）

阳受风气，阴受湿气。伤于风者，上先受之；伤于湿者，下先受之。（疾病十三。）

邪风之至，疾如风雨。（论治八。）

风成为寒热，久风为飧泄，脉风成为疠。（疾病类七十七。）

病在阳者，命曰风，病在阴者，命曰痹，阴阳俱病，命曰风痹。风寒伤形。（针刺三十一。）

人一呼脉三动，一吸脉三动而躁，尺不热脉滑曰病风。（脉色三。）

脉大血少者，脉有风气。（疾病二十一。）

脉滑曰风。（脉色十六。）

来徐去疾，上虚下实，为恶风也。故中恶风者，阳受气也。（脉色二十一。）

二阳之病发心脾，其传为风消。（疾病六。）

面肿曰风。（疾病五十九。）

正邪者，身形若用力汗出，腠理开，逢虚风，其中人也微，故莫知其情，莫见其形。（针刺十三。）

八风伤人为病。（运气三十五。）

一

阴主寒，阳主热，寒甚则热，热甚则寒，故曰寒生热，热生寒，此阴阳之变也。（见脉色类三十三。）

寒极生热，热极生寒。寒气生浊，热气生清。清气在下，则生飧泄；浊气在上，则生 胀。重寒则热，重热则寒。

寒伤形，热伤气。（阴阳一。）

故犯贼风虚邪者，阳受之，阳受之，则入六腑，入六腑，则身热不时卧，上为喘呼。（疾病十三。）

阳胜者则为热，阴胜者则为寒，寒则真气去，去则虚，虚则寒搏于皮肤之间。寒胜其热，则骨疼肉枯，热胜其寒，则烂肉腐肌为脓，内伤骨，内伤骨为骨蚀。（疾病四。）

寒则腠理闭，气不行，故气收矣。炅则腠理开，营卫通，汗大泄，故气泄矣。（疾病二十六。）

寒多则筋挛骨痛，热多则筋弛骨消，肉烁而破，毛直而败。（经络三十一。）

寒多则凝泣，凝泣则青黑；热多则淖泽，淖泽则黄赤。（脉色三十五。）

寒则反折筋急，热则筋弛纵不收，阴痿不用。阳急则反折，阴急则俯不伸。（疾病六十九。）

阴气不足则内热，阳气有余则外热，内热相搏，热于怀炭，外畏绵帛近，不可近身，又不可近席。（针刺类三十三。）

三阳为病发寒热。（疾病六。）

阳明所谓洒洒振寒者，阳明者午也，五月盛阳之阴也，阳盛而阴气加之，故洒洒振寒也。（疾病十一。）

肺脉微急为肺寒热。脾脉小甚为寒热。（脉色十九。）

寸口脉沉而弱，沉而喘，曰寒热。缓而滑，曰热中。脉尺粗常热者，谓之热中。（脉色十六。）

夏脉太过，则令人身热而肤痛，为浸淫。（脉色十。）

沉细数散者，寒热也。推而内之，外而不内，身有热也。（脉色二十一。）

其寒饮食入胃，从肺脉上至于肺则肺寒，肺寒则外内合邪。（疾病五十二。）

荣卫稽留，卫散营溢，气竭血着，外为发热，内为少气。（经络八。）

血并于阳，气并于阴，乃为炅中。（疾病十九。）

喜怒不适，食饮不节，寒温不时，则寒汁流于肠中，流于肠中则虫寒，虫寒则积聚，守于下管，则肠胃充郭，卫气不营，邪气居之。（针刺四十八。）

形寒，寒饮则伤肺。（疾病三。）

中热则胃中消谷，消谷则虫上下作，肠胃充郭故胃缓，胃缓则气逆，故唾出。（疾病五十八。）

气虚身热，此谓反也。气实者，热也。气虚者，寒也。（疾病二十一。）

皮寒热者，不可附席，毛发焦，鼻槁腊。肌寒热者，肌痛，毛发焦而唇槁腊。骨寒热者，病无所安，汗注不休。齿未槁，取其少阴于阴股之络；齿已槁，死不治。骨厥亦然。（针刺四十一。）

掌中热者，腹中热；掌中寒者，腹中寒。鱼上白肉有青血脉者，胃中有寒。（脉色十八。）

中热消瘅则便寒，寒中之属则便热。胃中热，则消谷，令人悬心善饥，脐以下皮热；肠中热，则出黄如糜，脐以下皮寒。胃中寒，则腹胀；肠中寒，则肠鸣飧泄。胃中寒，肠中热，则胀而且泄；胃中热，肠中寒，则疾饥，小腹痛胀。（论治二。）

血气者，喜温而恶寒，寒则泣而不流，温则消而去之。（疾病十九。）

小骨弱肉者，善病寒热。（疾病七十六。）

不远热则热至，不远寒则寒至。寒至则坚痞腹满，痛急下利之病生矣。热至则身热，吐下霍乱，痈疽疮疡，瞀郁注下，眴瘛肿胀，呕鼽衄头痛，骨节变肉痛，血溢血泄，淋之病生矣。（运气二十。）

诊寒热，赤脉上下至瞳子，见一脉一岁死，见一脉半一岁半死，见二脉二岁死，见二脉半二岁半死，见三脉三岁死。（脉色三十三。）

人之病，同时而伤，其身多热者易已，多寒者难已。（藏象二十二。）

二

人伤于寒而传为热，何也？岐伯曰：夫寒盛则生热也。（见针刺类三十九。）

气盛身寒，得之伤寒。气虚身热，得之伤暑。（疾病二十一。）

人一呼脉三动，一吸脉三动而躁，尺热曰病温。（脉色三。）

尺肤热甚、脉盛躁者，病温也。（脉色十八。）

疫疠有五。（论治二十。运气四十一、四十二。）

诸热病死生之刺。（针刺四十。）

三

犯贼风虚邪者，阳受之，阳受之则入六腑，入六腑则身热不时卧，上为喘呼。（见疾病类十三。）

太阳脏独至，厥喘虚气逆，是阴不足阳有余也。（脉色十五。）

太阴所谓上走心为噫者，阴盛而上走于阳明，阳明络属心，故曰上走心为噫也。所谓食则呕者，物盛满而上溢，故呕也。少阴所谓呕咳上气喘者，阴气在下，阳气在上，诸阳气浮，无所根据从，故呕咳上气喘也。（疾病十一。）

二阳之病发心脾，其传为息贲。（疾病六。）

一阳发病，少气善咳。二阳一阴发病，主惊骇背痛，善噫。（疾病六。）

足太阴病，舌本强，食则呕，胃脘痛，腹胀善噫。足厥阴肝所生病者。胸满呕逆。（疾病十。）

足太阴，厥气上逆，则霍乱。（经络五。）

阳明厥则喘而惋，惋则恶人。帝曰：或喘而死者，或喘而生者，何也？岐伯曰：厥逆连脏则死，连经则生。（疾病十二。）

胃为气逆为哕为恐。（疾病二十五。）

今有故寒气与新谷气，俱还入于胃，新故相乱，真邪相攻，气并相逆，复出于胃，故为哕。寒气客于胃，厥逆从下上散，复出于胃，故为噫。肺主为哕。（疾病七十九。）

寒气客于肠胃，厥逆上出，故痛而呕也。（疾病类六十六。）

心脉小甚为善哕。肺脉滑甚为息贲上气。肝脉缓甚为善呕。肾脉微缓为洞，洞者食不化，下嗌还出。（脉色十九。）

肝脉若搏，因血在胁下，令人喘逆。（脉色二十。）

肾者水脏，主津液，主卧与喘也。（疾病八十二。）

咳嗽烦冤者，是肾气之逆也。喘咳者，是水气并阳明也。（疾病九。）

心痹者，脉不通，烦则心下鼓，暴上气而喘。嗌干善噫。（疾病六十七。）

胆液泄，则口苦，胃气逆，则呕苦，故曰呕胆。（针刺四十七。）

咳嗽上气，厥在胸中，过在手阳明、太阴。（疾病十四。）

秋脉不及则令人喘，呼吸少气而咳，上气见血，下闻病音。（脉色十。）

劳则喘息汗出，外内皆越，故气耗矣。（疾病二十六。）

哕，以草刺鼻嚏，嚏而已；无息而疾迎引之，立已；大惊之，亦可已。（针刺五十三。）

病深者，其声哕。（针刺九。）

刺中心，一日死，其动为噫。刺中肺，三日死，其动为咳。刺中胆，一日半死，其动为呕。刺缺盆中，内陷气泄，令人喘咳逆。（针刺六十四。）

若有七诊之病，其脉候亦败者死矣，必发哕噫。（脉色二十五。）

太阴终者，善噫善呕。（疾病九十七。）

四

黄帝曰：少阴何以主肾？肾何以主水？岐伯曰：肾者至阴也，至阴者盛水也，肺者太阴也，少阴者冬脉也，故其本在肾，其末在肺，皆聚水也。肾者胃之关也，关门不利，故聚水而从其类也。肾者牝脏也，地气上者属于肾，而生水液也，故曰至阴。故水病下为胕肿大腹，上为喘呼不得卧者，标本俱病。（见针刺类三十八。）

诸有水气者，微肿先见于目下也。水者阴也，目下亦阴也，腹者至阴之所居，故水在腹者，必使目下肿也。诸水病者，故不得卧，卧则惊，惊则咳甚也。（疾病三十一。）

天寒则腠理闭，气湿不行，水下留于膀胱，则为溺与气。阴阳气道不通，四海闭塞，三焦不泻，津液不化，留于下焦，不得渗膀胱，则下焦胀，水溢，则为水胀。（疾病五十八。）

阳明所谓上喘而为水者，阴气下而复上，上则邪客于脏腑间，故为水也。所谓胸痛少气者，水气在脏腑也，水者阴气也，阴气在中，故胸痛少气也。太阴所谓病胀者，太阴子也，十一月万物气皆藏于中，故曰病胀。（疾病十一。）

目窠上微痈，如新卧起状，其颈脉动，时咳，按其手足上而不起者，风水肤胀也。（脉色十八。疾病五十七略同。）

本之于肾，名曰风水。（针刺三十八。）

肾肝并沉为石水，并浮为风水。（脉色二十四。）

肺移寒于肾，为涌水，涌水者，按腹不坚，水气客于大肠，疾行则鸣濯濯如囊裹浆，水之病也。（疾病四十六。）

肝满肾满肺满，皆实，即为肿。肺之雍，喘而两满。肝雍，两满，卧则惊，不得小便。肾雍，下至少腹满，胫有大小，髀大，跛易偏枯。（脉色二十四。）

肾气实则胀。（藏象十。）

志有余则腹胀。（疾病十八。）

足太阴，虚则鼓胀。（经络五。）

胃病则大腹水肿，膝膑肿痛。胃中寒则胀满。（疾病十。）

肝脉软而散、色泽者，当病溢饮，溢饮者渴暴多饮，而易入肌皮肠胃之外也。胃脉实则胀。（脉色二十。）

中满者，泻之于内。（论治八。）

水俞五十七穴。（针刺三十八。）

三焦病者，腹气满，小腹尤坚，不得小便，窘急，溢则水，留即为胀，候在足太阳之外大络。（针刺二十四。）

下焦溢为水。（疾病二十五。）

浊气在上，则生䐜胀。（阴阳一。）

不得卧、卧则喘者，是水气之客也，夫水者循津液而流也，肾者水脏，主津液，主卧与喘也。（疾病八十二。）

阴阳结斜，多阴少阳曰石水，少腹肿。三阴结谓之水。（疾病六。）

肾脉微大为石水，起脐已下至小腹腄腄然，上至胃脘，死不治。（脉色十九。）

因于气为肿，四维相代，阳气乃竭。（疾病五。）

饮食不节、起居不时者阴受之，阴受之则入五脏，入五脏则 满闭塞。（疾病十三。）

其有不从毫毛生，而五脏阳已竭也，津液充郭，其魄独居，孤精于内，气耗于外，形不可与衣相保，此四极急而动中，是气拒于内，而形施于外。（论治十五。）

盛而紧曰胀。（脉色十六。）

北方者，其民乐野处而乳食，脏寒生满病。（论治类九。）

适寒凉者胀。（运气十六。）

下牙车为腹满。（疾病四十四。）

男子如蛊，女子如。（针刺五十三。）

五

病痛者阴也，痛而以手按之不得者，阴也。痒者阳也。（见针刺类五十三。）

痛者，寒气多也，有寒故痛也。（疾病六十七。）

实者，外坚充满，不可按之，按之则痛。虚者，聂辟气不足，按之则气足以温之，故快然而不痛。（疾病十九。）

病热而有所痛者何也？（疾病四十五。）

气伤痛，形伤肿。故先痛而后肿者，气伤形也；先肿而后痛者，形伤气也。（阴阳一。）

天暑衣浓则腠理开，故汗出；寒留于分肉之间，聚沫则为痛。（疾病五十八。）

寸口脉中手短者，曰头痛。中手长者，曰足胫痛；中手促上击者，曰肩背痛；寸口脉沉而弱，曰寒热及疝瘕少腹痛；沉而横，曰腹中有横积痛；脉急者，曰疝瘕少腹痛。（脉色十六。）

心脉微急为心痛引背，食不下。（脉色十九。）

诸细而沉者，皆在阴，则为骨痛。按之至骨，脉气少者，腰脊痛而身有痹也。（脉色二十一。）

新积痛可移者，易已也；积不痛，难已也。（经络十二。）

肾心痛。胃心痛。脾心痛。肝心痛。肺心痛。真心痛。（针刺四十六。）

诸经腰痛。（针刺四十九。）

诸痛痒疮，皆属于心。（疾病一。）

木郁之发，民病胃脘当心而痛。土郁之发则心痛。金郁之发，心胁满引小腹，暴痛不可反侧。水郁之发，民病寒客心痛。火郁之发，民病骨痛，腹中暴痛。（运气二十三。）

六

积之始生，得寒乃生，厥乃成积也。寒气上入于肠胃则胕胀，胀则肠外之汁沫迫聚不得散，日以成积。（见疾病类二。）

推而外之，内而不外，有心腹积也。（脉色二十一。）

心脉微缓为伏梁，在心下。肝脉微急为肥气，在胁下若覆杯。肾脉微急为奔豚。（脉色十九。）

赤脉之至也，喘而坚，诊曰有积气在中，时害于食，名曰心痹。白脉之至也，喘而浮，上虚下实，惊，有积气在胸中，喘而虚，名曰肺痹。青脉之至也，长而左右弹，有积气在心下支，名曰肝痹，得之寒湿，与疝同法。黄脉之至也，大而虚，有积气在腹中，有厥气，名曰厥疝。黑脉之至也，上坚而大，有积气在小腹与阴，名曰肾痹。（脉色三十四。）

肾脉微急为沉厥奔豚。（脉色十九。）

寸口脉沉而横，曰胁下有积，腹中有横积痛。（脉色十六。）

肾脉小急，肝脉小急，心脉小急，不鼓皆为瘕。三阳急为瘕。（脉色二十四。）

盛喘数绝者，则病在中；结而横，有积矣。（脉色十一。）

手少阴之筋病内急，心承伏梁。（疾病六十九。）

颊下逆颧为大瘕。（疾病四十四。）

小肠移热于大肠，为瘕。（疾病四十六。）

任脉为病，女子带下瘕聚。（经络二十七。）

积痛可移者，易已也；积不痛，难已也。（经络十二。）

有故无殒，亦无殒也。大积大聚，其可犯也，衰其大半而止，过者死。（论治十三。）

七

邪入于阳，则狂。（见疾病类二十五。）

阳重脱者易狂。（藏象三十。）

阴不胜其阳，则脉流薄疾，并乃狂。（疾病五。）

血并于阴，气并于阳，故为惊狂。（疾病十九。）

心脉满大，肝脉小急，痫筋挛。肝脉骛暴，有所惊骇。肾肝并小弦欲惊。二阴急为痫厥，二阳急为惊。脉至如数，使人暴惊。（脉色二十四。）

心脉缓甚为狂笑。肺脉急甚为癫疾。肾脉急甚为骨癫疾。（脉色十九。）

肝悲哀动中则伤魂，魂伤则狂忘不精。肺喜乐无极则伤魄，魄伤则狂，狂者意不存人。（藏象九。）

太阳所谓甚则狂巅疾者，阳尽在上而阴气从下，下虚上实，故狂巅疾也。病至则欲乘高而歌，弃衣而走者，阴阳复争，而外并于阳，故使之弃衣而走也。（疾病十一。）

刺灸癫狂。癫疾者，疾发如狂者，死不治。病在诸阳脉，且寒且热，诸分且寒且热，名曰狂。病初发，岁一发不治，月一发不治，月四五发，名曰癫病。（针刺三十七。）

石之则阳气虚，虚则狂。（疾病三十八。）

八

二阳之病发心脾，其传为风消。一阳发病，其传为隔。二阳结谓之消。三阳结谓之隔。（见疾病类六。）

心移寒于肺，肺消，肺消者，饮一溲二，死不治。心移热于肺，传为膈消。大肠移热于胃，善食而瘦，又谓之食亦。

胃移热于胆，亦曰食亦。（疾病四十六。）

心脉微小为消瘅。肺脉微小为消瘅。肝脉微小为消瘅。脾脉微急为膈中，食饮入而还出。脾脉微小为消瘅。肾脉微小为消瘅。（脉色十九。）

五脏皆柔弱者，善病消瘅。（疾病七十六。）

五脏脆者，皆善病消瘅易伤。（藏象二十八。）

中热消瘅则便寒。胃中热则消谷，令人悬心善饥。（论治二。）

瘅成为消中。（疾病七十七。）

肝传之脾，病名曰脾风发瘅，腹中热烦心，出黄。（疾病二十九。）

身痛而色微黄，齿垢黄，爪甲上黄，黄胆也，安卧小便黄赤，脉小而寒者不嗜食。冬伤于寒，春生瘅热。（脉色三十三。）

肾所生病为黄胆。（疾病十。）

凡治消瘅，肥贵人则高粱之疾也。隔则闭绝，上下不通，则暴忧之病也。（疾病七十八。）

胃脉沉鼓涩，胃外鼓大，心脉小坚急，皆膈。（脉色二十四。）

胃风之状，颈多汗恶风，食饮不下，膈塞不通。（疾病二十八。）

气为上膈者，食饮入而还出。虫为下膈，下膈者，食晬时乃出。（针刺四十八。）

九

阴搏阳别，谓之有子。（见脉色类二十三。）

妇人手少阴脉动甚者，妊子也。（脉色二十三。）

有子无子，男尽七七，女尽八八。（藏象十三。）

督脉生病，女子不孕。（经络二十七。）

帝曰：妇人重身，毒之何如？岐伯曰：有故无殒，亦无殒也。（论治十三。）

十

厥逆者，寒湿之起也。（见脉色类三十二。）

厥则目无所见。夫人厥，则阳气并于上，阴气并于下。阳并于上，则火独光也；阴并于下，则足寒，足寒则胀也。（疾病八十。）

血之与气并走于上，则为大厥，厥则暴死，气复反则生，不反则死。（疾病十九。）

脉至如喘，名曰暴厥，暴厥者不知与人言。（脉色二十四。）

内夺而厥，则为喑俳，此肾虚也，少阴不至者，厥也。肝气当治而未得，故善怒，善怒者，名曰煎厥。（疾病十一。）

阳气者，烦劳则张，精绝，辟积于夏，使人煎厥。阳气者，大怒则形气绝，而血菀于上，使人薄厥。（疾病五。）

三阳为病发寒热，及为痿厥。二阳一阴发病，主惊骇背痛，善噫善欠，名曰风厥。（疾病类六。）

脉俱沉细数者，少阴厥也。（脉色二十一。）

肾气虚则厥。（藏象十。）

志不足则厥。（疾病十八。）

冲脉并少阴之经，故别络结则跗上不动，不动则厥，厥则寒矣。（针刺二十。）

气逆者足寒也。（疾病十六。）

下气不足，则乃为痿厥心。（疾病七十九。）

五络俱竭，令人身脉皆动而形无知也，其状若尸，或曰尸厥。（针刺三十。）

风逆，暴四肢肿，身漯漯，唏然时寒，饥则烦，饱则善变。厥逆为病也，足暴，胸若将裂，肠若将以刀切之，烦而不能食，脉大小皆涩。厥逆，腹胀满肠鸣，胸满不得息。诸厥之刺。（针刺五十。）

一上不下，寒厥到膝，少者秋冬死，老者秋冬生。（疾病八十四。）

厥在于足，宗气不下，脉中之血，凝而留止，弗之火调，弗能取之。（针刺三十五。）

阳明在泉，主胜则腰重腹痛，少腹生寒，下为溏，则寒厥于肠。（运气三十。）

阳明厥则喘而惋，惋则恶人。厥逆连脏则死，连经则生。（疾病十二。）

卧出而风吹之，血凝于肤者为痹，凝于脉者为泣，凝于足者为厥，此三者，血行而不得反其空，故为痹厥也。（经络二十一。）

邪入于阴则痹。（疾病二十五。）

八风伤人，内舍于骨解腰脊节腠理之间，为深痹。（针刺二。）

病在阳者，命曰风，病在阴者，命曰痹，阴阳俱病，命曰风痹。（针刺三十一。）

阴痹者按之不得，腰脊头项痛，时眩，大便难，阴气不用，饥不欲食，咳唾则有血，心如悬，病本于肾。（运气二十五太阴司天。又针刺二十五略同。）

粗理而肉不坚者，善病痹。（疾病七十六。）

寒痹之为病也，留而不去，时痛而皮不仁。（针刺三十二。）

是人多痹气也，阳气少，阴气多，故身寒如从水中出。（疾病四十五。）

积寒留舍，荣卫不居，卷肉缩筋，肋肘不得伸，内为骨痹，外为不仁。（经络八。）

一呼脉三动，一吸脉三动，脉涩，曰痹。（脉色三。）

病在筋，筋挛节痛，不可以行，名曰筋痹。病在肌肤，肌肤尽痛，名曰肌痹，伤于寒湿。病在骨，骨重不可举，骨髓酸痛，寒气至，名曰骨痹。（针刺五十。）

风寒入舍于肺，名曰肺痹，发咳上气。肺即传而行之肝，病名曰肝痹，一名曰厥，胁痛出食。（疾病二十九。）

按之至骨，脉气少者，腰脊痛而身有痹也。（脉色二十一。）

厥阴之复，甚则入脾，食痹而吐。（运气二十八。）

胃脉软而散者，当病食痹。（脉色二十。）

心痹。肺痹。肝痹。肾痹。脾曰厥疝。（脉色三十四。）

南方者，其民嗜酸而食，其病挛痹。中央者，其民食杂而不劳，故其病多痿厥寒热。（论治类九。）

心脉微大为心痹引背。肺脉微缓为偏风。肺脉微大为肺痹，引胸背。肝脉微大为肝痹，阴缩，咳引小腹。脾脉缓甚为痿厥；微缓为风痿，四肢不用，心慧然若无病。肾脉微急为沉厥。微滑为骨痿，坐不能起，起则目无所见。（脉色十九。）

精伤则骨痿厥，精时自下。（藏象九。）

湿热不攘，大筋短，小筋弛长，短为拘，弛长为痿。（疾病五。）

阳明为阖，阖折则气无所止息而痿疾起矣。（经络三十。）

十一

阳之汗，以天地之雨名之。（见阴阳类四。）

阳气有余，为身热无汗，阴气有余，为多汗身寒，阴阳有余，则无汗而寒。（脉色二十一。）

阳加于阴谓之汗。（脉色二十九。）

阳胜则身热，腠理闭，喘粗，汗不出。阴胜则身寒汗出。（阴阳二。）

阴虚者阳必凑之，故少气时热而汗出也。（疾病三十一。）

津脱者，腠理开，汗大泄。（藏象二十五。）

血之与气，异名同类焉。故夺血者无汗，夺汗者无血，故人有两死而无两生。（经络二十三。）

风从外入，令人振寒汗出。（针刺三十六。）

暑当与汗皆出，勿止。（疾病四十一。）

夏暑汗不出者，秋成风疟。（疾病二十七。）

因于暑，汗，烦则喘满，静则多言，体若燔炭，汗出而散。汗出偏沮，使人偏枯，汗出见湿，乃生痤疿。劳汗当风，寒薄为，郁乃痤。魄汗未尽，形弱而气烁，穴俞以闭，发为风疟。（疾病五。）

魄汗未藏。（疾病六。）

惊而夺精，汗出于心。持重远行，汗出于肾。疾走恐惧，汗出于肝，摇体劳苦，汗出于脾。饮食饱甚，汗出于胃。

醉饱行房，汗出于脾。（运气四十四。疾病五十三。）

勇而劳甚，则肾汗出。所谓玄府者，汗空也。（针刺三十八。）

肉不坚，腠理疏，则善病风厥漉汁。（疾病七十六。）

炅则，腠理开，荣卫通，汗大泄，故气泄矣。劳则，喘息汗出，外内皆越，故气耗矣。（疾病二十六。）

人所以汗出者，皆生于谷，谷生于精，今邪气交争于骨肉而得汗者，是邪却而精胜也。复热者邪气也，汗者精气也，今汗出而辄复热者，是邪胜也。汗出而脉尚躁者死。（疾病四十三。）

其多汗而濡者，此其逢湿甚也，阳气少，阴气盛，两气相感，故汗出而濡也。（疾病六十七。）

肺脉软而散者，当病灌汗。（脉色二十。）

尺涩脉滑，谓之多汗。（脉色十六。）

肺脉缓甚为多汗。（脉色十九。）

热病而汗且出，及脉顺可汗者，取之鱼际、太渊、大都、太白，泻之则热去，补之则汗出，汗出太甚，取内踝上横脉以止之。（针刺四十）。

臂太阴可汗出，足阳明可汗出。故取阴而汗出甚者，止之于阳；取阳而汗出甚者，止之于阴。（针刺五十四。）

肺病者，背痛汗出。肾病者，汗出憎风。（疾病十七。）

十二

平旦阴尽，阳气出于目，目张则气上行于头。夜行于阴，而复合于目。（见经络类二十五。）

阳气尽，阴气盛，则目瞑；阴气尽而阳气盛，则寤矣。（疾病七十九。）

阴蹻阳蹻，阴阳相交，交于目锐，阳气盛则 目，阴气盛则瞑目。（针刺四十四。）

老人之不夜瞑。少壮之人不昼瞑。（经络二十三。）

不能正偃者，胃中不和也。诸水病者，故不得卧，卧则惊，惊则咳甚也。（疾病三十一。）

水病下为附肿大腹，上为喘呼不得卧者，标本俱病。（针刺三十八。）

十三

任脉为病。男子内结七疝。督脉生病，从少腹上冲心而痛，不得前后，为冲疝。（见经络类二十七。）

邪客于足厥阴之络，令人卒疝暴痛。（针刺三十。）

肝所生病，为狐疝。（疾病十。）

足厥阴病，丈夫疝，妇人少腹肿。（疾病十。）

厥阴所谓疝，妇人少腹肿也。阴亦盛而脉胀不通，故曰㿗疝也。（疾病十一。）

足厥阴，气逆则睾肿卒疝。（经络五。）

三阳为病发寒热，其传为疝，（疾病六。）

足阳明之筋病，疝腹筋急。（疾病六十九。）

脾传之肾，病名曰疝瘕，少腹冤热而痛，出白，一名曰蛊。（疾病二十九。）

肾下则腰尻痛，不可以俯仰，为狐疝。（藏象二十八。）

病在少腹，腹痛不得大小便，病名曰疝，得之寒。（针刺四十七。）

寸口脉沉而弱，疝瘕少腹痛。脉急者，疝瘕少腹痛。（脉色十六。）

诊得心脉而急，病名心疝，少腹当有形也。（脉色二十。）

心脉微滑为心疝，引脐小腹鸣。肝脉滑甚为疝。脾脉微大为疝气，滑甚为癃，涩甚为肠，微涩为内，多下脓血。肾脉滑甚为癃。（脉色十九。）

青脉之至也，长而左右弹，有积气在心下支，名曰肝痹，得之寒湿，与疝同法。黄脉之至也，大而虚，有积气在腹中，有厥气，名曰厥疝，女子同法。（脉色三十四。）

肾脉大急沉，肝脉大急沉，皆为疝。心脉搏滑急，为心疝，肺脉沉搏，为肺疝。三阴急为疝。（脉色二十四。）

阳明司天，丈夫疝，妇人少腹痛。（运气二十五。）

阳明之胜，外发疝。（运气二十七。）

太阴在泉，主胜甚则为疝，（运气三十。）

岁太阳在泉，民病少腹控睾，引腰脊，上冲心痛。（运气二十五。）

太阳之复，少腹控睾，引腰脊，上冲心。（运气二十八。）

小腹控睾，引腰脊，上冲心，邪在小肠者，连睾系，属于脊。（针刺四十七。）

小肠病者，小腹痛，腰脊控睾而痛，时窘之后。（针刺二十四。）

十四

食饮不节、起居不时者，阴受之，阴受之则入五脏，入五脏则　满闭塞，下为飧泄，久为肠。（见疾病类十三。）

肾所生病为肠。（疾病十。）

风客淫气，精乃亡，邪伤肝也。因而饱食，筋脉横解，肠澼为痔。（疾病五。）

脾脉外鼓沉为肠澼，久自已。肝脉小缓为肠澼，易治。督脉小搏沉为肠下血，血温身热者死。心肝亦下血，二脏同病者可治，其脉小沉涩为肠澼，其身热者死，热见七日死。（脉色二十四。）

大便赤瓣，飧泄脉小者，手足寒，难已；飧泄脉小，手足

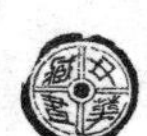

温，泄易已。春伤于风，夏生后泄肠。（脉色三十三。）

肾移热于脾，传为虚，肠死。（疾病四十六。）

阴阳虚，肠死。（脉色二十九。）

虚邪之中人也，留而不去，传舍于肠胃，在肠胃之时，贲向腹胀，多寒则肠鸣飧泄食不化，多热则溏出麋。（疾病二。）

脾虚则腹满肠鸣，飧泄食不化。（疾病十七。）

清气在下，则生飧泄。春伤于风，夏生飧泄。（阴阳一。）

数动一代者，病在阳之脉也，泄及便脓血。（脉血二十一。）

肺脉小甚为泄。肾脉小甚为洞泄。（脉色十九。）

尺寒脉细，谓之后泄。（脉色十六。）

胃脉虚则泄。（脉色二十。）

志有余，则腹胀飧泄。（疾病十八。）

怒则气逆，甚则呕血及飧泄。（疾病二十六。）

肝所生病者，胸满呕逆飧泄。（疾病十。）

久风为飧泄。（疾病七十七。）

飧泄取三阴。（针刺四十七。）

寒入下焦，传为濡泄。（运气二十七太阳之胜。）

肠溜。（疾病四。）

泄而脉大，脱血而脉实，皆难治。（脉色十二。）

湿胜则濡泄。（运气二十一。）

诸病水液，澄澈清冷，皆属于寒。暴注下迫，皆属于热。（疾病一。）

并于阴，则上下无常，薄为肠澼。（疾病八。）

寒至，则坚痞腹满，痛急下利之病生矣。（运气二十。）

十五

汗出见湿，乃生痤痱。高梁之变，足生大丁。劳汗当风，寒薄为，郁乃痤。营气不从，逆于肉理，乃生痈肿。（见疾病类五。）

阴与阳别，寒与热争，两气相搏，合为痈脓。（针刺类二。）

三阳为病发寒热，下为痈肿。（疾病六。）

虚邪之中人也，搏于脉中，则为血闭不通，则为痈。热胜其寒，则烂肉腐肌为脓，内伤骨，内伤骨为骨蚀。邪气中之，凝结日以易甚，连以聚居，为昔瘤。骨与气并，日以益大，则为骨疽。有热则化为脓，无热则为肉疽。（疾病类四。）

六腑不和，则留为痈。（经络二十二。）

五脏身有五部：伏兔一，腓二，背三，五脏之　四，项五。此五部有痈疽者死。凡刺之害，不中而去则致气，致气则生为痈疽也。（针刺五十四。）

东方之域，其民食鱼而嗜咸，其病皆为痈疡。（论治九。）

肺脉微涩为鼠，在颈支腋之间。肝脉大甚为内痈，善呕衄。肾脉涩甚为大痈。（脉色十九。）

少阳厥逆，发肠痈不可治，惊者死。（疾病三十五。）

岁水不及，民病寒疡流水。（运气十。）

邪溢气壅，脉热肉败，荣卫不行，必将为脓，内销骨髓，外破大，留于节凑，必将为败。（经络八。）

之温热者疮。（运气十六。）

所谓少针石者，非痈疽之谓也，痈疽不得顷时回。痈不知所。掖痈。暴痈。（针刺五十五。）

十六

风胜则动，热胜则肿，燥胜则干，寒胜则浮，湿胜则濡泻。（见阴阳类一。运气类二十一。）

搏脉痹躄，寒热之交。脉孤为消气，虚泄为夺血。孤为逆，虚为从。（论治十四。）

大则病进。（脉色二十一。）

中外病：春脉如弦，其气来实而强，此谓太过，病在外；其气来不实而微，此谓不及，病在中。夏脉如钩，其气来盛去亦盛，此谓太过，病在外；其气来不盛去反盛，此谓不及，病在中，秋脉如浮，其气来毛而中央坚、两旁虚，此谓太过，病在外；其气来毛而微，此谓不及，病在中。冬脉如营，其气来如弹石者，此谓太过，病在外；其去如数者，此谓不及，病在

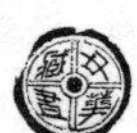

中。四时脾脉，其来如水之流者，此谓太过，病在外；如鸟之喙者，此谓不及，在病中。（俱脉色十。）

寸口脉沉而坚者，曰病在中；寸中脉浮而盛者，曰病在外。脉盛滑坚者，曰病在外；脉小实而坚者，病在内。（俱脉色十六。））

病在中脉虚，病在外脉涩坚者，皆难治。病在中脉实坚，病在外脉不实坚者，皆难治。（俱脉色十二。）

盛喘数绝者，则病在中。（脉色十一。）

病在中而不实不坚，且聚且散。（论治六。））

新久病：脉小弱以涩，谓之久病；脉滑浮而疾者，谓之新病。（脉色十六。）新病久病，毁伤脉色。（脉色三十六。）

其久病者，病去而瘠，必养必和，待其来复。（论治十二。）

暴病：太阳为开，开折则肉节渎而暴病起矣。（经络三十。）

解：冬脉太过则令人解，脊脉痛而少气不欲言。（脉色十。）尺脉缓涩，谓之解。（脉色十六。）足少阳之疟，令人身体解，寒不甚，热不甚，恶见人，见人心惕惕然，热多汗出甚。（疾病五十。）刺骨无伤髓，髓伤则销铄胻酸，体解㑊然不去矣。（针刺六十三。）

食亦：大肠移热于胃，善食而瘦，又谓之食亦。胃移热于胆，亦曰食亦。（疾病四十六。）

毁伤：肝与肾脉并至，其色苍赤，当病毁伤，不见血，已见血，湿若中水也。（脉色三十六。）

人有所堕坠，恶血留内，腹中满胀，不得前后，先饮利药，此上伤厥阴之脉，下伤少阴之络。（针刺三十。）

痱：痱之为病也，身无痛者，四肢不收。智乱不甚，其言微知，可治；甚则不能言，不可治也。（针刺三十六。）

大偻：阳气者，精则养神，柔则养筋，开阖不得，寒气从之，乃生大偻，陷脉为瘘。（疾病五。）

体重：肝虚肾虚脾虚，皆令人体重烦冤。（疾病九。）少阳所谓不可反侧者，阴气藏物也，物藏则不动，故不可反侧也。

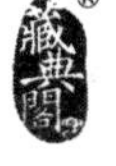

（疾病十一。）

柔：肺移热于肾，传为柔。（疾病四十六。）

谵妄：厥阴厥逆，前闭谵言。（疾病三十五。）阳盛则使人妄言骂詈，不避亲疏。（疾病十二。）

膈洞：太阴为开，开折，则仓廪无所输膈洞，故开折者气不足而生病也。（经络三十。）肾脉微缓为洞，洞者，食不化，下嗌还出。（脉色十九。）

重强：脾脉不及，则令人九窍不通，名曰重强。（脉色十。）

蛟蛔：心肠痛，作痛，肿聚，往来上下行，痛有休止，腹热喜渴涎出者，是蛟蛔也。（针刺四十六。）脾脉微滑，为虫毒蛔蝎腹热。（脉色十九。）

龋齿：诊龋齿痛，按其阳之来，有过者独热，在左左热，在右右热，在上上热，在下下热。（脉色三十三。）手阳明实则龋聋。（经络五。）

五运太过不及，下应民病。（运气十。）

五运三气之病。（运气十三。）

天气地气制有所从之病。（运气十四。）

六十年运气政令之病。（运气十七。）

五郁之发为病。（运气二十三。）

天地淫胜病治。（运气二十五。）

六气相胜病治。（运气二十七。）

六气之复病治。（运气二十八。）

客主胜而无复病治。（运气三十。）

升降不前，气变民病之异。（运气三十八。）

不迁正退位，气变民病之异。（运气四十。）

刺治诸病。（针刺五十三。）

十七

得神者昌，失神者亡。（见论治类十七。运气四十四。）

人以水谷为本，故人绝，水谷则死，脉无，胃气亦死。（脉色十二。）

人无胃气曰逆，逆者死。（脉色十一。）

所谓阴者，真脏也，见则为败，败必死也。别于阳者，知病处也；别于阴者，知死生之期。（脉色二十六。）

五脏，主藏精者也，不可伤，伤则失守而阴虚，阴虚则无气，无气则死矣。（藏象九。）

心伤则神去，神去则死矣。（针刺二十三。）

五脏已败，其色必夭，夭必死矣。（脉色五。）

平人而气胜形者寿；病而形肉脱、气胜形者死，形胜气者，危矣。（藏象十五。）

大骨枯槁，大肉陷下，胸中气满，喘息不便，其气动形，期六月死，真脏脉见，乃予之期日。（脉色二十七通章宜察。）

形弱气虚死；形气有余，脉气不足死；脉气有余，形气不足生。（脉色七。）

形盛脉细，少气不足以息者危。形瘦脉大，胸中多气者死。目内陷者死。脱肉身不去者死。足太阳气绝者，其足不可屈伸，死必戴眼。寒热病者，以平旦死。热中及热病者，以日中死。病风者，以日夕死。病水者，以夜半死。形肉已脱，九候虽调，犹死。皮肤着者死。瞳子高者太阳不足，戴眼者，太阳已绝，此决死生之要，不可不察也。（脉色类二十五。）

阴阳皆脱者，暴死。（藏象三十。）

阴阳如一者，病难治。（针刺二十三。）

人生有两死而无两生。（经络二十三。）

心怵惕思虑，则伤神，毛悴色夭死于冬。脾愁忧不解，则伤意，毛悴色夭死于春。肝悲哀动中，则伤魂，毛悴色夭死于秋。

肺喜乐无极，则伤魄，毛悴色夭死于夏。肾盛怒不止，则伤志，毛悴色夭死于季夏。（藏象九。）

阴阳俱动，乍有形，乍无形，加以烦心，命曰阴胜其阳，此谓不表不里，其形不久。（针刺三十一。）

热病七日八日，脉微小，病者溲血口中干，一日半而死，脉代者一日死。热病已得汗出，而脉尚躁，喘且复热，勿刺肤，喘甚者死。热病七日八日，脉不躁，躁不散数，后三日中有汗，三日不汗四日死。热病不知所痛，耳聋不能自收，口干，阳热甚，阴颇有寒者，热在髓，死不可治。热病已得汗而脉尚躁盛，此阴脉之极也，死；其得汗而脉静者，生。热病者，脉尚盛躁而不得汗者，此阳脉之极也，死；脉盛躁得汗静者，生。热病不可刺者有九：一曰，汗不出，大颧发赤，哕者死。二曰，泄而腹满甚者死。三曰，目不明，热不已者死。四曰，老人婴儿热而腹满者死。五曰，汗不出，呕下血者死。六曰，舌本烂，热不已者死。七曰，咳而衄，汗不出，出不至足者死。八曰，髓热者死。九曰，热而痉者死，腰折瘈，齿噤也。（针刺四十。）

热病脉静，汗已出，脉盛躁，是一逆也；病泄，脉洪大，是二逆也；着痹不移，肉破，身热，脉偏绝，是三逆也；淫而夺形身热，色夭然白，及后下血，血笃重，是谓四逆也；寒热夺形，脉坚搏，是谓五逆也。（针刺五十八。）

风热而脉静，泄而脱血脉实，病在中脉虚，病在外脉涩坚者，皆难治。形气相失，谓之难治。脉逆四时，为不可治。

病在中脉实坚，病在外脉不实坚者，皆难治。（脉色十二。）

色夭面脱不治，百日尽已。脉短气绝死，病温虚甚死。易，重阴死，重阳死。（论治十四。）

死阴之属，不过三日而死；生阳之属，不过四日而已。所谓生阳死阴者，肝之心谓之生阳，心之肺谓之死阴，肺之肾谓之重阴，肾之脾谓之辟阴，死不治。（疾病六。）

不治，法三月若六月，若三日若六日，传五脏而当死，是顺传所胜之次。故曰：别于阳者，知病从来；别于阴者，知死生之期。（藏象二十四。）

中执法者，其病速而危；中行令者，其病徐而持；中贵人者，其病暴而死。（运气七。）

真头痛，头痛甚，脑尽痛，手足寒至节，死不治。（针刺四十三。）

婴儿病，其头毛皆逆上者必死。（脉色三十三。）

坏腑无治。（针刺九。）

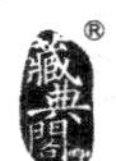

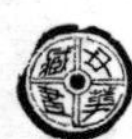

诸经脉证死期。（脉色二十四。）

真脏脉死期。（脉色二十八。）

阴阳虚搏，病候死期。（脉色二十九。）

骨寒热者，齿已槁，死不治。（针刺四十一。）

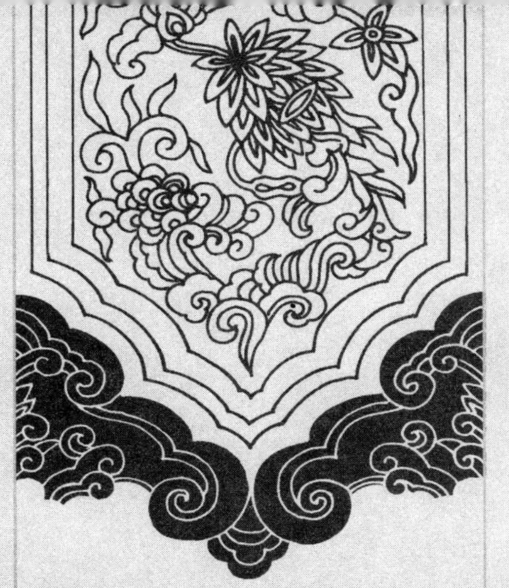

《灵素节注类编》

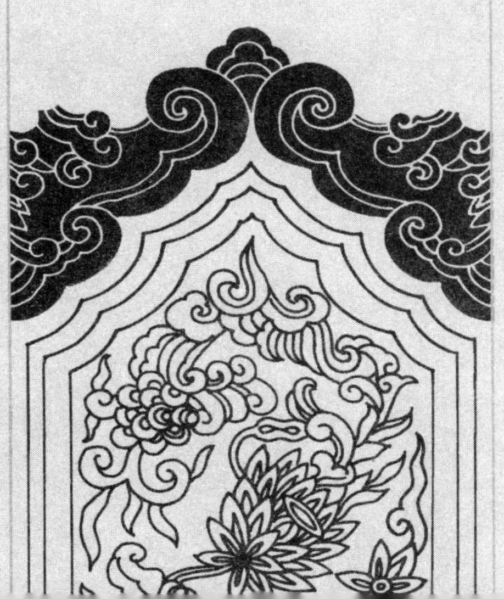

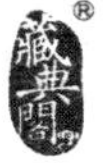

《灵素节注类编》自序

原夫古圣以天地之心为心，以黎庶为子。以黎庶为子，则不忍见其死，必欲全其生。欲全其生，则必明其所以生、所以死之理，于是着《灵枢》、《素问》若干篇。圣人阐明生死之理之书，称为《内经》者，盖以性命为内为重，事物为外为轻之意也。

朱子曰：天以阴阳五行化生万物，气以成形，而理亦赋焉。以其在天名理，赋物名性，同出异名，无非一灵而已。一灵乘气化以成形质，凡有血气者，皆有知觉也。惟人为万物之灵，禀阴阳五行之全气，故配天地为三才，而羲圣画卦有奇耦，表天地人之象也。天为阳，阳中有阴；地为阴，阴中有阳；人亦如之，故卦象必有六爻也。所以阳中有阴，阴中有阳者，阴阳互根于太极也。太极动而生阳，静而生阴，则太极为阴阳之根也。是故阴阳贵平，偏胜则偏害，偏甚则偏绝，其根脱而太极毁矣。太极者，阴阳环抱，浑元一气，人之命蒂也。主宰太极者，知觉神明，为天人合一之理，名曰性，故言天命之谓性也。一灵孕乎太极则生，阴阳气竭而太极毁则死。由是言之，所以生者，得气化之和也；所以病者，因气化之乖也；所以死者，由阴阳气绝也。）

故圣人详究天地阴阳五行生化之理，即以斡旋人身阴阳气血生化之源，以救其病，而保其生。呜呼！此圣人以天地之心为心，故能操造化之柄，而补天地之缺失，以垂教后世，使民无夭札之苦，其流泽何可穷尽哉。然理之微妙，通乎造化；事之重大，关乎性命。非有聪明特达之资不能悟其理，非有沉潜力学之功不能精其术，非有仁慈恻隐之心不能善其用，非有不忮不求之量不能行其道，然则医岂易言哉！若无实学而幸窃虚名者，是造孽也，非行道也。）

道之不行也，由于圣教之不明。圣教之不明，由于气化日薄，人心日浇，奸巧相角，名利是营，而于养生之道，未尝经

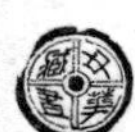

意，偶婴疾病，性命付诸医手，听其所为，莫能裁主，及至危殆，则平日营求自待者，毫无所用，束手待毙，徒深悲泣，诚可怜也。其业医者，不肯究心圣经理法，陋习相沿，不识阴阳虚实，通套一方，混治诸病，而谓道止如是，名为仁术，不知杀人于冥冥中。以他人身命，作自己生涯，试一扪心，果能安乎？夫医之杀人，固非有心，而不自量学术，即与有心杀人何异？每见有自医自病而戕其命者，何莫非冥报之速也，可不畏哉！孟子曰：择术不可不慎也。世上谋生之术亦多矣，何必据仁术之名，而蹈不仁之实乎。

愧余浅陋，年力已衰，未能阐圣道以挽颓风。前以一得之愚，着《医门棒喝》四卷，聊述此弊；而今残息苟延，复将《灵》、《素》要妙之文，节取注解，分类编辑，以为学人首当必读之书，略表古圣垂教之意，或于医道，不无小补。但经旨渊玄，管见之言，恐未尽当，尤望高明君子，不吝赐教，实为斯道之幸也。）

道光十四年岁次甲午孟春　会稽章楠谨序

例言

一《灵》、《素》圣经，原不应割裂，因欲便于学人揣摩，而分门类，古已有之，非余创也。既然有之，余又何必效颦？为因圣经辞简义广，后人注解，如管窥日，日光遍宇宙，窥见只一隅，故有明此不明彼者，明此不明彼，则其所见有似是而实非者。余故执余管而窥之，则所见有异于众者矣。窥既不离日，所见有不同，则何妨就吾管中所见者言之，俟明者择焉。

一　全经多系问答之言，类儒书之《论》、《孟》，可知由渐累积，而非成于一时者也。其于天人合一之理，反复详明，或举此以明彼，或援彼以证此，各篇辞义，故有重复。今观其辞同义别者，录之注明，其辞异义同者，不录，以省繁就简，期明义理而已。

一　是编专为方脉家设，而妇女小儿，事同一律，其针灸、外科、祝由等，另有专门，则不录。今体会经义，而分门类：一曰禀赋源流，二曰摄养为本，三曰阴阳脏腑，四曰营卫经络，五曰四诊合参，六曰外感内伤，七曰治法准则，八曰运气要略。虽分门类。仍将各篇原题标出，以备考证。如关两门要义者，两门俱收，注于一门，可随时查阅。

一　是经由黄帝问、岐伯述者，十居六七。其文义多古奥难解，间有脱讹，历来注家，纷纷聚讼，鲜有至当不易之论。其中又有词义浅显，似评似论，不类经语，所叙事实，不似上古者，以致后人生疑臆度，谓此书由战国时人所造，而非出自轩岐，此肤见也。大抵上古典诰，本来义奥字奇，必经翻译流传，儒典且然，遂多不类之文搀混，而世远年湮，自多脱讹。余前集中如君火、相火、夏至前病温、夏至后病暑，及秋伤于湿为讹等，均有辨论明其至理，以解历来疑窦者。余且不论，即如同人图所绘脏腑经络穴，若非天生神圣，谁能知之？如是详细，而丝毫不错乎？若谓由战国时人所造，即是其时之神圣，其时之神圣，又何必假托轩岐之名乎？且如秦越人述《难经》，发明其理，而称“经曰”者，皆《灵》、《素》之文，可见其为古经，尤足征矣。乃谓战国时书，岂非肤见可哂哉！读书而不求其理，率凭臆断，所谓以辞害意者也。今凡深奥简古之文，息心体会，详细辨注，必明其不易之理；其有文义明晰易解，毋须赘注者，则略之。此余之管见，所异于众者也。若采旧注，必标其名，不敢没其善也。

一　是经由诸圣问答，明医道之体，其用多针砭法，而汤方甚少。嗣后仲景重明其用，立汤剂法为述圣。然经明阴阳造化之源流，天人合一之至理，大无不包，细无不贯，本已体用俱备，而仲景特详脉证，准脉证，以立汤剂方法，为后世轨则。若外科、针灸等，虽别分支派，必以方脉为总纲，如诸科不明方脉之理，不能善其用。是仲景又为方脉祖圣，而传轩岐之道者。故《内经》立七方之制，而仲景因方以广其法。法者，即《内经》所明寒热温凉、辛甘咸苦酸淡之气味，准其相助相制、升降浮沉之功能，以合脉证之宜否施治，而立成方者也，故为医道之用。后世注《内经》者少，为其难解也。仲景书似乎易解，因而滥注者多，愈多则仲景之道愈晦，而不思不明《内经》之体，焉能达仲景之用？此所以轩岐之道脉，不绝

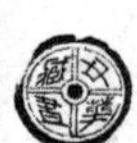

如缕。迄于近世，吴门叶薛徐王诸君子，已有中兴之象；延至于今，而能续此一缕者犹罕。静观相习之风，其一缕者将绝矣，可胜悼哉！

章楠又识

卷一

禀赋源流总论

六合之内，所贵者人，人所重者，性命也。有性命而后有道德，有道德而后有功业，则性命岂不重哉。而保卫性命者，医也。其为医者，不知禀赋源流，何以保卫性命乎？夫性者，灵也；命者，气也。一灵乘阴阳五行之气，生于天地之中，具太极之体，而与天地万物同根，故配天地为三才，而一身阴阳气血之生化，与天地生化万物无异也。灵无形而气有形，自无而至有者，为生，有形之气成质，而灵主于中也；自有而至无者，为死，形质消化为气，而灵归造化也。其生其死，造化为机枢，民可使由之，不可使知之。必悟道而后知机，知机，则顺其气化之迁流，而一灵固无变易也。故曰：朝闻道，夕死可矣。能知生之机，即知死之理。故曰：未知生，焉知死也。然既同其一灵，同根一气，而有智愚贤不肖之殊、强弱寿夭之异，何也？同具一灵者，性相近也；贤愚不一者，习相远也；寿夭不同者，气化之浓薄也。夫习染之害灵，犹尘之污镜，尘积日浓，则明镜日昏，至于暗昧无光，名为下愚不移者。是故灵明，则禀气清；灵昏，则禀气浊；灵强，则禀气浓；灵弱，则禀气薄，此贤愚寿夭所由分，不独人也，而万物皆然。孟子曰：志一则动气，气一则动志。夫心之所之谓之志，是心气出于一本也。故心能使气，而气能动心。所以习染之恶，最为昧灵；而气化之乖，亦甚害灵。是故儒圣之设教也，荡涤恶习以全其灵；医圣之设教也，斡旋气化以保其灵，二者相资，不可缺也。然教法垂于先圣，而能否保全其灵，又在各人之心志，而无关于外者。若欲斡旋气化以保灵，要必先明始生之理，故首列禀赋源流，而论其大略如此。

《素问·阴阳应象大论》岐伯曰：东方生风，风生木，木生酸，酸生肝，肝生筋，筋生心，肝主目。其在天为玄，在人为道，在地为化。化生五味，道生智，玄生神。神在天为风，在地为木，在体为筋，在脏为肝，在色为苍，在音为角，在声为呼，在变动为握，在窍为目，在味为酸，在志为怒。怒伤肝，悲胜怒；风伤筋，燥胜风；酸伤筋，辛胜酸。南方生热，热生火，火生苦，苦生心，心生血，血生脾，心主舌。其在天为热，在地为火，在体为脉，在脏为心，在色为赤，在音为征，在声为笑，在变动为忧，在窍为舌，在味为苦，在志为喜。喜伤心，恐胜喜；热伤气，寒胜热；苦伤气，咸胜苦。中央生湿，湿生土，土生甘，甘生脾，脾生肉，肉生肺，脾主口。其在天为湿，在地为土，在体为肉，在脏为脾，在色为黄，在音为宫，在声为歌，在变动为哕，在窍为口，在味为甘，在志为思。思伤脾，怒胜思；湿伤肉，风胜湿；甘伤肉，酸胜甘。西方生燥，燥生金，金生辛，辛生肺，肺生皮毛，皮毛生肾，肺主鼻。其在天为燥，在地为金，在体为皮毛，在脏为肺，在色为白，在音为商，在声为哭，在变动为咳，在窍为鼻，在味为辛，在志为忧。忧伤肺，喜胜忧；热伤皮毛，寒胜热；辛伤皮毛，苦胜辛。北方生寒，寒生水，水生咸，咸生肾，肾生骨髓，髓生肝，肾主耳。其在天为寒，在地为水，在体为骨，在脏为肾，在色为黑，在音为羽，在声为呻，在变动为，在窍为耳，在味为咸，在志为恐。恐伤肾，思胜恐；寒伤血，燥胜寒；咸伤血，甘胜咸。故曰：天地者，万物之上下也；阴阳者，血气之男女也；左右者，阴阳之道路也；水火者，阴阳之征兆也；阴阳者，万物之能始也。故曰：阴在内，阳之守也；阳在外，阴之使也。

此首明天人合一之道也。天以阴阳五行化生万物，气以成形。人为万物之灵，而始生之气禀于东者，所谓帝出乎震也。帝者，吾人之灵明主宰。当其在天，则为玄妙之理；在人，则为大道之源；在地，则为生化之本。以其为大道之源，而神智所由生，形体所由成者也，神出于震，寓于离，为一身主宰。震者，肝也；离者，心也。故自东方之木，生南方之火，由是而生土、生金、生水，则阴阳五行之气全而成质，则五脏、六腑、筋骨、血气之形体具矣。五脏禀五行之性，而神寓于心，

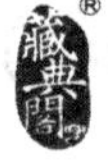

亦分为五行之用，如肝怒、心喜、脾思、肺忧、肾恐，各有所主也。五行相克相生，或有伤动，其气即偏而致病。假如肝木太过，则以肺金之克制者胜之，如其不足，则以肾水之相生者助之，余可类推矣。凡声色气味之生化制胜亦然。是故万物生成，无非出自天地阴阳之造化，而阴阳之气，互相为根，互相为用，故在人身，则阴居内，为阳之守，阳居外，为阴之使也。此统明先天生化，以成脏腑形躯，是为后天，而后天之气，由之生化，循环不息，乃为禀赋源流，天人合一之道也。

岐伯曰：天不足西北，故西北方阴也，而人右耳目不如左明也；地不满东南，故东南方阳也，而人左手足不如右强也。帝曰：何以然？岐伯曰：东南方阳也，阳者，其精并于上，并于上则上盛而下虚，故使耳目聪明而手足不便也；西北方阴也，阴者，其精并于下，并于下则下盛而上虚，故其耳目不聪明而手足便也。故俱感于邪，其在上则右甚，在下则左甚，此天地阴阳所不能全也，故邪居之。故天有精，地有形；天有八纪，地有五里，故能为万物之父母。清阳上天，浊气归地。是故天地之动静，神明为之纲纪，故能以生长收藏，终而复始。唯贤人上配天以养头，下象地以养足，中傍人事以养五脏。天气通于肺，地气通于嗌，风气通于肝，雷气通于心，谷气通于脾，雨气通于肾。六经为川，肠胃为海，九窍为水注之气。以天地为之阴阳，阳之汗，以天地之雨名之；阳之气，以天地之疾风名之。暴气象雷，逆气象阳。故治不法天之纪，不用地之理，则灾害至矣。

此明人为一小天地，而与天地同造化也。并上并下者，此谓本乎天者亲上，本乎地者亲下，乃阴阳自然之性也。以身中阴阳不足之处，则外邪乘虚袭之，故邪受在上，则右甚，在下则左甚，此天地有偏缺所不能全者，人亦如之，故邪气得以乘虚居之也。但其偏缺，本由阴阳升降流行自然之势，而其分布循环，生化自周。故天有精明之气，分八节以纪序；地有高下之形，分五方以定里，故能为万物之父母。于中浊降清升，以生以化，而气之阖辟动静，神明为之纲纪，故能生长收藏，终而复始也。惟贤智之人悟其理，以取法天地气化，而为养生之道，如《四气调神论》所云者，义详下文。盖人生天地气交之中，与天地同根。天食人以五气，故天气通于肺，清阳由鼻而入也；地食人以五味，故地气通于嗌，浊阴由口而入也；肝属木，主风，故风气通于肝也；心属火，而雷为火，故雷气通于心也；脾属土而主湿，故山谷蒸湿之气通于脾也；肾属水而主寒，雨为天之阴气下降，寒水所化，故雨气通于肾也。

由是可知天地气和则养人，气乖则病患，已在言外矣。是故阴阳气血之流行也，其在经，则如川，聚于肠胃，则如海，而气水流行，清升浊降，分注于上下九窍也。若以人身阴阳比天地之阴阳，则其水谷所化之汗，可名天地之雨；其阳气流行迅利，可名天地之疾风；其暴气逆气，可名阳火迅烈之雷。以是见天地之气与人无异也，故调治其身者，不法天地之气化，则灾害必至矣。）

《素问·上古天真论》岐伯曰：女子七岁，肾气盛，齿更，发长；二七，而天癸至，任脉通，太冲脉盛，月事以时下，故有子；三七，肾气平均，故真牙生而长极；四七，筋骨坚，发长极，身体盛壮；五七，阳明脉衰，面始焦，发始堕；六七，三阳脉衰于上，面皆焦，发始白；七七，任脉虚，太冲脉衰少，天癸竭，地道不通，故形坏而无子矣。丈夫八岁，肾气实，发长，齿更；二八，肾气盛，天癸至，精气溢泻，阴阳和，故能有子；三八，肾气平均，筋骨劲强，故真牙生而长极；四八，筋骨隆盛，肌肉满壮；五八，肾气衰，发堕，齿槁；六八，阳气衰竭于上，面焦，发鬓斑白；七八，肝气衰，筋不能动，天癸竭，精少，肾气衰，形体皆极；八八，则齿发去。肾者主水，受五脏六腑之精而藏之，故五脏盛乃能泻。今五脏皆衰，筋骨懈惰。天癸尽矣，故发鬓白，身体重，步态不正，而无子矣。

夫阴阳根于太极，故二气流行，互相生化，阴得阳而生，阳得阴而长，长极则衰，自然之理也。七者，少阳之数。女子属阴，得阳而生。肾主骨，齿为骨之余；冲脉为血海，发为血之余，故肾气充而冲脉旺，则齿更发长。至二七而血足，则天癸至，任脉通，太冲盛满，满则溢下，循月而至，故称月事，

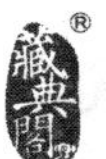

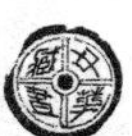

亦名月经。经者，谓常而有准也。冲任之脉，皆起于胞中，气血既盛，故能孕，而有子。真牙，俗称尽根牙者是也。五七以后，则渐衰。至七七而天癸竭，则不能生育矣。八者，少阴之数也。男子属阳，得阴而长。故二八而天癸至，五八以后则渐衰，至八八而天癸尽，不能生育而无子矣。此皆言其常数也。盖天癸者，谓天生之癸水，由阴阳精气所化者也。男子阳精，其色白，属阴；女子阴精，其色赤，属阳。以其阴阳互根，故阴中有阳，阳中有阴也。若其所禀有浓薄，摄养有乖和，则不能拘常数矣。

帝曰：其有年已老，而有子者，何也？岐伯曰：此其天寿过度，气脉常通，而肾气有余也。此虽有子，男不过尽八八，女不过尽七七，而天地之精气皆竭矣。帝曰：夫道者年皆百数，能有子乎？岐伯曰：夫道者能却老而全角，身年虽寿，能生子也。

阴阳精气，禀受于天，而女子尽于七七，男子尽于八八，乃天地气化之常数也。其有禀浓之人，气脉常通，肾气有余，以及修养学道者，皆能却老全角，故身年虽寿，能生子也。其禀薄而失养者，则不能及于常数，理可见矣。此所谓生命在天，造命由人者也。

《灵枢·天年篇》帝曰：人之始生，何气筑为基？何立而为？何失而死？何得而生？岐伯曰：以母为基，以父为，失神者死，得神者生也。帝曰：何者为神？岐伯曰：血气已和，营卫已通，五脏已成，神气舍心，魂魄毕具，乃成为人。

此言人之始生，由父母之气血以成形体。而母则乳哺，故为基；父则抚卫，故为□。得以气血调和，而神气舍心，以生成之。如其气血未和，不能生长，则神气渐丧而死，所以父母为之基　也。

帝曰：人之寿夭各不同，或夭寿，或卒死，或病久，愿闻其道。岐伯曰：五脏坚固，血脉和调，肌肉解利，皮肤致密，营卫之行，不失其常，呼吸微徐，气以度行，六腑化谷，津液布扬，各如其常，故能长久。帝曰：人之寿百岁而死，何以知之？岐伯曰：使道隧以长，基墙高以方，通调营卫，三部三里起，骨高肉满，百岁乃得终。

此言人赖气血以资生。气血调和，肉坚肤密，脏腑生化，营卫流行，自然无病，而可延年。然禀质有浓薄，其无病者，得尽天寿；而长短本于天赋，非学道不能永寿也。如其禀浓，则外貌亦浓而可验。使道者，鼻下水沟也，亦名唇中。隧者，沟深也。基墙者，面与耳也。三部者，上额、中颧、鼻下口颐也。起者，隆盛，即骨高肉满也，如此，故其天寿可至百岁也。

帝曰：其气之盛衰，以至其死，可得闻乎？岐伯曰：人生十岁，五脏始定，血气已通，其气在下，故好走，二十岁，血气始盛，肌肉方长，故好趋；三十岁，五脏大定，肌肉坚固，血脉盛满，故好步；四十岁，五脏六腑、十二经脉皆大，盛以平定，腠理始疏，荣华颓落，发颇斑白，平盛不摇，故好坐；五十岁，肝气始衰，肝叶始薄，胆汁始减，目始不明；六十岁，心气始衰，善忧悲，血气懈惰，故好卧；七十岁，脾气虚，皮肤枯；八十岁，肺气衰，魄离，故言善误；九十岁，肾气焦，四脏经脉空虚；百岁，五脏皆虚，神气皆去，形骸独居而终矣。

马玄台注：此言人之十岁至三十，以渐而盛；四十至百岁，以渐而衰也。其气在下，气盛于足六经也。趋者，较走更疾矣。步者，较走更缓矣。坐者，较步似倦矣。至五十岁以后，则肝生心、心生脾、脾生肺、肺生肾者，每十岁而日衰，故至百岁，五脏俱衰而终矣。肾气焦者，水竭也。

帝曰：其不能终寿而死者，何如？岐伯曰：其五脏皆不坚，使道不长，空外以张，喘息暴疾，又卑基墙，薄脉少血，其肉不石，数中风寒，血气虚，脉不通，真邪相攻，乱而相引，故中寿而尽也。

马注：五脏皆脆，水沟不长。其鼻孔向外而张，鼻为肺窍，肺气泄矣，肺气不足，故喘息而为暴疾也。基墙甚卑，脉薄血少而肉脆。数中风寒者，以其血气虚，脉道不通，所以真邪相攻而相引。真为元气，邪为邪气也。如是其禀薄，故中寿而尽也。

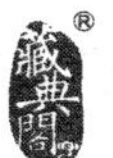

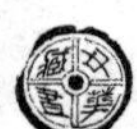

《灵枢·寿夭刚柔篇》帝曰：余闻形有缓急，气有盛衰，骨有大小，肉有坚脆，皮有浓薄，其以立寿夭，奈何？伯高曰：形与气相任则寿，不相任则夭；皮与肉相果则寿，不相果则夭；血气经络胜形则寿，不胜形则夭。帝曰：何谓形之缓急？伯高曰：形充而皮肤缓者则寿，形充而皮肤急者则夭。形充而脉坚大者，顺也；形充而脉小以弱者，气衰，衰则危矣。若形充而颧不起者，骨小，骨小而夭矣。形充而大肉坚有分者，肉坚，肉坚则寿；形充而大肉无分理不坚者，肉脆，肉脆则夭矣。此天之生命，所以立形定气而视寿夭者。必明乎此立形定气，而后以临病患，决死生。

帝曰：寿夭无以度之？伯高曰：墙基卑，高不及其地者，不满三十而死；其有因加疾者，不及二十而死也。帝曰：形气之相胜，以立寿夭奈何？伯高曰：平人而气胜形者寿；病而形肉脱，气胜形者死，形胜气者危矣。

此言天赋形气，各有不同，可验其寿夭也。形气相任者，犹云相称也。盖阳化气，阴成形，形气相称，则阴阳均平无偏，故寿，偏则必多病而夭矣。皮肉相果者，坚实而不松软也。以肉生于脾土，皮毛生于肺金，土金相生而气足，则皮肉坚实而寿，否则夭矣。形者，躯体也。血气行于经络，血气盛，则经络充，若形瘦小而色泽荣华，可知血气胜形而寿也；如形丰而色无华泽，则形胜气血而夭矣。形充而皮肤宽缓，其禀气舒和，故寿；皮肤急者，其禀气偏促，则夭矣。乃至脉与骨肉之大小坚脆，而寿夭可定，病之死生可决也。若墙基之或卑或高，而皆不及其地者，谓面部短促，下亭尖削，又加疾病，则更夭矣。如无病平人，气胜形者寿，即上文之血气胜形者也。若病患形肉已脱，而气反胜，是本元败而气外奔也，故死。如形已削，而气犹不及形，危可知也。

《灵枢·本神篇》岐伯曰：天之在我者，德也，地之在我者，气也，德流气薄而生者也。故生之来谓之精，两精相搏谓之神，随神往来者谓之魂，并精而出入者谓之魄，所以任物者谓之心，心有所忆谓之意，意之所存谓之志，因志而存变谓之思，因思而远慕谓之虑，因虑而处物谓之智。故智者之养生也，必顺四时而适寒暑，和喜怒而安居处，节阴阳而调刚柔，如是则邪僻不至，长生久视。

马注：天非无气，而主之以理，故在我之德，即天之德也；地非无德，而运之以气，故在我之气，即地之气也。则吾之生，德流气薄而生者也。生之来谓之精者，《易》曰：男女构精，万物化生是也。人生有阴斯有营，有阳斯有卫，阴阳精气相搏，神斯见焉。所谓魂者属阳，故随神而往来；所谓魄者属阴，故并精而出入。正以精对神言，则精为阴而神为阳也。所谓心意志思智虑者，举不外乎一心而已。故凡所以任物者，谓之心。

《素问·灵兰秘典》曰：心者，君主之官，神明出焉。则万物之伙，孰非吾心之所任者乎？由是而心有所忆者，意也；意有所存者，志也；志有所变者，思也，思有所慕者，虑也；虑有所处者，智也。此所禀者，愚人则伤之，智者善于养生，上顺天时，下尽人事，能节阴阳而调刚柔，则邪僻不至，而能长生久视也。）

《灵枢·决气篇》帝曰：余闻人有精、气、津、液、血、脉，余意以为一气耳，今乃辨为六名，余不知其所以然。岐伯曰：两神相搏，合而成形，常先身生，是谓精。何谓气？岐伯曰：上焦开发，宣五谷味，熏肤，充身，泽毛，若雾露之溉，是谓气。何谓津？岐伯曰：腠理发泄，汗出溱溱，是谓津。何谓液？岐伯曰：谷入气满，淖泽注于骨，骨属屈伸泄泽，补益脑髓，皮肤润泽，是谓液。何谓血？岐伯曰：中焦受气取汁，变化而赤，是谓血。何谓脉？岐伯曰：壅遏营气，令无所避，是谓脉。

男女构精，万物化生。当构精时，两神相合而成形。常先其身而生者，名精，即所谓先天之气，是阴阳浑合，而成太极之象也。由是阴阳动静，以生以化，皆为后天，则由五谷气味而生者也。故如上焦开发，若雾露者，名气，是阳所化也。腠理发泄，而汗出者，名津，即气蒸之水也。谷气充满，而淖泽注于骨者，名液，是阴所化也。阳走表，故熏肤泽毛，而汗出腠理也；阴走里，故注于骨，补益脑髓，而其流行，则润泽皮

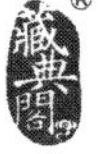

肤，以利骨属之屈伸也。中焦为太极所居，故受气取汁，变化而赤者，名血，是阴阳合而生化，故其形如水，阴也，色赤如火，阳也，所以统一身表里、上下，周流不已也。然后天之生化，实根于先天精气，故其衰也，非谷食药饵所能培之使长。而道家修炼，必得先天精气生旺，方能延年成道也。如其阳所化者，行于脉外，而走表为卫；阴所化者，行于脉中，而走里为营。故脉者，肉中之径路，如地之街，田之沟，营分气血所由流行者。故言壅遏营气，令无所避谓脉。又曰，脉者气血之先形，无气血流行鼓动，则无脉形可见，而气血之强弱和否，皆可验之于脉也。

精脱者，耳聋；气脱者，目不明；津脱者，腠理开，汗大泄；液脱者，骨属屈伸不利，色夭，脑髓消，胫，耳数鸣；血脱者，色白，夭然不泽，其脉空虚，此其候也。

先天精气，为阴阳之根，而无形脱则即死，此言后天之精气也。其先天衰，则后天精气日少，而至空虚，即谓之脱也。肾者，受五脏六腑之精而藏之，耳为肾窍，精气空虚，则窍闭塞，故聋也，脏腑精气上注于目，则明，故气脱，则昏暗不明矣；汗由津化，而腠开大泄，则津脱，是表阳不固也；液生髓以滋筋骨，故液脱，则骨属强急，屈伸不利，色夭无华，髓消胫，由于阴枯，其虚阳浮动，故耳数鸣也；血脱，故色白无泽，而脉空虚，以脉为血之府也。凡言夭然者，无生活之象也。

《灵枢·五癃津液篇》帝曰：水谷入于口，输于肠胃，其液别为五，天寒衣薄，则为溺与气；天热衣浓，则为汗；悲哀气并，则为泣；中热胃缓，则为唾；邪气内逆，则气为之闭塞而不行，不行则为水胀。余知其然也，不知其所由生。岐伯曰：水谷皆入于口，其味有五，各注其海，津液各走其道。故三焦出气，以温肌肉，充皮肤，为其津；其流而不行者，为液。天暑衣浓，则腠理开，故汗出；寒留于分肉之间，聚沫则为痛。天寒，则腠理闭，气湿不行，水下流于膀胱，则为溺与气。五脏六腑，心为之主，耳为听，目为之候，肺为之相，肝为之将，脾为之卫，肾为之主外。故五脏六腑之津液，尽上渗于目。心悲气并，则心系急，心系急则肺举，肺举则液上溢。夫心系与肺，不能尽举，乍上乍下，故咳而泣出矣。中热则胃中消谷，消谷则虫上下作，肠胃充廓，故胃缓，胃缓则气逆，故唾出。五谷之精液，和合而为膏者，内渗入于骨空，补益脑髓，而下流于阴股。阴阳不和，则使液溢而下流于阴。髓液皆减而下，下过度则虚，虚故腰背痛而胫酸。阴阳气道不通，四海闭塞，三焦不泻，津液不化，水谷并于肠胃之中，别于回肠，留于下焦，不得渗膀胱则下焦胀，水溢则为水胀。此津液五别之逆顺也。

水谷食物，皆有五味不同。五味入口，各注其海者，如酸先入肝、辛先入肺之类，故其化生津液，随气流行，各走其道也。三焦为相火所游行，阳气由之而出，以温肌肉、充皮肤之气水，名为津，是由阳所化也。其流而不随阳气蒸腾者，名为液，此津浓浓，是由阴所化也。天暑衣浓，则腠理开，阳气蒸津而外泄，名为汗。若寒气外留，分肉之间，津聚成沫，滞则为痛。或天气寒，则腠理闭，阳气收降，湿气不行，而亦下降，流于膀胱而成水，则为溺与气。气者，谓大便出秽气也。夫心为五脏六腑之主，耳目观听，为心之用。候者，审察之谓。肺为相傅之官，肝为将军之官，脾主肌肉，为身之外卫。《师传篇》曰：肾者，主为外，使之远听，视耳好恶，以知其性。盖耳为肾窍，主闻外事也，脏腑精气聚于目，故津液尽，皆上渗于目也。心悲气并，则心系急，而肺上举，故液随气上溢，而心系与肺，乍上乍下，肺气逆，故悲者泣出而咳也。中热则胃消谷，而虫上下动作，充廓肠胃，致胃缓气逆，水液不行而唾出也。夫谷味入胃，由阴阳气化，精液成膏，内渗骨空，补益脑髓，下流阴股，滋养筋脉。若其阴阳不和，则气化失度，使液溢下，流出于阴窍，而为带浊等病，因而髓减，消耗元气以致虚，故腰背痛而胫。其阴阳气道不通，四海闭塞，则继入之水谷不化，下焦不宣，则郁而成水胀矣。此皆津液生化逆顺之分别也。四海义详后营卫经络门。

《灵枢·卫气失常篇》帝曰：人之肥瘦、大小、寒温，别之奈何？伯高曰：人有肥、有膏、有肉。肉坚，皮满者，肥；

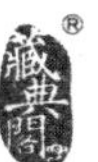

肉不坚，皮缓者，膏；皮肉不相离者，肉。帝曰：身之寒温何如？伯高曰：膏者，其肉淖，而粗理者身寒，细理者身热。脂者，其肉坚，细理者热，粗理者寒。

膝后曲处名。淖者，滑润柔软而不实也。脂，即肥，其肉坚实，若不坚而隆浓，则名肉也。盖人生禀阴阳之气，而阴阳各有偏胜不同，如后文所云者，故体质有肥、膏、肉之殊。其粗理者，表阳易泄，故身常寒；细理者，表阳固密，故身常热。此由禀气，非外邪之寒热也。

帝曰：其肥瘦大小奈何？伯高曰：膏者，多气而皮纵缓，故能纵腹垂腴，肉者，身体容大；脂者，其身收小。帝曰：三者之气血多少何如？伯高曰：膏者，多气，多气者热，热者，耐寒；肉者，多血，多血则充形，充形则平；脂者，其血清，气滑少，故不能大。此别于众人者也。帝曰：众人奈何？伯高曰：众人皮肉脂膏不能相加也，血与气不能相多，故其形不小不大，各自称其身，命曰众人。

皮肉脂膏气血皆相称，无多少，故其身形亦中等而无大小，命曰众人。众者，多也。

《灵枢·论痛篇》帝曰：筋骨之强弱，肌肉之坚脆，皮肤之浓薄，腠理之疏密，各不同。其于针石、火之痛何如？肠胃之浓薄坚脆亦不等，其于毒药何如？少俞曰：人之骨强、筋弱、肉缓、皮肤浓者，耐痛，其于针石、火之痛亦然。帝曰：其耐火者，何以知之？少俞曰：加以黑色，而美骨者，耐火。帝曰：其不耐针石之痛者，何以知之？少俞曰：坚肉薄皮者，不耐针石之痛，火　亦然。帝曰：人之病，或同时而伤，或易已，或难已，何也？少俞曰：同时而伤，其身多热者，易已；多寒者，难已。帝曰：人胜毒，何以知之？少俞曰：胃浓、色黑、大骨及肥者，皆胜毒；故其瘦而薄胃者，皆不胜毒也。

皮肉筋骨强浓者，耐痛；胃浓阴阳气旺者，耐毒。其身多热，则阳旺为阳证，故病易已；多寒，则阳虚为阴证，故病难已。毒者，谓峻利攻击之药也。

《灵枢·论勇篇》帝曰：人之忍痛与不忍痛者，非勇怯之分也。夫勇士之不忍痛者，见难则前，见痛则止；怯士之忍痛者，闻难则恐，遇痛不动。勇士之忍痛者，见难不恐，遇痛不动；怯士之不忍痛者，闻难与痛，目转面，恐不能言，失气惊，颜色变化，乍死乍生。余见其然也，不知其何由？少俞曰：夫忍痛与不忍痛者，皮肤之浓薄、肌肉之坚脆缓急之分也，非勇怯之谓也。

勇士秉忠义而不畏死，故见难则前，其不能忍痛者，以无关大义，故见痛则止；其能忍痛者，见难既不恐，遇痛亦不动矣。怯士贪生而不重义，虽能忍痛，而见难亦恐不敢前；其不忍痛者，无论矣。是忍痛与不忍痛，在皮肉浓薄坚脆不同；勇之与怯，在禀性之刚正与懦弱之异也。

勇士者，目深以固，长冲直扬，三焦理横，其心端直，其肝大以坚，其胆满以傍，怒则气盛而胸张，肝举而胆横，裂而目扬，毛起而面苍，此勇士之所由然者也。怯士者，目大而不减，阴阳相失，其焦理纵，短而小，肝系缓，其胆不满而纵，肠胃挺，胁下空，虽方大怒，气不能满其胸，肝叶虽举，气衰复下，故不能久怒，此怯士之所由然者也。

医圣论治病，故明气血以辨勇怯；儒圣论治国，故分血气之勇、义礼之勇。如曰：富贵不能淫，贫贱不能移，威武不能屈。又曰：卒然遇之而不惊，无故加之而不怒。此皆义礼之勇也。孟子论勇，最为详切着明矣。

帝曰：怯士之得酒，怒不避勇士者，何脏使然？少俞曰：酒者，水谷之精，熟谷之液也，其气悍，其入于胃中，则胃胀气满，逆上于胸中，肝浮胆横，当是之时，固比于勇士，气衰，则悔与勇士同类，不知避之，名曰酒悖。

恃血气之勇，而不知义礼者，即酒悖之类也。

《灵枢·通天篇》帝曰：余闻人有阴阳，何谓阴人？何谓阳人？少师曰：天地之间，六合之内，不离于五，人亦应之，非徒一阴一阳而已。盖有太阴之人，少阴之人，太阳之人，少阳之人，阴阳和平之人。凡五人者，其态不同，其筋骨气血各不等。

天地阴阳，气化升降，而有进退消长。有进退，则有偏亢；有消长，则有强弱，故万物之形气，各有不同。人为万物

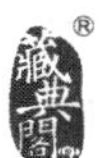

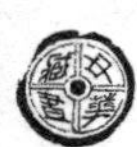

之灵，禀阴阳五行之全气，而亦有太少之异。异者众，而阴阳和平者，寡也。盖由其心意之邪正不同，则禀气之纯驳各异。因其形由气成，气随心变者也。故圣贤之学，必以正心诚意，变化气质为先。孟子言：人皆可以为尧舜。释典云：万法由心造。是变其心而气质自变，虽尧舜之圣，亦可以学而至也。此虽圣贤勉人之语，人又安可自弃哉！

太阴之人，贪而不仁，下齐湛湛，好纳而恶出，心和而不发，不务于时，动而后之，此太阴之人也。

马注：下齐湛湛者，内存阴险，外假谦虚，貌似下抑整齐，湛然无私也。好纳恶出者，贪得之心也。心和不发，不务于时，动而后之者，心似和平，不即顺应，或有举动，必随人后，觇人利害，以为趋避，其深情浓貌，狡诈之态如此。

少阴之人，小贪而贼心，见人有亡，常若有得，好伤好害，见人有荣，反乃愠怒，心疾而无恩，此少阴之人也。

马注：小贪者，比太阴人小异也。其心以贼害为主，亦不仁也。人有失则喜，人有荣则愠，而心之嫉忌无恩者如此。

太阳之人，居处于于，好言大事，无能而虚说，志发于四野，举措罔顾是非，为事如常自用，虽败而常无悔，此太阳之人也。

马注：于于，无事之意。好言大事，无能而虚说，所谓其言之不怍者也。志发于四野者，事不畏人知也。

《左传》云：裨谌谋于野，则获；谋于室，则否。此才性之蔽，为事如常者，止庸常也。自用者，愚而好自用，虽败无悔也。

少阳之人，谛好自贵，有小小官，则高自宣，好为外交，而不内附，此少阳之人也。

马注：谛者，凡事自审也。好自贵，外交而不内附者，妄自尊贵，浮而不实也。

阴阳和平之人，居处安静，无为惧惧，无为欣欣，婉然从物，或与不争，与时变化，尊则谦谦，谭而不治，是谓至治。

马注：无为惧惧欣欣者，不因物感而遽喜怒也。尊则谦谦者，位尊而愈谦抑也。谭而不治者，无为而治，故曰至治，不

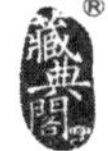

治之治也。

帝曰：别人奈何？少师曰：太阴之人，其状黑色，念然下意，临临然长大，然未偻，此太阴之人也。

马注：甚黑，念然下意，即上文下齐湛湛之意也。临临然，长大之貌。其虽长，直身而不伛偻也。

少阴之人，其状清然窃然，固以阴贼，立而躁，行而似伏，此少阴之人也。

马注：清然者，言貌似清也；窃然者，消沮闭藏之貌。虽曰清然窃然，实以阴险贼害为心，即上所云贼心，始有此态也。其立也躁而不静，则觇望；其行也伏如伛偻，此其内藏沉思反侧之心故耳，较太阴人长大不伛偻为异也。

太阳之人，其状轩轩储储，反身折，此太阳之人也。

马注：车之向前，曰轩。轩轩者，犹云轩昂也。储储者，挺然之意。若反其身，而在后视之，其膕似折，亦不检之态也。

少阳之人，其状立则好仰，行则好摇，其两臂两肘，则常出于背，此少阳之人也。

马注：据其态，乃多动少静，非检身若不及之道也。

阴阳和平之人，其状委委然，随随然，颙颙然，愉愉然，䁱䁱然，豆豆然，众人皆曰君子，此阴阳和平之人也。

马注：委委然，安重貌，《诗》君予偕老章有：委委佗佗。随随然，不急遽也。颙颙然，尊严貌，《诗》云：昂昂。愉愉然，和悦也，《论语》云：愉愉如也，䁱䁱然，周旋貌，《礼》云：周旋中规，折旋中矩。豆豆然，不乱貌。君子者，自圣人以至成德之士，皆可称也。

摄养为本总论

人之寿夭不齐者，由禀气之浓薄，非关清浊也。贤者清，愚者浊，由性之明暗，而使气之清浊也。盖气者，命也，以气听命于性，故称性命。是故贤者之夭，以其气薄而性明也；愚者之寿，以其气浓而性暗也。所以君子之摄生也，非仅保守气血，以冀延年而已。故曰：夭寿不贰，修身以俟之，是保其

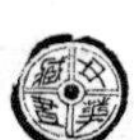

德，即为保其寿也。何也？气禀于天，非我所主，德之不修，我之罪也，何有于寿哉！贤者素位而行，顺天地自然之气化，不丧其所禀，明德乐道，垂范后世，其寿孰加焉。

愚者不然，纵欲败德，以丧其所禀，取药食培气血，以贪其生，既无益于世，或自招祸患，则寿不如夭之为福也。然圣人有教无类，万物并育，不论贤愚，皆欲使其遂生，以全其所禀。既明其生化之理，又教以摄养之方，戒以致病之由，施设药治之法，呜呼，可谓仁之至、慈之极矣。夫善能摄养者，则无病，无病，则焉用药治哉！故摄养为保生之本也。其所以致病者，由外感六气，内伤七情，故凡起居服食，必顺夫天地气化流行之序，随时防慎，以避外来之邪，惩忿窒欲，清心节劳，以免七情之害。如是则一身阴阳气血，和平调达，自鲜病患夭札之苦。然一身气血，随心所使，心定神安，气血自固，虽有外邪，亦莫能伤。故经曰：恬淡虚无，真气从之，精神内守，病安从来。虚者，虚其心，则神自清；无者，无其欲，则精自固。天真元气，从之生长，而精神固守于内，何病之有。则凡自爱其身者，不可不知此理也。苟能恬淡虚无，则动无不善，而德行自全，日臻于君子之域，既益当时，垂名后世，其为寿也，岂可量哉！

《素问·上古天真论》岐伯曰：上古之人，其知道者，法于阴阳，和于术数，饮食有节，起居有常，不妄作劳，故能形与神居，而尽终其天年，度百岁乃去。

法于阴阳者，如所云：春夏养阳，秋冬养阴，以顺天地生长化收藏之气也。和于术数者，如按摩、导引、针砭、药饵之类，善于调和，以却病也。饮食起居，皆有节度，不妄作劳。如是，故能尽其天年，至百岁乃去，是完其所禀，而不丧者也。

夫上古圣人之教下也，皆谓之虚邪贼风，避之有时，恬淡虚无，真气从之，精神内守，病安从来。是以志闲而少欲，心安而不惧，形劳而不倦，气从以顺，各从其欲，皆得所愿。故美其食，任其服，乐其俗，高下不相慕，其民故曰朴。是以嗜欲不能劳其目，淫邪不能惑其心，愚智贤不肖，不惧于物，故合于道。所以能年皆度百岁而动作不衰者，以其德全不危也。

虚邪贼风，义详后疾病门《灵枢·九宫八风篇》。若养生之道，必以恬淡虚无，心自宁静，而真气生旺，精神内守，则外邪不能伤也。上古禀质既浓，又无情欲 丧，故至百岁而动作不衰，正由浑朴之德全，而合乎天真之道。此即详申上条之义也。

《素问·六节脏象论》岐伯曰：天至广，不可度；地至大，不可量。草生五色，五色之变，不可胜视；草生五味，五味之美，不可胜极。嗜欲不同，各有所通。天食人以五气，地食人以五味。五气入鼻，藏于心肺，上使五色修明，音声能彰；五味入口，藏于肠胃，味有所藏，以养五气，气和而生，津液相成，神乃自生。

人之五脏，具五行之性。草木果谷，由阴阳五行化生五气、五味以养人。而人之嗜欲不同者，以五行之性，各有所通，则各有所宜。总不出天以气、地以味，食养于人。故天气入鼻，藏于心肺，使五色明润，声音能彰，此阳气达于表也；地味入口，藏于肠胃，而气得味滋，味得气化，气味生化，津液相成，此阴气充于内也。阴阳充盛，则神自生旺矣。然气味固为养生之本，如用之太过，使五行偏胜，则反伤脏气，其义详治法门，尤不可不知也。

《素问·阴阳应象大论》岐伯曰：能知七损八益，则二者可调；不知用此，则早衰之节也。年四十，而阴气自半也，起居衰矣；年五十，体重，耳目不聪明矣；年六十，阴痿，气大衰，九窍不利，下虚上实，涕泣俱出矣。

故曰：知之则强，不知则老，故同出而名异耳。智者察同，愚者察异，愚者不足，智者有余。有余则耳目聪明，身体轻强，老者复壮，壮者益治。是以圣人为无为之事，乐恬淡之能，从欲快志于虚无之守，故寿命无穷，与天地终，此圣人之治身也。）

七损八益者，女子二七而天癸至，七七而天癸竭；男子二八而天癸至，八八而天癸竭，此阴阳气血生旺衰竭之节度也。能知此理，则可顺夫阴阳二气之损益而调之；不知用此，则日

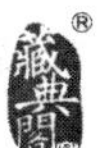

以耗损，未老先衰。是故常人至年四十，而阴气自半，正如一日而过午之时，起居衰矣；迨至五十、六十，则渐败，遂有种种病态也。

原其所禀，同出阴阳五行之气，知调养与不知，则成强老之异名也。智者察其同禀之理气，是为知本，以调养而固之；愚者察其强老之异态，乃用饮食资助，是为图末。治本，则有余为益；图末，则不足为损。有余，则老者复壮，壮者益治。是以圣人为无为之事，即治本之道，所谓恬淡虚无，真气从之也。图末者，如药饵培补之类，终不免于衰老。盖药饵只能培后天，而劳于有为之事，则先天日以消耗也。能固其本，则可与天地同寿而无穷。故圣人之自治其身者如此。斯言长生可以修养而至，即老子虚无自然之仙道也。广成子曰：毋劳尔形，毋摇尔精，乃可以长生。则是恬淡虚无四字，义理俱尽矣。

《素问·四气调神论》曰：春三月，此谓发陈。天地俱生，万物以荣。夜卧早起，广步于庭，被发缓形，以使志生，生而勿杀，予而勿夺，赏而勿罚，此春气之应，养生之道也。逆之则伤肝，夏为寒变，奉长者少。

养气而曰调神者，神为气主，神不清静，则气不能调。是故天道清静无为，而其春生、夏长、秋收、冬藏，出于阴阳升降自然之气，故能循环不息。人禀天地之气以生，故当随顺天地气机，以为养生之道也。发陈者，升发冬藏之陈气，生机始萌。故调气者，当夜卧早起，以及赏而勿罚，皆顺其生机，以应春气者也。如逆之则伤肝，以肝属木，主春令，生气既伤，则无以资长夏气；而夏令属火，木伤不能资长心火，故交夏反为寒变之病，以其奉长者少，乃阳伤而阴邪起也。

夏三月，此谓蕃秀。天地气交，万物华实。夜卧早起，无厌于日，使志无怒，使华英成秀，使气得泄，若所爱在外，则夏气之应，养长之道也。逆之则伤心，秋为痎疟，奉收者少。冬至重病。

夏至阳极阴生，则阴气上升，阳气下降，阴阳相交，万物生化，蕃茂秀丽，花英盛满，将以成实。此时气候始变，故当随顺其机，夜卧早起，避暑热，以纳清气；无厌日长而贪眠，致神气昏困；使志无怒，怒则阳火暴逆不和，和则其气得以疏泄；若所爱在外者，皆顺其发泄之意，勿使郁遏，为养生之道也。心属火，主夏令，如逆之则伤心气，暑邪乘虚客之，其时腠开汗泄，则不之觉，至秋凉风外加，则暑邪内发，而成疟。疟者，缠绵难愈，以其暑湿内闭，秋风外束故也。若此而资奉秋收之气既少，则冬令为病更重矣。

秋三月，此谓容平。天气以急，地气以明。早卧早起，与鸡俱兴，使志安宁，以缓秋刑，收敛神气，使秋气平，无外其志，使肺气清，此秋气之应，养收之道也，逆之则伤肺，冬为飧泄，奉藏者少。

暑退凉生，容象清肃，阴阳均平，故谓容平。天气以急者，收整肃洁之象也，地气以明者，郁勃秽恶消散也。故当早卧，以避风露，早起以资爽气，以及无外其志，使肺气清，皆应其收肃之气机，为养生之道也。肺属金，主秋令，如逆之则伤肺。肺伤则肾无资生之气，而肾主闭藏，二便为肾之门户，闭藏无权，则门户失守，而大肠为肺腑，脏伤则腑气不固，而食未消化，即从下泄，名飧泄也。此由奉藏之气少，致肾失司，而肠不固也。

冬三月，此谓闭藏。水冰地坼，无扰乎阳。早卧夜起，必待日光，使志若伏若匿，若有私意，若已有得，去寒就温，无泄皮肤，使气亟夺，此冬气之应，养藏之道也。逆之则伤肾，春为痿厥，奉生者少。

冬三月，天气尽入于地，故万物归藏。阴寒令行，则水冰地裂，阳既潜伏，不可扰动。早卧晚起，避寒就温，以防外邪。使志若伏、若匿等者，皆顺其闭藏之候，为养生之道也。然就温暖，亦不可太过，使开泄皮肤，夺其阳气。是逆其闭藏之令，则伤肾，肾伤，不能生肝木，肝主筋，筋病，则为痿为厥，以其失于闭藏，则奉生之气少也。

天气清净光明者也，藏德不止，故不下也。天明则日月不明，邪害空窍，阳气者闭塞，地气者昌明，云雾不精，则上应，白露不下交通，不表万物命，故不施，不施，则名木多死。恶气不发，风雨不节，白露不下，贼风数至，豪雨数起，

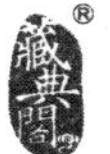

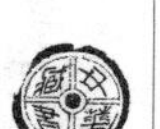

天地四时不相保，与道相失，则未央绝灭。惟圣人从之，故身无奇病，万物不失，生气不竭。

此举天地气化，表人身失养之病，以明天人合一之理，以证上文之义也。夫积阳为天，藏德者，蓄积之义；不止者，健运不息，故永不下坠也。天地为阴阳之体，日月为阴阳之用，天气光明，由于日月，设天自明其明，则日月反不能明，体用倒置，犹夫人之邪害空窍而昏蒙也。何也？空窍本清阳之气所行，若体用倒置，则阳气闭塞而不宣，地之浊气上冒而昏蒙不明，正如人之邪害空窍也。故其上应，则云雾浊而不精，而白露壅遏，不下交通。盖云为地之阳气上升，露为天之阴气下降，阴阳之气闭塞郁冒，而不相交通，则不能表万物之命而施生化。表者，舒展之谓。以故草木多枯　而死。乖恶之气不得发散，则贼风数至，豪雨数起，四时气化无序，与道相失矣。若人能恬澹虚无，不劳心神，如天之清净无为，藏德蓄积，自然日月并明，阴阳之气健运，而生化不息也。如其情欲劳扰，则性天自用其明，正如日月之反不明，而体用倒置，则一身气血错乱而不生化，必至未央而绝灭。未央者，未到中央，犹未及半之谓，未到中年而夭亡也。惟圣人恬淡虚无，而体静用明，故能从天地化机，补偏救弊。不失其道，则身无奇病，亦如天地气化不乖，则万物不失其命，而生生之气不竭也。志于养生者，可不究心此理哉。

逆春气，则少阳不生，肝气内变；逆夏气，则太阳不长，心气内洞；逆秋气，则太阴不收，肺气焦满；逆冬气，则少阴不藏，肾气独沉。

此承上文，言不顺天地气化而致病者。故逆春气，则少阳不能发生，人身少阳之气，由肝出胆，故胆经称少阳，阳不发生，而肝胆为表里，故肝气内变为病也；逆夏气，则太阳不能长旺，以肝木生心火为太阳，小肠为心腑，故称太阳经，与心为表里，阳不长旺，故心气内虚，若空洞无主也；逆秋气，则太阴气不收肃，太阴者肺也，肺失清肃，则虚火上逆，故病焦灼而胸满也；逆冬气，则少阴不藏，少阴者肾也，肾主闭藏，为生气之源。盖元阳根于至阴，如坤下起复，既逆冬气而乏藏纳，则生发之气少，犹坤下不能起复，故肾气独沉，而春阳不能升旺矣。此以肝、心、肺、肾四脏，主春、夏、秋、冬、生、长、收、藏之气，而分少太阴阳，与手足三阴三阳经之分少太者，各有义理不同。以春夏阳升，主生长，故言少阳、太阳；秋冬阳降，主收藏，故言太阴、少阴，由阳辟而阴阖也。可知脏为根本、为体，腑与营卫经络为枝叶、为用也。故下文言春夏养阳，秋冬养阴者，顺其阖辟之气，以养根本也。顺其阖辟，必当调之和之，非补之助之之谓。上言逆之者，逆其阖辟之气，则绝其生化之机，故伤之为甚，而生百病矣。

夫四时阴阳者，万物之根本也。所以圣人春夏养阳，秋冬养阴，以从其根，故与万物沉浮于生长之门。逆其根，则伐其本，坏其真矣。故阴阳四时者，万物之终始也，死生之本也。逆之则灾害生，从之则 疾不起，是谓得道。道者，圣人行之，愚者佩之。从阴阳则生，逆之则死，从之则治，逆之则乱。反顺为逆，是谓内格。

是故圣人不治已病治未病，不治已乱治未乱，此之谓也。夫病已成，而后药之，乱已成，而后治之，犹渴而穿井，斗而铸兵，不亦晚乎？

此总结上文顺时调养之理法也。人与万物，同禀阴阳气化而生。而阴阳出于太极，故阴阳互相为根。春夏阳令则养阳，秋冬阴令则养阴，是养其根本，则太极之生机不息，而与万物并育，为生长之门户也。如逆之则伐其根本，坏其天真矣。故阴阳四时者，万物由之而生化，终而复始，循环不息，而为死生之本也。逆之则害，从之则吉。惟圣人能从其道而行之，愚者不悟其理，必当谨佩圣教，而遵守之，庶可免害而保生。倘反顺为逆，则身内元气，先已乖格不和，无论外邪之病矣。如是而后施治，犹渴而穿井，斗而铸兵，何济于事哉！若其虚邪贼风，四时皆有，更当知而避之，义详病证门中，即所谓治未病之法也。

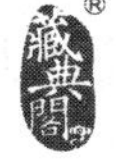

卷二

阴阳脏腑总论

人禀阴阳五行之气以生，而阴阳之变化无尽。今以脏腑分阴阳者论之，是脏为阴主里，腑为阳主表，五脏具五行之性，而五行又各具阴阳，故各脏之气为阳，血为阴也。如以腑配脏，则肝为乙木属阴，胆为甲木属阳，木生火；心为丁火属阴，小肠为丙火属阳，火生土；脾为己土属阴，胃为戊土属阳，土生金；肺为辛金属阴，大肠为庚金属阳，金生水；肾为癸水属阴，膀胱为壬水属阳，而水又生木，故阴阳五行之气生化不息也。

五行之生者，相长也。生气太过，则偏亢，故生中有克。克者，制也，如木克土，土克水，水克火，火克金，金克木，互相节制也。是故不足，则以相生者助之，如补肝助心之类；太过，则以相克者制之，如滋水制火之类，调之使平而后已。

盖脏者，藏也，藏精气而不泻；腑者，器也，传化物而不藏。其能藏能化者，皆由阴阳五行之气运用也。而脏腑各有所主，各有功能，各有所司，其或失司，则气化乖逆，而生百病矣。故如肝藏魂与血而主筋，心藏神而主血脉，肺藏魄与气而主皮毛，脾藏意而主肌肉，肾藏精与志而主骨。肺又权衡一身之气，脾又统领一身之血，而心为君主，一身气血随心所使，以各脏皆有系脉通心，故心定则神明，而五脏皆安；心劳妄动，则五脏皆病。如忧则心气抑，怒则肝气逆，思则脾气结，悲则肺气消，恐则肾精伤。

故凡七情，皆由心发，而先伤各脏者也。如其功能所司，肝司疏泄，开窍于目；肾司闭藏，开窍于二便；脾司鼓运，开窍于口；肺司呼吸，开窍于鼻；心司鉴察，开窍于舌；耳通心肾之气，又为心肾之窍也。脏腑之相配者，以其部位相连而为表里，互相为用。腑本脏气以宣化，故脏虚则腑不转输；脏藉腑气以舒和，故腑实则脏气厥逆。如肺与大肠为表里者，若肺气虚，则大肠失职，或泄泻，或闭塞；若大肠浊壅不行，则肺气逆满，不能下降，余可例知，其互相为用者也。又如胃司纳谷，赖脾健运，以化饮食精微，上达于肺，敷布周身，以充养各脏腑，故胃为水谷之海，六腑之大源也；其糟粕下传小肠，泌别清浊，清水渗入膀胱，浊滓下归大肠，又必赖三焦气化宣畅，而水火均平，则二便通调，故曰：气化则能出矣。）

然三焦气化，本于肾元之阴阳，若肾元衰，则三焦无权，而脾胃因之升降不调，清浊淆混，则百病俱出，此脏腑之所以各有功用不同也。惟胆附于肝为表里，其精汁有入无出，若受热邪，胆汁泄而口苦，则为病矣。又有心包络，居于膻中，为心脏之外护，代心用事，凡邪之干心，皆包络受之，若心脏受邪则神去，神去即死矣。心包经络与三焦连贯为表里，故五脏、六腑及心包络共成手足阴阳十二经，义详营卫经络门中。必先熟脏腑生化之理、经络流行之道，方能辨病之表里虚实而治之，是故学人首当究心，而不可忽者也。）

《素问·阴阳应象大论》帝曰：阴阳者，天地之道也，万物之纲纪，变化之父母，生杀之本始，神明之府也，治病必求其本。故积阳为天，积阴为地，阴静阳躁，阳生阴长，阳杀阴藏。阳化气，阴成形。寒极生热，热极生寒，寒气生浊，热气生清。清气在下，则生飧泄；浊气在上，则生䐜胀，此阴阳反作，病之逆从也。

此明天人合一之道也。阴阳者，天地之气，天地者，阴阳之形，而大道存乎其中也，万物禀阴阳之气以成形，气尽则形消，故阴阳为万物之纲纪，变化之父母，生杀之本始。而神为形之主，藉阴阳之气以存，形消气尽则神去，故阴阳为神明之府，府犹居宅也，阴阳既为生命之本，则治病必求其本，首当调护阴阳也。将欲调之，必先明其生化之理。故如积阳为天，积阴为地，阴静阳躁，阳生阴长，阳杀阴藏，阳化气，阴成形，此皆生化自然之理也。若寒极生热，热极生寒，即坤变复，干变，是阴阳进退消长之道也。寒气为阴，阴性凝滞，故生浊，如积阴成地也；热气为阳，阳性流动，故生清，如积阳为天也。故人身之气，清升浊降，自然之性也，反之则病。故

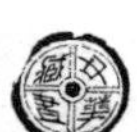

如清气在下而不升，则下焦疏利而病飧泄，以阳性流动也；浊气在上而不降，则上焦壅塞而病膜胀，以阴性凝滞也。如此，则阴阳反其作用而病矣。反则逆，顺则从，故必察其逆从而调之，是谓治病必求其本也。

故清阳为天，浊阴为地。地气上为云，天气下为雨。雨出地气，云出天气。故清阳出上窍，浊阴出下窍；清阳发腠理，浊阴走五脏；清阳实四肢，浊阴归六腑。

雨从天降，由云所化。云乃地气上升，故言雨出地气，是本乎地者，亲下也；云从地出，实由天气上蒸，故言云出天气，是本乎天者，亲上也。此阴中生阳，阳中生阴，互相生化，循环不息之妙道也。盖阳化气，阴成形，阳从地升为云，阴从天降为雨。故人身清阳，由下焦而升，出于上窍，象天之云；浊阴饮食所化，由上焦而降，出于下窍，象地之水。清阳轻浮而疏泄，故能开发腠理；浊阴膏液则凝重，以故内走五脏；而阴阳经络流行，交接于四肢之末，清阳之气走表，故能实四肢也；若饮食入胃，生化津液，以养五脏，其浊滓由腑传导而出，故浊阴归六腑也。是走五脏者，乃清中之浊；归六腑者，乃浊中之浊，而有两层义理也。

《灵枢·阴阳清浊篇》帝曰：愿闻人气之清浊。岐伯曰：受谷者浊，受气者清。清者注阴，浊者注阳。浊而清者，上出于咽；清而浊者，则下行。清浊相干，命曰乱气。

上节《素问》以天地之气厘清浊，此以人身之气厘清浊，故各有义理，互相发明也。天地中和之气，清也；谷食五味之气，浊也。清气鼻受，而入心肺，心肺为脏为阴，故清者注于阴也；谷味口受，而下于胃，胃为腑为阳，故浊者注于阳也。以气分阴阳，则阳清阴浊；以人分阴阳，则脏阴腑阳。乃气之清者注阴，浊者注阳，是亦阴阳相交相生之道，故与上节各有义理也。所以凡有口鼻者，必赖天地之气味，以生养也。若其浊而清者，谷食精微之气也，上出于咽而行经脉中也；清而浊者，如天地湿热蒸秽之气，则由鼻下行而到胃，乃清浊相干而逆乱，或为呕泻，或为胀痛，故命曰乱气也。

帝曰：阴清而阳浊，浊者有清，清者有浊，别之奈何？岐伯曰：气之大别，清者上注于肺，浊者下注于胃。胃之清气，上出于口；肺之浊气，下注于经，内积于海。

此承上文受清浊之义，而云阴清阳浊者，谓脏属阴而受清，腑属阳而受浊也。然其浊中有清，清中有浊，又何以分别其所受乎？伯言气之大别者，分别大概之理也，假如吸入之清气，则上注于肺，秽浊之气，下走于胃，是初入于胸，而上下分行，故闻秽气，即作呕逆，而凡疫疠暑湿等邪吸入，即客于胃，而成诸病之类。盖清升浊降，自然之性也。故如胃中谷气之清者，上出于口，如呵出之气也。若肺所受谷气之浊者，谓浓浊之浊，非是秽浊，即所谓脾气散精，上归于肺之津液也，故即下注于经，内积于海。海者，如血海、气海等类。此乃大概分别其所受者也。

帝曰：诸阳皆浊，何阳独甚乎？岐伯曰：手太阳，独受阳之浊；手太阴，独受阴之清。其清者，上走空窍，其浊者，下行诸经。诸阴皆清，足太阴独受其浊。

此问诸阳腑皆受浊，何腑独甚乎？伯言手太阳独甚者，盖手太阳小肠，为受盛之官，承受胃中所下水谷糟粕，故独受阳之浊，为甚也，手太阴肺为华盖，而部位最高，故独受阴之清。其清气则上升而走空窍，浓浊之气则下行诸经，如上节所云者。若诸阴脏皆受清气所注，而足太阴脾为胃行其津液，故独受水谷浓浊之气，所以脾主肌肉者，肌肉由水谷浊气所生也。此皆言脏腑所受清浊，而行气于经者，故下文有滑涩之分也。

帝曰：治之奈何？岐伯曰：清者其气滑，浊者其气涩，此气之常也。故刺阴者，深而留之；刺阳者，浅而疾之；清浊相干者，以数调之也。

此言因清浊相干，而致病之治法也。阴所受，清气也，其经深，故当深刺，以其气滑而流走，故必久留其针，俟其气定，然后出针，方能去病也；阳所受，浊气也，其经浅，故当浅刺，以其气涩而钝迟，故针必速入速出，以宣动其气，方能去病也，此皆言其常气之治法耳。如清浊相干而为病者，其滑涩亦不定在阴阳之分别，当详审其病，随宜设法。言以数调之

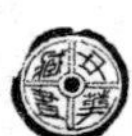

者，盖针之宜久留、宜速疾，必以病患之息数为准。应补应泻，根据病患之呼吸，以出针、入针而为补泻。一呼一吸，名一息也。义详针灸篇，另有专科，此不录。若药治之法，亦可照此类推矣。

《素问·太阴阳明论》帝曰：太阴阳明为表里，脾胃脉也，生病而异者何也？岐伯曰：阴阳异位，更虚更实，更逆更从，或从内，或从外，所以不同，故病异名也。

此篇专明脾胃为中土，统一身之阴阳，为后天之根本也。夫阴阳之理，微妙无穷，变化无尽，经文每举天地之阴阳以明人，举人身之阴阳以证天，此节正表天人合一之道，以脾胃之转输，一本于天地之气化也。如天为阳，位乎上；地为阴，位乎下；火为阴，位乎南；水为阴，位乎北；木为阳，位乎东；金为阴，位乎西，是皆阴阳异位也。阳升则阴降，阳降则阴升，阳生阴，阴生阳，皆气化自然之性能。

其阴从阳生而降者，如天之雨，降极，则阳中之阴并于阴位，则阴实而阳虚；其阳从阴生而升者，如地之云，升极，则阴中之阳并于阳位，则阳实而阴虚。是皆更虚更实也。逆者，倒也；从者，顺也。冬至后，阳升阴降为从，反此为逆；夏至后，阳降阴升为从，反此为逆。何为反耶？夏至天上阳气初降，地下阴气初升，阳为阴气所逆，不得入地，而反倒升，故地上比夏至前更热，渐俟阴阳交通，二气调顺，则升者升，降者降，至秋而阴阳平分于天地之中，故地上凉和，其冬至后更冷，至春分温和，亦同一律，是为更逆更从也。凡人身偏寒偏热、寒热往来之病，即阴阳不调，而各异其位，更虚更实，更逆更从之故也。是故天地气化和顺则养人，反逆则伤人。其伤人也，亦必以类从，阳邪从阳从外，阴邪从阴从内，如风为阳而伤卫，卫为阳，为外也；寒为阴而伤营，营为阴，为内也。营卫本于脾胃，故脾内胃外亦然，其邪之来，或从内、或从外，所以不同，故其为病各异，而名各不同也。

阳者，天气也，主外；阴者，地气也，主内。故阳道实，阴道虚。

此紧承上文内外之义，举天地所主，以明人身之营卫，理尤渊妙也。上云阴阳更虚更实者，指升降屈伸而言。此云阳道实，阴道虚者，专指天地之道也，是以内外分阴阳者。盖天包地外，地凝天中，故天为阳主外，地为阴主内，是地赖天以包载者。故天行健，则地宁，天气弛，地即陷，古今尝有之，足可征矣。由是观之，天气虽清虚，而阳道诚为坚实也。若不坚实，何以载地之浓重，而不陷哉？阴阳二气，转旋于地外，升降于地中，始能生化万物。是故地形虽浓重，而阴道诚为虚通也。若不虚通，何以受二气之升降变化，以生万物哉？故此言阳道实、阴道虚，是指内外之阴阳，与上文之以升降分阴阳者，各有义理也。即以证人身之营卫者，卫主外，同天阳之坚实也；营主内，同地阴之虚通也。何也？卫行脉外，以固表者也，若不坚实，则腠理开而汗泄不止矣；营行脉中，以守内者也，若不虚通，则经脉闭而血气瘀塞矣。夫营卫之气，本于脾胃，故经言：营者，水谷之精气也；卫者，水谷之悍气也。故脾为营之源，胃为卫之本也。此节承上文论脾胃，特举天地内外之道，以证明营卫气化之所本也。

故犯贼风虚邪者，阳受之；食饮不节，起居不时者，阴受之。阳受之，则入六腑，阴受之，则入五脏。入六腑则身热不时卧，上为喘呼；入五脏则满闭塞，下为飧泄，久为肠澼。故喉主天气，咽主地气。故阳受风气，阴受湿气。

此即申上文，或从内，或从外，所从不同，而病异名也。阳主外，风为阳，从外来，故阳受之；阴主内，食饮属阴伤内，故阴受之。阳受入于腑，阴受入于脏，各从其类也。腑为阳主外，故受邪则有身热、不时卧、上为喘呼诸表证也；脏为阴主内，故受病则有满闭塞、下为飧泄、肠澼诸里证也。天之清气，由鼻而入，通于喉，故喉主天气也；食饮产地，由口而入，下于咽，故咽主地气也。风为阳，湿为阴，故阳受风气，阴受湿气。以上皆明阴阳各以类从，犹火就燥，水流湿，本于自然之性也。

故阴气从足上行至头，而下行循臂至指端；阳气从手上行至头，而下行至足。故曰：阳病者，上行极而下；阴病者，下行极而上。故伤于风者，上先受之；伤于湿者，下先受之。

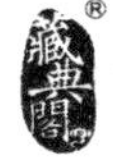

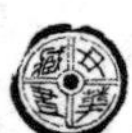

此言阴阳上行下行者，专指脾胃之气升降，不同十二经气。盖经气流行于经脉中，而脾胃之气行于肌肉者。

故脾胃之强弱，外显肌肉之肥瘦，足可征矣。以脾胃主四肢，故阴气从足上行，由头而至臂指，正如地气上升为云，而散于四表也；阳气从手上头，而下行至足，正如天气由四表升聚化雨，而下降至海也。故阳病，则上行极而下，阴病，则下行极而上，亦如云升雨降，变化流行也。其与十二经流行不同者，三阳经自手走头，自头走足；三阴经自足入腹至胸，由胸走手，连接阳经。阳在表，阴在里，不上头，唯足厥阴之支脉，内循喉后，上至顶心也。此言阴气，是脾脏之气也；阳气，是胃腑之气也。故下节云土者生万物而法天地，故上下至头足，则其义理固已申明在后也。所以云阳明行气于三阳，太阴行气于三阴，则是脾胃统率一身之阴阳，而脏腑经络尽在其中矣。身半以上，天气主之为阳，故伤风，则上部先受，风者天气也；身半以下，地气主之为阴，故伤湿，则下部先受，湿者地气也。此亦各以类从者也。

帝曰：脾病而四肢不用，何也？岐伯曰：四肢皆禀气于胃，而不得至经，必因于脾，乃得禀也。今脾病，不能为胃行其津液，四肢不得禀水谷气，气日以衰，脉道不利，筋骨肌肉，皆无气以生，故不用焉。

胃为水谷之海，生化气血，滋养周身，故四肢皆禀气于胃也。但胃之上口为贲门，主纳谷；下口为幽门，主出滓。其形如橐，故其气下行，不能四布至于各经，必赖脾之鼓运，以行其津液，输于周身。所以脾病，则胃中水谷精气不能达于四肢，经气日衰，因而脉道不利，筋骨肌肉皆无谷气以资生，遂痿弱不能动用焉。

帝曰：脾不主时，何也？岐伯曰：脾者，土也，治中央，常以四时长四脏，各十八日寄治，不得独主时也。脾脏者，常着胃，土之精也。土者，生万物而法天地，故上下至头足，不得主时也。

四时之气，金、木、水、火本相克制，肺、肝、心、肾亦然，全赖土气居中，通贯四气而调和之。故土旺四季，而脾脏常以四时旺气，长养四脏，故寄治于四季之末各十八曰，而不专主一时，其功正是统主四时也。

脾脏贴着于胃，为戊己二土之精，故能生万物，而法则天地。所以脾胃之气，上至头，下至足，如天地之云升雨降，而生长万物也。此数句将上文天地阴阳生化义理，皆申明包括，可谓简妙矣。

帝曰：脾与胃，以膜相连耳，而能为之行其津液，何也？岐伯曰：足太阴者，三阴也，其脉贯胃属脾络嗌，故太阴为之行气于三阴。阳明者，表也，五脏六腑之海也，亦为之行气于三阳。脏腑各因其经而受气于阳明，故为胃行其津液。四肢不得禀水谷气，日以益衰，阴道不利，筋骨肌肉无气以生，故不用焉。

此重申上文之义也。以脾胃之功能言之，则胃止能司出纳，必赖脾之鼓运，以行其津液，正以膜之相连，故脾动，则胃气流行，而水谷之精敷布，以输于各经。故太阴即行气遍于少阴、厥阴，而阳明即行气遍于太阳、少阳，周一身而达四肢。原其气之生化出于胃，而各脏腑各因其经以受胃气之滋养，故胃为水谷之海，而为六腑之大源。此篇特详脾胃生化之功，为后天根本，而实出于天地阴阳升降流行之气化，是为天人合一之道也。

《素问·生气通天论》曰：凡阴阳之要，阳密乃固，两者不和，若春无秋，若冬无夏，因而和之，是为圣度。故阳强不能密，阴气乃绝；阴平阳秘，精神乃治；阴阳离决，精气乃绝。

此统明阴阳生化之道，以结上文之义也。阴阳流行生化，循环无端，挈其纲要，必使阳气静密，乃能坚固。扰动，即浮越而阴阳不和，若四时之无序，百病丛生；因而和之，是为圣人之轨度。良以阴阳互相为根，是故阴气和平，阳气固密，自然生化不息，而精神乃治。若阴阳乖离决裂，精气乃绝，以精气由阴阳化生者也。

《素问·金匮真言论》岐伯曰：阴中有阴，阳中有阳。平旦至日中，天之阳，阳中之阳也；日中至黄昏，天之阳，阳中

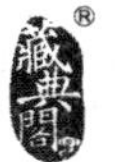

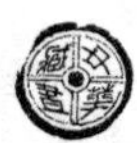

之阴也；合夜至鸡鸣，天之阴，阴中之阴也；鸡鸣至平旦，天之阴，阴中之阳也。故人亦应之。夫言人之阴阳，则外为阳，内为阴。言人身之阴阳，则背为阳，腹为阴。言人之脏腑中阴阳，则脏者为阴，腑者为阳。肝、心、脾、肺、肾五脏为阴，胆、胃、大肠、小肠、膀胱、三焦六腑为阳。所以欲知阴中之阴、阳中之阳者，何也？为冬病在阴，夏病在阳，春病在阴，秋病在阳。皆视其所在，为施针石也。故背为阳，阳中之阳，心也；背为阳，阳中之阴，肺也；腹为阴，阴中之阴，肾也；腹为阴，阴中之阳，肝也；腹为阴，阴中之至阴，脾也。此皆阴阳表里、内外雌雄相输应也，故以应天之阴阳也。

此明天地阴阳之气，流行于四时，则有消长进退；昼夜，则有升降出入。而人身之气，内外雌雄相输，皆与四时昼夜相应，故其病也必随时日之气变化。而其春病在阴者，以阳气初从地下而升，其冬阴之气当盛也；秋病在阳者，以阴气初从地下而升，其夏阳之气尚盛也。阴阳气盛之时，必应人身之营卫，故其受病，春则应在营阴，秋则应在卫阳，而冬阴夏阳之气更盛，则不言可知。

若其变化多端，非可拘执，假如风为阳邪而伤卫，寒为阴邪而伤营，则又不论四时，必当审察脉证以辨之也。辨明为施针石，而药治亦同一律矣。

帝曰：五脏应四时，各有收受乎？岐伯曰：有。东方青色，入通于肝，开窍于目，藏精于肝，其病发惊骇，其味酸，其类草木，其畜鸡，其谷麦，其应四时，上为岁星，是以春气在头也，其音角，其数八，是以知病之在筋也，其臭臊；南方赤色，入通于心，开窍于耳，藏精于心，故病在五脏，其味苦，其类火，其畜羊，其谷黍，其应四时，上为荧惑星，是以知病之在脉也，其音征，其数七，其臭焦；中央黄色，入通于脾，开窍于口，藏精于脾，故病在舌本，其味甘，其类土，其畜牛，其谷稷，其应四时，上为镇星，是以知病之在肉也，其音宫，其数五，其臭香；西方白色，入通于肺，开窍于鼻，藏精于肺，故病在背，其味辛，其类金，其畜马，其谷稻，其应四时，上为太白星，是以知病之在皮毛也，其音商，其数九，其臭腥；北方黑色，入通于肾，开窍于二阴，藏精于肾，故病在溪，其味咸，其类水，其畜彘，其谷豆，其应四时，上为辰星，是以知病之在骨也，其音羽，其数六，其臭腐。故善为脉者，谨察五脏六腑，一逆一从，阴阳、表里、雌雄之纪，藏之心意，合心于精，非其人勿教，非其真勿授，是为得道也。

此与前禀赋源流门《阴阳应象大论》所云东方生风、风生木一章，互明其理也。彼言天地阴阳五行之气，以生五脏，故列禀赋源流；此言五脏应天地四时生化万物之气，更为详晰。是故当察脏腑之逆从，其合于阴阳五行生化之序者，为从，反之为逆。如是义理通明，而藏之心意，则我之心合乎精妙之理，方可任司命之职，而称善为脉者。若非其人，勿妄教之，彼必不能明；若非真道，勿妄授之。或非其人，或非真道，而滥充医职者，皆致遗害于世也。如择之善而授之真，方为得道，而有济于世。乃观近世医道之失传，如仲景所云各承家技、终始顺旧者，可胜慨哉！

《素问·灵兰秘典论》岐伯曰：心者，君主之官，神明出焉；肺者，相傅之官，治节出焉；肝者，将军之官，谋虑出焉；胆者，中正之官，决断出焉；膻中者，臣使之官，喜乐出焉：脾胃者，仓廪之官，五味出焉；大肠者，传道之官，变化出焉；小肠者，受盛之官，化物出焉；肾者，作强之官，技巧出焉；三焦者，决渎之官，水道出焉；膀胱者，州都之官，津液藏焉，气化则能出矣。凡此十二官者，不得相失也。故主明则下安，以此养生则寿，殁世不殆，以为天下大昌；主不明则十二官危，使道闭塞而不通，形乃大伤，以此养生则殃，以为天下者，其宗大危，戒之戒之。

心藏神明，主宰万物，故为君主；肺治周身之气而有权衡节度，使之调达，故为相傅之官；肝为刚脏而出谋虑，故号将军之官；理直则胆气壮，而公正则有决断，故名中正之官；膻中心包络所居，心包代心用事，为近使而君之喜乐，由其出而传宣，故为臣使之官；脾主鼓运，胃司纳谷，故为仓禀之官，五味所由消化，而生气血也；大肠承小肠之糟粕，变化清浊，而下出于二便，故为传导之官；小肠受盛胃中所下食物，而消

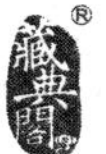

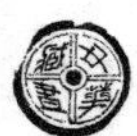

化归于大肠，故为受盛之官；肾藏精与志，而生智巧，智强则技精，故号作强之官，而出技巧也；三焦在脏腑外、躯体内，相火所游行者，肠胃食物，赖以腐化，故名为焦，取火熟物之义，凡清升浊降，清者由脾胃上输于肺，肺即通调水道，下输膀胱，水精四布，五经并行，浊滓归于二肠者，皆由三焦之气宣化，故水道出于三焦，为决渎之官。

又曰上焦如雾者，阳气氤氲，以生津液也；中焦如沤者，脾胃鼓运，蕴酿糟粕也；下焦如渎者，清浊分行，滓水下出也。水由下焦渗入膀胱，满则泄出，故膀胱如州都之聚会而藏津液，名州都之官，其能渗入泄出，全赖下焦之气化，故云气化则能出矣。凡此十二脏腑，如职官之各有所司，不得相失者，独赖心神清静，则气化调和，盖清静则心明有主，君主明则下安矣；如或情欲妄动、则气血扰乱，经络闭塞，不得流通，而脏腑之气皆壅遏，则百病丛生，形乃大伤。故善养则寿，惟在君明而已，否则殃害即生。其治天下者，同一理也。是故君子戒慎恐惧，而操持不敢失也。）

《素问·六节脏象论》岐伯曰：心者，生之本，神之变也，其华在面，其充在血脉，为阳中之太阳，通于夏气；肺者，气之本，魄之处也，其华在毛，其充在皮，为阴中之太阴，通于秋气；肾者，主蛰，封藏之本，精之处也，其华在发，其充在骨，为阴中之少阴，通于冬气；肝者，罢极之本，魂之居也，其华在爪，其充在筋，以生血气，其味酸，其色苍，此为阳中之少阳，通于春气；脾、胃、大肠、小肠、三焦、膀胱者，仓廪之本，营之居也，名曰器，能化糟粕，转味而入出者也，其华在唇四白，其充在肌，其味甘，其色黄，此至阴之类，通于土气。凡十一脏腑，取决于胆也。

一灵乘气化以成形躯，而心藏灵明，故为生之本，神明之变体也，其光华则现于面，其气则充于血脉，其位在南，而象离火，故为阳中之太阳，夏令属火，故通于夏气也，肺治周身之气，故为气之本，而魄居于肺，其华在毛，充在皮，以皮毛为肺之合也，其位在西，而象干金，为阴中之太阳，秋令属金，故通于秋气也；肾主蛰藏，凡一身之精，由脾输化摄聚，归藏于肾，故为生气之本，盖气生于精，即阳根于阴之理也，其华在发，充在骨，其位在北，而象坎水，为阴中之少阴，冬属寒水司令，故通于冬气也；肝为厥阴，厥阴者，两阴交尽，故为罢极之本，罢极者，阴极也，阴极则阳生，阳出于肾，由肝胆而升也，魂居于肝，其华在爪，充在筋，以生血气者，阳始升发，所谓少火生气，气生血也，其味酸，其色苍，是其性也，其位东，而象震木，故为阳中之少阳，是其体则阴极，而用则为少阳风木之气，春令所主，故通于春气也；脾、胃、大小肠、三焦、膀胱者，皆协议气化而司纳谷转输，泌别清浊，出陈入新，故为仓廪之本，而营血所由生，故为营之居，犹如器具之能蕴酿、消化糟粕，以转变气味而入出者也，其华现于口唇之四围白肉际，以唇为肌肉之本而属脾，故其充在肌，其味甘，其色黄，以其位中而象坤土，与命蒂连贯，而与至阴相类，通于土气，是脾通肾中先天之阳也。凡脏腑各有功能所司，而皆取决于胆者，正以胆为少阳始生之气，为一身之机括，故如其气或弱、或郁、或亢、或陷，则各脏腑气化，皆失其度而生病。此微妙之至理，不可不知也。

《灵枢·本输篇》云：肺合大肠，大肠者，传道之府；心合小肠，小肠者，受盛之府；肝合胆，胆者，中精之府；脾合胃，胃者，五谷之府；肾合膀胱，膀胱者，津液之府也。少阳属肾，肾上连肺，故将两脏。三焦者，中渎之府也，水道出焉，属膀胱，是孤之府也，是六腑之所与合者。

此明脏腑相合而为表里，互相输化之道也。脏腑各有功能所主，前篇《灵兰秘典》、《六节藏象》等论，已详明矣，惟此言少阳属肾者，指生阳之气根于肾也。盖肾为坎象三，二阴藏一阳于中，故阳气根于肾，出肝胆而行三焦，故肝脏称少阳，胆与三焦经称少阳，以其从脏出经，阳气初生，故名少也。气根于肾，而肾脉上肺系舌本，故云将两脏，谓少阳一气将肺肾两脏，如将之领兵也。三焦为决渎之官，而出水道，水由膀胱而泄，故云属膀胱，是三焦一腑，止膀胱为其下属，而无脏相合，故曰是孤之腑也。以其包罗五脏，五腑之外，经脉不通于脏，是故六腑之所与合者，如此也。旧注解少阳即是三

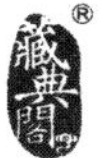

焦者，非也。夫肝、胆、三焦皆称少阳，乃独指三焦，岂理也哉？况三焦经脉称少阳者，与手厥阴为表里，无涉于肾，其言属肾，又作何解？其非更可见矣。

《灵枢·本神篇》曰：肝藏血，血舍魂，肝气虚则恐，实则怒；脾藏营，营舍意，脾气虚则四肢不用、五脏不安，实则腹胀、泾溲不利；心藏脉，脉舍神，心气虚则悲，实则笑不休；肺藏气，气舍魂，肺气虚则鼻塞不利、少气，实则喘喝、胸盈仰息；肾藏精，精舍志，肾气虚则厥，实则胀。五脏不安，必审五脏之病形，以知其气之虚实，谨而调之也。

此言五脏虚实之病形，已注疾病门虚实病证篇。

《素问·五脏别论》岐伯曰：脑、髓、骨、脉、胆、女子胞，此六者，地气之所生也，皆藏于阴而象于地，故藏而不泻，名曰奇恒之府。夫胃、大肠、小肠、三焦、膀胱，此五者，天气之所生也，其气象天，故泻而不藏，此受五脏浊气，名曰传化之府，此不能久留，输泻者也。魄门亦为五脏使，水谷不得久藏。

脑、髓以及胞之六者，禀地气所生，皆深藏阴处而象地，故津液血气，渗灌而藏积，不从外泻也。奇者，异也；恒者，常也。名奇恒之府者，以肠胃等腑，皆出入有常，此六者亦如脏之藏而不泻，又不可名脏，故名异常之府也。其肠胃等五腑，禀天气所生，象天气之转旋，故输泻而不藏积，积则反病矣。此其所受五脏之浊气，故为传化之府，不能久留而不输泻也。魄门者，肛门也，以其出滓秽，使水谷随时消化，不得久留，则脏气舒和无患，故魄门亦为五脏使也。盖常人死后，魂由顶出，魄从肛出，故称魄门。如学道者，精神魂魄浑合，则不如此。

所谓五脏者，藏精气而不泻也，故满而不能实；六腑者，传化物而不藏，故实而不能满也。所以然者，水谷入口，则胃实而肠虚，食下，则肠实而胃虚，故曰实而不满，满而不实也。

所以称五脏者，以其收藏精气而不泄，为生命之本，故其精气常满，不能以有形之物填实之，精气空乏，则虚损矣。

实，犹入也。六腑者，司出纳，传化食物，而不留藏，故虽入而不能满，满则壅塞为病矣。所以然者，上入则下出，而胃实肠虚，下出而食物下行，则胃虚肠实。故言腑，则实而不满，满则为病；脏，则满而不实，实则气伤矣。

帝曰：气口何以独为五脏主？岐伯曰：胃者，水谷之海，六腑之大源也。五味入口，藏于胃，以养五脏气。气口，亦太阴也。是以五脏六腑之气味，皆出于胃，变现于气口。故五气入鼻，藏于心肺，心肺有病，而鼻为之不利也。

此言气口者，两手寸口脉，是手太阴肺气所行之经也。肺为华盖，权衡周身之气，五脏之气各由经脉，而汇归于肺，由肺敷布周身，故五脏安否，皆现于肺经气口之脉，而为五脏之主也。所以然者，胃为水谷之海，六腑之大源，五味入口，藏于胃，其精微以养五脏之气，是以五脏六腑所受之气味，皆出于胃，由脾归肺，而流于经，故其变化之精微，现于气口之脉也。若天地五行之气，则入于鼻，藏于心肺，以鼻为肺窍，而心肺相连，故心肺病，则鼻气为之不利。而凡气之归肺者，皆现于气口之脉，故气口独为五脏主，而其虚实病证可验也。

《素问·五脏生成论》曰：心之合脉也，其荣色也，其主肾也；肺之合皮也，其荣毛也，其主心也；肝之合筋也，其荣爪也，其主肺也；脾之合肉也，其荣唇也，其主肝也；肾之合骨也，其荣发也，其主脾也。

五脏，根本也；身躯，枝叶也。根本有浅深，则枝叶有表里。浅者合于表，深者合于里。故五脏各有皮、脉、筋、肉、骨五层之合，而其荣色，亦各随其部，而外显也。五脏具五行之性，五行有生克，故以克制者为其主，如水克火者也，故肾水为心火之主，以及火克金、金克木、木克土、土克水，皆然也。

是故多食咸，则脉凝泣而变色；多食苦，则皮槁而毛拔；多食辛，则筋急而爪枯；多食酸，则肉胝而唇揭；多食甘，则骨痛而发落。此五味之所伤也。

咸走肾，助水克火，脉为心之合，色为心之荣，故多食咸则伤心气，脉凝涩而色变。盖凡色泽荣华，由气行血而发现，

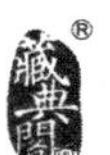

气伤，则血涩不行而皆变也。余脏同然，已详注治法门矣。

故心欲苦，肺欲辛，肝欲酸，脾欲甘，肾欲咸，此五味之所合也，五脏之气也。故色见青如草兹者死，黄如枳实者死，黑如炲者死，赤如血者死，白如枯骨者死，此五色之现死也。青如翠羽者生，赤如鸡冠者生，黄如蟹背者生，白如豕膏者生，黑如乌羽者生，此五色之现生也。生于心，如以缟裹朱；生于肺，如以缟裹红；生于肝，如以缟裹绀；生于脾，如以缟裹栝蒌实；生于肾，如以缟裹紫，此五脏所生之外荣也。色味当五脏：白当肺辛，赤当心苦，青当肝酸，黄当脾甘，黑当肾咸，故白当皮，赤当脉，青当筋，黄当肉，黑当骨。

此言脏性所欲之味，则能相助，与脏气相合也。若五脏所生五气，而现五色，即五行之光华，故必与脏象相符。其如草兹、枳实等者，干枯沉晦，为死气也；如翠羽、鸡冠等者，鲜明润泽，为生气也。皆如缟裹者，内充勿露也，露则病矣。而色味亦各当其脏性，而内外相应者，已详注四诊门矣。

《素问·宣明五气论》曰：五气所病：心为噫，肺为咳，肝为语，脾为吞，肾为欠、为嚏，胃为气逆、为哕、为恐，大肠、小肠为泄，下焦溢为水，膀胱不利为癃、不约为遗溺，胆为怒。

此言气病，而不涉于血也。脏腑部位，各有不同，其生化气血，各有功能所主，若气或抑郁亢陷，不得调达，则各脏腑现病皆不同，其与血病又异，诸义详病证门。

五精所并：精气并于心则喜，并于肺则悲，并于肝则忧，并于脾则畏，并于肾则恐，是为五并，虚而相并者。

气一则动志，志一则动气，此言由志一动气，而致气一动志也。并者，即一之义，谓精气并注一处，而不舒和也。以志一动气而气虚，则他处精气归并之，则又一而动志，乃现悲、喜、忧、畏、恐之情状。盖情欲由心志所生，而志气本是一物，而体用二也。其虚而相并者，亦如水向低流之理也。

五脏所恶：心恶热，肺恶寒，肝恶风，脾恶湿，肾恶燥，是谓五恶。

五脏具五行之性，而各有所欲、所恶之气味不同，凡用药当投其所欲，而避其所恶。若用相制之法，则当反之。如非制法而犯其所恶，则伤，故如热邪伤心，寒邪伤肺，风邪伤肝，湿邪伤脾，燥邪伤肾也。

五脏所藏：心藏神，肺藏魄，肝藏魂，脾藏意，肾藏志。五脏所主：心主脉，肺主皮，肝主筋，脾主肉，肾主骨。

太极动静而生阴阳，阴阳变化，而成五行，必有神明主宰乎中。而人赋形具体，而主于心者，曰神、曰魄、曰魂、曰意、曰志，由一心所化，而为五行之神，藏于五脏者也。五脏为根本，躯体为枝叶，而脉、皮、筋、肉、骨由脏气所生，故各归根本所主也。

五脏化液：心为汗，肺为涕，肝为泪，脾为涎，肾为唾，是谓五液。五脉应象：肝脉弦，心脉钩，脾脉代，肺脉毛，肾脉石，是为五脏之脉。

津液由脾胃化谷气而生，充养周身，津为阳，液为阴，及其动而出也，则由各脏发泄，而五脏亦有阴阳，如心脏为阳，其汗为津。故曰：津脱者，腠理开，汗大泄；液脱者，骨属屈伸不利。是心为阳而主表，肾为阴而主里，则津液阴阳之分，余皆可知矣。若脉象义理，详四诊门。

《素问·玉机真脏论》曰：五脏受气于其所生，传之于其所胜，气舍于其所生，死于其所不胜。病之且死，必先传行，至其所不胜，病乃死。此言气之逆行也，故死。肝受气于心，传之于脾，气舍于肾，至肺而死；心受气于脾，传之于肺，气舍于肝，至肾而死；脾受气于肺，传之于肾，气舍于心，至肝而死；肺受气于肾，传之于肝，气舍于脾，至心而死，肾受气于肝，传之于心，气舍于肺，至脾而死。此皆逆死也。一日一夜，五分之，此所以占死生之早暮也。

此言五脏受邪，逆传克贼，故至于死也。受气，谓受邪气于其所生者，子能令母实也。气舍，谓生气舍于母。舍者，藏而不出，谓母无生我之气，而我反受子之邪气。既受，则传之我所胜者，如肝传脾之类，如是逆传，至胜我之脏，如肺胜肝之类，则邪仍必归我，而本脏气绝则死，故曰此气之逆行也。盖母本先虚，无气生我，而我失养，故子反以邪气归我，乃传

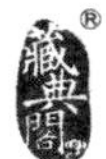

之所胜，如是逆传，至胜我之脏，则邪仍归我，气绝而死。此乃脏气久虚之人，故一受邪气，即逆行互克，以至于死。如斯者，察其邪至何脏，以十二时分作五分，计其邪传至我不胜之脏时分，则死，此可占其死之早暮也。

帝曰：五脏相通，移皆有次，五脏有病，则各传其所胜。不治，法三月，若六月，若三日，若六日，传五脏而当死，是顺传所胜之次。故曰：别于阳者，知病从来；别于阴者，知死生之期。言知至其所困而死。

此言五脏病邪传其所胜，即如肝传脾之类。传遍五脏，则气绝而死。其死或三月、六月、三日、六日者，以其正有强弱，邪有重轻，故其死有迟早也。别于阳者，阳经至腑也；别于阴者，阴经至脏也。外邪饮食之病，由阳而入，故别其阳，知病或从外邪，或从饮食而来也。如其邪由阴经至脏，或由阳传阴，或内伤五脏，其病则重，而关生死。若五脏之气，相生相助，可生；若相乘相克，即死。其死生之迟速，即可察此以期之，故此言知至其所困笃而死也。

《灵枢·脉度篇》曰：五脏常内阅于上七窍也。故肺气通于鼻，肺和，则鼻能知香臭矣；心气通于舌，心和，则舌能知五味矣；肝气通于目，肝和，则目能辨五色矣；脾气通于口，脾和，则口能知五谷矣；肾气通于耳，肾和，则耳能闻五音矣。五脏不和，则上窍不通；六腑不和，则留为痈。故邪在腑则阳脉不和，阳脉不和则气留之，气留之则阳气盛矣；阳气太盛则阴脉不利，阴脉不利则血留之，血留之则阴气盛矣。阴气太盛，则阳气不能营也，故曰关；阳气太盛，则阴气弗能营也，故曰格；阴阳俱盛，不得相营，故曰关格。关格者，不得尽期而死也。

五脏之气上通七窍，而知其和否在心也。腑阳脏阴之气周流，外贯十二经络。外邪由经络而入腑脏，内伤自脏腑以及经络。外邪为实，内伤为虚。虚中之实，食积伤也；实中之虚，邪强正弱也；虚中之虚，情欲伤也；实中之实，邪正俱盛也。是故脏腑受病，则阴阳气血不和，诸窍窒塞，经脉稽留。阳脉不和，则气结成痈；阴脉不和，则血留而瘀。甚则阴阳各不相营，即成孤阳独阴，阳不营于阴，名曰关；阴不营于阳，名曰格。关则不得小便，格则吐逆，食不能下。夫人迎之脉，主六腑之阳；寸口之脉，主五脏之阴。故脉论言人迎脉至四盛以上为格，寸口脉至四盛以上为关。此以阴阳各不相营而成关格，而曰阳太盛、阴太盛，则其人迎、寸口之脉，亦必倍盛，而成孤阳独阴，故不得尽天年之期而死也。《难经》单以寸口之脉覆溢为关格，名真脏脉，其人不病而死，是阳偏亢脉上溢也，阴偏亢脉下覆也。偏亢则偏绝，是分关与格，为两证，与《内经》以阴阳俱盛，各不相营为关格一证者，义有不同，而实发《内经》未发之理也。由是可知一病而有三证之异也。

《灵枢·本脏篇》帝曰：五脏者，所以藏精神血气魂魄者也；六腑者，所以化水谷而行津液者也。此人之具受于天也，无愚智贤不肖，无以相倚也。然有其独尽天寿而无邪僻之病，百年不衰，虽犯风雨卒寒大暑，勿能害也；有其不离屏蔽室内，无怵惕之恐，然有不免于病，何也？岐伯曰：五脏者，所以参天地、副阴阳，而连四时、化五节者也。五脏固有小、大、高、下、坚、脆、端正、偏倾者，六腑亦有小、大、长、短、浓、薄、结、直、缓、急者。凡此二十五形，各有不同，或善或恶，或吉或凶，请言其方。

此言人禀天地气化而具体，无论智愚贤不肖，皆同而无偏倚者。然其有百年不衰，外邪不能害者；又有不离屏蔽，无情志之伤，而不免于病者，何也？岐伯言：脏腑有小大等种种不同，故有善恶吉凶之异，而分别一如下文。

心小，则安，邪勿能伤，易伤以忧；心大，则忧不能伤，易伤于邪；心高，则满于肺中，而善忘，难开以言；心下，则脏外，易伤于寒，易恐以言；心坚，则脏安守固；心脆，则善病消瘅热中；心端正，则和利难伤；心偏倾，则操持不一，无守司也。

心脏居肺中，形小，则深藏，故外邪勿能伤，然因小而气不宽舒，故凡忧虑，则气逼促而伤之也；大者反是；若心高，为肺罩裹，气不能扬，故常善忘，难开导以言者，愦愦不明，故善忘也；心下，则露，故易伤寒邪，露则气浮而少主宰，故

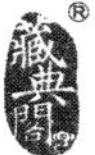

易恐以言；心坚，则神气收敛，故五脏皆安而守固也；心脆，则心火浮动，故善病消瘅热中；心端正，则气和利；心偏倾，则邪妄无操守矣。

肺小，则少饮，不病喘喝；肺大，则多饮，善病胸痹、喉痹、逆气；肺高，则上气喘息、咳；肺下，则居贲迫肝，善胁下痛；肺坚，则不病咳上气；肺脆，则苦病消瘅易伤；肺端正，则和利难伤；肺偏倾，则胸偏痛也。

脏腑之气，皆上归于肺，权衡敷布。肺小，则气舒津布，故少饮，而无喘喝之病；肺大，则气满于胸，津液难以上输，故多饮，而善病胸痹、喉痹、逆气也；肺高，则气难降，故上逆喘息，而多咳也；肺下，则居贲门，贲门胃之上口，而迫于肝，使肝气不舒，故胁下善痛也；肺坚，则气自固而调顺，故不病咳而上气也；肺脆，则心火乘之，故苦病消瘅而易伤也；肺端正，则气和利难伤，自无诸病；肺偏倾，则胸气偏窒而痛也。

肝小，则脏安，无胁下之病；肝大，则逼胃迫咽，迫咽则苦膈中，且胁下痛；肝高，则上支贲切胁，为息贲；肝下，则逼胃，胁下空，胁下空则易受邪；肝坚，则脏安难伤；肝脆，则善病消瘅易伤；肝端正，则和利难伤；肝偏倾，则胁下痛也。

肝为阳脏，其气升动，故肝小，则气舒，五脏皆安，而无胁下之病，以肝脉行于胁也；肝大，则气逼胃、迫咽，因其经脉由胃上行，咽为胃管，故兼膈中，且胁下痛，膈中，即格逆也；肝高，则上支贲门而切痛，贲门，胃之上口也，胁中满闷为息贲，贲同奔，呼吸急促也，肝下，则逼胃腑，其本位胁下，反空，则易受邪伤也；肝坚，其气静，则五脏皆安而难伤；肝脆，则多虚热，善病消瘅，以相火由肝胆而出也；肝端正，则气和利难伤；肝偏倾，则气滞胁下痛也。

脾小，则脏安，难伤于邪也；脾大，则苦凑而痛，不能疾行；脾高，则引季胁而痛；脾下，则下加于大肠，下加于大肠则脏苦受邪；脾坚，则脏安难伤；脾脆，则善病消瘅易伤；脾端正，则和利难伤；脾偏倾，则善满善胀也。

脾主鼓运，脾小，则气转运而和，故邪难伤之；脾大，则鼓运不便，而气结滞，故凑而痛，胁下软腹，以脾位腹右也，脾胃主四肢，气滞不得畅达于肢，故不能疾行也；脾高，则气偏输于上，而下不和，故引季胁而痛也；脾下，则下压大肠，而脏气不匀，时苦受邪；其坚、脆、端正，义与上同；脾偏倾，则气不转旋，而善胀满也。

肾小，则脏安难伤；肾大，则善病腰痛，不可以俯仰，易伤以邪；肾高，则苦背膂痛，不可以俯仰；肾下，则腰尻痛，不可以俯仰，为狐疝；肾坚，则不病腰背痛；肾脆，则苦病消瘅易伤；肾端正，则和利难伤；肾偏倾，则苦腰尻痛也。凡此二十五变者，人之所苦常病也。

肾小，其义同上；腰者，肾之府，肾大，则腰气塞滞，故痛不可俯仰；高则气上壅，故背膂痛；下则气下垂，故腰尻痛，尻者，尾脊骨也，气下而前阴肾子亦下坠，有时则收，为狐疝；其大、其高、其下，皆使腰气不舒，故皆不可俯仰者，或强、或痛而不便也。

以上五脏，凡言小者、坚者、端正者，皆无病。大抵小者，质自坚实，邪不能伤；端正，其气调顺和利也。凡言脆者，俱病消瘅，是由液少内燥，而生虚热。凡物热燥必脆，寒润则坚，故五脏皆同也。

帝曰：何以知其然也？岐伯曰：赤色小理者，心小；粗理者，心大；无理者，心高；小短举者，心下；长者，心下坚；弱小以薄者，心脆；直下不举者，心端正，倚一方者，心偏倾也。白色小理者，肺小；粗理者，肺大；巨肩反膺陷喉者，肺高；合腋张胁者，肺下；好肩背浓者，肺坚；肩背薄者，肺脆；背膺浓者，肺端正；胁偏疏者；肺偏倾也。青色小理者，肝小；粗理者，肝大：广胸反者，肝高；合胁兔者，肝下；胸胁好者，肝坚；胁骨弱者，肝脆；膺腹好相得者，肝端正；胁骨偏举者，肝偏倾也。黄色小理者，脾小；粗理者，脾大；揭唇者，脾高；唇下纵者，脾下：唇坚者，脾坚；唇大而不坚者，脾脆；唇上下好者，脾端正；唇偏举者，脾偏倾也。黑色小理者，肾小，粗理者，肾大；高耳者，肾高；耳后陷者，肾

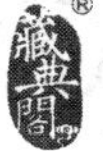

下；耳坚者，肾坚；耳薄不坚者，肾脆；耳好前居牙车者，肾端正；耳偏高者，肾偏倾也。凡此诸变者，持则安，减则病也。

持谓本脏之气可以持守；减谓精气减乏也。

帝曰：愿闻人之有不可病者，至尽天寿，虽有深忧、大恐、怵惕之志，犹不能减也，甚寒、大热，不能伤也；其有不离屏蔽室内，又无怵惕之恐，然不免于病，何也？岐伯曰：五脏六腑，邪之舍也。五脏皆小者，少病，苦焦心，大忧愁；五脏皆大者，缓于事，难使以忧，五脏皆高者，好高举措；五脏皆下者，好出人下；五脏皆坚者，无病；五脏皆脆者，不离于病；五脏皆端正者，和利得人心；五脏皆偏倾者，邪心而善盗，不可以为人平，反复言语也。

先哲言：有天赋之性而无不善，气质之性则有偏恶，夫性一而已，岂有二哉！所谓气质之性者，初由性动化识，识即气中之神也。孟子谓之志，故志一则动气，气一则动志也。形质由气而成，本于志之夙习，而有偏正、高下等种种之异，故即其形质，可知其神志行为者，是所谓气质之性也。《内经》虽止论疾病，而实为一篇好相法也。

帝曰：愿闻六腑之应。岐伯曰：肺合大肠，大肠者，皮其应；心合小肠，小肠者，脉其应；肝合胆，胆者，筋其应；脾合胃，胃者，肉其应；肾合三焦、膀胱，三焦、膀胱者，腠理、毫毛其应也。

此言腑本脏气而生，故合脏气生化，以应外部皮脉筋肉，惟独三焦、膀胱不同肾脏应骨，而应腠理、毫毛，何也？盖上明腑生于脏，故同脏气之应，而肾之腑本是膀胱，乃又合三焦者，以明一脏两腑，相合而生化气血，出陈入新也。良以一身气血，由胃中水谷生化，而肾为胃关，关不利，则大便不调矣；三焦出水道，水道不利，则膀胱气癃，而小便不通。二便不通，则胃中壅阻，不能出陈入新，何以生化气血乎？而三焦、膀胱之宣化，实本肾脏阴阳之气，肾气不和，则三焦、膀胱皆不宣化，而胃关不利矣。是故肾合三焦、膀胱，专明生化气血，而三焦、膀胱之经脉，则外应腠理、毫毛，以其义重在此，故不同彼四脏气化之应也。呜呼，其旨深矣。

帝曰：应之奈何？岐伯曰：肺应皮，皮浓者，大肠浓；皮薄者，大肠薄；皮缓腹里大者，大肠大而长；皮急者，大肠急而短；皮滑者，大肠直；皮肉不相离者，大肠结。心应脉，皮浓者，脉浓，脉浓者，小肠浓；皮薄者，脉薄，脉薄者，小肠薄；皮缓者，脉缓，脉缓者，小肠大而长；皮薄而脉波小者，小肠小而短；诸阳经脉皆多纡曲者，小肠结。脾应肉，肉坚大者，胃浓；肉么者，胃薄；肉小而么者，胃不坚；肉不称身者，胃下，胃下者，下脘约不利；肉不坚者，胃缓；肉无小裹累者，胃急；肉多少裹累者，胃结，胃结者，上脘约不利也。肝应爪，爪浓色黄者，胆浓；爪薄色红者，胆薄；爪坚色青者，胆急；爪濡色赤者，胆缓；爪直色白无约者，胆直；爪恶色黑多纹者，胆结也。肾应骨，密理浓皮者，三焦、膀胱浓；粗理薄皮者，三焦、膀胱薄；疏腠理者，三焦、膀胱缓；皮急而无毫毛者，三焦、膀胱急；毫毛美而粗者，三焦、膀胱直；稀毫毛者，三焦、膀胱结。

帝曰：浓薄美恶皆有形，愿闻其所病。岐伯曰：视其外应，以知其五内，则知所病矣。）

脏腑经脉相通，气化相合，而皮脉肉筋骨，由脏腑之气血所生者，故其浓薄美恶，必内外相应，观外而知内，视其形色，即知其病之所生所在也。按《本输篇》言肺合大肠，大肠者传道之腑等语，是明脏腑之功能运用也。此篇亦言肺合大肠等者，是明脏腑协议气化，以应外部也，故义理迥别。注家因见此篇言肾合三焦、膀胱，遂将《本输篇》少阳属肾一句，解作三焦属肾，不察上下文义，而两处经理俱失，相沿久矣，故余详辨明晰，入于后集也。

《灵枢·师传篇》岐伯曰：身形支节者，脏腑之盖也，非面部之阅也。帝曰：五脏之气阅于面者，余已知之，以支节知而阅之奈何？岐伯曰：五脏六腑，肺为之盖，巨肩陷咽，候现其外；五脏六腑，心为之主，缺盆为之道，骨有余，以候；肝者主为将，使之候外，欲知坚固，视目小大；脾者主为卫，使之迎粮，视唇舌好恶，以知吉凶；肾者主为外，使之远听，视

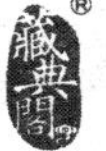

耳好恶，以知其性。帝曰：善，愿闻六腑之候。岐伯曰：六腑者，胃为之海，广骸大颈张胸，五谷乃容；鼻隧以长，以候大肠；唇浓人中长，以候小肠；目下果大，其胆乃横；鼻孔在外，膀胱漏泄；鼻柱中央起，三焦乃约。此所以候六腑者也，上下三等，脏安且良矣。

《灵枢·平人绝谷篇》帝曰：人之不食七日而死，何也？伯高曰：胃大一尺五寸，径五寸，长二尺六寸，横屈受水谷三斗五升，其中之谷，常留二斗，水一斗五升而满，上焦泄气，出其精微，悍滑疾，下焦下溉诸肠；小肠大二寸半，径八分分之少半，长三丈二尺，受谷二斗四升，水六升三合合之大半；回肠大四寸，径一寸寸之少半，长二丈一尺，受谷一斗，水七升半；广肠大八寸，径二寸寸之大半，长二尺八寸，受谷九升三合八分合之一。肠胃之长，凡五丈八尺四寸，受水谷九斗二升一合合之大半，此肠胃所受水谷之数也。平人则不然，胃满则肠虚，肠满则胃虚，更虚更满，故气得上下，五脏安定，血脉和，则精神乃居，故神者，水谷之精气也。故肠胃之中常留谷二斗，水一斗五升，故平人日再后，后二升半，一日五升，七日五七三斗五升，而留水谷尽矣。故平人不食饮，七日而死者，水谷精气津液，皆尽故也。

平人者，无病之人也。尺寸是同身尺，非世所用之尺，其长短随各人身量者。升斗，亦随尺寸之度而计也。肠胃容受九斗余升之数，必以出陈入新，转输传化，其气上下流通，则五脏安而血脉和，精神乃居，故神者赖水谷精气以养之也。若七日不食，则水谷精气津液皆尽，故死。此言无病而贫无食者也。

《灵枢·背腧篇》帝曰：愿闻五脏之腧出于背者。岐伯曰：背中大腧，在杼骨之端；肺腧，在三焦之间；心腧，在五焦之间；膈腧，在七焦之间；肝腧，在九焦之间；脾腧，在十一焦之间；肾腧，在十四焦之间，皆挟脊相去三寸所。欲得而验之，按其处，应在中而痛解，乃其腧也。灸之则可，刺之则不可。气盛则泻之，虚则补之。以火补者，须自灭也；以火泻者，疾吹其火，传其艾，须其火灭也。

马注：五脏之腧皆在背。大腧，在杼骨端，大腧者，大杼穴也，去中行督脉经大椎穴左右各开一寸半。其肺以中行三椎为主，心腧以五椎为主，膈以七椎为主，肝以九椎为主，脾以十一椎为主，肾腧以十四椎为主，左右各开中行一寸半，挟中行脊骨而计之，则相去三寸所。故欲验诸穴者，乃按其处，其中必应之，而内痛乃解，是五脏之各穴也。楠按：火即天地之阳气，待其自灭，则气入内为补；速吹之，则火引内气外泄，故为泻也。

卷三

营卫经络总论

营卫经络者，合言之，即皮肉筋骨浅深之部位也。分言之，卫为阳，浅在表；营为阴，深在里。直者为经如川，横者为络如渠。经深在营分，络浅在卫分。卫主气，卫护于表；营主血，营运于里。气主煦之，血主濡之。然气血由阴阳生化，阴阳互根于太极，故气血必交互营运，不能分析。血中无气，则瘀结不行；气中无血，则散漫不聚。血中之气，经气也；气中之血，络血也。故气血营运，而经络通贯，则营卫因之调和。而呈露气血之形象可见者，则名脉，因其浅深而分营卫经络，故名经脉、络脉。然卫行经脉之外，故主气；营行经脉之中，故主血。络脉在卫分，故络血为气中之血也；经脉在营分，故经气为血中之气也。所以必分营卫经络，而各有所主者，要清其气血流行次序，以察受病浅深部位也。若其阴阳各经交接之处，皆由络脉贯通，而气血始得周流一身。所以分手足三阴三阳十二经者，营血由经流行，无分昼夜，循环于一身表里，故为营行脉中也；卫气漫溢于络脉肌腠间者，故为卫行脉外也。然其昼行于阳，分二十五度周于身；夜行于阴，分二十五度周于身。平旦从阴出阳，随日而升；黄昏从阳入阴，随日而没；至夜半亥子之交，营卫之气血会合，如日月合璧。是故卫同日为阳而主气，营同月为阴而主血。以各有所主，而流

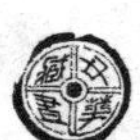

行不同，故分营卫；以脉路之横直浅深不同，故分经络。如是周行一身表里，合而不可混，分而不可离，然后方可审知其病之所在而治之也。夫气血由阴阳化生，阴阳互根于太极，为人身之命蒂，而通天地之气，故其升降流行，必应天地气候，丝毫不爽者也。呜呼！非圣人垂慈，指示详悉，后世孰能明之，以救病苦哉。

盖六气之邪伤人，各由门径而入，风寒湿三气，由皮腠侵络，由络流经，由经入腑脏也；暑火燥三气，由口鼻吸入躯内膜外，随气血外走营卫，内侵腑脏，是先从中道，分传表里，故诸病现证，各有不同也。又有内邪六气之病，是本脏自伤，非由外感者。如肝伤则风邪内生，而眩晕、惊厥等病现矣；心劳则火邪内生，而烦恼、消渴等病现矣；脾伤则湿邪内生，而肿胀、疲弱等病现矣；肾伤则寒邪内生，而阳痿、四逆等病现矣；肺伤则燥邪内生，而失音、干咳等病现矣。火湿相合，即同暑邪，暑由火湿二气合化故也。为因人生天地之中，禀天地之全气，故外邪内邪，病状相同，而内邪先伤本元为虚，外邪由浅入深为实，故经曰：精气夺为虚，邪气盛为实，所以治法则迥异。此乃医经之要旨，必先熟究洞明于心，庶免误治之失也。

《灵枢·营卫生会篇》帝曰：人焉受气？阴阳焉会？何气为营？何气为卫？营安从生？卫于焉会？岐伯曰：人受气于谷，谷入于胃，以传与肺，五脏六腑，皆以受气。其清者为营，浊者为卫，营在脉中，卫在脉外，营周不休，五十而复大会。阴阳相贯，如环无端。卫气行于阴二十五度，行于阳二十五度，分为昼夜，故气至阳而起，至阴而止。故曰：日中而阳陇，为重阳；夜半而阴陇，为重阴。故太阴主内，太阳主外，各行二十五度，分为昼夜。夜半为阴陇，夜半后阴衰，平旦阴尽而阳受气矣；日中为阳陇，日西而阳衰，日入阳尽而阴受气矣。夜半而大会，万民皆卧，命曰合阴。平旦阴尽，而阳受气。如是无已，与天地同纪。

此言营卫之气流行生会，与天地之气同其轨度也。人受气于谷者，谷入于胃，所化精微之气上输于肺，肺气敷布，则五脏六腑皆受谷气之充养也。《痹论》曰：营者，水谷之精气也；卫者，水谷之悍气也。精者清，悍者浊，故清者为营，浊者为卫也。夫营行脉中，卫行脉外，营出中焦，卫出下焦，谷气分布，则清升浊降，自然之性也。故浊者降至下焦，随卫气流行脉外；清者由中焦变化，随营气而行脉中。其营气之周行也，始于手太阴经，终于足厥阴经，循环无间，以手太阴经脉起于中焦者也。其周行各经次序，详后营气篇中。昼夜十二时，流行于身五十周，乃与卫气大会。阴阳十二经，互相贯注，必待五十周与卫气大会者，盖卫气昼行于阳二十五周，夜行于阴二十五周。故云卫气至阳而起者，自阴而出阳，子正时也；至阴而止者，从阳而入阴，亥正时也；当亥末子初之际，乃营卫之气会合，而返浑沌，以归于太极，故曰：万民皆卧，命曰合阴。合阴者，阴与阳合而为一也。故当日中，则阳气隆盛为重阳；夜半，则阴气隆盛为重阴。重阴者，太阴也，故主内，此时卫气入于内也；重阳者，太阳也，故主外，此时卫气盛于外也。斯言一身之内外，是合天地三才之道也。

帝曰：老人之不夜瞑者，何气使然？少壮之人不昼瞑者，何气使然？岐伯曰：壮者之气血盛，其肌肉滑，气道通，营卫之行不失其常，故昼精而夜瞑；老者之气血衰，其肌肉枯，气道涩，五脏之气相搏，其营气衰少，而卫气内伐，故昼不精，夜不瞑。

上衣冠文物卫气流行，平旦出于阳，则目开而寤；日入于阴，则目瞑而寐，合乎天地阴阳升降之气也。然壮者气血盛，肌肉滑，气道通，能合天地气化，而不失其常，故昼精明而夜安寐；老者气血衰，五脏之气搏结而不舒和，肉枯脉涩，营卫流行失常，故昼不精明，而夜多不寐，与天地气化相乖。其患病之人，可类推矣。

帝曰：愿闻营卫之所行，皆何道从来。岐伯曰：营出于中焦，卫出于下焦。帝曰：愿闻三焦之所出。岐伯曰：上焦出于胃上口，并咽以上，贯膈而布胸中，走腋，循太阴之分而行，还至阳明，上至舌，下足阳明，常与营卫俱行于阳二十五度，行于阴亦二十五度，一周也，故五十度而复大会于手太阴矣。

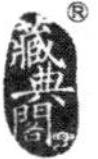

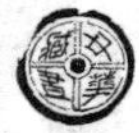

人身表里、脏腑、营卫、经络，无非由一气转旋，而圣人所以详细分别者，要明其生化之源流也。上文论营卫，由后天谷气之精微所化。此论三焦本元之气，从先天命蒂所发者也。后天之谷食，赖先天元阳以消化；先天之元阳，赖后天谷气以滋培。当其气之流行也，则先天后天，合而为一矣。既而合一，则气之清升浊降，自然之性也。其上焦之清气积于胸中者，名曰宗气。其气氤氲敷布，故曰上焦如雾也。盖以命蒂先天之气，为祖，胸中后天之气，为宗，故其流行，与谷食所化营卫之气相同，至五十度为一周，而复大会于手太阴经也。其循行各经次序，详后营气篇矣，此先明上焦之气也。若其所从来，则营气出于中焦，卫气出于下焦，而先天元阳之气发于命蒂，即肾脏坎象中之一阳，此先天、后天，以生、以化之源流也。又按"常与营俱行"，营字下《难经》有一卫字为是，此处必因脱落也。盖言行于阳二十五度，行于阴二十五度，原兼卫气而言。若单指营气，则始自手太阴，终于足厥阴，终而复始，昼夜无间，焉有行阳二十五度，行阴二十五度之理？显然可见。旧注反谓《难经》误多一卫字，乃未究其至理，忽略甚矣。

帝曰：人有热饮食下胃，其气未定，汗则出，或出于面，或出于背，或出于身半，其不循卫气之道而出，何也？岐伯曰：此外伤于风，内开腠理，毛蒸理泄，卫气走之固，不得循其道，谷气　悍滑疾，见开而出，故不得从其道，故命曰漏泄。

此承上文言上焦之气，出于胃上口，故以饮食入胃，未及行消，而即出汗者明其理也。盖谷气入胃，其清者为营，浊者为卫，宜乎助胃而固气，今反开泄而汗出者，良因外伤于风，风性疏泄，内开其腠理，毛窍被气熏蒸，而腠理开，则卫气本来行走为固者，不得循其常道，而热饮食之气滑利疾速，见腠开而即出为汗，故不得蕴酿化精微，从脉道而入营卫，故命曰漏泄。

帝曰；愿闻中焦之所出。岐伯曰：中焦亦并胃中，出上焦之后，此所受气者，泌糟粕，蒸津液，化其精微，上注于肺脉，乃化而为血，以奉生身，莫贵于此，故独得行于经隧，命曰营气。

肺手太阴之脉，起于中焦，中焦与胃相并，而其气出于上焦之后者，以上焦宗气聚于胸中，而中焦之气输于肺而近背，故出上焦之后矣。以其并胃中，故所受者，胃之谷气，其功能则泌糟粕、蒸津液，化谷气之精微，上注于肺脉，乃化而为血，即所谓中焦受气，取汁变化而赤，是为血也。酿水谷而成血气，故曰中焦如沤也。

滋养生身者，莫贵乎此。以其谷气之清者所化，故独得行于经隧之中，命曰营气也。此与上焦之宗气，由先后天相合者，各有源流也。盖相火游行于三焦，胃贮谷食如鼎，而下焦元阳如炉，中焦之脾如扇，故脾健阳旺，则水谷易化，气血壮盛也。

帝曰：夫血之与气，异名同类，何谓也？岐伯曰：营卫者，精气也，血者，神气也，故血之与气，异名同类焉。故夺血者无汗，夺汗者无血，故人生有两死，而无两生。

此承上文以明中焦生化之道也。精血气者，皆由阴阳五行化生，故异名而同类。营卫者，肌肤经络也，由精气所成。而阴阳五行之能生化精血气者，因有心神运动其中，故心藏神明，而主血脉。血者，神气所化，故谓异名而同类也。盖阴阳生化之妙，随地而变。水谷之精微，从阴而化为血，从阳而化为津，津从皮毛外泄，而为汗，故血之与汗，出于一本，皆由谷气所化，而夺其血则无汗，夺其汗则无血，无血则死，无汗则死，故有两死也。或有血而无汗者，阴不从阳化而无津也，则不能生；或有汗而无血者，阳不从阴化而无血也，则不能生，故无两生也。必也汗血无亏，则生机方保。所以言阴无阳不生，阳无阴不化，此生化之至理也。

帝曰：愿闻下焦之所出。岐伯曰：下焦者，别回肠，注于膀胱而渗入也。故水谷者，常并居胃中，成糟粕，而俱下于大肠，而成下焦。渗而俱下，济泌别汁，循下焦而渗入膀胱焉。

此明下焦之功用。所谓如渎者，以其济泌别汁，由中焦所化之糟粕，分其清浊而道之，下出于二便也。膀胱有下口，而

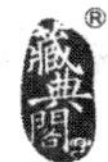

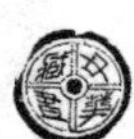

无上口，由下焦相火蒸化其水，而渗入膀胱，满则变溺，从下口而出，故言循下焦而渗入膀胱焉。下焦气化不宣，则二便失调矣。盖肾居下焦，而先天元阳之气根于中，出行于三焦，乃名相火，能熟腐水谷，故名焦。其上升而行于表者，为卫气，行于内而至胸者，名宗气。元阳之气本无清浊，以谷气之浊者，随卫气而行，凝而为脂，以成肌肉，故言浊者为卫，清者为营，专指后天谷气之生化敷布也，如此，则泾渭异同，然矣。

帝曰：人饮酒，酒亦入胃，谷未熟，而小便独先下，何也？岐伯曰：酒者，熟谷之液也，其气悍以清，故后谷而入，先谷而液出焉。帝曰：善。余闻上焦如雾，中焦如沤，下焦如渎，此之谓也。

酒由水谷酿造，以其气清而悍，故行于三焦迅利，其水即渗入膀胱而出也。清气氤氲，涵蓄于上焦，故如雾；水谷蕴酿糟粕于中焦，故如沤；水液滓浊，皆出于下焦，故如渎。此总结三焦之功用也。

《灵枢·五味篇》帝曰：营卫之行奈何？伯高曰：谷始入于胃，其精微者，先出于胃之两焦，以溉五脏，别出两行营卫之道。其大气之抟而不行者，积于胸中，命曰气海，出于肺，循咽喉，故呼则出，吸则入。天地之精气，其大数常出三入一，故谷不入半日则气衰，一日则气少矣。

此专明胃中水谷精微，出于中上两焦，滋溉五脏，而分别营卫二气，乃与岐伯所言营出中焦、卫出下焦，互明其理也。

《素问·太阴阳明论》曰：脾常着胃，土之精也，生万物而法天地，故上下至头足。

是言脾胃之气，行于一身，上下内外，如天地之气，无处不周，故能生化万物也。夫清者为营，浊者为卫，始由中焦而分。其清者，至上焦积于胸，而为气海，名宗气也；其清中之悍者，循咽喉直上，冲头入脑，出额下面，合阳明经，入于颈旁人迎之脉而下行，义详四诊门《灵枢·动输篇》。其循咽喉之气，则随呼而出，随吸而入，与天地精气和会而出入，其出也常三，入也止一，故半日无谷入则气衰，一日无谷入则气少矣。

《灵枢·营气篇》帝曰：营气之道，内谷为宝。谷入于胃，乃传之肺，流溢于中，布散于外，精专者行于经隧，常营无已，终而复始，是谓天地之纪。故气从手太阴，出注手阳明，上行注足阳明，下行至跗上，注大趾间，与太阴合。上行抵髀，从脾注心中，循手少阴，出腋下臂，注小指，合手太阳。上行乘腋出，内注目内，上巅下项，合足太阳。循脊下尻，下行注小趾之端，循足心，注足少阴。上行注肾，从肾注心，外散于胸中。循心主脉，出腋下臂，出两筋之间，入掌中，出中指之端，还注小指次指之端，合手少阳。上行注膻中，散于三焦，从三焦注胆，出胁，注足少阳，下行至跗上，复从跗注大趾间，合足厥阴。上行至肝，从肝上注肺，上循喉咙，入颃颡之窍，究于畜门。其支别者，上额循巅，下项中，循脊入，是督脉也，络阴器，上过毛中，入脐中，上循腹里，入缺盆，下注肺中，复出太阴。此营气之所行，逆顺之常也。

此言纳谷为宝者，明营气由谷气而生，流行于上下表里者也。营气出中焦，手太阴肺脉，亦起于中焦，故营气流行，始于手太阴，终于足厥阴，从肝复归于肺，常营无已，终而复始，昼夜五十周行于身，而无阴阳之分，其与卫气之行于脉外，昼行于阳、夜行于阴者不同。更可见前篇之论上焦宗气，云行阳二十五度、行阴二十五度者，是言宗气合营卫之气而行也。盖谷气之清浊，由中焦而分，以行于营卫。宗气者，先天元阳之气，与谷气相合也。谷气出于胃，元阳之气出命蒂，其发源不同，而流行合一，此经之所以详细辨别也。营行脉中，故营气流行，与十二经脉相同，但十二经惟论经络贯注，其营卫之气血，流行则外而经络，内而脏腑，无不周遍。故此营气与十二经脉，各分篇而论，乃圣人精微之旨也。

《灵枢·五十营篇》岐伯曰：天周二十八宿，宿三十六分，人气行一周，千八分。日行二十八宿，人经脉上下、左右、前后二十八脉，周身十六丈二尺，以应二十八宿，漏水下百刻，以分昼夜。故人一呼，脉再动，气行三寸；一吸，脉亦再动，气行三寸；呼吸定息，气行六寸。十息，气行六尺，日行二

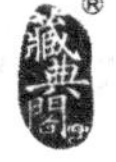

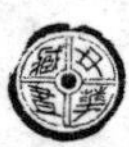

分；二百七十息，气行十六丈二尺，气行交通于中，一周于身，下水二刻，日行二十五分；五百四十息，气行再周于身，下水四刻，日行四十分；二千七百息，气行十周于身，下水二十刻，日行五宿二十分；一万三千五百息，气行五十营于身，水下百刻，日行二十八宿，漏水皆尽，脉终矣。所谓交通者，并行一数也。故五十营备得尽天地之寿矣，凡行八百一十丈也。

此明营气流行于经脉者，合天象列宿之度。凡一昼夜，天宿行一周，而人之营气行于身者，恰五十周。所谓交通者，经脉连接，阴阳相贯，循环无已也。并行一数者，并阴阳经络脏腑周遍一回也。如是十二时，共计五十营周于身，备得尽天地之寿者，以不失其度，合乎天地之纪，故可尽其天寿，而无病夭之虞也。周身经脉共十六丈二尺，其气行五十周，共计八百一十丈，是为天人合一之道也。但本文所云，日行漏下分刻，错误不准，马元台原注校核详明，更宜参考。

《素问·痹论》帝曰：营卫之气，亦令人痹乎？岐伯曰：营者，水谷之精气也，和调于五脏，洒陈于六腑，乃能入于脉也，故循脉上下，贯五脏，络六腑也；卫者，水谷之悍气也，其气疾滑利，不能入于脉也，故循皮肤之中，分肉之间，熏于肓膜，散于胸腹。逆其气则病，从其气则愈，不与风寒湿气合，故不为痹。

此言谷气之所以分营卫者，以其清气和柔，如湛水优游，遍周沟壑，故能入于脉也；其浊气悍，如狂澜奔涌，四散漫溢，故止行于皮肤分肉间也。虽营卫分途，而流行自有轨度，故逆之则病，顺之则安，凡风寒湿三气杂至，逆其营卫之气，则病痹矣。

《灵枢·卫气行篇》伯高曰：岁有十二月，日有十二辰，子午为经，卯酉为纬。天周二十八宿，而一面七星，四七二十八星，房昴为纬，虚张为经。是故房至毕为阳，昴至心为阴。阳主昼，阴主夜。故卫气之行，一日一夜，五十周于身，昼行于阳二十五周，夜行于阴二十五周，周于五脏。是故平旦阴尽，阳气出于目，目张，则气上行于头，循项，下足太阳，循背，下至小指之端。其散者，别于目锐眦，下手太阳，下至手小指之间外侧；其散者，别于目锐，下足少阳，注小指次指之间，以上循手少阳之分侧，下至小指之间；别者，以上至耳前，合于颔脉，注足阳明，以下行至跗上，入五趾之间；其散者，从耳下下手阳明，入大指之间，入掌中；其至于足也，入足心，出内踝，下行阴分，复合于目，故为一周。

此明卫气之行于脉外者，合天象列宿之行度也。其气虽行脉外，而亦如经脉流行之序，故如上节《痹论》所云：逆之则病，顺之则安。盖营卫之气，本出一源，故流行自同轨度，其异于营气者，昼行于皮肉之阳分，夜行于五脏之阴分。故自平旦从阴出于目内，太阳经之睛明穴，则目开而寤，乃循三阳经之部而行于身者，二十五周；至日没从阳入于足心少阴经之涌泉穴，则目瞑而寐，乃循三阴经行，周于五脏，至夜半与营气会合，其行于阴者，亦二十五周于身，至平旦又出于阳，如是周流不已矣。

《素问·经脉别论》岐伯曰：食气入胃，散精于肝，淫气于筋。食气入胃，浊气归心，淫精于脉。脉气流经，经气归于肺，肺朝百脉，输精于皮毛。毛脉合精，行气于府。府精神明，留于四脏，气归于权衡。权衡以平，气口成寸，以决死生。饮入于胃，游溢精气，上输于脾。脾气散精，上归于肺，通调水道，下输膀胱。水精四布，五经并行，合于四时五脏，阴阳揆度，以为常也。

此言谷食所化之气，先由肝心，而浸淫筋脉，脉气流经，由经归肺，盖谷食入胃，必赖元阳之气消化，阳气出于肾，由肝而之心，故食气先随肝心而滋筋脉，以肝主筋、心主脉也。然后由脉流经，而肺朝百脉，故归于肺，乃随肺气输精于皮毛，则毛脉之精气相合，而内行于府，是先上行走表，而后下行入府，府者，如云背为胸之府、腰为肾之府之类，不独指六腑而言也。府中精气，随神明而留于心肝脾肾四脏，故言脏者，藏精气而不泻也。心藏神，肝藏魂，脾藏意，肾藏志，魂意志者，皆出神明之运动也。故必由神明，以摄精气，留藏于脏。其流行之气，先归肺脏，权衡平准，敷布内外，以入两手

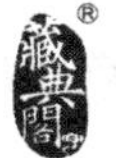

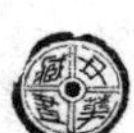

气口之脉，而成尺寸部位，以决验生死吉凶也。其水饮入胃，比食气清淡，故不入于经脉，由脾气鼓运，上归于肺，走三焦水道，下输膀胱而泄也。原其始，由胃而分水谷精气，布于四旁，行于五经，而皆合乎四时气化，及五脏阴阳升降流行揆度，以为常也。五经者，五脏之经也。

《素问·至真要大论》帝曰：阴阳之三也，何谓？岐伯曰：气有多少异用也。帝曰：阳明何谓也？岐伯曰：两阳合明也。帝曰：厥阴何谓也？岐伯曰：两阴交尽也。帝曰：幽明何如？岐伯曰：两阴交尽，故曰幽，两阳合明，故曰明。幽明之纪，寒暑之异也。

此明阴阳六经，所以分太少者，二气相生之理也。阳生阴，阴生阳，故二气流行生化，循环不息。其气之初生名少，既旺名太，太少两阳合明，为阳明，太少两阴交尽，为厥阴，尽者，极之谓也。故有三阴三阳之分布，以成一岁之功。而人身经气，衰旺相同，故阴极则阳生，正是冬至之时；阳明者，阳极也，阳极则阴生，正是夏至之时。阴极，故幽而不彰；阳极，故明而不晦。幽明之纪，即冬寒夏暑之气象也。人身之气，随天地之气而浮沉升降，故经脉因之以分三阴三阳，以候气之得失消长也。

《素问·血气形志篇》曰：夫人之常数，太阳常多血少气，少阳常少血多气，阳明常多血多气，少阴常少气少血，厥阴常多血少气，太阴常多气少血，此天之常数。

此即如上节所云，气有多少异用者也。盖气血由阴阳所化，少阳阳气始生，故气多于血；太阳阳气渐旺，阳旺则血生化多，故血多于气；阳明者，阳极也，故气血皆多矣；少阴，阴气始生，故气血皆少；太阴，阴气已旺，阴旺则生阳，故气多于血；厥阴者，阴极也，故血多于气，此为天生之常数也。然此言经中之气血，非脏腑之气血也。

《灵枢·九针篇》言：少阴多气少血，太阴多血少气，与此处不同，或者手经、足经之分耳。)

即如手太阴肺主气，自然多气，足太阴脾统血，自然多血，则少阴亦可类推矣。原夫卫气起于下焦，营血生于中焦，皆由脾转输，至肺敷布周身，而血和气行，以至各经，乃为末流，势必参差不齐，故有多少之异。观下节经脉流行，有开阖枢之不同，则气血之参差，盖有必然者也。

《素问·阴阳离合论》帝曰：愿闻三阴三阳之离合也。岐伯曰：圣人南面而立，前曰广明，后曰太冲。太冲之地，名曰少阴，少阴之上，名曰太阳，太阳根起于至阴，结于命门，名曰阴中之阳；中身而上，名曰广明，广明之下，名曰太阴，太阴之前，名曰阳明，阳明根起于厉兑，名曰阴中之阳；厥阴之表，名曰少阳，少阳根起于窍阴，名曰阴中之少阳。是故三阳之离合也，太阳为开，阳明为阖，少阳为枢。三经者，不得相失也，搏而勿浮，名曰一阳。

此明阴阳阖辟之道也。阴阳互根于太极，太极即为机枢，动而生阳，动极则静，静而生阴，静极复动，而阖辟之道，存乎中焉。今以三阴三阳之气，原出于太极，故其流行升降，则有机枢阖辟。而人为一小天地，故南面而立，则身中气化，合乎天地之道也。前曰广明者，心之部位，神明广大也；后曰太冲者，冲脉部位，与肾连属，肾名少阴也。少阴之上，名曰太阳者，膀胱也。其经脉之根，起于足小趾之至阴穴，其终结于目内之睛明穴，称命门也。太阳居少阴之表，故名阴中之阳也。中身而上，为广明所属之部，广明之下，即中身以下也，名曰太阴者，脾也。故其前为阳明，阳明者，胃也。其经脉之根，起于足次趾端厉兑穴，以其居太阴之表，故亦名阴中之阳也。厥阴之表，名曰少阳者，厥阴，肝也；少阳，胆也。其经脉之根，起于足四趾端窍阴穴，名阴中之少阳者，以厥阴阴极生阳，阳始生，故名少也。是故阳升阴降，阳降阴升，周流往复，循环不休。其气始生而动，则为机枢，故少阳为枢也；其气既旺，则为辟，故太阳为开，开即辟也；旺极而止，则为阖，故阳明为阖也。此三阳经气行于表，而通腑者也。其气流行，不失升降阖辟之序，则脉必搏而勿浮，无太过不及，故命曰一阳，谓阴阳和平也。

帝曰：愿闻三阴。岐伯曰：外者为阳，内者为阴，然则中为阴，其冲其下，名曰太阴，太阴根起于隐白，名曰阴中之

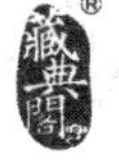

阴；太阴之后，名曰少阴，少阴根起于涌泉，名曰阴中之少阴；少阴之前，名曰厥阴，厥阴根起于大敦，阴之绝阳，名曰阴之绝阴。是故三阴之离合也，太阳为开，厥阴为阖，少阴为枢。三经者，不得相失也，搏而勿沉，命曰一阴。阴阳冲冲，积传为一周，气里形表，而为相成也。

阳经行表，阴经行里，以外为阳，内为阴也。而中身以下为阴，太冲所属之部。其冲以下名太阴者，言冲与太阴俱属身半以下也。太阴，脾也，其经脉之根，起于足大趾端隐白穴，以阴脏而居阴部，故名阴中之阴也。

太阴之后，少阴肾也，其经脉之根起于足心之涌泉穴，以阴部之阴气始生，故名阴中之少阴也。少阴居太阴之后，今言少阴之前名厥阴者，以三脏部位，互为前后也。厥阴，肝也，其经脉之根，起于足大趾之大敦穴，言阴之绝阳者，谓厥阴阴极，几乎与阳隔绝不相交通，又名阴之绝阴者，即阴极之谓也。此乃造化机枢，阴极则阳生。而厥阴与少阳，为阴阳经脉流行之终始，故厥阴为阖也；若其阳旺，则阴生，故少阴为枢；阴旺则辟，故太阴为开，与三阳经之升降流行，同一律也。若此不失其序，而脉必搏而勿沉，命曰一阴。

所谓一阴一阳之谓道也。故曰阴阳冲冲者，冲和流利，而无偏胜也。如是累积传化，周于一身，则气充于里，形显于表，可知其阴阳相生相成而无病矣。下节《灵枢》即言经脉流行失度之病也。

《灵枢·根结篇》曰：太阳为开，阳明为阖，少阳为枢。故开折，则肉节渎，而暴病起矣，故暴病者，取之太阳，视有余不足，渎者，皮肉宛而弱也；阖折则气无所止息，而痿疾起矣，故痿疾者，取之阳明，视有余不足，无所止息者，真气稽留，邪气居之也；枢折，即骨繇而不安于地，故骨繇者，取之少阳，视有余不足，骨繇者，节缓而不收也，所谓骨繇者，摇故也。

此言三阳经开阖枢折者，如门户之不开闭也。本经言三焦、膀胱者，腠理、毫毛其应，膀胱为太阳之腑，故太阳开折，其皮肉三焦皆弱也，折者，阳气不得卫外，而腠理不固，外邪乘虚袭之，则暴病起，当审其邪正之有余不足而治之也，阳明阖折，而气无所止息者，盖气之升降，由内外转旋，自内而升出于表，则为开，自表而降入于内，则为阖，阖折，则气降无所止息，而散漫不收，真元之气，稽留不得行于经隧，邪气因而居之，则经脉弛纵，故痿疾起，亦当视其虚实而治之，盖阳明胃与大肠也，邪气闭为实，精气夺为虚也；枢者，开阖之枢纽也，故少阳枢折，其开阖皆参差失度，不但经脉气血紊乱，至于骨节，皆纵缓动摇，而行步不能安于地也，故当穷究其病之所本。而取之者，皆针法也，药治自可类推矣。

太阴为开，厥阴为阖，少阴为枢。故开折，则仓廪无所输，膈洞，膈洞者，取之太阴，视有余不足，故开折者，气不足而生病也；阖折，即气绝而善悲，悲者，取之厥阴，视有余不足，枢折，则脉有所结而不通，不通者，取之少阴，视有余不足，有结者，皆取之。

此言三阴经开阖枢之为病也。太阴者，脾也，脾主鼓运，故其气为开，开折而脾气不足，不能输化仓廪之水谷，而为膈洞，仓廪，兼胃而言，膈洞者，膈中乏气，而肠胃无约束，则传导失司，而为洞泄之病，是当助其脾气为主也；厥阴，肝也，为阖，阖折者，与阳和之气隔绝而善悲，盖肝实则怒，虚则悲，皆无阳和之气以调之也；少阴，枢折，则开阖皆不利，故三阴经之脉，有所结滞而不通，视有余不足，凡有结者，皆当取之，如其不足，当助气以通之也。

《灵枢·卫气篇》帝曰：五脏者，所以藏精神魂魄者也；六腑者，所以受水谷而化行物者也。其气内于五脏，而外络支节。其浮气之不循经者，为卫气；其精气之行于经者，为营气。阴阳相随，外内相贯，如环无端。然其分别阴阳，皆有标本虚实所离之处。能别阴阳十二经者，知病之所生；候虚实之所在者，能得病之高下；知六腑之气街者，能知解结契绍于门户；能知虚实之坚软者，知补泻之所在；能知六经标本者，可以无惑于天下。岐伯曰：臣请尽意悉言之。足太阳之本，在跟以上五寸中，标在两络命门，命门者，目也；足少阳之本，在窍阴之间，标在窗笼之前，窗笼者，耳也；足少阴之本，在内

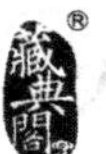

踝下上三寸中，标在背与舌下两脉也；足厥阴之本，在行间上五寸所，标在背也；足阳明之本，在厉兑，标在人迎颊挟颃颡也；足太阴之本，在中封前上四寸之中，标在背与舌本也。

此言内而脏腑，外而经络，气血周流，循环不已，必欲分阴阳标本十二经脉，方能察其病之所生、虚实之所在，知六腑之气街，方能明血气流行，有分解、有郁结、有契合、有继绍不同之门户，然后知气血之虚实，有坚有软，而可施补泻之法。若其纲要，在六经之标，以一经之气，始行为本，终止为标，即由络脉通贯，接连他经之始，乃气血流行之节序，故凡阴阳虚实，病之浅深，皆可验之，无惑于天下也。故岐伯备细详明如下文，而先叙六经。以足太阳为始，其本在外后跟以上五寸中，即跗阳穴也，标在命门，即两目内睛明穴，两目两穴，故云两络也，本经《根结篇》言：太阳根于至阴，结于命门，与此小异；足少阳之本，在窍阴，足第四指端也，标在窗笼，即听宫穴也；足少阴之本，在内踝下上三寸中，即交信穴，其标在背肾穴与舌下两脉，《根结篇》云：少阴起于涌泉，结于廉泉，廉泉穴在舌下也，亦与此小异；足厥阴之本，在行间上五寸所，疑是中封穴，标在背之肝穴，《根结篇》云：厥阴根于大敦，结于玉英也；足阳明之本，在厉兑，标在人迎颊挟颃颡，《根结篇》云：阳明根于厉兑，结于颡大，颡大者，钳耳也；足太阴之本，在中封前四寸中，疑是三阴交穴，标在背之脾与舌本，《根结篇》云：太阴根于隐白，结于太仓。

手太阳之本，在外踝之后，标在命门之上一寸也；手少阳之本，在小指次指之间上二寸，标在耳后上角下外也；手阳明之本，在肘骨中，上至别阳，标在颜下合钳上也；手太阴之本，在寸口之中，标在腋内动也；手少阴之本，在锐骨之端，标在背也；手心主之本，在掌后两筋之间二寸中，标在腋下三寸也。

手太阳之本，在手外踝之后，疑是养老穴，标在命门之上一寸，疑是督脉命门穴之上悬枢穴；手少阳之本，在小指次指间上二寸，当是腋门穴，标在耳后上角，当是丝竹空穴；手阳明之本，在肘骨中，当是曲池穴，上至别阳，标在颜下合于钳上，疑是胃经头维穴；手太阴之本，在寸中，即太渊穴，标在腋内动脉，即中府穴；手少阴之本，在锐骨之端，即神门穴，标在背之心穴；手心主，即手厥阴也，本在掌后两筋之间，即内关穴，标在腋下三寸，即天池穴。以上明十二经之标本，以验虚实病证。《根结篇》论三阴三阳开阖枢之理，与此互相阐发，各有取义，观阴阳脏腑门中，更详备明晰也。

凡候此者，下虚则厥，下盛则热，上虚则眩，上盛则热痛。故实者，绝而止之；虚者，引而起之。

阳从下升，阴自上降。故下虚则足冷而厥，上盛则热痛，以升多降少也；上虚则眩，下盛则热，以降多升少也。故实者，绝而止之，泻其有余也；虚者，引而起之，助其不足也。绝而止，引而起，皆针法也。

请言气街：胸气有街，腹气有街，头气有街，胫气有街。故气在头者，止于脑；气在胸者，止于膺与背；气在腹者，止于背，与冲脉于脐左右之动脉者；气在胫者，止之于气街，与承山踝上以下。取此者，用毫针，必先按而在久，应于手，乃刺而予之。所治者头痛、眩仆、腹痛、中满、暴胀，及有新积。痛可移者，易已也；积不痛，难已也。

马注：此言气行有街，其止有所。首节帝言知六腑之气街，能知解结契绍于门户。本经《动输篇》有四街，即此是也。凡气之行于头者，止于脑；气之行于胸者，止于膺与背，胸两旁为膺、背，系膀胱经，五脏六腑皆有在背也；气之行于腹者，亦止于背，又在前与足阳明胃经冲脉穴，及脐左右之动脉，即胃经之天枢穴也；气之行于足胫者，止于气街，即胃经之气冲穴，一穴而二名也，及足太阳经之承山穴，在下一寸半，及外踝上下诸穴。凡取此四街，宜用《九针论》中之第七毫针，先按其处，而为时既久，其气应手，乃以针刺之。其所治，在头者则主头痛、眩仆，在腹则主腹痛、中满、暴胀，及有新积，但其积痛而可移者，易已；其积不痛者，虽治之亦难已也。楠按：新积元气未伤，痛而可移动，其积结尚不甚固，故易治也；其不痛不可移者，元气不能攻其邪，积结坚牢，故难愈也。

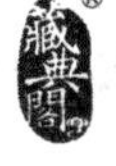

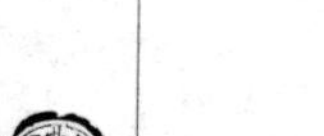

《灵枢·动输篇》帝曰：营卫之行也，上下相贯，如环无端。今有其卒然遇邪气，及逢大寒，手足懈惰，其脉阴阳之道，相输之会，行相失也，气何由还？岐伯曰：夫四末阴阳之会者，此气之大络也。四街者，气之径路也。故路绝则径通，四末解则气从合，相输如环。帝曰：善。

此帝言营卫受邪，其经脉阴阳之气流行输转，不得循其道而相失，何由复还耶？岐伯谓四肢指末，是阴阳经脉交接相会之大络也。四街者，即上所云行气之径路也。大络如小路，其受邪者，小路虽隔绝，而四街之大径则通，故邪解而四末路通，其气仍相从会合，阴阳相输，如环不已也。由是观之，四街者，脏腑之气所行也，邪浅在经，则街通而病轻；邪入于腑，则街塞而病危；邪入于脏，则街路绝而死矣。

《灵枢·逆顺肥瘦篇》帝曰：脉行之逆顺，奈何？岐伯曰：手之三阴，从脏走手；手之三阳，从手走头；足之三阳，从头走足；足之三阴，从足走腹。

阴阳十二经脉，阴行于里，阳行于表，故阴经由脏走手，至指尖阴面，而出阳面表分，接连阳经而走于头，则分三路，太阳由项背，阳明由颈腹，少阳由两侧，皆从表而行，至足指阴面，接连阴经，入里而走腹内，仍归于脏，又从脏而走手，如是周流，循环不已，是故阳经内通于腑，阴经内通于脏，脏腑经络，气血无不通贯，其四街为大径，经络为小路也。

帝曰：少阴之脉独下行，何也？岐伯曰：不然。夫冲脉者，五脏六腑之海也，五脏六腑皆禀焉。其上者，出于颃颡，渗诸阳，灌诸精；其下者，注少阴之大络，出于气街，循阴股内廉，入中，伏行　骨内，下至内踝之后，属而别；其下者，并于少阴之经，渗三阴；其前者，伏行出跗，属下循跗，入大趾间，渗诸络，而温肌肉。故别络结，则跗上不动，不动则厥，厥则寒矣。帝曰：何以明之？岐伯曰：以言导之，切而验之，其非必动，然后乃可明逆顺之行也。

此言足三阴之脉，皆从足上行入腹通脏者也。盖以冲脉为五脏六腑阴阳十二经之海，其上行者，至颃颡，渗诸阳经；其下行者，并少阴之经，而行诸阴，非少阴之脉独下行，是冲脉之气，注于少阴之大络，又出于少腹之气街，循阴股而下行至足，遍渗三阴；其前者又循跗，而入大趾间，渗诸络而温肌肉。故别络之气结，则跗上之脉不动，而足冷为厥，厥者因于寒，而冲脉之气不温肌肉也。欲知其故，当以言导问其因，再切其脉以验之。其非气绝者，厥回，其跗上之脉必仍动，如气绝厥不回，则不动，然后乃可明其气行之逆顺也。

《灵枢·经脉篇》帝曰：人始生，先成精，精成，而脑髓生，骨为干，脉为营，筋为刚，肉为墙，皮肤坚而毛发长。谷入于胃，脉道乃通，血气以行。经脉者，所以能决生死，处百病，调虚实，不可不通。

此言经脉为血气所行之道路，而血气由谷气所生。察经脉，知血气之盈亏；审胃口，知谷气之虚实。凡一切外感、内伤之病，必由是而验，生死吉凶，由是而决，为处治百病，调和虚实之所凭，故不可不通其理也。

各经流行起止，阴阳交接连贯，须细观同人图。

肺手太阴之脉，起于中焦，下络大肠，还循胃口，上膈属肺，从肺系横出腋下，下循臑内，行少阴心主之前，下肘中，循臂内上骨下廉，入寸口，上鱼，循鱼际，出大指之端；其支者，从腕后直出次指内廉出其端。

十二经脉流行，始于肺，终于肝，复接于肺，则气血流行一周。如是五十周于身，则为一昼夜。若卫气，昼则行于阳分二十五周，夜则行于阴分二十五周，皆漫行于经脉之外、皮肤肌肉之间。此营卫之气血流行不同，而其络脉仍相通贯，故营卫调和，则无病，或风邪伤卫，或寒邪伤营，以致经络不通，阴阳格拒，故阴胜则寒，阳胜则热，皆营卫之病也。余义已详《营卫生会篇》矣，下明肺经所主病证。

是动则病肺胀满，膨膨而喘咳，缺盆中痛，甚则交两手而瞀，此为臂厥。是主肺所生病者，咳上气，喘渴，烦心，胸满，臂内前廉痛，厥，掌中热。气盛有余，则肩臂痛，风寒，汗出，中风，小便数而欠；气虚，则肩臂痛，寒，少气不足以息，溺色变。为此诸病，盛则泻之，虚则补之。盛者，寸口大三倍于人迎；虚者，寸口反小于人迎也。

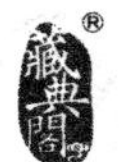

本经之气，由中焦上胸肺，走手指，而接连大肠经也。

大肠手阳明之脉，起于大指次指之端，循指上廉，出合谷两骨之间，上入两筋之间，循臂上廉，入肘下廉，上外前廉，上肩，出骨之前廉，上出于柱骨之会上，下入缺盆，络肺，下膈，属大肠；其支者，从缺盆上颈，贯颊，入下齿中，还出挟口，交人中左之右右之左，上挟鼻孔。

本经止于此，接连胃经之脉，下明大肠经所主病证。

是动则病齿痛，颈肿。是主津液所生病者，目黄，口干，鼽衄，喉痹，肩前痛，大指次指痛不用。气有余，则当脉所过者热肿，虚则寒不复。为此诸病，盛则泻之，虚则补之。盛者，人迎大三倍于寸口；虚者，人迎反小于寸口也。

本经之气，从手指走头而止。接连胃经也。

胃足阳明之脉，起于鼻之交中，旁纳太阳之脉，下循鼻外，入上齿中，还出挟口，环唇，下交承浆，却循颐后下廉，出大迎，循颊车，上耳前，过客主人，循发际，至额颅；其支者，从大迎前下人迎，循喉咙，入缺盆，下膈，属胃络脾；其直者，从缺盆下乳内廉，下挟脐，入气街中，其支者，起于胃口，下循腹里，下至气街中而合，以下髀关，抵伏兔，下膝膑中，下循胫外廉，下足跗，入中趾内间；其支者，下廉三寸而别，下入中趾外间；其支者，别跗上，入大趾间出其端。

是动则病洒洒振寒，善伸数欠，颜黑，病至，则恶人与火，闻木音则惕然而惊，心欲动，独闭户塞牖而处，甚则欲上高而歌，弃衣而走，贲响腹胀，是为厥。是主血所生病者，狂，疟，温淫，汗出，鼽衄，唇疹，颈肿，喉痹，大腹水肿，膝膑肿痛，循膺、乳、气街、股、伏兔、外廉、足跗上皆痛，中指不用。气盛，则身以前皆热，其有余于胃，则消谷善饥，溺色黄；气不足，则身以前皆寒，胃中寒，则胀满。为此诸病，盛则泻之，虚则补之。盛者，人迎大三倍于寸口；虚者，人迎反小于寸口也。

脾足太阴之脉，起于大指之端，循指内侧白肉际，过核骨后，上内踝前廉，上内循胫骨后，交出厥阴之前，上膝股内前廉，入腹属脾，络胃，上膈，挟咽，连舌本，散舌下；其支者，复从胃别，上膈，注心中。

是动则病舌本强，食则呕，胃脘痛，腹胀，善噫，得后与气，则快然如衰，身体皆重。是主脾所生病者，舌本痛，体不能动摇，食不下，烦心，心下急痛，溏瘕泄，水闭，黄胆，不能卧，强立，股膝内肿厥，足大趾不用。为此诸病，盛则泻之，虚则补之。盛者，扣大三倍于人迎；虚者，寸口反小于人迎也。

心手少阴之脉，起于心中，出属心系，下膈，络小肠；其支者，从心系上挟咽，系目系；其直者，复从心系却上肺，下出腋下，循臑内后廉，行手太阴心主之后，下肘内，循臂内后廉，抵掌后锐骨之端，入掌内后廉，循小指之内出其端。

是动则病嗌干，心痛，渴而欲饮，是为臂厥。是主心所生病者，目黄，胁痛，臂内后廉痛，厥，掌中热痛。为此诸病，盛则泻之，虚则补之。盛者，寸口大，再倍于人迎，虚者，反小于人迎也。

小肠手太阳之脉，起于小指之端，循手外侧，上腕，出踝中，直上循臂骨下廉，出肘内侧两筋之间，上循外后廉，出肩解，绕肩胛，交肩上，入缺盆，络心，循咽，下膈，抵胃，属小肠；其支者，从缺盆循颈上颊，至目锐眦，却入耳中；其支者，别颊，抵鼻，至目内眦，斜络于颧。

是动则病嗌痛，颔肿，不可以顾，肩似拔，似折。是主液所生病者，耳聋，目黄，颊肿，颈颔、肘臂外后廉痛。为此诸病，盛则泻之，虚则补之。盛者，人迎大再倍于寸口；虚者，人迎反小于寸口也。

膀胱足太阳之脉，起于目内眦，上额，交巅；其支者，从巅至耳上角，其直者，从巅入络脑，还出别下项，循肩膊内，挟脊抵腰中，入循膂，络肾，属膀胱；其支者，从腰中下挟脊，贯臀入中；其支者，从膊内左右别，下贯胛，挟脊内，过髀枢，循髀外，从后廉，下合中，以下贯内，出外踝之后，循京骨，至小趾外侧。

是动则病冲头痛，目似脱，项如拔，脊痛，腰似折，髀不可以曲，如结，裂，是为踝厥。是主筋所生病者，痔，疟，

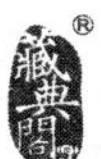

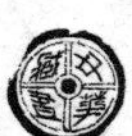

狂，癫疾，头囟项痛，目黄，泪出，鼽衄，项背、腰尻、脚皆痛，小趾不用。为此诸病，盛则泻之，虚则补之。盛者，人迎大再倍于寸口；虚者，人迎反小于寸口也。

肾足少阴之脉，起于小趾之下，斜走足心，出于然谷之下，循内踝之后，别入跟中，以上腨内，出腘内廉，上股内后廉，贯脊，属肾，络膀胱；其直者，从肾上贯肝膈，入肺中，循喉咙，挟舌本；其支者，从肺出络心，注胸中。

是动则病饥不欲食，面如漆柴，咳唾则有血，喝喝而喘，坐而欲起，目如无所见，心如悬，若饥状，气不足，则善恐，心惕惕，如人将捕之，是为骨厥。是主肾所生病者，口热，舌干，咽肿，上气，嗌干及痛，烦心，心痛，黄胆，肠澼，脊股内后廉痛，痿，厥，嗜卧，足下热而痛。为此诸病，盛则泻之，虚则补之。盛者，寸口大再倍于人迎；虚者，寸口反小于人迎也。

心主手厥阴心包络之脉，起于胸中，出属心包络，下膈，历络三焦；其支者，循胸中出胁，下腋三寸，上抵腋下，循胭内，行太阴、少阴之间，入肘中，下臂行两筋之间，入掌中，循中指出其端，其支者，别掌中，循小指次指出其端。

是动则病手心热，臂肘挛急，腋肿，甚则胸胁支满，心中大动，面赤，目黄，喜笑不休。是主脉所生病者，烦心，心痛，掌中热。为此诸病，盛则泻之，虚则补之。盛者，寸口大一倍于人迎；虚者，寸口反小于人迎也。

三焦手少阳之脉，起于小指次指之端，上出两指之间，循手表腕，出臂外两骨之间，上贯肘，循臑外上肩，而交出足少阳之后，入缺盆，布膻中，散络心包，下膈，循属三焦；其支者，从膻中上出缺盆，上项系耳后，直上出耳之上角，以屈下颊至；其支者，从耳后入耳中，出走耳前，过客主人前，交颊，至目锐眦。

是动则病耳聋，浑浑，嗌肿，喉痹。是主气所生病者，汗出，目锐眦痛，颊肿，耳后、肘臂外皆痛，小指次指不用。为此诸病，盛则泻之，虚则补之。盛者，人迎大一倍于寸口；虚者，人迎反小于寸口也。

胆足少阳之脉，起于目锐，上抵头角，下耳后，循颈行手少阳之前，至肩上，却交出手少阳之后，入缺盆；其支者，从耳后入耳中，出走耳前，至目锐后；其支者，别锐，下人迎，合手少阳，下加颊车，下颈，合缺盆，以下胸中，贯膈，络肝，属胆，循胁里，出气街，绕毛际，横入髀厌中；其直者，从缺盆下腋，循胸过季胁，下合髀厌中，以下循髀阳，出膝外廉，下外辅骨之前，直下抵绝骨之端，下出外踝之前，循足跗上，入小趾次趾之间；其支者，别跗上，入大趾之间，循大趾歧骨内，出其端，还指爪甲出三毛。

是动则病口苦，善太息，心胁痛，不能转侧，甚则面微有尘，体无膏泽，足外反热，是为阳厥。是主骨所生病者，头痛，颔痛，目锐痛，缺盆中肿痛，腋下肿，马刀侠瘿，汗出振寒，疟，胸胁肋髀膝外至胫绝骨外踝前，及诸节皆痛，小趾次趾不用。为此诸病，盛则泻之，虚则补之。盛者，人迎大一倍于寸口；虚者，人迎反小于寸口也。

肝足厥阴之脉，起于大趾丛毛之际，上循足跗上廉，去内踝一寸，上踝八寸，交出太阴之后，上腘内廉，循股阴，入毛中，过阴器，抵小腹，挟胃，属肝，络胆，上贯膈，布胁肋，循喉咙之后，上入颃颡，连目系，上出额，与督脉会于巅；其支者，从目系下颊里，环唇内；其支者，复从肝别贯膈，上注肺。

是动则病腰痛，不可以俯仰，丈夫疝，妇人少腹肿，甚则嗌干，面尘脱色。是主肝所生病者，胸满，呕逆，飧泄，狐疝，遗溺，癃闭。为此诸病，盛则泻之，虚则补之。盛者，寸口大一倍于人迎；虚者，寸口反小于人迎也。

谨按：经言五脏所生病者，必兼本脏经络病证；其六腑所生者，有气血津液筋骨之不同者，各原其气之生化流行之道，以为生病之主也。

手太阴气绝，则皮毛焦。太阴者，行气温于皮毛者也。故气不荣，则皮毛焦；皮毛焦，则津液去皮节；津液去皮节者，则爪枯毛折。毛折者，则毛先死。丙笃丁死，火胜金也。

肺主行一身内外之气，而专温润于皮毛者，故经气绝，则

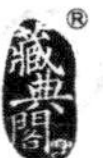

毛先死也。

手少阴气绝，则脉不通。脉不通，则血不流；血不流，则髦色不泽。故其面如漆柴者，血先死。壬笃癸死，水胜火也。

心主血脉，心经气绝，故脉不通而血不流，血先死也。

足太阴气绝，则脉不荣肌肉，唇舌者，肌肉之本也。脉不荣，则肌肉软；肌肉软，则肉萎人中满；人中满，则唇反。唇反者，肉先死。甲笃乙死，木胜土也。

脾主肌肉，脾经气绝，故肌肉先死也。

足少阴气绝，则骨枯。少阴者，冬脉也，伏行而濡骨髓者也。故骨不濡，则肉不能着也；骨肉不相亲，则肉软却；肉软却，故齿长而垢，发无泽。发无泽者，骨先死。戊笃己死，土胜水也。

肾藏精而主骨，肾败精枯，则经气绝，故骨先死也。

足厥阴气绝，则筋绝。厥阴者，肝脉也。肝者，筋之合也。筋者，聚于阴器，而脉络于舌本也。故脉勿荣，则筋急；筋急，则引舌与卵。故唇青、舌卷、卵缩，则筋先死。庚笃辛死，金胜木也。

肝藏血而主筋，肝血枯，则经气绝，而筋先死也。

五阴气俱绝，则目系转，转则目运，目运者，为志先死，志先死，则远一日半死矣；六阳气绝，则阴与阳相离，离则腠理发泄，绝汗乃出，故旦占夕死，夕占旦死。

《素问·诊要经终论》岐伯曰：太阳之脉，其终也，戴眼，反折，瘛，其色白，绝汗乃出，出则死矣；少阳终者，耳聋，百节皆纵，目绝系，绝系一日半死，其死色先青白，乃死矣；阳明终者，口目动作，善惊，妄言，色黄，其上下经盛，不仁，则终矣；少阴终者，面黑，齿长而垢，腹胀闭，上下不通而终矣；太阴终者，腹胀闭，不得息，善噫，善呕，呕则逆，逆则面赤，不逆则上下不通，不通则面黑、皮毛焦，而终矣；厥阴终者，中热，嗌干，善溺，心烦甚，则舌卷、卵上缩而终矣。此十二经之所败也。

《灵枢·经脉篇》帝曰：经脉十二者，伏行分肉之间，深而不见；其常现者，足太阴过于外踝之上，无所隐故也。诸脉

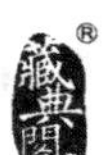

之浮而常现者，皆络脉也。六经络，手阳明、少阳之大络，起于五指间，上合肘中。饮酒者，卫气先行皮肤，先充络脉，络脉先盛，则卫气已平，营气乃满，而经脉大盛。脉之卒然盛者，皆邪气居之，留于本末，不动则热，不坚则陷且空，不与众同，是以知其何脉之动也。

此言十二经脉伏行分肉之间，深而不可见，惟足太阴过外踝之上者常现，其余浮浅而现者，非经脉，皆络脉也。故凡经脉卒然盛者，皆受邪气，留于本末者，谓一经之本末，皆由络脉通于他经，乃邪气留于络中，则经气不得周行，故脉卒然而盛也。上文十二经皆言是动则病，此正明其动之由，若邪留于经之本末，而不动，则发热，热邪耗气，其脉则软而不坚，或下陷且空，与无邪之众脉不同，是以知何脉之动，即知其何经之病也。

雷公曰：何以知经脉之与络脉异也？帝曰：经脉常不可见也，其虚实也，以气口知之；脉之现者，皆络脉也。

诸络脉，皆不能经大节之间，必行绝道而出入，复合于皮中，其会皆现于外。行绝道出入者，经脉尽处，即由络脉连贯他经，出此入彼。阳经之络，由阳注阴；阴经之络，由阴注阳。如是十二经循环，复会合于皮中卫分浅处，而现于外。故营卫腑脏，表里浅深，其气血通贯流行，则无病矣。

手太阴之别，名曰列缺，起于腕上分间，并太阴之经，直入掌中，散入于鱼际。其病实则手掌热，虚则欠，小便遗数，取之去腕寸半，别走阳明也。

此明手太阴肺经之络脉也。称别者，谓本经元气自此处分别，流注他经也。以下皆同。其络名列缺，起于腕上分间，并太阴之经气而行，直入掌中，散入于鱼际，盖经脉止于鱼际，络脉入于掌中，故其病实则手掌热，谓受邪也；病虚则欠，谓气少不足以息也，故小便或自遗，或短数，皆气不能敷布收摄也。别走阳明者，言手太阴经气自此别行手阳明大肠经也。取之者，取去腕寸半之列缺穴以针之也。

手少阴之别，名曰通里，去腕一寸半，别而上行，循经入于心中，系舌本，属目系。其实则支满，虚则不能言。取之掌后一寸，别走太阳也。

此明手少阴心经之络脉也。实者谓邪实，则心下支满也；心气虚，不能转舌，故不能言。掌后一寸，即通里穴也。心经之气，自此而别走手太阳小肠经也。

手心主之别，名曰内关，去腕二寸，出于两筋之间，循经以上系于心包络。心系实则心痛，虚则为头强。取之两筋间也。

心包络一名手心主，代心用事，故名臣使之官，是卫护心脏者，故凡受邪，皆受于包络。实则心痛者，其络脉受邪也，若心脏受邪，名真心痛，顷刻而死，不能救治也；虚则头强者，络为卫阳所行之地，络虚，阳气不能上升，合于督脉也。

手太阳之别，名曰支正，上腕五寸，内注少阴；其别者，上走肘，络肩髃。实则节弛肘废；虚则生瘤，小者如指痂疥。取之所别也。

手阳明之别，名曰偏历，去腕三寸，别入太阴；其别者，上循臂，乘肩髃，上曲颊，遍齿；其别者，入耳，合于宗脉。实则龋，聋；虚则齿寒，痹膈。取之所别也。

手少阳之别，名曰外关，去腕二寸，外绕臂，注胸中，合心主。病实则肘挛，虚则不收。取之所别也。

足太阳之别，名曰飞扬，去踝七寸，别走少阴实则鼽窒，头背痛；虚则鼽衄。取之所别也。

足少阳之别，名曰光明，去踝五寸，别走厥阴，下络足跗。实则厥；虚则痿躄，坐不能起。取之所别也。

足阳明之别，名曰丰隆，去踝八寸，别走太阴；其别者，循胫骨外廉，上络头项，合诸经之气，下喉，络嗌。其病气逆，则喉痹，卒喑。实则狂癫；虚则足不收，胫枯。取之所别也。

足太阴之别，名曰公孙，去本节之后一寸，别走阳明；其别者，入络肠胃。厥气上逆，则霍乱。实则肠中切痛；虚则鼓胀。取之所别也。

足少阴之别，名曰大钟，当踝后绕跟，别走太阳；其别者，并经上走于心包下，外贯腰脊。其病气逆，则烦闷。实则闭癃，虚则腰痛。取之所别也。

足厥阴之别，名曰蠡沟，去内踝五寸，别走少阳；其别者，经胫上睾，结于茎。其病气逆，则睾肿，卒疝。实则挺长；虚则暴痒。取之所别也。

任脉之别，名曰尾翳，下鸠尾，散于腹。实则腹皮痛；虚则痒搔。取之所别也。

督脉之别，名曰长强，挟膂上项，散头上下，当肩胛左右，别走太阳，入贯膂。实则脊强；虚则头重，高摇之，挟脊之有过者。取之所别也。

脾之大络，名曰大包，出渊腋下三寸，布胸胁。实则身尽痛；虚则百节尽皆纵。此脉若罗络之血者，皆取之脾之大络脉也。

脾经之络名公孙者，是通胃经之络也，此外又有一大络，其脉若罗网之络于周身，故名大包，脾之所以统血者，以络遍于身，络中藏血也。故邪气实，则血滞，而一身尽痛；正虚，则血少气弛，故百节尽皆纵，而不能动作，皆当治其大络之脉也。

凡此十五络者，实则必现，虚则必下，视之不见，求之上下，人经不同，络脉异所别也。

《素问·平人气象论》云：胃之大络，名曰虚里，贯膈络肺，出于左乳下，其动应衣，脉宗气也。盛喘数，绝者，则病在中；结而横，有积矣；绝不至，曰死。乳之下，其动应衣，宗气泄也。

上节《灵枢》言胃络名丰隆者，是通脾经之络也。此言又有一大络，名虚里，贯膈络肺，出于左乳下，应手而动者，为脉之宗气。宗气者，积于胸中者也。盖营行脉中，而营气出于中焦，并胃上行，合于胸中之宗气，故胃络之动于左乳下者，出于脉之宗气也。其脉盛喘数，绝者，滑动急促之象，病在中脘阻逆；如结而横，则有形之邪积也；其脉气绝不应手者，则宗气已无，故死；若动甚震衣者，其宗气大泄，乃内伤虚劳之病也。良以脾胃统一身之气血，故于本经之络外，又各有一大络，与他脏腑不同，故言太阴行气于三阴，阳明行气于三阳；

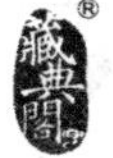

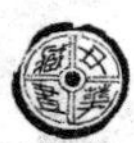

又曰，脾者常着胃，土之精也，土者，生万物而法天地，故上下至头足。此言脾胃生化之气血，上头下足，无不周遍也。治病者，不可不深悟其理也。

《素问·皮部论》帝曰：余闻皮有分部，脉有经纪，筋有结络，骨有度量，其所生病各异，别其分部，左右上下，阴阳所在，病之始终，愿闻其道。岐伯曰：欲知皮部，以经脉为纪者，诸经皆然。阳明之阳，名曰害蜚，上下同法，视其部中有浮络者，皆阳明之络也。其色多青则痛，多黑则痹，黄赤则热，多白则寒，五色皆现，则寒热也。络盛，则入客于经，阳主外，阴主内。

此明皮脉经络筋骨部分之浅深，以察病邪之进退也。

欲知皮部，当以经脉为纲纪而辨之，诸经诸络皆然也。

假如阳明之阳络，名害蜚者，上自手经，下至足经，皆同此法，视其经脉所行部中，有浮络者，皆阳明之络也。

视其色，以明病邪之所在。络中邪盛，则必入客于经，而由浅入深矣。络在卫，分为阳而主外，经在营，分为阴而主内，此以营卫分内外阴阳也。若十二经者，由脏腑而分阴阳，则络随经分，阳经之络为阳络，阴经之络为阴络也。其言卫行脉外者，其气行于十二经脉之外，而行肌肉络脉之中，其气悍而为阳，故络脉浮现皮肤，可视其色以明病也。营卫之所以通贯者，由于络脉也。

外邪之伤人，亦各以类从，如风为阳邪，先伤卫分，以桂枝汤主治，寒为阴邪，径入营分，以麻黄汤主治，然止风寒之邪耳。若湿邪，则下部先受；雾露清邪，则上部先受；温暑之邪，由口鼻吸入，各有不同。故必先明一身之营卫、经络、筋骨、脏腑浅深部位，而后可辨病邪之所在，而治之。是以圣人反复详明，不嫌复赘。又如后世看小儿手指纹以审病，即此篇视络脉之法也。

少阳之阳，名曰枢持，上下同法，视其部中有浮络者，皆少阳之络也。络盛，则入客于经，故在阳者主内，在阴者主出，以渗于内，诸经皆然。太阳之阳，名曰关枢，上下同法，视其部中有浮络者，皆太阳之络也。络盛则入客于经。

此言少阳、太阳之浮络也。阳络主纳，阴络主出者，是阳从表入，阴从里出也。盖人身阴阳之气，互根于太极，转旋于上下表里，循环无端，故其由里而升而旋，以出于表，即由表而降而旋，以入于里，故在阳在表者主纳，在阴在里者主出。而其外邪，始从卫入，遇里出之气所遏，遂由络渗入于经，如或失治，则渐入渐深，多方传变，皆可类推，以审其病邪之进退轻重也。

少阴之阴，名曰枢儒，上下同法，视其部中有浮络者，皆少阴之络也。络盛则入客于经，其入经也，从阳部注于经，其出也，从内注于骨。

此言少阴经之阴络，名枢儒者，上下审视，其部中有浮络者，皆少阴之络也。若邪始从阳部而注于少阴经者，即由经出而内注于骨，盖骨乃少阴肾所主，为肾之合也。是邪始入于皮部阳分，从肌肉而至筋骨，由浅而入深也。

心主之阴，名曰害肩，上下同法，视其部中有浮络者，皆心主之络也。络盛则入客于经。

此言心主，是手厥阴也。上下同法，兼足厥阴也。观以上各条文法义例，凡举足经必兼手经，举手经必兼足经，以上下同法一句该之也。再观下条，凡十二经络脉之句，义更显然矣。

太阴之阴，名曰关蛰，上下同法，视其部中有浮络者，皆太阴之络也。络盛则入客于经。凡十二经络脉者，皮之部也。

此言三阴三阳、上下手足，共十二经之络脉，皆皮之部分，先视其浮络以审病邪，络邪盛必入客于经。下文又详明其所由也。

是故百病之始生也，必先于皮毛，邪中之，则腠理开，开则入客于络脉，留而不去，传入于经，留而不去，传入于腑，廪于肠胃。邪之始入于皮也，泝然起毫毛，开腠理；其入于络也，则络脉盛，色变；其入客于经也，则感虚，乃陷下：其留于筋骨之间，寒多则筋挛骨痛，热多则筋弛骨消，肉烁 破，毛直而败。

此言邪之由浅而深，或因虚陷下于筋骨间，各有现证可审

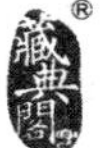

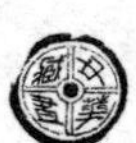

也。又按《缪刺论》曰：邪客于皮毛，入舍于孙络，留而不去，闭塞不通，不得入于经，流溢于大络，而生奇病也。是知邪之游走，亦有不入于经，而流溢于大络者。故病变多端，而无一定，要在明其浅深部分，知其邪客之所，辨其阴阳气血之虚实而治之也。

帝曰：皮之十二部，其生病皆何如？岐伯曰：皮者，脉之部也。邪客于皮，则腠理开，开则邪入；客于络脉，络脉满，则注于经脉；经脉满，则入舍于腑脏也。故皮者有分部，不与而生大病也。帝曰：善。

此言皮有浅深之分部，当邪之初感浅处，而不与之治，至于邪深，乃生大病也。

《素问·经络论》帝曰：夫络脉之现也，其五色各异，青黄赤白黑不同，其故何也？岐伯曰：经有常色，而络无常变也。帝曰：经之常色何如？岐伯曰：心赤、肺白、肝青、脾黄、肾黑，皆亦应其经脉之色也。帝曰：络之阴阳，亦应其经乎？岐伯曰：阴络之色应其经，阳络之色变无常，随四时之行也。寒多则凝泣，凝泣则青色，热多则淖泽，淖泽则黄赤，此皆常色，谓之无病；五色俱现者，谓之寒热。帝曰：善。

此言五脏具五行之色，而应于经，某经病，即现某色也。阴经之络，现色同某经；阳经之络，其气出于腑，与脏离远，且又浮于表，故随四时之气而变色，如春青、夏赤、秋白、冬黑之类，不同其本经之色也。其言经有常色者，统指十二经也，则可知腑随脏应，如足阳明胃经，即同脾经之黄色，手阳明大肠经，即同肺经之白色，余可类推矣。

《素问·气穴论》岐伯曰：孙络，三百六十五穴会，亦以应一岁，以溢奇邪，以通营卫。营卫稽留，卫散营溢，气竭血着，外为发热，内为少气。急泻无怠，以通营卫，见而泻之，无问所会。

此言最细之络名孙络，周身穴会合于天度三百六十五，以应一岁之气也。盛邪客之，而营卫之气散溢，久而气耗渐竭，血着不行，其病日深，外为发热，内为少气，故当邪客之时，急泻其邪，而无怠缓，以通营卫。但见邪在何部而泻之，无问

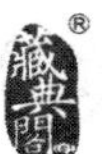

其络穴所会之处也。

岐伯曰：肉之大会为谷，肉之小会为溪，肉分之间，溪谷之会，以行营卫，以会大气。邪溢气壅，脉热内败，营卫不行，必将为脓，内销骨髓，外破大，留于节凑，必将为败。积寒留舍，营卫不居，卷肉缩筋，胁肘不得伸，内为骨痹，外为不仁，命曰不足，大寒留于溪谷也。溪谷，三百六十五穴会，亦应一岁。其小痹淫溢，循脉往来，微针所及，与法相同。

此言营卫在肌肉间，由经络之气流行贯注。邪伤气壅，营卫不行，热则为脓，寒则为痹，甚或卷肉缩筋，百病丛生。其溪谷穴会，亦三百六十五，以应一岁之气也。或受邪浅，而小痹淫溢，循脉往来，未入于溪谷者，以微针通其脉络，而补泻之法，则与邪深者相同也。

孙络之脉别经者，其血盛而当泻者，亦三百六十五脉，并注于络，传注十二络脉，非独十四络脉也，内解泻于中者十脉。

此言针治去邪，当泻其孙络之血也。孙络三百六十五脉之气血，并注于大络，传注于各经络，故外邪之入，由浅而深，由络入经。若其邪深，须用药内解，而泻之于中者，当按五脏阴阳、十脉生化之理以治之也。或作五脏之穴，左右各五，共十脉，是言针治之法也。

《灵枢·海论篇》岐伯曰：人亦有四海、十二经水。经水者，皆注于海，海有东西南北，命曰四海。人有髓海，有血海，有气海，有水谷之海也。必先明知阴阳表里，荥输所在，四海定矣。胃者，水谷之海，其输上在气冲，下至三里；冲脉者，为十二经之海，其输上在大杼，下出巨虚之上下廉；膻中者，为气之海，其输上在柱骨之上下，前在于人迎；脑为髓之海，其输上在于其盖，下在风府也。

十二经水，比十二经中血也。冲脉为十二经之海，故称血海；宗气聚于胸，故胸称气海。今膻中称气海者，明膻中在胸，而为营气之海，与冲之血海相配也，则胸中为卫气之海矣，亦有称下丹田为气海者，是阳气发源之所，先天祖气由之而出也。精髓生于肾，随阳上升，而聚于脑，故脑为髓海也；

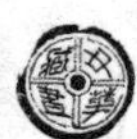

水谷精气聚于胃，故为水谷之海也。气血由经而注于海，本由胃生化气血，而注于经，以故有聚会之海，有生化之海，各不同也。其流行，则各有转输之经穴，以贯注于上下四旁，如经所云诸穴是也。气冲者，即气街穴也。盖者，头顶天灵盖骨，即百会穴也。

帝曰：四海之逆顺奈何？岐伯曰：气海有余者，气满胸中，息面赤；气海不足，则气少不足以言。血海有余，则常想其身大，怫然不知其所病；血海不足，亦常想其身小狭，然不知其所病。水谷之海有余，则腹满；水谷之海不足，则饥不受谷食。髓海有余，则轻劲多力，自过其度；髓海不足，则脑转耳鸣，胫酸眩冒，目无所见，懈怠安卧。

此言逆顺者，惟髓海有余，精盈力劲为顺，其余皆偏旺偏衰之病，未为顺也。息者，胸闷而呼吸不舒也。

想其身大身小，皆气血偏胜，以心主血脉，故自心觉其身大身小也。腹满，则食滞为病。饥不受食者，胃伤而邪火上炎也。髓海不足，所现皆内损之病矣。

《素问·五脏生成论》岐伯曰：诸脉者，皆属于目，诸髓者，皆属于脑；诸筋者，皆属于节；诸血者，皆属于心；诸气者，皆属于肺，此四肢八溪之潮汐也。故人卧血归于肝，肝受血而能视，足受血而能步，掌受血而能握，指受血而能摄。卧出而风吹之，血凝于肤者为痹，凝于脉者为泣，凝于足者为厥，此三者，血行而不得反其空，故为痹厥也。

《灵枢·口问篇》云：目者，宗脉之所聚也，故诸脉皆属于目。

《素问·五脏生成论》诸脉者，皆属于目；诸髓者，皆属于脑；诸筋者，皆属于节；诸血者，皆属于心；诸气者，皆属于肺，此四肢八溪之朝夕也。故人卧血归于肝，肝受血而能视，足受血而能步，掌受血而能握，指受血而能摄。卧出而风吹之，血凝于肤者为痹，凝于脉者为泣，凝于足者为厥。

《大惑论》曰：目者，心使也，故心主血脉，而聚于目者也；脑为髓海，故诸髓皆属于脑也，筋聚于骨节，骨节必赖筋联系脉以约束者，故诸筋皆属于节也；血脉心所主，故诸血属心也；一身之气，归肺权衡敷布，故诸气属肺也。四肢者，手足也，手之肘与腕，足之膝与腕，皆血气流行交会之处，如潮汐之往来，故为八溪也。肝藏血，卧则心静血静，故归于肝也。肝开窍于目，故受血而能视，及足步、手握、指摄，莫不由血濡气煦，而能遂意者也；如无血，则僵枯不能动矣。卧则阳气入于阴，初起，卫阳未固，风邪直入营分，以致血凝于肤者为痹，凝于脉者为泣，即瘀滞也，凝于足者，阳气不能下行，则足冷，为厥。

此三者，皆邪所郁，使血之流行者凝滞，不得反其藏血之空窍，乃为痹厥之病也。

人有大谷十二分，小溪三百五十四名，少俞十二，此皆卫气之所留止，邪气之所客也，针石缘而去之。

诊病之始，五决为纪，欲知其始，先建其母。所谓五决者，五脉也。

马注：大经所会，谓之大谷。十二分者，十二经脉之部分也，小络所会，谓之小溪。穴有三百六十五，除十二俞外，止有三百五十三，此言五十四者，四字误也。十二俞者，肺、心、肝、脾、肾、厥阴、胆、胃、三焦、大肠、小肠、膀胱共十二俞也。此皆卫气之所留止，邪气之所客，宜用针石，循其部分而去之。凡诊病之始，当决五脏之脉为纪，故欲知其始，先建其母。所谓五决者，五脏之脉也。楠按：五脏为根本，经络为枝叶，故五脉为诸经脉之母，欲知始病之因，必先定其五脉之虚实，而吉凶可见，是为延医之纲纪也。上云肉之大会为谷，肉之小会为溪，盖肌肉浅深之部，即营卫经络之所在，气血之所行也。三百六十五络脉之穴，是卫气所留止，即为邪气之所客，针石通其卫气，其邪可得而去也。

是以头痛巅疾，下虚上实，过在足少阴、巨阳，甚则入肾，徇蒙招尤，目瞑耳聋，下实上虚，过在足少阳、厥阴，甚则入肝，腹满胀，支膈胁，下厥上冒，过在足太阴、阳明；咳嗽上气，厥在胸中，过在手阳明、太阴；心烦头痛，病在膈中，过在手巨阳、少阴。

巨阳，即太阳。此即明上文五决为纪，以辨其病证也。头

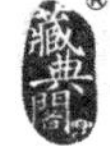

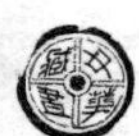

痛巅顶之疾，由下虚上实者，以足少阴经下虚，足太阳经上盛也，甚则其病邪入于肾脏，此一也；徇蒙招尤者，头目昏闷，如被蒙蔽之状，故目瞑耳聋，是上虚下实，肝胆清阳郁而不伸，过在足少阳、足厥阴二经，甚则其病邪入于肝脏，此二也；腹满胀，支膈胁，下厥上冒者，由于中焦浊邪壅闭，脾胃气不运转，过在足太阴、阳明，此三也，咳嗽上气，厥在胸中者，气逆不降也，过在手太阴肺、手阳明大肠，以二经为表里，大肠通调，肺气自顺矣，此四也；心烦头痛，病在膈中，若止心气病，则无头痛，小肠经脉上头，所以过在手太阳、手少阴，以二经为表里者，此五也。惟肝肾二经病甚，则邪入脏，余皆表里之经兼病，而无入脏之邪也。

《灵枢·经别篇》帝问：十二经脉者，人之所以生，病之所以成，人之所以治，病之所以起，学之所始，工之所止，粗之所易，上之所难。其离合出入奈何？岐伯曰：足太阳之正，别入于中，其一道，下尻五寸，别入于肛，属于膀胱，散之肾，循膂当心，入散；直者，从膂上出于项，复属于太阳，此为一经也。足少阴之正，至中，别走太阳而合，上至肾，当十四椎，出属带脉，通于带脉；直者，系舌本，复出于项，合于太阳，此为一合。成以诸阴之别，皆为正也。

此言膀胱与肾为表里者，以经脉相会合也。是由经脉之分枝相合，其与十二经之交接，皆由络脉相贯者不同，以下五合皆然，故名经别。所以称表里者，因其经气流行有离合，离则分表里，合则相贯通，此人身之造化，合乎天地之道也。

足少阳之正，绕髀，入毛际，合于厥阴；别者，入季胁之间，循胸里，属胆，散之上肝贯心，以上挟咽，出颐颔中，散于面，系目系，合少阳于外也。足厥阴之正，别跗上，上至毛际，合于少阳，与别俱行，为二合也。

此明肝胆为表里也。

足阳明之正，上至髀，入于腹里，属胃，散之脾，上通于心，上循咽，出于口，上，还系目系，合于阳明也。足太阴之正，上至髀，合于阳明，与别俱行，上结于咽，贯舌中，此为三合也。

此明脾胃为表里也。

手太阳之正，指地，别于肩解，入腋，走心，系小肠也。手少阴之正，别入于渊腋两筋之间，属于心，上走喉咙，出于面，合目内，此为四合也。

此明心与小肠为表里也。

手少阳之正，指天，别于巅，入缺盆，下走三焦，散于胸中也。手心主之正，别下渊腋三寸，入胸中，别属三焦，出循喉咙，出耳后，合少阳完骨之下，此为五合也。

此明心包络与三焦为表里也。

手阳明之正，从手循膺乳，别于肩，入柱骨下，走大肠，属于肺，上循喉咙，出缺盆，合于阳明也。手太阴之正，别入渊腋少阴之前，入走肺，散之太阳，上出缺盆，循喉咙，复合阳明，此为六合也。

此明肺与大肠为表里，连上共十二经，以成六合者也。

《灵枢·经筋篇》曰：足太阳之筋，起于足小趾，上结于踝，斜上结于膝，其下循足外踝，结于踵，上循跟，结于，其别者，结于外，上中内廉，与中并，上结于臀，上挟脊上项；其支者，别入结于舌本；其直者，结于枕骨，上头下颜，结于鼻；其支者，为目上网，下结于顴；其支者，从腋后外廉，结于肩；其支者，入腋下，上出缺盆，上结于完骨；其支者，出缺盆，斜上出于腨。其病，小趾支跟肿痛，挛，脊反折，项筋急，肩不举，腋支缺盆中纽痛，不可左右摇。治在燔针劫刺，以知为数，以痛为输，名曰仲春痹也。

薛生白注：十二经脉之外，复有经筋者，盖经脉营行表里，故出入脏腑，以次相传；经筋联缀百骸，维络周身，各有定位。虽经筋所行之部，多与经脉相同，然其所结所盛之处，则惟四肢溪谷之间为最，以筋会于节也。筋属木，其华在爪，故十二经筋，皆起于四肢指爪之间，而后盛于辅骨，结于肘腕，系于膝关，联于肌肉，上于颈项，终于头面，此人身经筋之大略也。筋有刚柔，刚者所以束骨，柔者所以相维，亦犹经之有络，纲之有纪。故手足项背，直行附骨之筋，皆坚大；而胸腹头面，支别横络之筋皆柔细也。但手足十二经之筋，又各

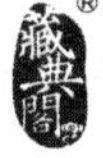

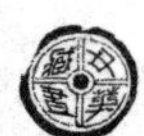

有不同者，如手足三阳行于外，其筋多刚；手足三阴行于内，其筋多柔。皆肝之所生，而经脉经筋之所以异也。

足少阳之筋，起于小趾次趾，上结外踝，上循胫外廉；结于膝外廉；其支者，别起外辅骨，上走髀，前者结于伏兔之上，后者结于尻；其直者，上乘季胁，上走腋前廉，系于膺乳，结于缺盆；直者，上出腋，贯缺盆，出太阳之前，循耳后，上额角，交巅上，下走颔；支者，结于目，为外维。其病，小趾次趾支转筋，引膝外转筋，膝不可屈伸，筋急，前引髀，后引尻，上引缺盆膺乳，颈维筋急，从左之右，右目不开，上过右角，并跷脉而行，左络于右，故伤左角，右足不用，命曰维筋相交。治在燔针劫刺，以知为数，以痛为输，名曰孟春痹也。

足阳明之筋，起于中三趾，结于跗上，邪外上加于辅骨上，结于膝外廉，直上结于髀枢，上循胁属脊；其直者，上循结于膝；其支者，结于外辅骨，合少阳；其直者，上循伏兔，上结于髀，聚于阴器，上腹而布，至缺盆而结，上颈，上挟口，合于下，结于鼻上，合于太阳，太阳为目上网，阳明为目下网；其支者，从颊结于耳前。其病足中趾支胫转筋，脚跳坚，伏兔转筋，髀前肿，疝，腹筋急，引缺盆及颊，卒口僻急者，目不合，热则筋纵，目不开。颊筋有寒，则急引颊移口；有热，则筋弛纵，缓不胜收，故僻。治之以马膏，膏其急者，以白酒和桂，以涂其缓者，以桑钩钩之，即以生桑炭置之坎中，高下以坐等，以膏熨急颊，且饮美酒，啖美炙肉。不饮酒者，自强也，为之三拊而已。治在燔针劫刺，以知为数，以痛为输，名曰季春痹也。

足太阴之筋，起于大趾之端内侧，上结于内踝；其直者，络于膝内辅骨上，循阴股，结于髀，聚于阴器，上腹，结于脐，循腹里，结于肋，散于胸中，其内者，着于脊。其病，足大趾支内踝痛，转筋痛，膝内辅骨痛，阴股引髀而痛，阴器纽痛，下引脐两胁痛，引膺中脊内痛。治在燔针劫刺，以知为数，以痛为输，命曰孟秋痹也。

足少阴之筋，起于小趾之下，并足太阴之筋，邪走内踝之下，结于踵，与太阳之筋合，而上结于内辅之下，并足太阴之筋，而上循阴股，结于阴器，循脊内挟膂上至项，结于枕骨，与足太阳之筋合。其病，足下转筋，及所过而结者皆痛，及转筋。病在此者，主痫瘛及痉，在外者不能俯，在内者不能仰。故阳病者，腰反折不能俯；阴病者，不能仰。治在燔针劫刺，以知为数，以痛为输，在内者，熨引饮药。此筋折纽，纽发数甚者，死不治，名曰仲秋痹也。

足厥阴之筋，起于大趾之上，上结于内踝之前，上循胫上，结内辅之下，上循阴股，结于阴器，络诸筋。其病，足大趾支内踝之前痛，内辅痛，阴股痛转筋，阴器不用，伤于内，则不起，伤于寒，则阴缩入，伤于热，则纵挺不收。治在行水清阴气，其病转筋者，治在燔针劫刺，以知为数，以痛为输，命曰季秋痹也。

手太阳之筋，起于小指之上，结于腕，上循臂内廉，结于肘内锐骨之后，弹之应小指之上，入结于腋下；其支者，后走腋后廉，上绕肩胛，循颈，出走太阳之前，结于耳后完骨；其支者，入耳中；直者，出耳上，下结于颔，上属目外。其病，小指支肘内锐骨后廉痛，循臂阴，入腋下，腋下痛，腋后廉痛，绕肩胛引颈而痛，应耳中鸣痛，引颔，目瞑良久乃得视，颈筋急，则为筋酸，颈肿，寒热。在颈者，治在燔针劫刺，以知为数，以痛为输。其为肿者，复而锐之。本支者，上曲牙，循耳前，属目外眦，上额，结于角。其痛，当所过者支转筋。治在燔针劫刺，以知为数，以痛为输，名曰仲夏痹也。

手少阳之筋，起于小指次指之端，结于腕，上循臂，结于肘，上绕外廉，上肩走颈，合手太阳；其支者，当曲颊，入系舌本；其支者，上曲牙，循耳前，属目外，上乘额，结于角。其病，当所过者即支转筋，舌卷。治在燔针劫刺，以知为数，以痛为输，名曰季夏痹也。

手阳明之筋，起于大指次指之端，结于腕，上循臂，上结于肘外；其支者，绕肩胛，挟脊；直者，从肩上颈；其支者，上颊结于；直者，上出手太阳之前，上左角，络头，下右颔。其病，当所过者支痛，及转筋，肩不举，颈不为左右视。治在

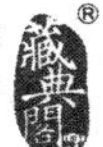

燔针劫刺，以知为数，以痛为输，名孟夏痹也。

手太阴之筋，起于大指之上，循指上行，结于鱼后，行寸口外侧，上循臂，结肘中，上内廉，入腋下，出缺盆，结肩前，上结缺盆，下结胸里，散贯贲，合贲下，抵季胁。其病，当所过者支转筋痛，甚成息贲，胁急吐血。治在燔针劫刺，以知为数，以痛为输，名曰仲冬痹也。

手心主之筋，起于中指，与太阴之筋并行，结于肘内廉，上臂阴，结腋下，下散前后挟胁；其支者，入腋散胸中，结于臂。其病，当所过者支转筋，前及胸痛，息贲。治在燔针劫刺，以知为数，以痛为输，名曰孟冬痹也。

手少阴之筋，起于小指之内侧，结于锐骨，上结肘内廉，上入腋，交太阴，挟乳里，结于胸中，循臂，下系于脐。其病，内急，心承伏梁，下为肘网，当所过者支转筋，筋痛。治在燔针劫刺，以知为数，以痛为输。其成伏梁唾脓血者，死不治。经筋之病，寒，则反折筋急，热，则筋弛纵不收，阴痿不用。阳急则反折，阴急则俯不伸。淬刺者，刺寒急也，热则筋纵不收，无用燔针。名曰季冬痹也。

足之阳明、手之太阳筋急，则口目为僻，急不能卒视，治皆如右方也。

肝主筋，筋病必关于肝也。言十二经，则周身之筋俱在其中，而皆起于手足指端，即十二经交接之处。故治者亦必调十二经之气血，兼理其肝而已。若针刺，则必详究其起其结，及输穴、枝节、溪谷、交会之处，另有专科专书，兹不录载。其为病，则方脉家必当熟悉，庶可用药施治。夫十二经阴阳之气，合乎天地四时之气也。盖阳经之气根于阴，而行于表，自足而至头，故春为足阳经筋病；由手而至头，故夏为手阳经筋病也；阴经之气根于阳，而行于里，自足而至胸，故秋为足阴经筋病；自胸而走手，故冬为手阴经筋病也。病皆名痹者，以邪痹经筋，值天地气候相应，则病发矣。

《灵枢·脉度篇》岐伯曰：手之六阳，从手至头，长五尺，五六三丈；手之六阴，从手至胸中，长三尺五寸，三六一丈八尺，五六三尺合二丈一尺；足之六阳，从足上至头，长八尺，

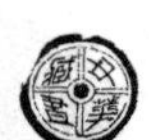

六八四丈八尺；足之六阴，从足至胸中，长六尺五寸，六六三丈六尺，五六三尺合三丈九尺；跷脉从足至目，七尺五寸，二七一丈四尺，二五一尺合一丈五尺；督脉任脉，各四尺五寸，二四八尺，二五一尺合九尺。凡都合一，十六丈二尺，此气之大经隧也。经脉为里，支而横者为络，络之别者为孙。盛而血者，疾诛之，盛则泻之，虚者饮药以补之。

此明经脉流行长短之度，经直络横，经深络浅，络之支别，为孙络，则更细小，犹木之枝，分而又分，以至细微也。然其横直、粗细、浮沉、浅深虽异，而气血之流行贯注，无不周遍，苟有窒滞，即为病矣。

帝曰：跷脉安起安止？岐伯曰：跷脉者，少阴之别也，起于然谷之后，上内踝之上，直上循阴股入阴，上循胸里，入缺盆，上出人迎之前，属目内眦，合于太阳、阳跷而上行，气并相还，则为濡目，气不营，则目不合。

此言阴跷为足少阴之支别，并少阴上行，出人迎，上，而属于目内　睛明穴，合足太阳、阳跷之脉，是卫气从阴出阳之处。阴阳交并，互相回还，而濡润于目，故遇平旦则目开，日入则目瞑。若其气不营运，则阴阳不相交通，而目应合不能合，其应开不能开，亦可例见矣。此言合于太阳、阳跷而上行，则阳跷为足太阳之支别，而并太阳以行于表者可知也。

帝曰：气独行五脏，不荣六腑，何也？岐伯曰：气之不得无行也，如水之流，如日月之行不休，故阴脉营其脏，阳脉营其腑，如环之无端，莫知其纪，终而复始。其流溢之气，内溉脏腑，外濡腠理。

上言跷脉并少阴而行，故帝疑止行五脏，不营六腑。岐伯谓脏腑经络，出于一本，故气血如水之流，阴阳如日月之行不休，阴脉营其脏，阳脉营其腑，循环无端，而必分其表里浅深部位者，将以察其有病无病，而可调之也。

帝曰：跷脉有阴阳，何脉当其数？岐伯曰：男子数其阳，女子数其阴，当数者为经，不当数者为络也。

此言男子以阳跷为经，阴跷为络，女子以阴跷为经，阳跷为络也。盖跷脉为少阴、太阳两经之支别，非同脏腑正经之

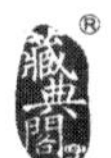

脉。以其并少阴而行于阴者，为阴跷；并太阳而行于阳者，为阳跷。故男主阳，以阳跷为经，阴跷为络；女主阴，故以阴跷为经，阳跷为络，不同十二经，随脏腑分阴阳，而阴阳皆有络脉也。以其为正经之支别，与络脉相类而又不同，故名曰奇经。奇者，异于常经之谓也。八脉皆称奇经。

《灵枢·寒热病篇》曰：足太阳有通项入脑者，正属目本，名曰眼系，头目苦痛，取之在项中两筋间，入脑乃别阴跷、阳跷，阴阳相交，阳入阴，阴出阳，交于目锐，阳气盛则瞋目，阴气盛则瞑目。

足太阳经，行一身之表，其有通顶入脑者，正属目本，名曰眼系，若感邪而头目苦痛，当于项中两筋之间针之，以通入于脑也。阴跷、阳跷之脉，于此分别，与太阳经会合于目，而卫气之出入、阴阳之相交，均在此处，故阳气盛，则目不能合，阴气盛目瞑不能开也。

《素问·骨空论》曰：任脉者，起于中极之下，以上毛际，循腹里，上关元，至咽喉，上颐，循面入目。

任脉为病，男子内结七疝，女子带下瘕聚。

中极穴名，在脐下四寸。中极之下，曲骨穴也，是任脉之气所起。关元穴在脐下三寸，上行至面，入目中央，与督脉交接也。其为病，男子内结七疝。后贤分列七疝，名目多端，大抵皆由外邪与气血胶结，以伤筋脉，故多涉于肝，以肝主筋也。其女子瘕聚亦然。而带下之病，多由脾虚带脉弛缓，以致津液下泄，故名带下。

冲脉者，起于气街，并少阴之经，挟脐上行，至胸中而散。冲脉为病，逆气里急。

气街者，阳明胃经之穴，在少腹毛际两旁各二寸，为冲脉之气所起也。前文《灵枢·逆顺肥瘦篇》言冲脉为脏腑经脉之海，上行至颃颡，渗诸阳，下行至足跟，渗诸阴；而此云至胸中而散者，大抵自气街至胸，其脉如木之干，其上行至头，下行至足者，如木之枝而分散也。故其现病，但气逆于胸腹里急，而无头足之现病也。

督脉者，起于少腹以下骨中央，女子入系庭孔，其孔，溺孔之端也，其络循阴器，合篡间，绕篡后，别绕臀，至少阴，与巨阳中络者合少阴，上股内后廉，贯脊属肾，与太阳起于目内，上额交巅上，入络脑，还出别下项，循肩膊内，挟脊抵腰中，入循膂，络肾。其男子，循茎下至篡，与女子等；其少腹直上者，贯脐中央，上贯心，入喉，上颐，环唇上，系两目之下中央。此生病，从少腹上冲心而痛，不得前后，为冲疝。其女子不孕，癃，痔，遗溺，嗌干。督脉生病，治督脉，治在骨上，甚者，在脐下营。

又曰；督脉为病，脊强反折。

马注：任、冲、督三脉，一源而三岐也，督由会阴而行背，任由会阴而行腹，冲由气街而行足少阴。会阴穴在少腹之下，横骨中央。督脉起于会阴，而女子入系庭孔，即 HT 漏之所，为阴庭，乃溺孔之端也。督脉有支别，自溺孔之端分而各行，循阴器，合篡间，在前后阴之中间也；绕行篡后，又别络分行，绕臀内廉，贯脊属肾，与足少阴、太阳之络相合而行者也；又与足太阳之起于目内，由巅顶而行肩膊，抵腰循膂络肾者合行也。

其男子起会阴，循茎下至篡，与女子同也。薛生白曰：其直行者，自尻上循脊里，上头，由鼻而至人中；其自少腹直上者，皆任脉之道，而列为督脉，盖任脉、冲脉皆起于胞中，上循背里，为经脉之海，则前亦督，而后亦任也。任脉循背，谓之督脉，自少腹直上者，谓之任脉，亦谓之督脉，是以背腹分阴阳而言任督。若三脉者，名虽异而体则一耳。上冲心而痛，名为冲疝。盖兼冲、任而为病者，不得前后，即仓公所谓不得前后溲也。不孕、癃、痔、遗溺、嗌干等病，虽由督脉所生，而实亦任冲之病也。任者，女子得以任养也；冲者，以其气上冲也；督者，以其督领经脉之海也。此三脉，皆由阴中而上行，故其为病如此。骨上，谓横骨上、毛际中曲骨穴也。脐下营，谓脐下一寸阴交穴也。皆任脉之穴，而治督脉之病。虽分三脉，其所言治但云督而不云任冲，所用之穴，亦以任为督，可见三脉一体，督即任冲之纲领，任、冲即督之别名耳。略举针石以言，则用药之法该乎此矣。

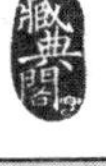

楠按：上文《脉度篇》云：督脉、任脉，四尺五寸，共合九尺，则是行于身前者名任，行于身背者名督，督为阳脉之纲，任为阴脉之纲也。又阴跷脉气，起于足少阴经照海穴，在内踝下；阳跷脉气，起于足太阳经申脉穴，在外踝下五寸。是故《难经》以阳跷为阳经之络，阳跷为阴经之络，本其脉气起处以为经者也。上文岐伯言，男子以阳跷为经，阴跷为络，女子以阴跷为经，阳跷为络，则是以主治者称经，佐治者称络，男主阳，女主阴，而与《难经》各有取义也。故《难经》言十二经之气，灌注八脉，譬之沟渠满溢，霈妄行，圣人不能复图，因其气由正经漫溢，不能复归于经，而无循环次序，故名奇经。或解作奇偶之奇，谓其独而无偶，然阳跷、阴跷，阳维、阴维，任脉为阴，督脉为阳，固非独而无偶，其解作奇偶之奇，可见非也。)

《难经》又曰：阳维起于诸阳会，阴维起于诸阴交。阳维维于阳，阴维维于阴，阴阳不能自相维，则怅然失志，溶溶不能自收持，阳维为病苦寒热，阴维为病苦心痛。观以上诸文，阳维是维持卫阳者，故其病则苦寒热；阴维是维持营阴者，故其病则苦心痛也。诸阳会，是诸阳经聚会之穴也；诸阴交，是诸阴经相交之穴也。以其交会之处，则气盛满溢，乃为维脉之气所起也。又曰：阳跷者，起于跟中，循外踝上行入风池；阴跷者，亦起于跟中，循内踝上行至咽喉，交贯冲脉。阴跷为病，阳缓而阴急；阳跷为病，阴缓而阳急。带脉为病，腹满，腰溶溶如坐水中，此言腰弛而冷，如坐水中也。盖带脉起于季胁，回身一周，如束带然，为脾脏之气所主，脾虚，则腹满而带脉弛，故腰冷而或下坠也。按此言阳跷由外踝上行入风池，其为足太阳之支别，更可见矣。起于跟中者，外踝下五寸，足太阳经申脉穴也。阴跷亦起于跟中，内踝下足少阴经照海穴也。)

《灵枢·五音五味篇》帝曰：妇人无须者，何也？岐伯曰：冲脉、任脉，皆起于胞中，上循背里，为经络之海。其浮而外者，循腹右上行，会于咽喉，别而络唇口。血气盛，则充肤热肉；血独盛，则澹渗皮肤，生毫毛。今妇人之生，有余于气，不足于血，以其数脱血也。冲任之脉，不荣口唇，故须不生焉。

此又言冲任之脉，皆起于胞中，循背里上行，为经络之海。其浮于肌表者，循腹右上行，冲任会合于咽喉，别而络唇口。血盛，则生髭须，妇人行经，其血数脱，不荣唇口，故须不生焉。

帝曰：士人有伤于阴，阴气绝，而不起，阴不用，然其须不去，宦者独去，何也？岐伯曰：宦者去其宗筋，伤其冲脉，血泻不复，皮肤内结，唇口不荣，故须不生。

此言宦者去其宗筋，则内伤冲任之脉，血泻不能复生，且宗筋肝所主，肝藏血者也，去宗筋，则肝血大泻，焉能复生？故皮肤结滞，血不上荣口唇矣。

帝曰：其有天宦者，未尝被伤，不脱于血，其须不生，何也？岐伯曰：此天之所不足也。其冲任不盛，宗筋不成，有气无血，唇口不荣，故须不生。

此言天生如宦者，不但冲任之脉有气无血，而宗筋且不成就，则更亏缺，不能生育，故名天宦。若后世更有为石女者，皆阴阳偏杂之气所生，释典所谓业报之身，由夙世自心所造之业也。

卷四上

四诊合参总论

四诊者，望闻问切也。望以辨色，闻以辨声，问以辨证，切以辨脉。盖人禀气血以生，气血不和而为病，有诸内者，必形诸外，但病变多端，其脉其证皆有真假，差之毫厘，失之千里，故圣人立法，必以四端互相参合，方无错误，如《素问·疏五过论》、《征四失论》，谆切告诫，而俗学不明此理，妄意揣度，虚言矜夸，谓切脉即能知病，欺人自欺，其害实甚。又如《难经》言：假令得肝脉，其外证善洁、面青、善怒，其内证脐左有动气，按之牢若痛，其病四肢满闭，淋溲便难，转

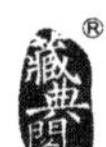

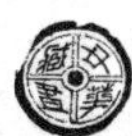

筋，有是者肝也，无是者非也。此言诊得弦急之脉，为肝脉，必有肝脏之证，如面青、善怒等，方为肝病，如无肝证，即非肝病，各脏皆然，是故一脉所主，病有多端，一病所现，亦有多脉，必当脉证互相印合，方能知其病由，故四诊之道，缺一不可，经文已详悉矣。惟辨舌苔之法，未曾论及，止有《灵枢·师传篇》云：脾者主为卫，使之迎粮，视唇舌好恶，以知吉凶；《热病篇》言：肺热病，舌上黄而已。盖脾主肌肉，卫者，肌肉也，唇舌为肌肉之本，故视之可验病之吉凶也。若夫强弱寿夭之形，及一切病状，尤当于禀赋疾病诸门合参，以明其理。本门最详者，脉也，脉为气血流行之象，而有升降出入，故当与营卫经络、阴阳脏腑诸门同观。

必得悟其神理，指下方能明其为和、为病、为虚、为实。古人论脉云：吾心之所解，口莫能宣。此神理必须心悟，非言语所能传。能明其脉，则证之真假自见；能辨其证，则脉之虚实自明。所谓真者，脉证相合，虚实显然也；所谓假者，脉证不合，实病似虚、虚病似实也。真者易辨，假者难辨，不辨其假而误治之，杀人于反掌间，可不畏哉！可不慎哉！

《灵枢·五阅五使篇》岐伯曰：五官者，五脏之阅也。脉出于气口，色见于明堂。五色更出，以应五时，各如其脏，经气入脏，必当治里。

五官者，五脏之窍也，故阅其外而知其内。气血流行于经，出现于两手气口之脉，而色现于明堂，为气血之华采。明堂者，鼻也。五脏具五行之性，合天地五时之气化，故有五色随时更变出现，以应五时之序。各如其脏者，如肝木旺于春，其色青；心火旺于夏，其色赤；脾土旺于未月长夏，其色黄；肺金旺于秋，其色白，肾水旺于冬，其色黑也。经气入脏者，如经病而深入于脏，必当治其里，以脏为本，经为末也。

帝曰：五色独决于明堂乎？岐伯曰：五色已辨，阙庭必张，乃立明堂。明堂广大，蕃蔽见外，方壁高基，引垂居外，五色乃治；平博广大，寿中百岁。如是之人，血气有余，肌肉坚致。

本经《五色篇》曰：明堂者，鼻也。阙者，眉间也。庭者，颜也，即首面也。蕃者，颊侧也。蔽者，耳门也。其间欲方大，去之十步，皆见于外，如是者寿必中百岁。明堂骨高以起，平以直，五脏次于中央，六腑挟其两侧，首面上于阙庭，王宫在于下极，五脏安于胸中，真色以致，病色不见，明堂润泽以清。此言脏腑应于首面之部位，详下节《五色篇》也。盖庭为颜额，必开张，而明堂必广大，其颊侧耳门，为蕃蔽者，如墙壁之方正，而护于外，颐颔之基址，高耸而下垂，居面部之外，比中亭更大也。其色充润而治，颜面平博广大，如是者其血气有余，肌肉坚实而致密，则寿有百岁矣。

帝曰：愿闻五官。岐伯曰：鼻者，肺之官也；目者，肝之官也；口唇者，脾之官也；舌者，心之官也；耳者，肾之官也，以候五脏。故肺病者，喘息鼻张；肝病者，眦青；脾病者，唇黄；心病者，舌卷短，颧赤；肾病者，颧与颜黑。

此言五官为五脏之窍，故五脏病则有各证各色现于外，而可验也。其或目不明，耳不聪，鼻不利，口不欲食，舌不知味者，亦可知其病发于何脏，而审其所因以治之也。

五官不辨，阙庭不张，小其明堂，蕃蔽不见，又埤其墙，墙下无基，垂角去外，如是者，虽平常殆，况加疾哉！

五官不辨者，歪斜平塌也。阙庭不张，以致垂角去外者，总言面部窄狭，而下亭又尖削短促而无基址，如是则薄劣而不寿之相。平时已常危殆，何况加疾乎！以上论寿夭之格局也。于中又当分：骨胜肉者寿，肉胜骨者夭。故有面大而色白者夭，肉胜也；面小而色苍者寿，骨胜也。

《灵枢·五色篇》帝曰：庭者，首面也；阙上者，咽喉也；阙中者，肺也；下极者，心也；直下者，肝也；肝左者，胆也，下者，脾也；方上者，胃也；中央者，大肠也；挟大肠者，肾也；当肾者，脐也；面王以上者，小肠也；面王以下者，膀胱子处也；颧者，肩也；颧后者，臂也；臂下者，手也；目内眦上者，膺乳也；挟绳而上者，背也；循牙车以下者，股也；中央者，膝也；膝以下者，胫也；当胫以下者，足也；巨分者，股里也；巨屈者，膝膑也。此五脏六腑肢节之部也，各有部分。各有部分，用阴和阳，用阳和阴，当明部分，

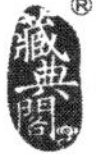

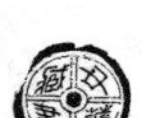

万举万当，能别左右，是谓大道。男女异位，故曰阴阳。

此明脏腑肢节之气，应于首面之部位，以别其阴阳而和之。男左女右、男阳女阴之位各异，如下文所辨。其为病不同也，须察后图。

审察泽夭，谓之良工。沉浊为内，浮泽为外。黄赤为风，青黑为痛，白为寒，黄而膏润为脓，赤甚者为血。痛甚为挛，寒甚为皮不仁。五色各见其部，察其浮沉，以知浅深；察其夭泽，以观成败；察其散抟，以知远近；视色上下，以知病处。积神于心，以知往来今故。相气不微，不知是非，属意勿去，乃知新故。色明不粗，沉夭为甚；不明不泽，其病不甚。

能察其润泽枯夭之色，以辨其病之吉凶，庶可谓之良工也。其色沉浊者，病邪深，而内在脏腑也；其色浮泽者，病邪浅，而外在营卫经络也。即于五色之现于面者，而辨其病之微甚，如赤甚为血中热甚；青黑甚则痛甚，是血气瘀滞也，故筋脉挛急；白甚则寒甚，白为肺色，肺主皮毛，故皮顽木不仁，无阳和之气以煦之也。观其色现之部，知其病在之处；观其色之浮沉，以知邪之浅深；察其润泽枯夭，以决其成败；其色散漫，病起于近，抟结者，病已深远。故当积神于心，洞明其理，可以知其已往之病因，今来之变证也。若相气不悟其精微，则不知理之是非，故必专心属意于此，而勿去，乃知其病之新故。如色明而不粗显，已为病气，更见沉夭，则甚矣；其不甚明泽，亦不沉夭，病亦不甚也。

其色散，驹驹然未有聚，其病散而气痛，聚未成也。肾乘心，心先病，肾为应，色皆如是。

驹驹然者，如驹之走动，其色散而不聚也。可知其病亦散，而气虽痛，其聚未成，自可愈也。假如肾气乘心为病，其肾之黑色，必先现于心之部位，故观其色而知其病。凡各色之应，皆如是类推可知矣。

男子色在于面王，为小腹痛，下为卵痛，其圜直，为茎痛，高为本，下为首，狐疝，阴之属也。

面王上下，为小肠膀胱子处之部，故主小腹痛。圜直者，色垂绕于面王之下也。茎，阴茎也。高为本，下为首，因色之上下，而分茎之本末也。凡此皆属狐疝，阴之病也。

女子色在于面王，属膀胱子处之病，散为痛，抟为聚，方圆左右，各如其色形。其随而下，至为淫，有润如膏状，为暴食不洁。

面王之部，与男子同，而病与男子异者，以其冲任血海，为月经所通行，而孕育亦在于此也。色散为痛者，气病无形也；色抟为聚者，血凝为积也。其积聚之或方或圆，或左或右，各如其外现之色形。若其色从下行，当应在尾，而为白淫带浊，有润如膏之状者，或暴因饮食坠气，即下见不洁之物也。

左为左，右为右，其色有邪，聚散而不端，面色所指者也。色者，青黑赤白黄，皆端满有别乡。别乡赤者，其色赤；大如榆荚，在面王为不日。其色上锐，首空上向，下锐下向，在左右如法。

或在左，或在右，凡色现之，有邪者，聚散而不端正，即其面色所指之处，为病之所在者也。言左右，则上下亦然矣。如其无邪之正色，青黄赤白黑，皆端正充满，而有分别之乡，或内应脏腑之气，或外合时令之气，如不应不合，即为邪为病矣。假如分别之乡，色赤者，合于夏令，应于心部；若其色赤，大如榆荚，在于面王，既不应心部，而不合时日，则为病邪之色，余可类推矣。病邪乘元气虚处而走，故现于色者亦然。若其色上锐者，因上首空虚，而邪气乘之上向也；其色下锐，则下向；左右亦然矣。

以五色命脏，青为肝，赤为心，白为肺，黄为脾，黑为肾。肝合筋，心合脉，肺合皮，脾合肉，肾合骨也。

此即申明内应五脏之色也，肝、心、肺、脾、肾为筋、脉、皮、肉、骨之本，故气相合也。

五色之现者，各出其色部。部骨陷者，必不免于病矣。其色部乘袭者，虽病甚，不死矣。

五脏有五色，色者，脏气现于外，由本脏之部分而出，如肝青、心赤之类也。其部骨陷者，禀质亏也，而所亏之一脏，必不免于常病。如《本脏篇》所云：各脏皆有，或大或小，或

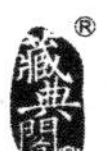

坚或脆之类也。若其骨胜肉，而不塌陷者，虽其色有乘袭，而病甚不至于死，以肾主骨，肾脏充实故也。

雷公曰：官五色奈何？帝曰：青黑为痛，黄赤为热，白为寒，是为五官。雷公曰：病之益甚，与其方衰如何？帝曰：外内皆在焉。切其脉口滑小紧以沉者，病益甚在中；人迎气大紧以浮者，其病益甚在外；其脉口浮滑者，病日进；人迎沉而滑者，病日损；其脉口滑以沉者，病日进在内；其人迎脉滑盛以浮者，其病日进在外。脉之浮沉，及人迎与寸口气小大等者，病难已。病之在脏，沉而大者，易已，小为逆；病在腑，浮而大者，其病易已。人迎盛坚者，伤于寒；气口盛坚，伤于食。

此以五色验病，参合其脉，以辨病之阴阳、邪之进退，而外内皆有理之所在。上云黄赤为风，此言为热者，风火同源，互明其理也。脉口、寸口、气口者，皆指两手之脉也，主五脏之阴；人迎者，结喉旁之胃脉也，主六腑之阳，余另有辨在后集首卷。人迎本脉原大于寸口，故此言人迎与寸口气大小等者，病难已，盖阳脉应大，今与阴脉大小同等，非偏于阳，即偏于阴，故病难愈也。假如脉口滑小紧以沉者，脉口主五脏之阴，其病在中也，滑小是本脉，兼沉紧，则邪盛，而病益甚矣；人迎主六腑之阳，其病在外也，浮大是本脉，兼紧者，邪盛而病益甚矣；脉口主阴，而浮滑，则邪盛而病进矣；人迎主阳，而沉滑，则邪退，而病减损矣；脉口沉以滑者，邪热入里，而病亦进；人迎滑盛以浮者，邪盛于外，而病亦进也。脉之浮沉，及人迎、寸口其气大小相等，是阴阳邪正混乱不清，故病难已也。病在脏，脉沉而大，元气未亏，故病易已，小者，正不胜邪，故为逆也；病在腑，脉浮大，与病相合，故易已也。人迎主外，故脉盛坚，为外伤风寒也；气口主内，故脉盛坚，为内伤于食也。是故观其色、切其脉，而阴阳虚实、病邪进退之可辨者，皆有理之所在也。

雷公曰：以色言病之间甚奈何？帝曰：其色粗以明，沉夭者为甚；其色上行者，病益甚；其色下行，如云彻散者，病方已。五色各有脏部，有外部，有内部也。色从外部走内部者，其病从外走内；其色从内走外者，其病从内走外。病生于内者，先治其阴，后治其阳，反者益甚；病生于阳者，先治其外，后治其内，反者益甚。其脉滑大以代而长者，病从外来，目有所见，志有所恶，此阳气之并也，可变而已。

此又以色之浮沉聚散，辨病之浅深进退也。凡病初起，其五色之现，必粗浮以明，若至沉夭晦滞，病必益甚矣。清阳上升，浊阴下降，自然之性也，故先从额上现光明，而病色渐由下行，如云之四散，其邪亦散，而病方已，若反上走，则病进可知矣。盖五色由五脏所现，面有五脏六腑所应之部位，内为脏，外为腑，如图所绘者是也。故观其色之走内走外，即知其病之走内走外也。内为脏为阴，外为腑为阳。病生于阴，必先从阴治，病退，而后和其阳，病生于阳者，亦然。若反之，则诛伐无过而伤正气，其邪在外者，反乘虚入内；邪在内者，正气既伤，病必变而更重。此阴阳表里，治之先后，不可错也。

若其脉滑大以代而长者，外邪入于内也。滑大，是阳明证，代而长，是太阴证，此阳邪并于阴，阴阳扰乱，神气昏瞀，目见异物，志有所恶，如谵语、发狂等病也。此必用苦寒、咸寒之药，以变其阳热邪气，而后病方已也。

雷公曰：小子闻风者百病之始也，厥逆者，寒湿之起也，别之奈何？帝曰：当候阙中，薄泽为风，冲浊为痹，在地为厥。此其常也，各以其色言其病。

夫四诊之道，色脉尤微妙难辨，然其至理，不外阴阳两端。上言青黄赤白黑五色，而辨其为痛、为热、为寒，此又以色之薄泽冲浊而辨其邪，词若与上不同，而皆不外阴阳之理。盖风为阳邪，阳性轻浮而明，故其色薄而泽，泽者，明润也；寒湿阴邪，阴性晦浊，故其色冲浊，冲，犹充也，寒湿合而成痹病也；在地者，色现下亭地部，是阴邪居阴部，故足厥冷。此阴阳之常理也，故各以其色而辨邪，各以其部而辨病，其病之千变万化，而能明阴阳至理者，自可辨之无误也。所以独候阙中者，阙为肺部，肺主一身之气，而风寒湿之邪，先由皮毛而伤气分，故色先现于阙中；惟寒湿有独从下部受之者，以阴邪阴部，同类相感，乃为厥逆；若受于周身而成痹，名周痹也。

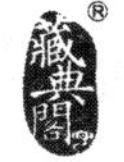

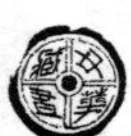

雷公曰：人不病卒死，何以知之？帝曰：大气入于脏腑者，不病而卒死矣。雷公曰：病小愈而卒死者，何以知之？帝曰：赤色出两颧，大如拇指者，病虽小愈，必卒死；黑色出于庭，大如拇指，必不病而卒死。

大气者，大邪之气，直入脏腑，以其内虚故也。如世所云直中伤寒、闷痧等类，暴发暴死，其未发之先，亦必有黑色，大如拇指者，成条成块，抟结不散，出现于阙庭之中。阙庭心肺之部，大邪犯心，故卒死也。颧者，骨之本，骨髓、肾水所生者也，水涸髓枯，孤阳发露，故赤色出现于两颧，病虽小愈，必卒然而死，以其肾水绝也。

《素问·刺热论》曰：肝热病者，左颊先赤；心热病者，颜先赤；脾热病者，鼻先赤；肺热病者，右颊先赤；肾热病者，颐先赤。病虽未发，见赤色者刺之，名曰治未病也。

此未病，而色先现于面者，当先治之，其后虽发，亦必轻而易愈，是不可忽也。

《素问·脉要精微论》岐伯曰：夫精明五色者，气之华也，赤欲如帛裹朱，不欲如赭；白欲如鹅羽，不欲如盐；青欲如苍璧之泽，不欲如蓝；黄欲如罗裹雄黄，不欲如黄土；黑欲如重漆，不欲如地苍。五色精微象见矣，其寿不久也。

精神聚于目，而能明见一切，五色现于面，为气之光华。气充，则津液输布，而五色必光明润泽，不欲如赭、盐、蓝、黄土、地苍之干枯也。干枯则精气内微之象现矣，其寿不久也。然光华要含蓄，故欲如帛裹朱、罗裹雄黄，则其阳气内充而周密，故经曰：阴平阳秘，精神乃治。若光华太露，反非佳象，如桃柳之鲜妍，不如松柏苍翠之永寿也。于此可悟观色之妙理，而为望诊之要道也。

夫精明者，所以视万物，别黑白，审长短。以长为短，以白为黑，如是则精衰矣。

此专言目也。目之精采，医家可见，其神光或有短长，亦须问之。如其视物之长短黑白，颠倒错乱，而目无红痛翳障等病，则其精气衰微，而神光散漫，非吉象也。

《素问·五脏生成篇》岐伯曰：色见青如草兹者死，黄如枳实者死，黑如炲者死，赤如血者死，白如枯骨者死，此五色之见死也。青如翠羽者生，赤如鸡冠者生，黄如蟹腹者生，白如豕膏者生，黑如乌羽者生，此五色之见生也。生于心，如以缟裹朱；生于肺，如以缟裹红；生于肝，如以缟裹绀；生于脾，如以缟裹栝蒌实；生于肾，如以缟裹紫，此五脏所生之外荣也。

五脏具五行之性，而色现五行之气。五脏之气相生而通和，故色现者，于一色中必略兼各色，虽病不虞。或如草兹、如枯骨等者，既枯夭不泽，而又纯现一色，则其脏气偏胜而偏绝，故死也；其如翠羽、乌羽等者，皆明润而有生气，虽病可生也。如以缟裹者，即上文含蓄勿露之理。缟为白色，白者肺色，肺为华盖，而其气居表，故罩于外而明润如缟裹也。此五脏所生，而现于外之荣华也。

凡相五色之奇脉，面黄目青，面黄目赤，面黄目白，面黄目黑者，皆不死也；面青目赤，面赤目白，面青目黑，面黑目白，面赤目青者，皆死也。

奇者，异也，异于本象之病脉也。凡现病脉，而相其五色，则以面有黄色者生，无黄色者死。以黄为中土之气，犹脉之有胃气则生，无胃气则死也。以无中土之气，则金木水火，互相克贼，但见青白赤黑之色，故死也。

《素问·脉要精微论》帝曰：有故病五脏发动，因伤色脉，各何以知其久暴至之病乎？岐伯曰：征其脉小，色不夺者，新病也；征其脉不夺，其色夺者，久病也；征其脉与五色俱夺者，久病也；征其脉与五色俱不夺者，新病也。

故病者，久病，暴病者，新病，观色切脉可辨也。夺者，坏色坏脉也；不夺者，常色常脉也。大抵辨新久，以色为主，故脉虽小弱，而色不夺，犹为新病；脉虽照常，而色夺者，已为久病。盖病伤气血，必先现于脉，脉为气血之先形也。病久其色方败，故色夺必为久病，而征其脉不夺，此久病将愈之证，因其伤也先现于脉，其愈也亦先现于脉也。于此审察病之新久进退，可然心目矣。若辨吉凶，当以脉为主，若脉夺而色不夺之，新病，尚可速治而望愈；色夺脉不夺之，久病，不治

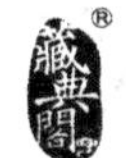

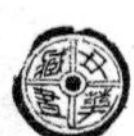

亦能自愈，以脉为根本，色为枝叶故也。如色脉俱夺，本元已败，为难治矣；色脉俱不夺，虽有邪伤，攻邪而正自复，可无虑矣。

肝与肾脉并至，其色苍赤，当病毁伤，不见血，已见血，湿若中水也。

肝之本脉弦弱，肾之本脉沉滑，此言两手之脉皆弦弱沉滑，而心肺浮洪之脉不现，故言肝与肾脉并至也。

苍赤又为心肝之色，则色脉不合，当知其病由毁伤，如刃伤跌打之类。以脉为血之府，血伤，故脉沉弱而弦，血动故兼滑，而反现青赤色者，血伤肝气逆而虚火动也。或不见血，或已见血，其毁伤者，皆现此脉。倘询之，而非毁伤，即为水湿之邪所中，如夏热汗出，而浴于冷水，阴遏其阳，其脉沉弱而弦，阳伏故兼滑，面青赤，阳郁之象，《金匮》所云中之病也。薛生白云：瘀血滞于经络，其身必肿，似伤湿，若中水邪之病也。于义亦通。

《素问·玉机真脏论》帝曰：凡治病，察其形气色泽，脉之盛衰，病之新故，乃治之，无后其时。形气相得，谓之可治；色泽以浮，谓之易已；脉从四时，谓之可治；脉弱以滑，是有胃气，命曰易治，取之以时。形气相失，谓之难治；色夭不泽，谓之难治；脉实以坚，谓之益甚；脉逆四时，为不可治。必察四难而明告之。

治病无后其时者，恐久则邪深，病重也。形气相得者，如形盛气盛、形弱气弱也；色泽以浮者，面不沉晦枯槁也；脉从四时者，弦钩毛石，合春夏秋冬之时也；脉弱以滑者，柔和流利，有胃气也，如此而病皆易治也。

形气相失者，形盛气少，外强中干也；形弱气盛，本元外脱也；色夭不泽，干枯晦滞也；脉实以坚，邪盛而少胃气，其为益甚也；脉逆四时，如春见毛脉，金克木之类也，此皆难治、不治之病。必察四端之难，而明告病者，庶无尤悔也。

《素问·脉要精微论》曰：五脏者，中之守也。中盛脏满，气盛伤恐者，声如从室中言，是中气之湿也；言而微，终日乃复言者，此夺气也；衣被不敛，言语善恶，不避亲疏者，此神明之乱也；仓廪不藏者，是门户不要也；水泉不止者，是膀胱不藏也。得守者生，失守者死。

五脏为根本，如城之有守也。脏者，藏也，藏精气而不泻，故必中气盛而脏满，则无病。若气似盛，而伤于恐者，如经所云：心怵惕思虑，则伤神，神伤，则恐惧自失，外似有余，而内伤不足矣，不足而其声如从室中言，重浊而不清亮，是中气有湿邪壅遏也；若言语声微，不能接续，久久乃复续一言者，此元气夺也；若衣被不敛，出身露体，言语不知善恶，不避亲疏嫌疑者，此神明之乱也；若饮食入胃，随即下泄，完谷不化，是脾肾不固，肾为胃之关，二便为肾之门户，是无关要也；水泉不止者，遗溺不能收摄，膀胱津液不藏，亦肾气虚脱也。如是皆五脏气败而失守，故得守者，生；失守者，死。

五脏者，身之强也。头者，精明之府，头倾视深，精神将夺矣，背者，胸之府，背曲肩随，府将坏矣；腰者，肾之府，转摇不能，肾将惫矣，膝者，筋之府，屈伸不能，行则偻俯，筋将惫矣；骨者，髓之府，不能久立，行则振掉，骨将惫矣。得强，则生；失强，则死。

身之强健，由五脏气旺也。精神阳气聚于头，故头为精明之府，若督脉衰而气败，头垂下倾，如视深渊，知其精神将夺矣；背为胸之府者，背为阳，胸为阴，胸中宗气所聚，名气海，其身挺直，若肩背曲而伛偻，宗气内败，而府将坏矣；肾脏在腰，故腰为肾府，腰痛不能动摇，肾将惫矣；筋聚于膝，故为筋府，足不能屈伸，行则偻俯，筋将惫矣；肾精充骨为髓，故骨为髓府，精竭髓枯，不能久立，行则振掉，不能正步，骨将惫矣。

凡此皆五脏衰败，得强则生，失强则死矣。

《素问·五脏生成篇》岐伯曰：夫脉之大、小、滑、涩、浮、沉，可以指别；五脏之象，可以类推；五脏相音，可以意识；五色微诊，可以目察。能合脉色，可以万全。赤脉之至也，喘而坚，诊曰有积气在中，时害于食，名曰心痹，得之外疾，思虑而心虚，故邪从之；白脉之至也，喘而浮，上虚下实，惊，有积气在胸中，喘而虚，名曰肺痹，寒热，得之醉而

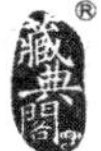

使内也；青脉之至也，长而左右弹，有积气在心下支，名曰肝痹，得之寒湿，与疝同法，腰痛，足清，头脉紧，黄脉之至也，大而虚，有积气在腹中，有厥气，名曰厥疝，女子同法，得之疾使四肢，汗出当风；黑脉之至也，上坚而大，有积气在小腹与阴，名曰肾痹，得之，沐浴清水而卧。

脉象指按，可以辨别，五脏生克，可以类推，五脏音声，可以意识，五色微妙，可以目察。色脉相合相生为吉，相反相克为凶，能参合其理，知其吉凶，可万全而无错失也。假如色赤，而脉之至也，喘而坚，喘者，急促之象，坚者，不柔和也，有积气在中，时害于食，名心痹者，以赤色属心，思虑所伤，因虚而邪乘之，气血郁结成积，中气不和，而不欲食，故时害于食也；如色白，而脉之至也，喘而浮，上虚下实者，脉之浮部虚，沉部实也，以其有积气在胸中，故心肝之气亦不舒，而为惊惕，气喘而虚，名肺痹而发寒热，是得之醉后入房，先因酒热伤肺，又为欲火伤肾，金水两伤，而成肺痹，痹者，气闭不能输布，营卫不和，故气喘而发寒热也；如色青，而脉之至也长，左右弹者，脉从两旁斜窜，不循轨路也，此有积气在心下支，自心至胁下软肉际也，名肝痹，得之寒湿之邪，与疝病治法相同者，疝病，邪积小腹前阴，同属厥阴也，又必腰痛而足清冷，皆本经寒湿气闭也，头顶之脉，紧而如束，本经之脉上巅顶故也；如色黄，而脉之至也，大而虚，大者邪盛，虚者脾虚，脾虚不运，故有积气在腹中上逆，名为厥气也，厥疝者，脾肝肾之脉，皆结于阴器，脾虚而肝肾之气皆乘侮为病矣，女子亦同治法，此因得之，四肢疾用伤力，如持重奔走之类，致脾气虚乏汗出，而风邪乘之，以脾主四肢，故四肢用力，则伤脾气也；如色黑，而脉之至也，上坚而大者，肾脉之上部也，故有积气在小腹与阴，名肾痹，得之沐浴清水而卧，是阴邪入于阴分阴经，凝闭阳气不能通于阴，故上部阳分之脉反坚而大，阴者，小腹下前阴，冲任经脉所行，与肝肾相通也。

《灵枢·卫气失常篇》帝曰：何以知皮、肉、气、血、筋、骨之病也？伯高曰：色起两眉薄泽者，病在皮；唇色青黄赤白黑者，病在肌肉；营气濡然者，病在血气；目色青黄赤白黑者，病在筋；耳焦枯，受尘垢，病在骨。

皮肉气血筋骨，躯体浅深之部位，而根于五脏也。两眉间阙庭肺之部，肺主气而属皮毛，邪浅在皮毛气分，而色薄泽也；唇为肌肉之本，脾主肌肉，故色现于唇，病在肌肉也；心主血脉，营行脉中，濡者，滞也，脉来涩滞，知其病在营中气血也；目为肝之官，肝开窍于目，而主筋，故色现于目，知病在筋也，耳为肾之官，肾开窍于耳，而主骨，肾亏而精气不能滋荣，则耳焦枯，如受尘垢，知其病在骨也。

《素问·移精变气论》岐伯曰：色脉者，上帝之所贵也，先师之所传也。上古使僦贷季理色脉而通神明，合之金木水火土，四时八风，六合不离其常，变化相移，以观其妙，以知其要，欲知其要，则色脉是矣。

此言临证以察色切脉为纲要，而上帝所贵，先师所传，使人专理其事，而通造化之神明。必以色脉合以金木水火土五行之生克，春夏秋冬四时之气化，四方四隅八风所从来之邪正虚实，以辨其病由。良以六合之内，无非阴阳五行之气，流行生化，而不离其常者也。必通其常理，方能识其变化，以观其妙道，以知其纲要，而生死吉凶，朗然可辨，故欲知其要者，则色脉是矣。

色以应日，脉以应月，常求其要，则其要也。夫色之变化，以应四时之脉，此上帝之所贵，以合于神明也，所以远死而近生，生道以长，命曰圣王。

此重言以申明之也。本经《生气通天论》曰：阳气者，若天与日，失其所，则折寿而不彰。是故色者，由阳气之光华，彰显于外，如天之有日光，故色以应日也。脉为血之府，气阳而血阴，日阳而月阴，故脉以应月也。是日月为天地阴阳之征象，而色脉为人身阴阳之征象，是天人合一之理也。故必常求阴阳之要道，则为临证之纲要也。夫色脉之相应，随四时气化而变，如春主木，色青而脉弦；夏主火，色赤而脉钩；秋主金，色白而脉毛；冬主水，色黑而脉石；土旺四季，而主令长夏未月，色黄而脉缓，又名代。此合于时序气化，为吉也，或

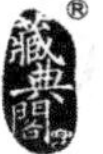

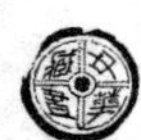

与时令相反，或五行相克，为凶也。故上帝所贵，以其合乎造化之神明也，合乎造化，所以远死而近生，生道久长而不替，上帝之意如此，故命之曰：仁圣之王也。

帝曰：愿闻要道。岐伯曰：治之极要，无失色脉，用之不惑，治之大则。逆从倒行，标本不得，亡神失国。去故就新，乃得真人。

治病之要道，无过色脉为要极也。无失色脉气化生克之理，而用之不惑于心，治病之大法规则，无过于此。若不明其理，惑乱无主，则其逆其从，昧而不辨，必至倒行其治法，而标本先后不得其当，如此者亡其神而失其国矣。国喻身也，神主一身，君主一国，双举以明其理也。

善治者能去其故疾，而就其新生之气血，而培养之，非但愈疾，虽真人修炼之道可得也。

帝曰：夫子言不离色脉，此余之所知也。岐伯曰：治之极于一。帝曰：何谓一？岐伯曰：一者因得之。帝曰：奈何？岐伯曰：闭户塞牖，系之病者，数问其情，以从其意，得神者昌，失神者亡。

帝以色脉虽为纲要，意犹未明至极之道，故岐伯曰极于一，一者，一贯之道也。欲明一贯之道，在审其所因而得之。因由情生，故必闭户塞牖，系之病者，数问其情，盖要静密委婉，多方晓喻，方能得其真情，故经曰：诊可十全，不失人情。良以人之起居服食，莫非嗜欲好恶之情，百病皆因之而生。故知其情之所钟，即知其病之所因，既知其因，以从其贪生之意，而开导之，警戒之，使其有惧死之意，则情欲淡而心神安，心安，则气顺，然后合其色脉之逆从、病之标本，分先后而调治之，方能奏效。若不先安其神，药亦无功。故得神者昌，失神者亡。是神之一字，即一贯之道所在也。此色脉为四诊纲要，而神之一字，为要中之要也。

《灵枢·师传篇》岐伯曰：入国问俗，入家问讳，上堂问礼，临病患问所便。帝曰：便病患奈何？岐伯曰：夫中热消瘅，则便寒；寒中之属，则便热；胃中热，则消谷，令人悬心善饥，脐以上皮热；肠中热，则出黄如糜，脐以下皮寒；胃中寒，则腹胀；肠中寒，则肠鸣飧泄；胃中寒，肠中热，则胀而且泄；胃中热肠中寒，则疾饥，小腹痛胀。帝曰：胃欲寒饮，肠欲热饮，两者相逆，便之奈何？且夫王公大人，血食之君，骄恣纵欲，轻人而无能禁之，禁之则逆其志，顺之则加其病，便之奈何？治之何先？岐伯曰：人之情，莫不恶死而乐生，告之以其败，语之以其善，导之以其所便，开之以其所苦，虽有无道之人，恶有不听者乎？帝曰：治之奈何？岐伯曰：春夏先治其标，后治其本；秋冬先治其本，后治其标。帝曰：便其相逆者，奈何？岐伯曰：便此者，饮食衣服，亦欲适寒温，寒无凄怆，暑无出汗，食饮者，热无灼灼，寒无沧沧，寒温中适，故气将持，乃不致邪僻也。

病患所便者，所欲所宜也。问其所欲，知其所病，以辨其所因，投其所宜而治之也。帝谓肠胃寒热不同，贵人任性难禁，何以便之。岐伯言人之情，莫不恶死而乐生，告之以病之败命而受苦，导之以善调，而却病可生，未有不听者也。若夫寒热两碍之病，则当分其标本、缓急、先后而治之。春夏阳气升发，宜先治标，后治其本；秋冬阳气收降，宜先治本，后治其标。盖以受病之邪为本，所现病状为标，故春夏治标则易愈，以其邪气发露也；秋冬必先治其本者，以其邪气伏藏也。调之之法，寒者热之，热者寒之，寒热皆不可太过，太过则反病。凡饮食衣服，亦必使其寒温相适，则其故有之元气将持，不致为邪僻之气所害也。此与上节《素问》之言数问其情者，互相阐发也。

《灵枢·论疾诊尺篇》帝曰：余欲无视色持脉，独调其尺，以言其病，从外知内，为之奈何？岐伯曰：审其尺之缓急、小大、滑涩，肉之坚脆，而病形定矣。视人之目窠上微肿，如新卧起状，其颈脉动，时咳，按其手足上而不起者，风水肤胀也。

此不视色持脉，而独诊其尺肤之缓急、小大、滑涩，肉之坚脆，以定其病也。视人之目窠上微肿，如新卧而起之状，其颈脉动时咳者，颈脉，人迎胃脉也，水饮蓄于胃，肺气逆不能降，故人迎脉动而时咳，按之手足，而不起，此外受风邪，而

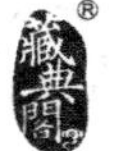

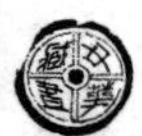

四肢肿，外风内水，故名风水肤胀也。《素问·水热穴论》曰：肾者，胃之关也。关门不利，故聚水而从其类也。上下溢于皮肤，故为肿，聚水而生病也。又曰：勇而劳甚，则肾汗出，逢于风，内不得入于脏腑，外不得越于皮肤，客于元府，行于皮里，传为肿，本之于肾，名曰风水。所谓元府者，汗空也。观此，由肾虚下焦不利，而水蓄于胃，故颈脉动而时咳，又用力汗出，毛空开，而风邪客之，故名风水之病也。

尺肤滑，其淖泽者，风也；尺肉弱者，解安卧，脱肉者，寒热不治；尺肤滑而泽脂者，风也：尺肤涩者，风痹也；尺肤粗如枯鱼之鳞者，水饮也；尺肤热甚，脉盛躁者，病温也，其脉盛而滑者，病且出也；尺肤寒，其脉小者，泄，少气；尺肤炬然，先热后寒者，寒热也；尺肤先寒，久大之而热者，亦寒热也。

此申明诊尺肤以定其病也。淖泽者，滑而软润，此即风肿也；肉弱者，脾弱可知，倦怠无力而安卧也，脱肉则土败，而又有寒热，阴阳乖舛，故死不可治；尺肤滑泽为风；其涩者风痹，气血滞，故涩也；粗如枯鱼之鳞者，水邪内，津液不输于皮毛，故反燥涩甚，此饮蓄于内，非肿胀也；尺肤热甚，而脉盛躁，则为温热病也，其脉盛而滑者，气血流动，故病邪将外出也；尺肤寒，其脉小者，中阳气虚，故下泄少气也，尺肤炬然，先热后寒者，初按浮部甚热，重按则不热，此外邪在卫，故表炬然，知其发寒热者也；若先按寒，久按之而热者，此营热卫寒，亦发寒热之病也。

肘所独热者，腰以上热；手所独热者，腰以下热；肘前独热者，膺前热；肘后独热者，肩背热；臂中独热者，腰腹热；肘后粗以下三四寸热者，肠中有虫；掌中热者，腹中热；掌中寒者，腹中寒；鱼上白肉有青血脉者，胃中有寒。

马玄台注：人之手，自曲池以上为肘，自曲池以下为臂。肘在上，应腰以上，手臂在下，应腰以下。肘之前廉，即内廉也，据大体为在前，故以内廉为肘前，而主膺前，盖肘之内廉与膺前，皆属阴也；肘之后廉，即外廉也，据大体为在后，故以外廉为肘后，而主后之肩背，盖肘之外廉与肩背，皆属阳也。至于臂中独热者，臂外主腰，臂内主腹，肘后粗大以下三四寸间，即曲池，为粗大之处，以下则为三里之所，其间热者，主肠中有虫，盖不上不下之所，正合于肠中也。掌中为掌之内，其热其冷，主腹中也。鱼际白肉际，属阴经，内有青血脉现者，主胃中有寒也。

尺炬然热，人迎大者，当夺血；尺坚大，脉小甚，少气，有加，立死。

尺肤者，卫阳所行者也，络脉在卫分也，血藏络中，夺血者，暴脱如崩吐之类，阴伤阳亢，故尺炬然热，而人迎独大，以人迎主六腑之阳也；两手寸口，主五脏之阴者，如尺肤坚而且大，其卫分甚强，营当相应，今脉反小甚，则营偏虚，气盛于表而虚于内，偏胜极而将偏绝，故烦闷有加，而立死也。盖营卫根于阴阳，营卫偏甚，则阴阳偏绝，故下文《病形篇》云：色脉与尺之相应，如桴鼓影响之相应，不得相失也。此本末枝叶之分别，根死则叶枯矣。观此，其理更可征也。

目赤色者，病在心，白在肺，青在肝，黄在脾，黑在肾，黄色不可名者，病在胸中。

此以目之五色，验五脏之病，以五脏之精气聚于目也。不可名者，似黄非黄，胸中，肺胃相近之处也。

诊目痛，赤脉从上下者，太阳病；从下上者，阳明病；从外走内者，少阳病。

此以太阳经脉由目上而行于头，故为目之上纲；阳明经脉由目下而行于面，故为目之下纲；少阳行于目外两侧也。故观赤脉，可察其病之所在也。

诊寒热，赤脉上下至瞳子，见一脉，一岁死，见一脉半，一岁半死；见二脉，二岁死；见二脉半，二岁半死；见三脉，三岁死。

此诊瘰寒热之病，义详疾病门瘰寒热篇。

诊血脉者，多赤多热，多青多痛，多黑为久痹，多赤多黑多青皆见者寒热。

此看络脉之现于皮肤者，视其属于某经之部位，即知病在某经也。义详营卫经络门。

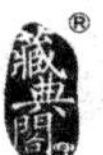

身痛而色微黄，齿垢黄，爪甲上黄，黄胆也；安卧，小便黄赤，脉小而涩者，不嗜食。

湿热蕴积，而成黄胆，有阴阳之分。其色晦滞者，为阴，属脾病；色鲜明者，为阳，属胃病。其脉小而涩，阳气不振，脾困，故安卧不嗜食，必是阴黄也。义详疾病门。

《灵枢·邪气脏腑病形篇》岐伯曰：夫色脉与尺之相应也，如桴鼓影响之相应，不得相失也。此亦本末根叶之出候也，故根死则叶枯矣。色脉形肉，不得相失也。故知一则为工，知二则为神，知三则神且明矣。色青者，其脉弦也；赤者，其脉钩也；黄者，其脉代也；白者，其脉毛；黑者，其脉石。见其色而不得其脉，反得其相胜之脉，则死矣；得相生之脉，则病已矣。先定其五色五脉之应，其病乃可别也。调其脉之缓急、大小、滑涩，而病变定矣。脉急者，尺之皮肤亦急；脉缓者，尺之皮肤亦缓；脉小者，尺之皮肤亦减；脉大者，尺之皮肤，亦贲而起；脉滑者，尺之皮肤亦滑；脉涩者，尺之皮肤亦涩。凡此变者，有微有甚。故善调尺者，不待于寸，善调脉者，不待于色。能参合而行之者，可以为上工，上工十全九；行二者，为中工，中工十全七；行一者，为下工，下工十全六。

脉者，气血之先形；色者，气血之华采。脉动于肉里，色现于肌表，犹根本与枝叶，如桴鼓影响之相应，而不失，观枝叶之荣枯，即知根本之虚实也。五色应五脉之理，已注上文注中矣。若见其色而不得其脉，反得相胜之脉者，如色青而脉毛，是金来克木之类，则死矣；得相生之脉者，如色青而脉石，是水来生木之类，则病已矣。夫营行脉中，卫行脉外，营卫通和，则气血周流无间。尺肤者，卫气所行者也，故脉之缓急滑涩，而尺肤亦然，脉小则尺肤减瘦，脉大则尺肤贲起，贲起者，隆浓也。至其病变，则色脉与尺肤有不相应，是营卫气血偏驳不和，必审其微甚而调之。善调者，见其一，即知其二，见其二，即知其三，而气血之虚实、营卫之浅深、邪正之胜负，了然心目，治之自可十全其九，而为上工也。

帝曰：脉之缓急、小大、滑涩之病如何？岐伯曰：心脉急甚者，为瘈；微急，为心痛引背，食不下；缓甚，为狂笑；微缓，为伏梁，在心下，上下行，时唾血；大甚，为喉𦙍；微大，为心痹引背，善泪出；小甚，为善哕；微小，为消瘅；滑甚，为善渴；微滑，为心疝，引脐小腹鸣；涩甚，为瘖；微涩，为血溢，维厥，耳鸣，巅疾。

心主一身之血，其本脉圆活如钩者，阳气升浮而按之柔和也。若急甚，则血少风生，肝邪乘心，或由外邪遏其内火，而为瘛，瘛者，风火相煽，筋脉或急或纵，手足抽掣也；微急者，不甚柔和，微带急象，血少不能荣养经脉，故为心痛引背，胃气因之不和，食不能下也；缓甚者，心气热甚，故为狂笑；微缓者，鼓动迟软，以其气伤血瘀，或形在心下，名伏梁，为心之积也，其积随气上下而行，新血不能归经，反时时随唾而出也；大甚者，心火亢逆，肺气窒塞，喉中如物梗，名喉𦙍，其声变也；微大者，心气不足，血脉痹结，故引背而痛，手少阴之脉，挟咽喉连目系，故善于泪出也；小甚者，火衰而土寒，胃气空乏而善哕，哕者，呕而有声无物也，后世或以呃逆名哕；微小者，心火下陷土中，善能消食，而肌肉消瘦，为消瘅之病也；滑甚者，心火乘肺胃，故善渴也；微滑者，心火流于小肠，名心疝，故引脐而小腹鸣也，此与心脉搏滑急亦为心疝者不同，彼为外寒，由腑犯脏，此为内热，由脏传腑也；涩甚者，气血闭甚，舌蹇而声不达，为瘖，以舌为心之苗也；微涩者，气伤而血溢，经脉瘀滞，为维厥者，阴维为病苦心痛也，血伤而虚风动，则耳鸣，耳为心肾之窍也，巅疾者，风上巅顶而头眩也。

肺脉急甚，为癫疾；微急，为肺寒热，怠惰，咳唾血，引腰背胸，若鼻息肉不通；缓甚，为多汗；微缓，为痿偏风，头以下汗出不可止；大甚，为胫肿；微大，为肺痹引胸背，起恶日光；小甚，为泄；微小，为消瘅；滑甚，为息贲上气；微滑，为上下出血；涩甚，为呕血；微涩，为鼠在颈支腋之间，下不胜其上，其应善矣。

肺主一身之气，其本脉轻按浮短涩，名毛者，阳气初降之象也，重按则柔和。若浮沉皆急甚者，而无柔和之气，肝邪极盛，侮其所不胜，肺失清肃之权，风痰鼓激于内，为癫疾，阴

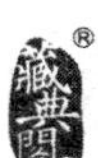

病为癫，阳病为狂，皆心神昏乱也；微急者，气伤而营卫不和，则发寒热，怠惰无力，气逆血不循经，则咳而唾血，气脉不通，咳则牵引腰背胸，而鼻生肉也；缓甚者，气泄卫疏，故多汗；微缓，则亦气伤而肢痿，生鼠瘘，经脉郁结，故为偏风、半身不遂等病，头以下汗出不可止，皆气，散也；大甚者，肺火盛于经络，肺主表，上病极而下，故为胫肿，俗名流火也；微大者，热伤津液，肺气，痹而引，胸背皆不舒，《痹论》曰：肺痹者，烦满喘而呕也，起恶日光，亦火郁之故也；小甚者，肺气下陷，而为泄泻，以大肠为肺之腑也；微小者，津亦耗矣，故为消瘅；滑甚者，热盛气腾，故为息贲上气；微滑者，气热动血而妄行，上为鼻衄，下为便血；涩甚者，气伤血瘀，瘀积于胃而呕血也；微涩者，气血两伤而两滞，故成鼠，如瘰之类，上既郁结，气血不得下输，故下不胜上，而足膝软无力也，《痿论》曰：肺热叶焦，发为痿，上虚而下病，软，乃痿之兆也。

肝脉急甚者，为恶言；微急，为肥气在胁下，若覆杯；缓甚，为善呕；微缓，为水瘕痹也；大甚，为内痈，善呕，衄；微大，为肝痹，阴缩，咳引小腹，小甚，为多饮；微小，为消瘅；滑甚，为疝；微滑，为遗溺；涩甚，为溢饮；微涩，为瘈挛，筋痹。

肝藏血，其本脉柔软而细长，名弦者，阳气初生之象也。若急强不和，则血少而气逆，肝气逆则多怒，故出恶言，或恶人之言也；若微急，乃气伤血瘀，结于胁下，名肥气，大如覆杯，肝之积也，胁下，肝之部也，缓甚者，纵缓气横犯胃，故善呕也；微缓者，气不循经，水蓄成瘕而痹也，瘕者，假物以成形也；大甚者，火盛结为内痈，血热妄行，呕而衄血也；微大者，血伤气痹，肝主筋，筋失荣养而阴缩，阴为宗筋，故气痹而咳，牵引小腹也；小甚者，血枯内燥，渴而多饮；微小者，饮多成瘅，瘅者，水郁成热也；滑甚者，湿闭而热伏，热则脉滑，湿闭而气不流行，阴子肿大顽木，不知痛痒，名疝也；微滑者，虚热，气不能收摄，为遗溺，盖实热则癃闭，虚热为遗溺，皆肝所主之病也；涩甚者，阳气无力营运，由水饮漫溢故也；微涩者，气血皆伤，筋失荣养，为螈，为拘挛，而筋痹也。

脾脉急甚，为螈；微急，为膈中，食饮入而还出，后沃沫；缓甚，为痿厥；微缓，为风痿，四肢不用，心慧然，若无病；大甚，为击仆；微大，为疝气，腹里大，脓血在肠胃之外；小甚，为寒热；微小，为消瘅；滑甚，为㿗癃；微滑，为虫毒蝎腹热；涩甚，为肠㿉；微涩，为内㿉，多下脓血。

脾土居中，而主肌肉，其本脉和缓而敦浓，阴阳两平之象也。气旺四季更代之时，故脉名代，而歇止有定数者，亦名代脉，是脾气损，不能接续各脏之气，以行于身也。脾主四肢，其脉急甚，肝邪盛而犯脾，风动而四肢抽掣，为螈也；微急，则气逆而膈中，膈，犹格也，食饮阻逆，故入而还出，后沃沫者，食出，又吐白沫，中土被木邪所伤也；缓为本脉，缓甚，则气虚而经脉弛，痿弱无力，阳不能达四末，则厥冷也；微缓者，气虚，而肝风乘之，四肢不用，名风痿，以非外风，故心慧然，若无病也；大甚者，或因击伤，或跌仆，而伤肌肉，气血扰动也；若微大，气耗血壅，为病疝，以前阴为太阴、阳明之所合也，如又腹大，以脓血结于肠胃之外也；小甚，则气血皆虚，营卫不调，而为寒热；微小者，气虚不能化津，消渴而成瘅也；滑甚，为热，而在脾，脾主湿，湿热闭结，故而兼㿗癃，是前阴胀痛，小便不通也；微滑者，气虚湿热蒸而化虫，成蛊毒腹胀而内热，虫名蛸蝎也；涩甚者，气虚血瘀，成肠㿉，微涩者，成内㿉，皆肠痈之类，故多下脓血也。

肾脉急甚，为骨癫疾；微急，为沉厥奔豚，足不收，不得前后；缓甚，为折脊；微缓，为洞，洞者食不化，下嗌还出；大甚，为阴痿；微大，为石水，起脐以下至小腹，然，上至胃脘，死不治；小甚，为洞泄；微小，为消瘅；滑甚，为㿗癃；微滑，为骨痿，坐不能起，起则目无所见；涩甚，为大痈；微涩，为不月，沉痔。

肾藏精而主骨，其本脉沉实，按之软滑，阳气归伏之象也。若急甚者，寒邪入骨，阳气伤而心昏愦，名骨癫疾也；微急者，寒邪入经，沉者，深也，肾经为至深之处，故足冷而厥，其邪气从少腹上冲心者，名为奔豚，肾之积也，其足强不能收缩，不得前后者，二便不通，皆下焦阳虚，阴邪郁闭故也；缓甚者，阳气耗散，督为阳脉之纲，与肾脉相通，而主腰脊，阳伤，故腰脊如折也；微缓者，阳气内虚，中空如洞，无火化食，下嗌还出也；大甚者，火散不聚，其阴则痿矣；微大者，火衰水聚，深沉如石，起脐下至少腹，然者，腹胀下垂，若胀至胃脘，则火土两败，故死不可治也；小甚者，下焦阳虚不固，故为洞泄；微小者，肾水涸而成消瘅矣；滑甚者，湿热闭结，既癃且口，与脾脉之滑甚同病也；微滑者，肾虚骨热，为骨痿，故坐不能起，起则目无所见也，痿有五痿：心肝脾肺肾，皆虚热也；涩甚者，为大痈，即所云：营气不从，逆于肉里，乃生壅肿也；微涩者，结滞且干枯，故月事不来，沉痔者，谓病根结于深沉之处，成痼疾也。以上举缓、急、大、小、滑、涩六脉，分五脏部位而辨其病，然有脉同而病异者，有病同而脉异者，要必参合四诊，以辨之也。

诸急者，多寒；缓者，多热；大者，多气少血；小者，血气皆少；滑者，阳气盛，微有热；涩者，多血少气，微有寒。

此总结缓、急、大、小、滑、涩，以辨气血虚实寒热之病也。言诸急者多寒，亦有非寒者矣，如云脾脉急甚为瘛疭等病，则非寒也，是但寒病为多耳；缓者多热，亦有非热者矣，如云肾脉缓，甚为折脊，是阳虚而非热，以热病为多耳；多气少血、多血少气者，言偏胜郁滞之病也，盖气为阳，性流动，血为阴，性凝滞，故气胜则脉滑，血胜则脉涩也。故凡缓，急、大、小、滑涩之脉，皆有虚实不同，其五脏为病各异，要必参合四诊，以辨之为准也。又如《难经》云：一脉十变。假令心脉急甚者，肝邪干心也；心脉微急者，胆邪干小肠也；心脉大甚者，小肠邪自干小肠也；心脉缓甚者，脾邪干心也；心脉微缓者，胃邪干小肠也；心脉涩甚者，肺邪干心也；心脉微涩者，大肠邪干小肠也；心脉沉甚者，肾邪干心也；心脉微沉者，膀胱邪干小肠也，五脏各有刚柔邪，故令一脉变为十也。是与此章经文，互明其理，盖急、大、缓、涩、沉，为肝、心、脾、肺、肾脏脉之本象，若现于别脏部位，则为病邪，甚则为脏病，微则为腑病。

此举心脏以明之，余脏皆可类推矣。

《素问·平人气象论》曰：臂多青脉，曰脱血；尺脉缓涩，谓之解；安卧脉盛，谓之脱血；尺寒脉滑，谓之多汗；尺寒脉细，谓之后泄；脉粗尺常热者，谓之热中；颈脉动，喘疾咳，曰水；目窠微肿，如卧蚕起之状，曰水；溺黄赤，安卧者，黄胆；已食如饥者，胃疸；面肿，曰风；足胫肿，曰水；目黄者，曰黄胆。

臂多青脉者，络脉也，血藏络中，脱血，则络空，青者，肝色，脱血肝伤故也。上文《灵枢·邪气病形篇》云：脉急者，尺之皮肤亦急，脉缓者，尺之皮肤亦缓，滑涩大小亦然。此言尺脉缓涩者，是尺肤与两手之脉，皆宽缓涩滞，尺肤属卫，脉属营，是营卫皆虚，经脉懈弛，行坐无力，病名解；脉盛，则邪盛，而卧不安矣，今反安卧，乃暴脱血而气不固，则脉盛，而虚大无力，故倦卧也。尺肤涩者，卫虚也，脉滑者，营中热也，因热而津外泄，卫虚表不固，故汗出多。尺肤寒，卫阳虚矣，脉细，中气寒矣，故为后泄不止之病也。脉既粗，则营热，尺肤又常热不退，其邪热盛于内也。颈脉者，人迎胃脉也，胃中水饮停蓄，经气大逆，故颈脉动喘而疾咳，疾咳者，连声急促也。目窠，眼眶也，属脾，水湿壅于脾胃，故目窠下肿，如卧蚕欲起之状。若其溺黄赤者，湿热瘀闭，必成黄胆，以湿伤脾，故困倦而安卧。已食如饥者，湿火在胃，名胃疸，其黄色鲜明名阳黄，其色晦者名阴黄，属脾也。风为阳邪，本乎天者亲上，故伤风则面肿；水为阴邪，本乎地者亲下，故水病则足肿也；目黄则湿闭，故为黄胆病。此节互明四诊之道也。

《素问·三部九候论》帝曰：愿闻天地之至数，合于人形气血，通决死生，为之奈何？岐伯曰：天地之至数，始于一，终于九焉。一者天，二者地，三者人，因而三之，三三者九，以应九野。故人有三部，部有三候，以决死生，以处百病，以调虚实，而除邪疾。

数止于九者，十百千万，皆一之大数，故数止于九而已。

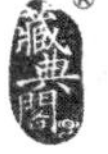

天地人，为三才，而人身则有天地人三部，部有三候之脉，共合为九候，以应天地九野之度，九野，即九州也。察九候之脉和否，可以决死生，处治百病，以调虚实，而除邪疾也。

三候者，有天、有地、有人也。必指而导之，乃以为真。上部天，两额之动脉；上部地，两颊之动脉；上部人，耳前之动脉。中部天，手太阴也；中部地，手阳明也；中部人，手少阴也。下部天，足厥阴也；下部地，足少阴也；下部人，足太阴也。故下部之天以候肝，地以候肾，人以候脾胃之气。中部之候，天以候肺，地以候胸中之气，人以候心。上部天以候头角之气，地以候口齿之气，人以候耳目之气。三而三之，合则为九。

九分为九野，九野为九脏；故神脏五、形脏四，合为九脏。五脏已败，其色必夭，夭必死矣。必先度其形之肥瘦，以调其气之虚实，实则泻之，虚则补之。

必先去其血脉，而后调之，无问其病，以平为期。

以一身分头手足三部，部有天地人三候，其合为九候，候其动脉，以验气之衰旺，病之吉凶也。然此与气口之分寸关尺，义各不同，互明其理也。盖两手气口，皆肺脏本部之脉，因肺为华盖，各脏腑脉气尽归于肺，故各脏腑之病气皆现于两手寸关尺之脉，是乃周身脉气流行之总口，故名气口，又名寸口，又名脉口，而本经言气口，独为五脏主也。此分三部九候者，是诊各脏腑本部之脉气而验之，尤为真实。何也？假如外邪闭遏肺气，其两手之脉，或郁或伏，即不知其病在何脏何腑，必于九候之部诊之，方不错误也。神脏五者，心藏神，肺藏魄，肝藏魂，脾藏意，肾藏志也；形脏四者，马玄台言：胃、大小肠、膀胱，皆藏水谷糟粕，生化气血，泌别清浊，以充养一身者也。薛生白以谓头角、耳目、口齿、胸中为四形脏，是准经文三候之义，于理亦通。若五脏气败则神伤，而色必枯夭则死矣。故必先度其形之肥瘦，以调其虚实，而施补泻之法。必先去其血脉之邪，使经络流通，而后随宜调之，无问其病之新久，总以阴阳气血和平为期也。

帝曰：决死生奈何？岐伯曰：形盛脉细，少气不足以息者危；形瘦脉大，胸中多气者死；形气相得者生；参伍不调者病；三部九候皆相失者死；上下左右之脉，相应如参舂者，病甚；上下左右，相失不可数者死；中部之候虽独调，与众脏相失者死；中部之候相减者死；目内陷者死。

形盛脉细，少气不足以息者，外强中干也，故危；形瘦脉大，胸中多气者，本元离根，上奔欲脱也，故死；形气相得者，如形盛、脉盛而气盛，形瘦、脉小而气少，此本元未摇，故虽病可生；以三相较，谓之参，以五相类，谓之伍，参伍不调者，脉来浮沉迟数失序也，如寸应浮、尺应沉、热应数、寒应迟，反此则为不调也；故凡病而三部九候皆失其本象之脉，则阴阳败而气血乱，故死也；上下左右之脉，相应如参舂者，数动搏指，来去出入，至数不清，其气血之乖可知，故病甚也；至于相失不可数，则更散乱无序，故死也；中部之候虽独调，与众脏相失者，仅存脾胃之气苟延，而浮沉各脏，本脉形象皆失，各脏气败，故死也；若各脏脉虽未败，而中部之候独减削，此脾胃先败，后天根本已绝，亦死也；目由五脏精气所聚，目内陷，则脏气绝，故死也。

察九候，独小者病，独大者病，独疾者病，独迟者病，独热者病，独寒者病，独陷下者病。

此九候中独现七端之脉，名七诊。于九候中察其部位，而知病处。其云独热、独寒者，兼肌肤言也。

帝曰：冬阴夏阳奈何？岐伯曰：九候之脉，皆沉细悬绝者为阴，主冬，故以夜半死；盛躁喘数者为阳，主夏，故以日中死；是故寒热病者，以平旦死；热中及热病者，以日中死；病风者，以日夕死；病水者，以夜半死；其脉乍疏乍数、乍迟乍疾者，日乘四季而死。

此以脉象病状合阴阳之理，而决死期也。盖阴极阳生，阳极阴生，造化自然之理也。脉病皆阴，而死夜半，脉病皆阳，而死日中者，以阴阳气极，不能相生而死也；寒热病死于平旦者，平旦阳气从阴而出于表，病寒热者，阴阳格拒，平旦阳不能出，其气闭绝而死；风为阳邪，日夕阳入于阴之时，阳邪格逆，气不能入，则阴阳偏绝而死；其脉乍疏乍数、乍疾乍迟者，脾败真脏脉现，不能维持阴阳而散乱也，土旺四季，其气败，故至辰戌丑未四季月日时，无生气接续则死。

形肉已脱，九候虽调，犹死；七诊虽见，九候皆从者，不死。所言不死者，风气之病，及经月之病，似七诊之病而非也，故言不死；若有七诊之病，其脉侯败者，亦死矣，必发哕噫。

形肉，脾胃所主，为后天根本，故形肉脱，而脉之九候虽调，犹死也；七诊，上文所云独小、独大等脉，虽见七诊，而脉之九候皆从者，不死。其不死者，因风气闭结经脉，及妇人经月不行，或乍行，其脉变似七诊，而非真七诊也，故言不死；若有七诊之病，其脉之九候本元败者，亦死矣，死时必发哕噫，即元气败之征也。

后世但知寸关尺浮中沉，为九候，然胃之冲阳、肝之太冲、肾之太溪，皆动于足，为根本之脉，故凡重病，不可不诊，以验吉凶，方无错误也。

必审问其所始病，与今之所方病，而后各循切其脉，视其经络浮沉，以上下逆从循之。其脉疾者，不病；其脉迟者，病；脉不往来者死；皮肤着者死；瞳子高者，太阳不足；戴眼者，太阳已绝。此决死生之要，不可不察也。

问其始病，知外感内伤之因；问其现病，知虚实浅深之证，然后切脉，而视其经络，察其气之上下，或逆或从。其脉疾者，流利也，故不病；迟者，虚寒也，故病；若脉板实，而无来去出入，其气血已死矣；皮肤着骨者，则血气干枯，而肌肉已死矣；太阳经脉，起于目，为目上纲，经气不足荣养，故瞳子上吊而高；至于目珠上窜，其经气已绝。此决死生之要法，不可不察也。

《灵枢·动输篇》帝曰：经脉十二，而手太阴、足少阴、阳明独动不休，何也？岐伯曰：是明胃脉也。胃为五脏六腑之海，其清气上注于肺，肺气从太阴而行之。其行也，以息往来，故人一呼，脉再动，一吸，脉亦再动，呼吸不已，故动而不止。帝曰：气之过于寸口也，上出焉息？下入焉伏？何道从还？不知其极。岐伯曰：气之离脏也，卒然如弓弩之发，如水

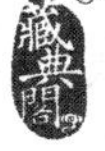

之下岸，上于鱼以反衰，其余气衰，散以逆上，故其行微。

凡气血流行于营卫经络，始终之序，而《营卫生会》、《经脉》等篇已反复详明矣。此篇帝问脉气所以能动之理，旧注仍解作流行次序，不但非经旨，且觉复赘无谓矣。此乃先明两手寸口动脉，是手太阴肺经之气也，其气即胸中之宗气，宗气者，由胃所化水谷之精气，与肾中先天元阳之气会合者也。盖脾主为胃行其津液，由脾鼓运，而胃气始得上输于肺，而肺权衡敷布周行，然后流于两手寸口之脉，以肺为华盖，而朝百脉，故各脏腑脉气，皆上贯于肺，和肺气流行，现象于两手寸口之脉也。帝问气之过于寸口，动而不休，不知其出入息伏回环之道。岐伯言：气之出于脏也，如弓弩之发，如水之下岸，其势有力，及流于经，而至手腕鱼际，则如强弩之末，以反而衰，如水势之回返，故其余气衰，流散以后，而再逆上，则其行之力微，此为出入息伏，回环之道也。盖因脏腑之气升降，经络之气转旋，其升也，由脏腑出升于经络，其降也，由经络转旋，入于脏腑，故脉气有出入来去升降之象。升而出者，为来、为阳，降而入者，为去、为阴，切脉即知其气之和否也。良以先天元气，出于少阴肾，后天谷气，出于阳明胃，二气会合于胸，名宗气，宗气达于肺，而分行表里，转旋回返，而仍入腑脏。是故手太阴肺经、足阳明胃经、足少阴肾经，三者之脉气最旺，而独动不休，与他经不同也。气有升降，故有呼吸，而脉动应呼吸之序，故仲景言：呼吸者，脉之头也。

以无病患之呼吸，合病患之动脉，其迟数可准也。帝问焉息者，息，止也，言其气之出也，何所底止也；焉伏者，言其气之入也，伏藏何所，其从何道而往还也。既将出字误刊作十，注家不辨，竟解作上十下八，全无义理可通也。

帝曰：足之阳明，何因而动？岐伯曰：胃气上注于肺，其悍气上冲头者，循咽，上走空窍，循眼系，入络脑，出顑，下客主人，循牙车，合阳明，并下人迎，此胃气别走于阳明者也。故阴阳上下，其动也若一。故阳病而阳脉小者为逆，阴病而阴脉大者为逆。故阴阳俱动俱静，若引绳，相倾者病。

此言结喉两旁动脉，名人迎者，是足阳明胃经之悍气也。

胃中水谷精微之气，则入营达肺，而流行于寸口之脉，其升浮之悍气，直上冲头，循咽而上走空窍，类烟雾之蒸腾，从眼系入脑，又出额颅，下客主人，循牙车，而合阳明之经，下入于人迎之脉，此胃中　悍之气，别走一路，而仍会合于阳明经也。夫阳明行气于三阳，故人迎主六腑之阳，肺为五脏之华盖，故寸口主五脏之阴。寸口之脉，由肺走手，人迎之脉，由头走颈，故曰：三阴在手，三阳在头。至其动也，上下若一，而不参差。然动虽一般，而人迎主阳，其脉比寸口本大，故阳病而人迎反小，则其阳衰甚，而为逆也；寸口主阴，其脉比人迎本小，故阴病而寸口反大，则其阴亏甚，而为逆也。此阴阳各有本象之脉，而俱动俱静，如两人引绳，各执一头，相应而不差，若互相倾侧者，或应小反大、应数反迟，不合本象，皆阴阳偏倾而为病也。故本经《论疾诊尺篇》曰：人病其寸口脉与人迎脉大小等、浮沉等者，病难已也。盖寸口主阴，本脉应小而沉，人迎主阳，本脉应大而浮，今大小浮沉相等，其阴阳之气偏倾，不合脉之本象，故病难已。是故凡病审其阴阳之虚实者，必兼诊喉间之人迎脉也。

帝曰：足少阴何因而动？岐伯曰：冲脉者，十二经之海也，与少阴之大络起于肾，下出于气街，循阴股内廉，邪入中，循胫骨内廉，并少阴之经，下入内踝之后，入足下，其别者，邪入踝，出属跗，上入大指之间，注诸络，以温足胫，此脉之常动者也。

此言两足内踝后动脉，名太溪者，是足少阴肾经之气也。因其气从本经络膀胱之大络，与冲脉同发源于肾脏，乃是坎象中之元阳，而冲脉为十二经气聚会之海，其脉由阳明经之气街，循阴股下入　中，又并足少阴经，而入内踝之后，入足下，是故太溪之脉，来源既深，又合冲脉而行，则其气势旺于他经，此脉所以常动不休也。

帝曰：营卫之行也，上下相贯，如环之无端，今有其卒然遇邪气，及逢大寒，手足懈惰，其脉阴阳之道，相输之会，行相失也，气何由还？岐伯曰：夫四末阴阳之会者，此气之大络也。四街者，气之径路也。故络绝则径通，四末解，则气从合，相输如环。

帝曰：善。此所谓如环无端，莫知其纪，此之谓也。

上文已明脉动之理，此更明其病邪浅深之分也。夫营卫经络者，阴阳气血流行之道路也。脉者，气血流行之征象也。十二经每经交接皆由阴阳络脉，在手足指尖四肢之末。若感外邪，经络闭郁，四末之气不通，而手足懈惰，则阴阳相输相会之行路相失。帝问其气何由还复，岐伯谓四末阴阳所交会者，浅在络脉如小路，其内尚有四街之大路通行，若外邪解，其四末络脉通，则一身阴阳之气，依旧相合相输，如环无端者也。四街者，即本经所云：胸气有街，腹气有街，头气有街，胫气有街也。大抵脏腑之气流行，比经络宽广，而称街，是故邪浅，则街路通而病轻；邪深入腑，则街路塞而病危；再深入脏，则街路绝而死。于此而辨邪之浅深、病之轻重，其治法可例知矣。

《素问·平人气象论》曰：胃之大络，名曰虚里，贯膈络肺，出于左乳下，其动应衣，脉宗气也。盛喘数绝者，则病在中；结而横，有积矣；绝不至，曰死。乳之下，其动应衣，宗气泄也。

此已录经络门中，因其为脉之宗气所出，故又录于此。盖营气起于中焦而行脉中，营中血气，由胃中水谷精微之气生化，故脉之宗气出于胃。由胃之大络，贯膈络肺，出于左乳下，其动应衣者，即是脉之宗气也。盖以肾中所出元阳为祖气，与胃中谷气会合，而聚于胸，名宗气，故胸名气海，统归肺脏权衡敷布，而分营卫阴阳。营为阴而行脉中，卫为阳而行脉外，卫为气，故肺所主，营为血，故心所主，胸中为卫之本，膻中为营之源也。若虚里之宗气，盛喘数绝者，乳下之动脉数甚，其病在中脘也；若痞结，而横且有形，则内有邪积矣；若其脉绝不至，则宗气竭而死。若其动甚震衣，是宗气不固而外泄也。上言其动震衣，但微动，此言宗气走泄，则大动矣。脉之宗气出于胃，故脉必以胃气为本，而弦钩毛石等脏气之象，微现以应四时气候，方为吉也，故如下文所言。

人以水谷为本，故人绝水谷，则死，脉无胃气亦死。所谓

无胃气者，但得真脏脉，不得胃气也。所谓脉不得胃气者，肝不弦、肾不石也。

此明脉以胃气为本之理也。胃气之现于脉者，从容和缓，盖阴阳五行而得中土调和之气也。若弦钩毛石，而无和缓之象，是无胃气，名真脏脉，故曰但弦无胃气者死，余脏皆然。又如脉之不得胃气者，如肝脉之应弦不弦而反毛，是金来克木也，余脏皆然。良由无中土之气调和，故水火木金互相克贼，亦名真脏脉，微现已危，甚则死矣。所以然者，胃之谷气，由肾中元阳蒸化而生，谷气不生，其元阳已败也。

卷四下经解

格阳关阴脉

《素问·六节脏象论》岐伯曰：人迎一盛，病在少阳；二盛，病在太阳，三盛，病在阳明；四盛以上为格阳。寸口一盛，病在厥阴；二盛，病在少阴，三盛，病在太阴；四盛以上为关阴。人迎与寸口，俱盛四倍以上为关格，关格之脉赢，不能极于天地之精气，则死矣。

人迎主六腑之阳，寸口主五脏之阴，故二脉统一身之阴阳也。而分三阴三阳者，明二气流行，皆有生旺之序也。然偏旺则偏胜而病，偏甚则偏绝矣。人迎一盛者，少阳偏旺，故病在少阳；二盛偏甚，病在太阳；三盛偏极，病在阳明也。寸口阴盛亦然。其言盛者，偏邪之气，非阴阳气旺之谓也。故至四盛以上，则邪气盛极，而成关格之病。阴阳不相交通，故关者，不得小便；格者，格拒吐逆，食不下。关格之脉赢满四盛以上，不能尽其所禀天地之精气而死也。《灵枢·终始篇》曰：人迎一盛，病在足少阳，一盛而躁，病在手少阳，以至二盛、三盛，及寸口一盛、二盛、三盛，皆兼足手，大抵盛在足经，病或可治，兼躁而及手经，则病深不可治也。惟《难经》以尺寸之脉下覆上溢，名关格，为真脏脉，其人不病而死，与《内经》互明其理也。

《素问·腹中论》帝曰：病热而有所痛，何也？岐伯曰：病热者，阳脉也，以三阳之动也，人迎一盛少阳，二盛太阳，三盛阳明，入阴也。夫阳入于阴，故病在头与腹，乃䐜胀而头痛也。

人迎主阳，热病阳邪，故人迎脉盛，盛甚则阳邪入阴。盖太阳主开，犹可外泄，阳明主阖，则邪必入阴，以阳明与太阴为表里也。未离阳明，邪热上冲而头痛，已入太阴，故腹胀。上节言兼躁是足传手，此节言从阳入阴，皆谓病邪深重，当急治之，勿使成关格死证也。

脉应四时阴阳

《素问·脉要精微论》岐伯曰：万物之外，六合之内，天地之变，阴阳之应，彼春之暖，为夏之暑，彼秋之忿，为冬之怒，四变之动，脉与上下，以春应中规，夏应中矩，秋应中衡，冬应中权。

此言脉象应乎四时阴阳之气化也。寒为阴，热为阳，二气流行，自微而盛。故自暖而热，热极则凉，阳极生阴也；寒极则温，阴极生阳也。四时迭运，而人身阴阳之气，随之进退，而现象于脉，如规矩衡权，上下相应，准而有度。如脉不应气候，而有太过不及，相生相克，即可辨其病之轻重吉凶也。

是故冬至四十五日，阳气微上，阴气微下；夏至四十五日，阴气微上，阳气微下。阴阳有时，与脉为期，期而相失，知脉所分，分之有期，故知死时。

此即申明上文之义也。冬至四十五日，立春节也，阳气微出于地上，阴气微下于地中，万物生机发动，而脉由石变弦，以应春阳之气；夏至四十五日，立秋节也，阴气微出于地上，阳气微下于地中，万物长足而成实，脉即由钩而变毛，以应秋收之气也。阳气由微而盛，则弦脉变钩，钩者，浮洪也；阴气由微而盛，则毛脉变石，石者，沉实也。此阴阳升降流行，生化万物，故有四时之不同，与脉相应，如期会者。若期而相失，知脉气与天地气化分离，故不相应。视其分离有期，或相生相克，即可知其死生之时日，如春见秋脉，金克木为死，见冬脉，水生木可生也。

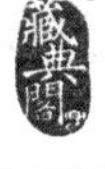

微妙在脉，不可不察，察之有纪，从阴阳始，始之有经，从五行生，生之有度，四时为宜，补泻勿失，与天地如一，得一之精，以知死生。是故声合五音，色合五行，脉合阴阳。

此言疾病死生微妙之理，全在察脉，察之，必有纪律，非可凭臆揣度，要从阴阳生化之理为始，知始而后，则有经常变化不同，皆从五行出生，如冬至阳生，夏至阴生，木旺于春，火旺于夏，金旺于秋，水旺于冬，土旺四季，此阴阳四时之常度也。如阴阳有偏胜，则五行有生克，遂变化致病，故必调之，合四时之宜，应补应泻，而勿错失，与天地生化之理如一，得其精一之理，可以知逆顺死生之道也。若声从气发，色由气彰，气根于五脏，五脏具五行之性，脉为气血之先形，是故声音色脉，必皆合乎五行阴阳生化之理，不合则病，败象见则死矣。

反四时者，有余为精，不足为消。应太过，不足为精；应不足，有余为消。阴阳不相应病，名曰关格。

此言脉象反四时气化之理也。言有余为精，不足为消者，谓人身阴阳之气，合四时气化而消长者，若春夏阳长阴消，秋冬阳消阴长，脉象随四时而不同也。如其应当太过，而反不足，为精伤，而气不生长也；应当不足，而反有余，为本元消败，虚阳发露之假象也。故曰：阴阳不相应，病名曰关格。关格者，死不可治也。此节经文，向在前万物之外一节以先，余细详上下义理，必是错简，故特移此，义理方合。

是故持脉有道，虚静为保。春日浮，如鱼之游在波；夏日在肤，泛泛乎万物有余；秋日下肤，蛰虫将去；冬日在骨，蛰虫周密，君子居室。故曰：知内者，按而纪之；知外者，终而始之。此六者，持脉之大法。

此言切脉之要道，当虚心静气，医者虚心则明察，病者，气静则脉准，可保无错失也。盖脉理之妙，难以言宣，喻如鱼游虫蛰种种，形容其气血流行出入之象，亦即弦钩毛石之意也。必深思默究，悟其神理，指下方能明察。故知身内之气化者，按脉象阴阳五行而纪之，其理自见；知身外之气化者，观时序流行，终始之道，与人身无不相应，而内伤外感，昭然可辨。以四时之气化，合人身之内外，此六者，为持脉之大纲要法也。此结上文诸节之旨，下乃详叙诊脉部位也。

脉候部位

尺内两旁，则季胁也，尺外以候肾，尺里以候腹。中附上，左外以候肝，内以候膈；右外以候胃，内以候脾。上附上，右外以候肺，内以候胸中；左外以候心，内以候膻中。前以候前，后以候后。上竟上者，胸喉中事也；下竟下者，少腹腰股膝胫足，中事也。

此专指两手之脉也。李仕材曰：季胁，小肋也，在胁下两旁。尺外者，尺脉前半部也。前以候阳，后以候阴。背为阳，肾附背，故外以候肾，腹为阴，故里以候腹。所谓腹者，凡大小肠、膀胱、命门皆在其中矣。以上诸部，俱言左右，而此独不分者，以两尺皆主乎肾也。中附上者，言尺之上，即关脉也。左外者，左关之前半部也；内者，后半部也。肝亦附近于背，故外以候肝，内以候膈，膈者，中焦之膈膜，胆腑俱在其中矣。右关之前，所以候胃，关后所以候脾，脾胃皆在中州，胃为阳，脾为阴，故外以候胃，内以候脾也。本篇止言五脏，而不及他腑，独言胃者，以五脏皆禀气于胃，而为脏腑之海，则脏腑之气亦可见乎此也。上附上者，关上寸脉也。五脏惟肺最高，故右寸之前以候肺，后以候胸中，胸中，膈膜以上皆是也。心肺皆居膈上，故左寸之前以候心，后以候膻中，膻中者，心包络之别名也。前以候前，后以候后者，重申上下内外之义也。统而言之，寸为前，尺为后；分而言之，上半部为前，下半部为后。上竟上者，言脉，则尽于鱼际，在体，则应乎胸喉也；下竟下者，在脉，则尽于尺部，在体，则应乎少腹腰膝足也。此章首言尺，以次及于寸，自内而至外者，以尺为根本，寸为枝叶也。按内外二字，诸注皆云内侧外侧，若以侧言，必脉形匾阔，或有两条乃可耳，不然于义不通矣。如前以候前，后以候后，上竟上，下竟下者，皆内外之义也。观《易》卦六爻，自下而上，上三爻为外卦，下三爻为内卦，则上下内外之义昭然矣。余观李仕材举卦象，以明上下内外之义，甚为确当，然其错处颇多。盖经之论阴阳也，随地变化，

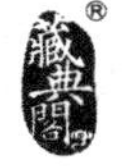

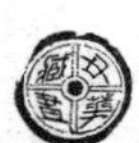

各有义理，不可混淆。若举周身而言，则背为阳，腹为阴；若以表里而言，则表为阳，里为阴；若以营卫而言，则营为阴，卫为阳；若以腑脏而言，则腑为阳，脏为阴也。脉者，根于脏腑之气血，流行出入，升降于表里者也，故当以脏腑之阴阳为主，不当以腹背阴阳淆混也。夫阳之升，自然行上行表，自内出外；阴主降，自然行下行里，自外入内。故经文止言五脏一胃之部位，而他腑之气，即可就阴阳之理而推之，以诊其脉也。经言左关之前以候肝，后以候膈，膈者，膈膜空洞之地，候其气血，有无窒滞而已。如右寸之前以候肺，后以候胸中，一律也。若胆，实连缀于肝，且与肝合为表里，而腑为阳，理当浮部候胆，沉部候肝也。

《难经》言左为肾，右为命门，男子以藏精，女子以系胞，则尺脉浮部，当候膀胱，沉部候肾，而命门独候于右尺者，因后天卦干在西北，正人身之右尺脉，以有先天之元阳所在，是人之命根，要如门户之固密，故称命门也。今仕材言背为阳，肾附于背，故外以候肾；腹为阴，故里以候腹，腹者，凡大小肠、膀胱、命门皆在其中矣。又言膈者，胆在其中也。此皆凭臆之说，不独脏腑部位错乱，而阴阳至理全失矣。仕材医学精诣，独其论脉，每有似是而非者。余三集《活人新书》首卷，有诊脉纲要一篇，凡自古疑惑而聚讼不休者，余皆本《易》理、《灵》、《素》、《难经》，详辨明晰，可为定论矣。其聚讼者，皆未究圣经至理故也。

脉象辨病

粗大者，阴不足，阳有余，为热中也。来疾去徐，上实下虚，为厥巅疾；来徐去疾，上虚下实，为恶风也。故中恶风者，阳气受也。有脉俱沉细数者，少阴厥也；沉细数散者，寒热也；浮而散者，为仆。诸浮不躁者，皆在阳，则为热，其有躁者，在手；诸细而沉者，皆在阴，则为骨痛，其有静者，在足。数动一代者，病在阳之脉也，泄及便脓血。

此举通体脉象阴阳虚实之纲，以辨外感内伤轻重之病也。夫脉之流行，一如溪水，而有源流澎湃之势，其阴阳升降出入之理，存乎其中，故有上、下、来、去、至、止六字，教人揣摩领悟。自尺而上于寸为阳，自寸而下于尺为阴；自沉而浮，为出为阳，自浮而沉，为入为阴；其上而出为来，其下而入为去；应手为至，离手为止。是故粗大，为阴不足，阳有余，阳偏胜，为热中之病也。来疾去徐者，其气升出速，降入迟，则上出气旺，故上实下虚，下虚则足厥冷，上实，则巅顶或疼或胀之疾作也；来徐去疾者，升出气迟，降入气速，则下入气旺，故下实上虚，上虚为阳虚，故恶风也。因其外感邪风，风为阳，故阳气受病，同类相感也。其有脉俱沉细数者，邪热入阴部，故病在少阴肾经，厥者，气逆；若沉、细、数、散，兼营气不通，故发寒热。如仲景云：少阴病，反发热者，用麻黄附子细辛汤。然彼为寒邪，故脉微细，此为热邪，故脉沉细数散，皆少阴兼营卫之病也。若浮而散，元气外脱，为仆，忽而目眩跌仆也。诸浮而不躁者，其病皆在阳分，而为热病，其躁者，在手经，以手经为心肺三焦之部，乃阳中之阳，故兼躁，即上文一盛而躁，病在手少阳之义也；诸沉而细者，其病皆在阴分，深入于骨，而为骨痛，既沉细而有静者，其病在足经，以足经为阴中之阴，正与躁为在手相对待也。此静躁或兼病状而言，皆当审察也。脉既数动，则为火，其病在阳，又兼一代，歇止也，名促脉，此火邪下迫而泄泻，热邪入营，则便脓血，邪郁而气血伤，故脉一代也。以上诸病，或由外感，或由内伤，更当审问其因也。

诸过者切之：涩者，阳气有余也；滑者，阴气有余也。阳气有余，为身热无汗；阴气有余，为多汗身寒；阴阳有余，则无汗而寒。推而外之，内而不外，有心腹积也；推而内之，外而不内，身有热也；推而上之，上而不下，腰足清也；推而下之，下而不上，头项痛也。按之至骨，脉气少者，腰脊痛，而身有痹也。

诸过者，谓脉较本象太过也。言有余者，病气，非元气有余也。以病在卫阳，为阳气有余，故身热无汗，腠理闭滞，故脉涩也；病在营阴，为阴有余，故多汗而身寒，以腠理开泄，津液流通，故脉滑也；营卫俱病，为阴阳俱有余，营卫皆闭，故无汗而身寒。以上统论外感内伤之脉象，当审问其因以分辨

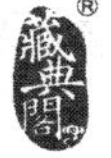

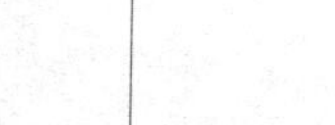

之也。推而外之，内而不外者，轻按浮部不应，重按沉部，方见脉象，是内有结积在心腹，气闭不能达于肌表也；推而内之，外而不内者，重按脉微，而旺于浮部，是感外邪，故身热也；推而上之，上而不下者，升多降少，寸旺尺弱而下虚，故腰足清冷也；推而下之，下而不上者，升少降多，寸弱尺旺，而阳不伸，故头项强痛也。按之至骨，脉气少者，肾元亏，阳气不足，故腰脊痛，而身有痹也。腰为肾之府，脊为督脉，阳经之纲，风寒湿合而成痹，由阳气不能充周于身也。

诊脉察色观形

帝曰：诊法何如？岐伯曰：诊法常以平旦，阴气未动，阳气未散，饮食未进，经脉未盛，络脉调匀，气血未乱，故可诊有过之脉。

脉者，气血之先形，气血有乖，则现象于脉。惟平旦阴阳气未动散，无饮食助气，而经络之气调匀，故诊其脉，可知其病在何处，而寿夭可辨也。

切脉动静，而视精明，察五色，观五脏有余不足，六腑强弱，形之盛衰，以此参伍，决死生之分。

切脉动静者，浮沉迟数之类也。视精明、察五色者，人之精神聚于目，气色荣华现于面，观其外，即可知内之脏腑强弱，见其形，可知身之盛衰，或形盛脉弱为本虚，形弱脉盛为邪实，推阴阳逆顺、五行生克之理，参伍以决断生死之分也，更详下文。

夫脉者，血之府也。长则气治，短则气病，数则烦心，大则病进，上盛则气高，下盛则气胀，代则气衰，细则气少，涩则心痛，浑浑革至如涌泉，病进而色弊，绵绵其去如弦绝，死。

此即脉辨病，而决生死之法也。卫行脉外而主气，营行脉中而主血，故脉为血之府，然即可因之以验气，何也？盖血主濡之，气主煦之，血随气行，气由血聚，良以阴阳血气，互相为根，不能析离者也。故脉形长者，知其气之调达而治也；脉短者，知其气郁而病也；脉数者，或因邪郁化火，或因水亏火亢，皆烦心也；若外感而脉渐大，是邪盛也，若内伤而脉反大，是本元之气不固也，皆知其病增进矣；若脉势上溢，而寸偏旺，则气上盛，而息必高；若脉势下垂，而尺反大，则气下坠，而腹必胀也；代者，歇止也，其气衰可知，然亦有脏腑气血结滞者；脉细，则气少矣，然亦有外受湿气者，总因阳气衰少，而尚可治，若非结滞而现代脉，则本元败，为难治矣；脉涩者，气结血瘀，心主血脉，故心痛也；浑浑革至如涌泉者，轻按至数不清，如皮革之状，重按如涌泉之腾沸，此根元涣散，阴阳升降出入无序，故病进而色弊矣，然犹有鼓动之势，若无力鼓动，而绵绵如去水之下溜、如琴弦之忽绝无形者，正如残灯忽灭，故死也。

经脉应四时十二月

《素问·阴阳别论》帝曰：人有四经十二从，何谓？岐伯曰：四经应四时，十二从应十二月，十二月应十二脉。脉有阴阳，知阳者知阴，知阴者知阳。凡阳有五，五五二十五阳。所谓阴者，真脏也，见则为败，败必死矣。所谓阳者，胃脘之阳也。别于阳者，知病处也；别于阴者，知死生之期。三阳在头，三阴在手，所谓一也。别于阳者，知病忌时；别于阴者，知死生之期。谨熟阴阳，无与众谋。

四经应四时者，肝经应春，心经应夏，肺经应秋，肾经应冬，脾土应四季，在其中矣。十二从者，手足三阴三阳，共十二经，相从周流于一身，如十二月之周行成一岁，终而复始也。脉理之要，别其阴阳，能知其阴，即知其阳，能知其阳，即知其阴。何也？盖阴阳之气相合，外行经络，内行脏腑，循环不已，而五脏皆禀胃脘阳和之气，其一脏遍含五脏之胃阳，故五五有二十五阳。脏为阴，腑为阳，所以谓阴者，真脏孤阴之气也。

真脏脉现，则本元败，败必死矣。所以谓阳者，胃脘之阳也，胃为阳土，其能纳水谷，化精微，生气血者，实由先天元阳蒸腾之力，故得阳生阴长，气血和平，而脉象柔缓调匀，是为胃气，故脉有胃气则生；若胃阳败，则孤阴真脏之脉现，如弦钩毛石，而急强散乱，绝无和缓之气，则死矣。是故能别其胃肠之和否，可知其病处，如弦多胃气少，病在肝之类也；能

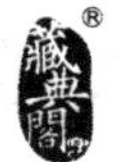

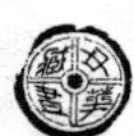

别其孤阴真脏脉，可知死生之期，如肝至悬绝急，十八日死之类也。三阳经脉上头，三阴经脉止于手，而阴阳通贯周流则一也。故能知阳可以知阴，知阴可以知阳。辨其阳脉之太过不及，可知病有宜忌之时，如春夏人迎微大为宜，反小为忌，秋冬微小为宜，反大为忌；辨其阴脉之逆顺，可知死生之期，如肝病遇木旺时，可生，遇金旺时，则死。如是谨记熟悉阴阳生化、五行生克之理，则辨别自明，无须与庸众谋议，徒滋惑乱也。

五脏绝脉

所谓阴阳者，去者为阴，至者为阳；静者为阴，动者为阳；迟者为阴，数者为阳。凡持真脏脉者，肝至悬绝急，十八日死；心至悬绝，九日死；肺至悬绝，十二日死；肾至悬绝，七日死；脾至悬绝，四日死。

人身阴阳气血，升降流行，循环不已，与天地同其造化。其升而出，以现于脉者为至，为阳；其降而入，为去，为阴。其来去之形，静者为阴，动者为阳；迟者为阴，数者为阳；沉者为阴，浮者为阳。此阴阳之纲，必参悟其神理，指下方能辨别也。如上所云胃气脉者，其来去出入，必舒徐和缓，其部不浮不沉，其动不迟不数，如是则阴阳和平，而无病，否则即为病脉。察其不调之处，乃为病之所在，若其本元败，真脏脉现而无胃气，可决其死期，如经所云者。

五脏脉象

鼓一阳，曰钩，鼓一阴，曰毛，鼓阳胜急，曰弦，鼓阳绝而至，曰石，阴阳相过，曰溜。

此表五脏脉象之神理也。五脏具五行之性，而五行由阴阳气化，流行生旺，而成形象，故五脏之气现于脉者如此。鼓一阳者，脉形之鼓动，如《阴阳离合论》所云：搏而勿浮，命一阳也，钩者，阳升多，阴降少，阳升则浮出，阴降则沉入，故其形如钩之微曲向下，动转圆活而主夏，心之脉象也；鼓一阴者，如所云：搏而勿沉，命一阴也，毛者，阳微降，阴微升，阳降则收肃，阴升则微鼓，故如毛之在皮，浮而柔软，主秋，肺脉之象也，鼓阳胜急者，鼓动之阳，较胜而略急，如弦线，乃阳初升，主春，肝脉之象也；鼓阳绝而至者，轻按其鼓动之形，绝无阳象，重按而纯阴气至，其阳下伏，如石沉水也，主冬，肾脉之象也；夫阴阳升降出入，是二气相交相生，必由中土经过，互相往来，如水之溜，故言阴阳相过曰溜，即脾胃之脉象也。溜者，中和柔缓之象，现于弦钩毛石之中，乃为胃气无病之脉，犹土旺四季而不独主一时，故曰其善处不可得见，以其在心肾肺肝之中也。

《灵枢·根结篇》曰：一日一夜五十营，以营五脏之精，不应数者，名曰狂生。所谓五十营者，五脏皆受气，持其脉口，数其至也。五十动而不一代者，五脏皆受气；四十动一代者，一脏无气；三十动一代者，二脏无气；二十动一代者，三脏无气；十动一代者，四脏无气；不满十动一代者，五脏无气。予之短期，要在终始。所谓五十动而不一代者，以为常也，以知五脏之期。予以短期者，乍数乍疏也。

营行脉中，阴阳十二经脉流行，凡一昼夜五十周于身，以营运五脏之精气，而五脏皆受水谷之精气充养者也，故持其寸口之脉，数其至数。五十动而不一代者，其气周行五脏，而不歇止也。如五十动外，及五十至内，或有歇止无一定，而迟者名结脉，数者名促脉，皆为气血郁滞之病，非死脉也。若歇止有定数，名代脉，以其气竭，不能接续，如经所云一脏，以至五脏无气，可决其死期之长短也。虽不歇止，而乍数乍疏，此脾败之真脏脉，主死。因脾为中土，代行各脏之气于周身，故其本脉名代，是和缓而不歇止，若脾败不能行气于各脏，五十至内歇止，而有定数，如欲求人代已，故名代脉，主死。同名代脉，其取义各不同也。其有言少阳之至，乍数乍疏者，因少阳阳气初升，未能调畅，是时令之旺脉，非彼之死脉。是故脉名同而义多不同，皆当辨别也。

辨脉平病死旺之象

《素问·平人气象论》岐伯曰：人一呼脉再动，一吸脉亦再动，呼吸定息脉五动，闰以太息，命曰平人。平人者，不病也。常以不病调病患，医不病，故为病患平息以调之为法。人一呼脉一动，一吸脉一动，曰少气。人一呼脉三动，一吸脉三

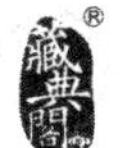

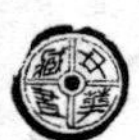

动而躁，尺热，曰病温；尺不热，脉滑，曰病风；涩，曰痹。人一呼脉四动以上，曰死，脉绝不至曰死，乍疏乍数曰死。平人之常气禀于胃，胃者，平人之常气也，人无胃气曰逆，逆者死。

脉之动者，阴阳气血升降出入也。其气根于呼吸，故仲景言呼吸，脉之头也。一呼一吸，名一息，三息中必有一长息，如岁之有闰，名太息也。一呼一吸，而脉四动，连长息计之，则三息中多三动，分计每息有五动，名五至也，如此为无病之平人。以无病患之呼吸，合病脉之至数，其迟其数可见也。假如一呼脉止一动，一吸脉一动，此为迟脉，阳气衰少也。一呼脉三动，一吸脉三动，此为数脉，若兼躁动，而尺肤热者，温病也；尺肤不热，而脉兼滑者，是内有风痰，如中风之类也；脉兼涩者，邪痹经络也。若一呼脉至四动以上，其气有出无入，本元外脱也；脉绝不至者，气血竭也；乍疏乍数者，元气散乱也，故皆主死。胃为脏腑之海，脏腑皆赖胃中谷气充养，故人无胃气，其病为逆，逆则，死之征也。

太阳脉至，洪大以长；少阳脉至，乍数乍疏，乍短乍长；阳明脉至，浮大而短。

此以阳气生旺开阖，而现于脉象也。太阳为开，阳气正旺，故脉洪大且长也；少阳为枢，阳气始生，未能调达，故脉乍数乍疏，乍长乍短，与上节之乍疏乍数，气散无力者，迥乎不同，不可不知也；两阳合明，名阳明，阳旺极而气阖也，故脉浮大者，阳之象，短者，阖象也。以此验三阳之气，生旺出入之道，与天地相同。假如夏令，阳旺极而阴将生，是阳明之短脉，乃为秋令浮短涩之先兆。其三阴经之开阖枢，亦然。故《难经》曰：太阴之至，紧大而长。此阴气旺也，故太阴为开。又云：少阴之至，紧细而微。此阴气始生，故少阴为枢。又云：厥阴之至，沉细而敦。此阴气已极，故厥阴为阖。《难经》以此三阴三阳名旺脉，谓合天地生旺之气也。惟《难经》言冬至后得甲子，少阳旺；再得甲子，阳明旺；再得甲子，太阳旺。此但指天地阳气生旺而言。《内经》言开阖枢者，指人身经气流行而言，各有义理不同也。

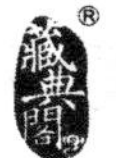

又《素问·至真要大论》曰：厥阴之至，其脉弦；少阴之至，其脉钩；太阴之至，其脉沉；少阳之至，大而浮；阳明之至，短而涩；太阳之至，大而长。此言客气流行，应乎脉象者，与前诸义又不同。是故圣经之论阴阳，千变万化，各有义理所主，不可错乱。故经曰：知其要者，一言而终，不知其要，流散无穷。所以前章李仕材凭臆见注解脉象，脏腑部位阴阳错乱也。）

春胃微弦，曰平；弦多胃少，曰肝病；但弦无胃，曰死；胃而有毛，曰秋病，毛甚，曰今病。脏真散于肝，肝藏筋膜之气也。

五脏具五行之性，故各脏脉形不同，而合五时之气化，然以胃气和缓之象为本，故五时之脉，但微现本脏之脉形，方为吉也。假如肝木旺于春，两手之脉弦，弦者，细长而调达，必以和缓胃气为主，而微兼弦象曰平，平者，无病也；若弦多胃气少，则肝气横逆，而病矣；但弦无胃气，则真脏脉现而死矣；若弦缓兼毛，毛者，浮短涩，肺脏之本脉，而主秋令，弦多胃少者，肝气太过也，兼毛者，肝气不足也，至秋金旺，则肝木更亏而病矣；若毛甚，则春见秋脉，生气告匮，实时病也。先天真元之气，散布于肝，肝为震，后天之阳，始生筋膜，故筋膜之气藏于肝，而肝主筋也。

夏胃微钩，曰平；钩多胃少，曰心病；但钩无胃，曰死；胃而有石，曰冬病；石甚，曰今病。脏真通于心，心藏血脉之气也。

心火旺于夏，两手之脉钩，钩者，如钩微曲向下，其上圆活转动而浮，必以和缓胃气为主，微现钩象曰平；若钩多胃气少，则心火亢逆，而病矣；但钩无胃气，则坚硬不转动，是真脏脉现，则死也；若钩缓中兼石，石者，沉实而滑，肾脏之本脉，而主冬令，此心火不足，至冬水旺，则心气愈亏而病矣；若石甚，则阴盛阳衰，实时病也。真元之气通于心，以生血脉，而血脉藏于心，故心主血脉也。

长夏胃微软弱，曰平；弱多胃少，曰脾病；但代无胃，曰死；软弱有石，曰冬病；石甚，曰今病。脏真濡于脾，脾藏肌肉之气也。

脾土旺于四季，而主令长夏未月，以土位于中，而未为一岁之中也。脾司鼓运，代行各脏之气于周身，故其本脉名代。软弱者，阴土柔象也，胃为阳土，其气刚，刚柔相济，而得中和之气，故微有软弱之象，曰平；如弱多，则阳气少，脾乏鼓运之力而病矣；若但代无胃，则真脏脉现而死也；软弱有石，曰冬病，石甚，曰今病，与心同。盖火土一源，长夏心火犹旺也。真元之气蒸液濡于脾，以长养肌肉，故肌肉之气藏于脾，而脾主肌肉也。

秋胃微毛，曰平；毛多胃少，曰肺病；但毛无胃，曰死；毛而有弦，曰春病；弦甚，曰今病。脏真高于肺，以行营卫之气也。

肺金旺于秋，两手之脉毛，毛者，浮短涩，阳气初降变阴之象，必以和缓胃气为主，而微有毛象曰平；若毛多胃气少，则肺气不调，而病矣；但毛无胃气，则真脏脉现而死也；若毛而有弦，以收肃之令，而现生发之脉，其阳不敛，至春发泄更甚而病矣；若弦甚，则反气化时令而即病也。肺为华盖，部位最高，真元之气上达于肺，故权衡一身之气，以行营卫阴阳表里也。

冬胃微石，曰平；石多胃少，曰肾病；但石无胃，曰死；石而有钩，曰夏病；钩甚，曰今病。脏真下于肾，肾藏骨髓之气也。

肾水旺于冬，两手之脉石，石者，沉实软滑，阳气归藏之象，必以和缓胃气为主，而微有石象，曰平；若石多胃气少，则肾阳衰，阴寒太过，而病矣；但石无胃气，则真脏脉现而死也；若石而有钩，以归藏之令，而见升浮之脉，阳先发露，至夏令则水涸，必生热病矣；若钩甚，是反其归藏之令，实时病也。真元之气下根于肾，骨髓乃精气所成，而藏于肾，故肾主骨也。

辨平病死之脉

夫平心脉来，累累如连珠，如循琅玕，曰心平，夏以胃气为本；病心脉来，喘喘连属，其中微曲，曰心病；死心脉来，前曲后居，如操带钩，曰心死。

如连珠琅玕者，现于指下，圆活柔和，如钩下曲而上圆，是有胃气者，名钩脉。盖心火旺于夏，两手之脉微有钩象，为有胃气之平脉也；若喘喘连属者，其情势急促，其中微曲，则不调达，此心火郁逆而病也；前曲后居，如操带钩者，其来也上浮如钩头之圆而坚硬，故曰前曲，其去也下沉如钩身之长而不转，故曰后居，是心之真脏脉也，故死。

平肺脉来，厌厌聂聂，如落榆荚，曰肺平，秋以胃气为本；病肺脉来，不上不下，如循鸡羽，曰肺病；死肺脉来，如物之浮，如风吹毛，曰肺死。

厌厌聂聂者，众苗秀齐貌；如落榆荚者，轻浮和缓貌。皆形容浮涩，而和缓有胃气之象，名毛脉也。以肺金旺于秋，阳气之初降，故轻按浮短涩者，收敛之象，重按和缓，为有胃气，无病之平脉也；不上不下者，涩甚也，如循鸡羽者，浮涩虚软也，此肺气郁而且伤，液枯气耗之病也；如物之浮者，全在浮部，下无根也，如风吹毛者，应指散乱，毫无鼓动之力，此肺气将绝之真脏脉也，故死。

平肝脉来，软弱招招，如揭长竿末梢，曰肝平，春以胃气为本；病肝脉来，盈实而滑，如循长竿，曰肝病；死肝脉来，急益劲，如新张弓弦，曰肝死。

招招，犹迢迢也，应指虽软弱，而源流绵远也；如揭长竿末梢者，如高揭长竿，其末梢细长而柔软，名弦脉也。盖肝木旺于春，阳气初升，阴气尚盛，长者，阳象，弦软，阴象，此有胃气之平脉也；若盈实而滑，则乏柔和之象而阳亢，故如长竿之直而不软，滑者，阳化火也，是肝气横逆，为病；然其滑，尚有流动之象，倘如新张弓弦之紧急硬劲，则无胃气之真脏脉也，故死。

平脾脉来，和柔相离，如鸡践地，曰脾平，长夏以胃气为本；病脾脉来，实而盈数，如鸡举足，曰脾病；死脾脉来，锐坚如乌之喙，如鸟之距，如屋之漏，如水之流，曰脾死。

和柔相离者，阴阳相等，来去从容也；如鸡践地者，至数调匀，脉路清楚也。脾为阴土，胃为阳土，土旺四季，而居五

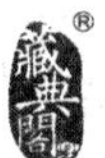

行之中，故其和缓，为无病之平脉也；若脉来实而盈数，则少柔和，其气太过，如鸡举足者，数而至数不匀，必有邪积之脾病也；若脉锐坚，如乌喙，如鸟距，是绝无中和之气，或如屋漏，忽连续而来，忽久歇一滴，或如水流，去而不返，此皆本元败，而脾气竭，故为死脉也。

平肾脉来，喘喘累累如钩，按之而坚，曰肾平，冬以胃气为本；病肾脉来，如引葛，按之益坚，曰肾病；死肾脉来，发如夺索，辟辟如弹石，曰肾死。

此之喘喘，累累如钩，形似心脉，而实不同。心脉阳旺而升，现于浮部，按之软散，外阳内阴，离之象也；肾脉阴盛阳伏，现于沉部，轻按软弱，重按有力而滑，外阴内阳，坎之象也。此有胃气，无病之平脉也；若来如引葛者，至数模糊不清，其阴阳不调，故按之益坚，无柔缓之气，则为肾病也；发如夺索者，如两人夺一索，互相牵掣，亦如引葛无绪，而如索之强硬，故如弹石之辟辟，绝无柔和之气，是真脏之死脉也。

辨脉太过不及中外异病

《素问·玉机真脏论》岐伯曰：春脉者，肝也，东方木也，万物之所以始生也，故其气来，软弱轻虚而滑，端直以长，故曰弦，反此者病。帝曰：何如而反？岐伯曰：其气来，实而强，此谓太过，病在外；其气来，不实而微，此谓不及，病在中。太过，则令人善忘，忽忽眩冒而巅疾；其不及，则令人胸痛引背，下则两胁满。

春生夏长，秋收冬藏，气之流行，生化万物，肝应东方之木，其气柔嫩，故脉软弱，轻虚而滑，滑者，流动也，端直以长，而象弦，阳气调达也。凡五脏之脉，各有本脏之形，而春令弦象，为应时之平脉也，夏秋冬皆然。若脉气之来，不轻虚而实，不柔和而强，此为太过，病在外者，外邪乘之，肝气郁逆，故令人善怒，风性上摇，故忽忽眩冒，为巅顶之疾，谓目眩昏冒，巅顶掣痛，以肝经之脉上顶，与督脉相会也；若其气来，不实而微，是为不及，而中虚之病，乏阳和生气，三焦水道不宣，上则胸窒，痹痛引背，下则两 及胁虚满，经所云：脏寒生满病也。须用补阳以和阴，不可作实痛实满，而用攻散也。者，胁下软处，皆肝经所行之部也。

夏脉者，心也，南方火也，万物之所以盛长也，故其气来盛去衰，故曰钩，反此者病。帝曰：何如而反？岐伯曰：其气来盛，去亦盛，此为太过，病在外；其气来不盛，去反盛，此为不及，病在中。太过，则令人身热而肤痛，为浸淫；其不及，则令人烦心，上见咳唾，下为气泄。

阴阳生化之机，无非升降出入。夏令阳气升浮出外，故万物盛长，人身之气应之，故脉气升多出多，为来盛，降少入少，为去衰，而其形如钩也。若来去皆盛，为太过，心火感召外火，火邪劫烁津液而肤痛，热邪弥漫营卫，如水之浸淫于周身也；若脉气来不盛，去反盛，是升出少，而降入多，其阳内虚，心气不足以荣养，故心烦不宁，中虚津液不化，气滞痰凝，上见咳唾，下则时泄秽气，此因火虚，而脾土不实也。

秋脉者，肺也，西方金也，万物之所以收成也，故其气来，轻虚以浮，来急去散，故曰浮，反此者病。帝曰：何如而反？岐伯曰：其气来，毛而中央坚，两旁虚，此为太过，病在外；其气来，毛而微，此为不及，病在中。太过，则令人逆气而背痛，愠愠然；其不及，则令人喘，呼吸少气而咳，上气见血，下闻病音。

秋令，阳气下降入地，万物成实，夏脉之浮洪，转为轻浮，来急者，收束绷急之象，去散者，阳气下降之象，以其浮部轻虚，故名毛脉。若其气来毛而中央坚、两旁虚，此本有内热，外凉收束，故中央坚，为太过之脉，令人肺气逆而背痛，愠愠然者，郁闷不快之状也；其气来毛而微者，按之虚微无力，此为不及之脉，病在中气虚，故喘息，而呼吸少气且咳，气虚不能摄血，随咳而出，喉下闻痰阻之病音也。

冬脉者，肾也，北方水也，万物之所以合藏也，故其气来，沉以搏，故曰营，反此者病。帝曰：何如而反？岐伯曰：其气来如弹石者，此为太过，病在外；其去如数者，此为不及，病在中。太过，则令人解。脊脉痛，而少气不欲言；其不及，则令人心悬如病饥，中清，脊中痛，少腹满，小便变。

冬令阳气尽入于地，万物归藏，故脉气之来沉以搏，是浮

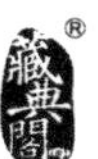

按不足，沉按有力也。阳藏而营运于内，故名营，以沉部有力，故又名石脉也。若其气来如弹石，则少柔和之气，此为太过之脉，病在外者，精伤阳气，外露不固，故经脉懈弛，病名解，而脊脉痛，元气耗散，故少气不欲言也；其去如数者，降入之气速，则鼓动之力弱，此为不及之脉，病在中，心悬如饥者，中气空虚，心少主宰，如悬宕似饥，而又不能食也，中清冷，脊痛者，软腰，脊属督脉，皆肾虚肝郁，故少腹满，小便变其常，或短或涩，乃下焦气化无权也。此两证皆内伤之病。

帝曰：四时之序，逆从之变异也，然脾脉独何主？岐伯曰：脾脉者，土也，孤脏以灌四旁者也。帝曰：然则脾善恶可得见之乎？岐伯曰：善者不可得见，恶者可见。其来如水之流者，此为太过，病在外；如鸟之喙者，此为不及，病在中。太过，则令人四肢不举；其不及，则令人九窍不通，名曰重强。

弦钩毛石之脉，合春夏秋冬之气，其有逆从变异，即可验病之吉凶。惟脾土居五行之中，故为孤脏，鼓运输布胃中水谷精气，以灌溉上下四旁，故凡弦钩毛石之脉，皆以和缓之象为本者，是脾胃之气，故云其善处不可得见也。恶者，其脉来如水之流者，柔弱太过，即前所云：弱多胃气少之病脉也，盖弱则不能输布胃气，以达四肢，故四肢无力，不能举也，其气有升降，而无出入，故如水之流，则无鼓动之力矣；其脉来如鸟之喙者，坚锐动数，是柔缓之气不及也，因而升降不调，清浊淆混，则九窍不能通利，内外壅滞，故名重强，谓邪实也。此柔缓之气不及，与上之柔弱太过，皆未得脾胃中和之气，而致病也。

真脏死脉

真肝脉至，中外急，如循刀刃，责责然，如按琴瑟弦，色青白不泽，毛折乃死；真心脉至，坚而搏，如循薏苡子，累累然，色赤黑不泽，毛折乃死；真肺脉至，大而虚，如以毛羽中人，肤色白赤不泽，毛折乃死；真肾脉至，搏而绝，如指弹石，辟辟然，色黑黄不泽，毛折乃死；真脾脉至，弱而乍数乍疏，色黄青不泽，毛折乃死。诸真脏脉见者，皆死不治也。

此言五脏之脉无和缓胃气，但是真脏孤阴，其色既枯而不泽，又青与白、赤与黑、白与赤、黑与黄、黄与青互现，是五行克贼，故皆死，不可治也。如循刀刃，即细急之极也，如按琴瑟弦，即紧急不转动也；如循薏苡子，累累然者，应指坚硬粒粒，绝无柔和之气也；如以毛羽中人肤者，应指轻虚散乱，略按全无也；如指弹石，辟辟然者，应指板实而坚，全无来去出入之象也；弱而乍数乍疏者，鼓动无力，其气散乱也。真脏脉现，而皆以毛折死者，毛折，其一身气血津液尽枯矣。

帝曰：见真脏曰死，何也？岐伯曰：五脏者，皆禀气于胃，胃者，五脏之本也。脏气者，不能自致于手太阴，必因于胃气，乃至于手太阴也。故五脏各以其时自为，而至于手太阴也。故邪气胜者，精气衰也，故病甚者，胃气不能与之俱至于手太阴，故真脏之气独现，独现者，病胜脏也，故死。

五脏皆赖胃中水谷之气滋养，故胃为五脏之本。而胃之所以能消化出入者，又藉脾气之鼓运，而脾则以肾中元阳为根，此先后天之互相生化，而不可偏失也。其各脏之气，亦必藉胃气以达肺，始得行于经脉。若邪气胜而精气衰，则病甚，而无胃阳与之俱至于手太阴，故真脏之气独现于脉，由病邪胜脏气，无胃阳生化之精气，故死也。

辨脉阴阳四时逆从病状

《素问·平人气象论》曰：脉从阴阳，病易已；脉逆阴阳，病难已。脉得四时之顺，曰病无他；脉反四时，及不间脏，曰难已。肝见庚辛死，心见壬癸死，脾见甲乙死，肺见丙丁死，肾见戊己死，是谓真脏见，皆死。

脉从阴阳者，如心肺应浮，肝肾应沉，腑脉浮大，脏脉沉小之类。得四时之顺者，如春弦、夏钩、秋毛、冬石，而有和缓胃气。如此虽病，亦易愈也。脉逆阴阳者，与上文从阴阳之脉象相反也。其反四时者，如春见毛脉，是金克木；夏见石脉，是水克火；秋见钩脉，是火克金；冬见代脉，是土克水也。不间脏者，谓病传相克也，如肝传脾，木克土也；脾传肾，土克水也；肾传心，水克火也；心传肺，火克金也；肺传肝，金克木也。

如此病皆难已也。间脏者，如肝传心，是木生火，间肺

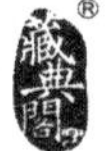

脏，而木不克土也；心传脾，是火生土，间肾脏，而火不克金也；脾传肺，是土生金，间肝脏，而土不克水也；肺传肾，是金生水，间心脏，而金不克木也；肾传肝，是水生木也，间脾脏，而水不克火也。如此病皆易愈也。其相克者死，如经文所言肝见庚辛等，是谓无胃气之真脏脉，与前章所言但弦无胃气曰死，同一理也。

脉有逆从，四时未有脏形，春夏而脉瘦，秋冬而脉浮大，命曰逆四时也。风热而脉静，泄而脱血脉实，病在中，脉虚，病在外脉涩坚者，皆难治，命曰反四时也。

此又申明逆从之理，若春夏秋冬四时，未有弦、钩、毛、石本脏之脉形，当春夏阳旺而升，其脉反瘦小，不应其气，内衰可见；秋冬阳降而藏，脉反浮大而虚，本元不固可知，此为逆四时也。又如风热而脉反静，是阳病见阴脉，正不敌邪矣；便泄脱血，阴阳皆伤，脉应沉弱，而反实者，是无胃气之真脏脉也；病在中而有积，脉反虚，元气已亏，何以攻积乎？病在外感，而脉涩坚，绝少阳和之气，何以达营卫而祛邪乎？故此皆为难治之病，命曰反四时者，与天地气化相反也。欲知寸口太过与不及，寸口之脉中手短者，曰头痛；寸口脉中手长者，曰足胫痛；寸口脉中手促上击者，曰肩背痛。寸口脉沉而坚者，曰病在中；寸口脉浮而盛者，曰病在外。寸口脉沉而弱，曰寒热及疝瘕，少腹痛；寸口脉沉而横，曰胁下有积，腹中有横积痛；寸口脉沉而喘，曰寒热。

经曰：气口成寸，以决死生。故或云寸口，或云气口，或云脉口，皆指两手之脉也。人迎主六腑之阳，寸口主五脏之阴，已详辨前关格病篇矣。旧注分寸关尺解之，不但穿凿，且非经旨，何也？盖经已有专明寸关尺，以候脏腑部位者，又有指出心脉何如为某病，肝脉何如为某病，及各脏腑病，均有指出，若此章数节，专明两手通体脉象，为病者也。假如外感，则两手之脉皆浮，火邪，则两手脉皆数之类，安能分部位哉！诊者既已先明脏腑部位，自能随时审其病处，故此经文止论通脉为病之理也。言脉中手者，初按应指浮部之脉也。短者，表阳郁而化火，故头痛，以诸阳皆会于头也；长者，阳气有余也，阳有余，则阴不足以荣养经脉，下部属阴，故足胫痛也；促急而上击者，阳气逆于胸肺，故肩背痛也。两手脉俱沉而坚者，有形之邪结滞，故病在中也；若浮而盛者，气行于表，必有外感之病也。若沉而弱者，表里皆虚也，表阳虚则腠理不固，时发寒热，内阳虚则阴邪结于阴分，而有疝瘕、少腹痛之病也；若沉而横，横者，顶指有力，而不顺轨，故知其胁下有积，及腹中有横积，痛也；脉沉而喘，喘者，鼓动急促，而不调达，此邪闭营卫，表里不通，故脉反沉而发寒热。又脉主一身之气，或肺气壅遏，而喘息脉沉，亦有之，此喘字有双关之义，当兼审其外证也。

辨阴阳脏腑脉象病证

脉盛滑坚者，曰病在外；脉小实而坚者，曰病在内。脉小弱以涩，谓之久病；脉滑浮而疾者，谓之新病。脉急者，曰疝瘕，少腹痛；脉滑，曰风；脉涩，曰痹；缓而滑，曰热中；盛而紧，曰胀。

此亦言两手之脉现病状也。盛滑坚者，浮按盛而滑，沉按则坚，此外邪盛，而脏腑之气不得舒和，而脉坚实，故曰病在外也；若小者，浮按不足，沉按则实而坚，此邪在腑脏，故曰病在内；是阴邪结于阴分也。其小弱而涩者，气血两伤，故知其为久病，然比小实坚之脉，为吉，凡脉而至坚硬者，非难治之痼疾，即伤本元之重病也；若滑浮而疾，此外感邪热，元气未伤，故知其为新病也。脉急者，无柔和之气，此阴凝之邪，故有疝瘕、少腹痛之病也；脉滑曰风者，是内风挟痰，若外风，其脉必浮也；涩者，寒湿滞于血脉而为痹也；缓而滑者，热邪伤中，故脉纵缓而滑，有力则为热病，无力则为痿病；盛而紧者，阴邪积滞于中，必胀满也。

《素问·脉要精微论》曰：心脉搏坚而长，当病舌卷不能言；其软而散者，当消环自已。

搏坚而长者，弦强有力，肝邪乘心也，心主血，肝藏血，舌为心苗，肝主筋，血少则筋急，《经筋篇》言，手少阳之筋转，则舌卷，故病舌卷不能言也；若其脉软而散者，血伤气耗也，消环二字必有错讹，《甲乙经》作消渴，盖血伤气耗，津

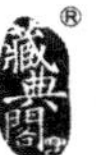

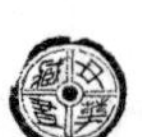

液不生，当病消渴，然脉既软散，心火已微，但静养自愈也。

肺脉搏坚而长，当病唾血；其软而散者，当病灌汗，至令不复散发也。

肺主气，肝藏血，脉搏坚而长者，肝邪横逆犯肺，血随气升，而唾出也；若其脉软而散者，肺气大伤，腠理开泄，当病大汗淋漓，如水灌身，至令不能还复，以津气外散而发越也。

肝脉搏坚而长，色不青，当病坠若搏，因血在胁下，令人喘逆；其软而散，色泽者，当病溢饮，溢饮者，渴暴多饮，而易入肌皮肠胃之外也。

肝脉搏坚而长者，弦硬有力也，肝邪盛，色当青，乃反不青，是因坠跌，若搏击伤血，血瘀结于胁下，胁为肝之部位，血瘀，则气逆中焦，升降不利，故喘而气逆也；若其脉软而散，则气血两伤，色当枯瘁，今反润泽而明者，因水饮漫溢，经气不循轨路，故脉软散，由渴时暴多饮，遂易入肌皮之内，溢于肠胃之外，将有肿胀之变也。上编云：肝脉微缓为水瘕痹，涩甚，亦为溢饮。大抵微缓涩及软散，同为虚弱之脉，但观其色，如枯瘁不泽，则非水溢之病矣。

胃脉搏坚而长，其色赤，当病折髀；其软而散者，当病食痹。

心肝火邪乘胃，胃脉搏坚而长，故其色赤，髀者，胃经所行之部，火邪流于经，其髀痛如打折也；其脉软而散者，胃气伤，食而不能消化，反加黄瘦，病名食痹也。

脾脉搏坚而长，其色黄，当病少气；其软而散，色不泽者，当病足肿，若水状也。

脾脉本应柔缓，乃反搏坚而长，是木横土困，故面黄，其无力鼓运，则病少气也；其脉软而散，面无色泽者，是脾土衰，而气下坠，故足肿，若水状而非水病，如水邪色必泽而明。此当大培脾土，其肿可渐消也。

肾脉搏坚而长，其色黄而赤者，当病折腰；其软而散者，当少血，至令不复也。

肾藏，天一真水，其脉沉实柔滑，反现搏坚而长者，水亏不能涵木，木盛火炽，火又生土而并旺，故现黄赤之色，土本克水，腰者肾之府，肾水亏极，故腰痛如折也；其脉软而散者，精血少而气亦耗，故脉软散，至令不能复元也。

帝曰：诊得心脉而急，此为何病?.病形何如？岐伯曰：病名心疝，少腹当有形也。帝曰：何以言之？岐伯曰：心为牡脏，小肠为之使，故曰少腹当有形也。

疝者，俗名小肠气也。牡，阳也。小肠心之腑，经络相通，而为表里，寒邪客于小肠，而心脉现紧急之象，以心为阳脏，小肠为之使，故病形现于少腹，小肠所居之部也。

帝曰：诊得胃脉，病形何如？岐伯曰：胃脉实则胀，虚则泄。帝曰：病成而变，何谓？岐伯曰：风成为寒热，瘅成为消中，厥成为巅病，久风为飧泄，脉风成为疠。病之变化，不可胜数。

胃司纳谷消化，以生气血，其脉实者，邪积而食不消，故脘中胀满也；脉虚，则气虚下陷，而为泄泻，此虚实两病也，至其病变，如风客于表，则营卫不和，而成寒热之病，以卫气生于胃也；邪火内蕴，则成瘅，瘅者，善能消食，而反瘦削，名中消病也；胃气以下行为顺，胃者，阳明也，阳明行气于三阳，或邪气阻格，使三阳之气厥逆，成巅顶疼痛之病，即前文所云：上实下虚，成厥巅疾也；若风邪客于胃，风性疏泄迅利，谷食不及消化而即下泄，病名飧泄也；如风邪入于血脉之中，闭而成热，胃为水谷之海，而主肌肉，邪热水湿蒸腐血脉，渐致肌肉溃烂，痛痒相兼，名为疠风，俗名大麻风，最为恶病也。是故病变不可胜数，要在明阴阳五行生化、八风邪正虚实而已。

《素问·大奇论》肾脉小急，肝脉小急，心脉小急，不鼓，皆为瘕。

心肝肾，皆统营血者，三部之脉，或有一部小而急者，皆为营血内结，成有形瘕也。盖营行脉中，以其闭结，故脉小不能鼓，按之，则急强不和也。

肾肝并沉，为石水；并浮，为风水；并虚，为死；并小弦，欲惊。

肾主寒水，肝主风木，肾肝两脉俱沉者，木沉水中，病名

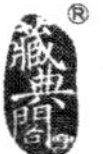

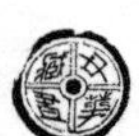

石水，少腹按之必坚，此阳衰水中无气，阴凝如石而不化也；肾肝俱浮，则风胜而水从风鼓，病名风水也，肝肾并虚，则水涸木枯，生气竭矣，故死；肝肾并小而弦者，水亏不能涵木，虚风内动而欲惊，肝主惊故也。

肾脉大急沉，肝脉大急沉，皆为疝。心脉搏滑急，为心疝；肺脉沉搏，为肺疝。

疝者，或由风寒，或由湿热，自腑及脏，牵连筋脉，肝主筋，故不离乎肝邪，而肝肾同源，故脉象相同，此言脉搏急者，风寒之邪，多绞痛也，其言疝者，顽木不痛，湿热之邪也，方书多种，已详明之。今肾肝心肺之脉皆搏急，谓急强不和，是风寒之邪，故其部位不同而邪则同，故病同，然心疝为小肠病，如上文所云，则肺疝，为大肠病，可知矣。

三阳急为瘕，三阴急为疝，二阴急为痫厥，二阳急为惊。

三阳者，太阳也，三阴者，太阴也，瘕者，假物成形也，故其脉急，皆邪气闭结，结于阳为瘕，结于阴为疝，邪同而病异也；二阴者，少阴也，脉急者，风寒之邪乘心肾，故为痫厥，是抽搐昏厥，不省人事也；二阳者，阳明也，脉急者，木邪乘胃，所谓闻木音则惕然而惊也。

辨脉病生死

《素问·大奇论》曰：脾脉外鼓沉，为肠澼，久自已；肝脉小缓，为肠澼，易治；肾脉小搏沉，为肠澼下血，血温身热者，死；心肝，亦下血，二脏同病者，可治，其脉小沉涩，为肠，其身热者死，热现七日死。

脾脉外鼓沉者，鼓动于本部之外，其形扁阔也，所以沉者，脾湿下注大肠，为肠澼，大便无关闭，常流粪水，然脉形阔，脾气不亏，久则湿去自愈也；肝脉小缓，为肠澼，木弱土强，故亦易治；如肾脉小搏沉，肠澼兼下血者，湿热流于下焦，且伤阴血，故肾脉小搏不和，沉而不鼓，血温身热者，邪热深真阴涸也，故死；若由心肝风火动，而肠澼下血者，其非脾伤，故可治，若其两手脉小且沉涩，而肠者，气血两伤，身不当热，而反热者，虚阳外露，七日阳复之期，阳竭不复，则死矣。盖阳生于子，阴生于午，自子到午为七，自午到子为七，若阴阳之气相生，其病以七日可愈，不相生而绝，故其死亦以七日也。

胃脉沉鼓涩，胃外鼓大，心脉小坚急，皆膈偏枯。男子发左，女子发右，不喑舌转，可治，三十日起；其从者，喑，三岁起，年不满二十者，三岁死。

胃脉沉鼓涩，而又鼓大于脉路之外，此痰涎阻滞甚矣，心脉应浮洪而软，乃反小且坚急，其营血大伤也。营起于中焦，并胃口，故二者之脉皆为膈病，中宫阻格，其阴阳气血不得流通经脉，遂成偏枯。男子阳气由左转，故发左为逆，女子由右转，故发右为逆，如不喑，舌能转，其脏未伤，但伤经脉，故可治，三十日日月合璧，人身之气，亦三十日阴阳会于本元，故偏枯可愈；其从者，言男子发右，女子发左也，脾肾经脉络舌根，连舌本，喑者，脾肾之气不能上达于舌本，其外证虽从，而五内伤，如未全脱，调补三岁可愈，若年不满二十，正在长旺之时而得此病，其本弱质而虚损，虽调补，不过苟延三岁而死。

脉至而搏，血衄身热者，死。脉来悬钩浮，为常脉。

此条以下，皆言两手脉象，不分部位也。衄者，热伤气血，从阳道上溢也，脉搏，无柔和之象，而又身热，则是孤阳发越之真脏脉也，故死。脉来悬钩浮者，心脏本脉之象，而加虚软，此为衄病之常脉，可治而愈。因衄热在清道阳分，故脉浮而虚软，若吐血由浊道阴分而来，脉应沉弱，如脉浮，即为凶矣。此又不可不知也。

脉至如喘，名曰暴厥，暴厥者，不知与人言。脉至如数，使人暴惊，三四日自已。

如喘者，脉势激湍，其气暴逆而厥，不省人事，如气顺厥回可苏，厥不回即死矣。脉至如数者，似数非数而虚软，此心肝血虚气动，使人暴惊者，如欲寐忽惊惕而醒，所谓魂梦不安也，但静养可已。

脉至浮合，浮合如数，一息十至以上，是经气予不足也，微见，九十日死。

脉至浮合者，如浮萍之浮于水面而合，其下全空，如数，

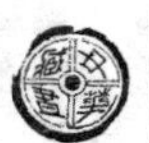

一息十至以上，是脱脉，立死，焉能延至九十日？其中必有错讹。或谓微现浮合下空之脉，是经气不足，九十日当死，如数，一息十至以上，则即死不能计日，此倒装文法也。）

脉至如火薪然，是心精之予夺也，草干而死；脉至如散叶，是肝气予虚也，木叶落而死，脉至如省客，省客者，脉塞而鼓，是肾气予不足也，悬去枣花而死；脉至如丸泥，是胃精予不足也，榆荚落而死；脉至如横格，是胆气予不足也，禾熟而死；脉至如弦缕，是包精予不足也，病善言，下霜而死，不言，可治；脉至如交漆，交漆者，左右傍至也，微见，三十日死。

脉至如火薪然者，腾沸动摇，心精夺，而心火散，草干冬深时，水旺火绝而死也；脉至如散叶者，轻虚浮泛无根也，肝之气血皆枯，木叶落，金气旺，则肝木绝而死也；脉至如省客者，欲出不出，故曰塞、曰鼓者，有出而无入，是肾气夺而精血枯，故脉形如是，悬去枣花，夏令土旺，则水绝而死也；脉至如丸泥者，应指圆旋，而无出入来去，松软如泥，此胃中精气不足，榆荚落，春深木旺时，则土气绝而死也；脉至如横格者，其气横逆相格，失少阳柔和调达之象，是胆气不足，胆为甲木，禾熟，秋深金旺，则木气绝而死也；脉至如弦缕者，细长急强也，包精不足，包为心包络，代心用事，精不足，则心火动散，言者心声，故善言，即多言也，下霜冬令，寒水旺，则火绝而死，如不言，心火尚静，大补心血，可治也；脉至如交漆，左右傍至者，营气不循经脉，阴阳散乱，微现此象，至三十日阴阳会合之时，不能相生，则气绝而死也。

脉至如涌泉，浮鼓肌中，太阳气予不足也，少气，味韭英而死。

太阳与少阴，为表里者，脉至如涌泉，腾沸而浮鼓肌中，其沉部空矣。浮为阳，沉为阴，阳根于阴者也，沉部空，则根败而生气少，至韭英得味，春阳上升时，其根脱绝而死也。此下各条皆死脉。

脉至如颓土之状，按之不得，是肌气予不足，五色先见黑，白垒发而死。

脉至如颓土者，应指全无鼓动之力，故按之不得，而无根底，是肌气不足也。五色先见黑者，肾水涸，所谓面如漆柴者。有五种，白者发于春。土既先败，肾水涸，而无春生之气，焉得不死？

脉至如悬雍，悬雍者，浮揣切之益大，是十二俞之予不足也，水凝而死。

喉间下垂之帝中，根于肾脏，伤损即死，又名悬雍，脉形似之，而浮揣切之益大者，表气有余，五内不固，为十二俞之不足者，其阳气发泄日甚，故至冬寒水凝时，则阳竭而死。俞皆在背，是十二经脉脏腑之气穴也。

脉至如偃刀，偃刀者，浮之小急，按之坚大急，五脏菀热，寒热独并于肾也，如此，其人不得坐，立春而死。

浮部小急，如刀口，按之坚大急，如刀背，绝无柔和之气。菀者，郁结也。以五脏久郁邪气，独并于肾，肾伤腰折，可卧不得坐，肾败不能生肝，立春而木无生气，则绝而死。

脉至如丸，滑不直手，不直者，按之不可得也，是大肠气予不足也，枣叶生而死。

直同值，不值手者，谓应指圆滑，按之即无，但虚浮之气动滑也。大肠为庚金，枣叶生于夏，火旺则金绝而死。

脉至如华者，令人善恐，不欲坐卧，行立常听，是小肠气予不足也，季秋而死。

如华者，如花开放，而无收束，与心脉之如火薪然相类。盖小肠为丙火，心为丁火，脏腑为表里，而气相通，故脉相类。火无收束，是阴精枯而阳外泄，心气怯则令人恐，恐则多疑，故不欲坐卧，行立常听，至季秋阳气泄尽而死，丙火墓于戌也。

辨妇人怀妊崩产脉病

《素问·平人气象论》曰：妇人手少阴脉动甚者，妊子也。

手少阴，心脉也。心主血，肾藏精，精血盛而凝结成孕。月事不下，心火上炎，而脉动甚，故亦有烦渴欲呕等证，因火炎，浊气不得下通，故也。然其脉象和滑而非病，其肾脉亦必流利而充实，即知其有妊也。若心脉虚动，肾脉不滑而涩，其

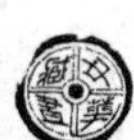

月事不来，此乃血瘀，心火虚动而非孕，久必成病也。此云妊子者，兼男女而言，若欲辨别，其脉左旺寸旺，为阳为男，右旺尺旺，为阴为女。又本经《腹中论》曰：何以知怀子之且生也？岐伯曰：身有病而无邪脉也。无邪脉者，谓无涩滞不和，而脉流利柔滑也；有病者，谓月事不通，及烦渴思食酸物欲呕等，将生，则腹痛也。

《素问·阴阳别论》曰：阴搏阳别，谓之有子。阴阳虚，肠，死。阳加于阴，谓之汗；阴虚阳搏，谓之崩。三阴俱搏，二十日夜半死；二阴俱搏，十三日夕时死；一阴俱搏，十日死；三阳俱搏，且鼓，三日死；三阴三阳俱搏，心腹满发尽，不得隐曲，五日死；二阳俱搏，其病温，死不治，不过十日死。

此论脉象，必以和缓胃气为本，若搏击而不柔缓，皆为病脉，独妇人怀孕不同，故首标明。阴搏阳别者，如尺部，如沉候，皆为阴，而搏击有力，与阳部浮候之脉别异，此精血充盛，必搏击流利，而不涩滞，乃为有子之象也。如涩滞，即为血瘀，若瘀结久，必有腹痛胀满等病也。若脉阴阳俱虚，而又肠，下泄不止，此无论男女，皆本元虚脱不能收摄，故死也。阳加于阴者，阳邪乘阴，津液发泄而为汗，如恶风者，当用仲景桂枝汤；如不恶风而寐即出者，名盗汗，审无外邪，当滋阴为主也。阴脉虚，阳脉搏，是阳亢不能统血归经，遂致暴崩，此专指妇人也。若三阴俱搏，是无胃气之真脏脉，延二十日，交过一气，又加一候，至夜半阴极，而阳气不生，则死矣。二阴搏、一阴搏，皆大同小异也。三阳俱搏且鼓，三阴三阳俱搏，皆真脏脉，又兼心腹满，正败而邪盛，言发尽者，胀满极也，不得隐曲者，二便不通也，此即关格证，故皆死也。二阳俱搏，其病温者，孤阳无阴，不过二候而死。

《素问·通评虚实论》帝曰：乳子而病热，脉悬小者何如？岐伯曰：手足温则生，寒则死。帝曰：乳子中风热，喘鸣肩息者，脉何如？岐伯曰：喘鸣肩息者，脉实大也，缓则生，急则死。

乳子者，新产乳哺其子之妇人也。新产脱血，而患温热病，其脉小者，正虚邪盛也，若手足温，其脾胃阳和之气尚能周布而生；手足寒，则阳气厥逆而死也。若中风热阳邪，而受于上部阳分，心肺气逆，故喘鸣肩息，乃喘息有声而抬肩也，邪壅于上，故脉必实大，若和缓有胃气者，但泻其邪热，可生；若实大急强，是气脱之真脏脉，则死矣。

卷五

外感内伤总论

方脉所主，病证多端，总其纲要，不出外感、内伤两门。然外感则有风、寒、暑、湿、燥、火之异，其为病不同，而治法迥别，故仲景分六经证治，以辨阴阳、表里、虚实、寒热，此《伤寒论》一书，首当体究者也。夫伤寒传里，则变为热，要在辨邪之浅深。若表邪未解，必先解表，方可治里，此而错误，反使外邪内陷，而成危证。其有初感风寒，直入于阴者，因其本元不足，则当温中助阳，不可误发其表，仲景皆已详辨者也。

惟大江以南，风寒无北方之厉，略用辛温表散即解，其内传者，多由初治失当，致表气反闭，而变重病，此辨证不明之故也。盖风由阳气所化，经言风为百病之长，善行而数变，故随寒、热、温、凉之气而变，时令寒则为风寒，时令温则为风温。自霜降后，寒气日甚，及冬至一阳下升，至立春阳气始出于地，阴气自上而降者尚盛，故寒邪多也；春分以后，阳渐上升，阴渐入地，其气方温，至巳月而阳尽升地上，则寒少矣。故经言夏至前，病名温，夏至后，病名暑。温者，纯阳之气，温甚，则为火邪矣。其名暑者，夏至一阴下升，阳气上降，阴阳变迁，火湿合化之气也。故人身之气，亦随之而变。夏至前人身内阳外阴，或有寒邪，易于化热；夏至后外阳内阴，而暑由火湿合化，湿为阴邪，故不可轻投寒剂，而暑病古方，有用姜、附、玉桂者，皆本阴阳至理，而与温热之邪治法不同，学人不可不知也。若秋燥之气，亦有阴、阳、寒、热之异，余前

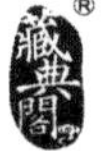

集《六气论》中，俱已辨晰。此为外感之大略也。若夫内伤杂证，仲景《金匮要略》已明大纲，要在分别虚实两端。凡七情妄动而伤本元者，为虚；饮食不调而有积滞者，为实。其虚者，须辨阴阳、气血。阴阳根于肾元，气血生自脾胃。故伤气血者，调补脾胃尚易；伤阴阳者，培其肾元为难。如其阴损，而脾胃强、大便固者，可用滋润养阴之法；倘脾胃弱，而兼大便滑者，阳亦伤矣，不可治也。其阳损者，脾胃弱而便不固，必能受助阳之药为吉；如不能受，阴亦枯矣，不可治也。其有阴阳虽伤，而脾胃尚强者，调理得宜，犹可带病延年；如阴阳虽非无根，而脾胃先败者，终归不起。故经曰：有胃气，则生，无胃气，则死也。若由饮食、劳倦而伤脾胃，轻者可以调治，久伤不复，必至阴阳俱败，以无生化之源也。此皆内伤之大略也。且如纯虚纯实，而可用补用泻之病少；内伤外感，虚实夹杂之病多。变幻多端，莫可测识。苟非洞明阴阳、气血生化之理，脏腑、经络浅深之殊，则不能辨本元之虚实，病邪之所由，难免误治之失矣。此《内经》之不可不研究以明之也。本门所集病证，有未尽者，当于四诊、脏腑、经络诸门，参合观之。至于六气流行，主客变化，每有酿成疫疠者，经分金、木、水、火、土五疫，详运气门中。如能悟其至理，病变虽多，皆可一以贯之。故方脉为诸科领袖，则神而明之，存乎其人也。

《素问·至真要大论》帝曰：愿闻病机。岐伯曰：诸风掉眩，皆属于肝；诸寒收引，皆属于肾；诸气 郁，皆属于肺；诸湿肿满，皆属于脾；诸热瞀瘛，皆属于火；诸痛痒疮，皆属于心；诸厥固泄，皆属于下；诸痿喘呕，皆属于上；诸禁鼓，如丧神守，皆属于火；诸痉项强，皆属于湿；诸逆冲上，皆属于火；诸胀腹大，皆属于热；诸躁狂越，皆属于火；诸暴强直，皆属于风；诸病有声，鼓之如鼓，皆属于热；诸病胕，疼酸惊骇，皆属于火；诸转反戾，水液混浊，皆属于热；诸病水液，澄澈清冷，皆属于寒；诸呕吐酸，暴注下迫，皆属于热。故大要曰：谨守病机，各司其属，有者求之，无者求之，盛者责之，虚者责之，必先五胜，疏其血气，令其调达，而致和平。此之谓也。

此总标百病各有所属，名为病机。机者，发动所由，为病之因也。其机皆同，谓之皆属。然有阴阳、虚实、外感、内伤之异，必当细辨。即如肝为风木之脏，风为阳邪而动泄，故诸风病之动掉眩冒者，皆属于肝，然有外感之风，则为实邪，血少内生之风，则为虚邪也；肾为寒水之脏，寒为阴邪而凝敛，故诸寒病之收引气血者，皆属于肾，然有外感之寒为实邪，而可发散，有阳虚内生之寒，必当温补也，其余诸证，莫不皆然矣；诸气膹郁，皆属于肺者，以肺主一身之气也，同贲，冲突之义；脾为湿土之脏，故诸湿肿满，皆属于脾也；瞀音茂，昏也，瘛者，抽搐，由火甚生风，故皆属于火也；心主血脉，血中热郁，或因邪闭，而成痛痒疮疡，故皆属于心也；肢冷为厥，起于足经郁闭，气不周行，固者二便不利，泄者二便滑泄，故皆属于下也；肺热叶焦，发为痿，肺病则喘，胃气上逆则呕，故皆属于上也；禁同噤，诸禁鼓者，切牙发战，或因外邪，或因气闭，抑遏心火不伸，故如丧神守，皆属于火也；痉者，经脉强急，不得屈伸，湿闭气血，不得流通，故皆属于湿也；火性上炎，故诸逆冲上，皆属于火，而有虚实之大异也；诸腹胀大，由脾气壅滞，湿热不行，故皆属于热，然有阳虚不运，或食积不消，多端不同也。狂躁是阳动，故皆属火，然更有虚实之殊也；诸暴强直，与痉相类，此言属风者，大抵动掣者为风，不动者湿闭，如风，则有血虚而生者，与外感治法迥别也，诸病有声，鼓之如鼓者，如胸腹鸣响，按之有声之类，病因多端，总由气火不得流通，故皆属于热也；肿湿火，疼酸惊骇肝火，故皆属于火也；诸转反戾，水液混浊者，湿火内闭，反侧不安，故皆属于热也；水液澄澈清冷，则为寒矣；诸呕吐酸，肝胆火逆也，暴注下迫者，火性急速下迫，大便暴泻也。以上一十九条，止有水液澄澈清冷，属寒，余皆属火、属热者，盖外邪虽寒，传里则多随阳气化热，故刘河间言六气皆从火化，是阴阳变化自然之理也。但皆有虚实之分，虚实不辨，杀人于反掌间矣。故当详审病机，而谨守理法，又必反复推求其有邪无邪，为虚为实，先察其五行生克、六气胜复之

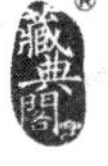

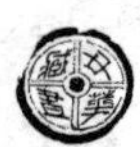

道，疏通其气血，使周流于脏腑、经络，而致调达和平，方能愈病，而保生也。若河间止论其实，未详其虚，粗疏不可为法。其发明《内经》至理，辨别阴阳、虚实、表里、寒热精细周至者，惟仲景一人而已。学人可不悉心体究其书哉！

人生本于天地气化

《素问·生气通天论》帝曰：自古通天者，生之本，本于阴阳。天地之间，六合之内，其气九州、九窍、五脏、十二节，皆通乎天气。其生五，其气三，数犯此者，则邪气伤人，此寿命之本也。苍天之气清净，则志意治，顺之则阳气固，虽有贼邪，勿能害也，此因时之序。故圣人传精神、服天气，而通神明。失之，则内闭九窍，外壅肌肉，卫气散解，此谓自伤，气之削也。

此总标外感、内伤所由起也。人与天地同根，故形气之在天地间、六合内者，有九州；在人身者，有九窍，有五脏、十二节，皆通乎天气者也。所禀以生者，有金木水火土五行之气；所赖以养者，有三阴三阳之生化万物也。其阴阳五行，气化流行，必有衰旺偏驳，偏驳者，为邪气。若不善调理，数犯其邪气，则伤人。故天地之气化，为人生寿命之本也。若人身之气，能如苍天之气之清净，则心神和而志意治，其身中阳气固密，虽有贼邪，勿能为害，此为顺天时气化之序。故圣人传教，以养精神、服天气，而通神明也。如失之而受邪，则内闭九窍，外壅肌肉，卫气散解，此谓自伤，而元气削也。推原其要，在清净而治意志，为却病养生之道也。

阳气者，若天与日，失其所，则折寿而不彰，故天运当以日光明。是故阳，因而上，卫外者也。欲如运枢，起居如惊，神气乃浮。因于暑，汗，烦则喘喝，静则多言；因于寒，体若燔炭，汗出而散；因于湿，首如裹，湿热不攘，大筋软短，小筋弛长，软短为拘，弛长为痿；因于气，为肿，四维相代，阳气乃竭。

此承上文，言人身阳气，当如苍天之清净，与日之光明，则心神和而志意治，如失其所，则折寿，而神明不彰矣。故天之健运而不息者，以天体清净，而日光明照也，人能心净气清，则神光自然彰明矣。良以人身阳气根于阴，自下而上升，外行以为卫也。升必有降，内外周流，欲如机枢之运转，而循环不息者，起居如有惊扰，则神劳气动，而阳不固密，外邪因而伤之。若因伤于暑者，暑当与汗俱出勿止，盖暑由火湿合化，汗出而湿去，火亦得泄也，若火盛上炎，则心烦而肺气喘喝，或气平静而心火不宁，则必多言；若因伤于寒邪，表阳被遏、则身热如燔炭，仲景所云脉紧身热无汗为伤寒，用麻黄汤发汗，汗出则解散矣，此言阳经伤寒者，若寒伤阴经，则无身热头痛，非可发汗也；若因伤于湿者，地之湿气，下先受之，雾露湿邪，上先受之，湿邪蒙蔽清阳，则头目昏重，如被包裹之状，湿侵筋脉，阳郁化热，而不急为攘除，则筋伤而大筋软短，小筋弛长，乃成拘挛痿之病矣；因于气为肿者，其湿不伤筋，而伤阳气也，盖脾为太阴湿土，而主肌肉，湿邪伤阳而脾困，则肌肉肿矣，脾土旺于辰戌丑未四季，为一岁之纲维者，脾伤身肿，而遇四维土旺之时不愈，至旺气过而时令相代，则阳气竭而死，故曰：四维相代，阳气乃竭也。旧注四维解作筋骨血肉，或解作四肢，而筋骨血肉与四肢，又如何相代？则全无义理可通矣。况《至真要大论》岐伯曰：夫气之生，与其化，衰盛异也。寒暑温凉，盛衰之用，其在四维。盖言寒暑温凉之气流行，有盛衰而后有变化，当变化之际，在辰戌丑未之四季，而立春夏秋冬之四时，故土旺四季，而为一岁之纲维也。所以然者，春夏秋冬，是木火金水四气，金木水火，互相克贼，必赖四季之土于中调理维持，方成造化之功，故曰：盛衰之用，其在四维。观此，其义理岂不确然可证乎！

阳气者，烦劳则张，精绝，辟积于夏，使人煎厥，目盲不可以视，耳闭不可以听，溃溃乎若坏都，汩汩乎不可止。阳气者，大怒则形气绝，而血菀于上，使人薄厥。有伤于筋，纵，其若不容，汗出偏沮，使人偏枯。汗出见湿，乃生痤痱。高粱之变，足生大疔，受如持虚。劳汗当风，寒薄为鼓，郁乃痤。

上节言外邪所伤，此明劳欲所伤也。篇首云清净，则志意治而阳气固，若烦劳不息，则阳气鸱张，化为邪火，火炽则水耗，水者，精血所由生也，其水渐耗，而至精绝不生，其邪僻

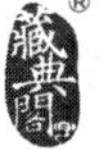

之气蓄积，而至夏令火旺之时，身中灼热如煎，而经脉郁闭，阳气不得周行四肢，故反厥冷，名曰煎厥，俗称骨蒸干血劳者也。目得血而能视，精血枯，故目盲，精脱者耳聋，故气闭不通，而耳不能听，伤损至此，身如溃败之坏都，而气血流散，如无防之水，汩汩乎不可止遏而收摄，虽有药石，莫能治矣。若肝为刚脏，藏血而属木，主春升之气，大怒则肝气逆，而其充形之气机遏绝，血随气郁，而菀结于上焦，因而营卫闭塞，经脉不通，使人薄厥者，怒气急迫暴厥也。肝主筋，故致有伤于筋，而弛纵不能束骨，则行立战掉，其若不能整容也。夫气主煦之，血主濡之，阳气乖逆，则营卫不和，而汗出偏沮，沮者，漏泄也，《月令》所云：地气沮泄，是津液不能周流，乃从或左或右而漏泄，以成偏枯之证也。以上皆言情欲所伤者也。如或汗出腠开之时，而受湿邪，逆闭营气，乃生痤、疮疖之类也。其有素贪高粱浓味而致伤者，足以生大疔毒，不止痤疿而已，良以日逐所蕴邪热，如持虚空之器而受物，其积蓄深也。若因劳汗出，而当风寒迫郁表阳，或为为痤，俗称粉痣之类，皆浅在皮腠，尚无大害也。

阳气者，精则养神，柔则养筋，开阖不得，寒气从之，乃生大偻。俞气化薄，传为善畏，及为惊骇。营气不从，逆于肉里，乃生痈肿。魄汗未尽，形弱而气烁，穴俞以闭，发为风疟。故风者，百病之始也，清净则肉腠闭拒，虽有大风苛毒，弗之能害，此因时之序也。故病久则传化，上下不并，良医弗为。故阳蓄积病死，而阳气当膈，膈者当泻，不亟正治，粗乃败。

以上皆题阳气，谓阴阳两平，中和之气也。其中和而精粹者，以养心神，中和而柔润者，以养筋骨，敷布周流，内自脏腑，外达经络，表里阴阳，循环无间者也，太阳为开，阳明为阖，少阳为枢，太阴为开，厥阴为阖，少阴为枢，如气有乖逆，而升降开阖，不循轨则，外寒因而从之，使筋脉拘急，乃生大偻者，大体伛偻不伸也。如或邪陷血脉，营气郁结，则成瘰、鼠等疮。如邪留连肉腠，与穴俞之气逼迫，久而侵入五内，传为善畏惊骇之病，乃肝胆伤也。若营气不从轨，则逆于肉里，乃生痈肿也。肺藏魄，皮毛为肺之合，汗出毛窍，乃名魄汗，汗出未尽者，由形气内弱，而邪风外加，穴俞以闭，乃发为风疟也。凡六气之邪伤人必兼风，以风性尖利而易入，故风为百病之始也。若身中阳气清净而固密，则肉腠闭拒，虽有大风苛毒，弗能为害，此因顺时序之气化也。大风苛毒，即《灵枢·九宫八风篇》所云之虚风贼邪，故曰邪之所凑，其气必虚。至病久而邪传化，则上升下降，阴阳相格，而不相并，谓阴阳不相交通，病至如此，虽有良医，弗能为矣。故其阳气化为邪气，蓄积至于病死，而邪阳之气郁结当膈，是当及早泻之，乃不急急正治，而为粗工所败者也。

故阳气者，一日而主外：平旦人气生，日中而阳气隆，日西而阳气虚，气门乃闭。是故暮而收拒，无扰筋骨，无见雾露。反此三时，形乃困薄。

此总结上文之义也。上言阳因而上，卫外者也，故此专言卫阳之气，昼行于身之阳分，故一日而主外。平旦自阴而出于阳，其气始生，日中而阳气隆盛，日西则又入于阴，故外卫之阳气虚，气门乃闭。是故暮而阳气内收以拒外，无扰动筋骨，以伤内气也。表阳既虚，无见雾露阴湿之气，以伤外体也。如不知早、午、暮三时阳气出入之序，而反逆之，则形气乃困迫，而致委顿矣。此申明外邪所伤，必由阳气内乏之故，以应上文阳气固密，外邪弗能为害之义也。

岐伯曰：阴者，藏精而起亟也；阳者，卫外而为固也。阴不胜其阳，则脉流薄疾，并乃狂；阳不胜其阴，则五脏气争，九窍不通。是以圣人陈阴阳，筋脉和同，骨髓坚固，气血皆从。如是则内外调和，邪不能害，耳目聪明，气立如故。

此又申明阴阳互根之理，以表必使和平，不可偏胜也，经中反复详明，无非斯旨。自朱丹溪造阳常有余，阴常不足之论，至张景岳又反其说，云阳常不足、阴常有余，两家虽各有见解，不免晦经旨而迷后学也。此节专标阴阳偏胜之病，尤为明着。盖阴阳之气，出于命蒂，流为营卫。命蒂，象太极也。阴阳互根于太极，故偏亢则偏绝矣。精者，阴中之阳也，阳根于阴，故阴藏精也；起者，坤下起复也，而阴根于阳，故干下

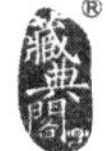

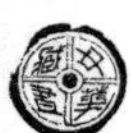

变垢也，亟者，谓起而又起，无间断，无穷已，乃阴阳相生而不息者。其流为营卫，则营行脉中为阴，卫行脉外为阳，故阳者，卫外而为身之固也。若有偏胜，而阴不胜其阳，则营行脉中者不足，故脉流薄弱而速疾，以阳胜而行速也；及其甚也，气尽归并于阳，乃发狂病矣。如阳不胜其阴，而阴属脏，其气凝滞，故不得调畅而相争，清阳不能转旋于表里，以致九窍窒塞而不通也。是故圣人备陈阴阳生化之道，必使气血流通煦润，而筋脉和同，骨髓坚固，则内外调和，邪不能害，自然耳目聪明，元气创建，如故矣。

风客淫气，精乃亡，邪伤肝也。因而饱食，筋脉横解，肠为痔；因而大饮，则气逆；因而强力，肾气乃伤，高骨乃坏。凡阴阳之要，阳密乃固，两者不和，若春无秋，若冬无夏，因而和之，是谓圣度。故阳强不能密，阴气乃绝；阴平阳秘，精神乃治；阴阳离决，精气乃绝。

此明阴阳不调而致病者也。风气通于肝，风邪客之，侵淫日久，则化热而伤阴精，精乃亡，由邪伤肝也。

肝主筋，既经邪伤，而又饱食，使脾气困乏，则筋脉横解，横解者，弛懈也，脾困则生湿，湿邪下注而为肠、痔漏也；因而又大饮其酒，则气逆；更强用力，肾气乃伤，而督脉损，高骨乃坏，高骨，背上天柱骨也。故凡阴阳之要，阳密乃固，若两者不和，如四时之失序，而生化之道绝矣，因而和之，是谓圣人之法度，不循圣度，不能和也。故阳强而不静密，则偏亢而阴气偏绝；若阴气和平，阳气秘密，自然互相生化，而精神乃治也；若阴阳析离而决裂，精气乃绝而死矣。

因于露风，乃生寒热。是以春伤于风，邪气留连，乃为洞泄；夏伤于暑，秋为痎；秋伤于湿，上逆而咳，发为痿厥；冬伤于寒，春必温病。四时之气，更伤五脏。

风露之邪，必伤营卫，乃生寒热之病。凡邪之浅深传化，病变多端。是以春为风木司令，而伤于风者，邪气留连不解，传入肠胃而成洞泄之病，以风性疏泄也；夏伤于暑者，邪客膜原，夏气外浮而不即病，至秋凉风外束，邪不能容，乃发为痎，音皆，痎者，以邪内结，外闭而难出，日久不愈也；秋伤于湿之湿，是燥字之讹，余前集《素问辨疑》已申明矣，盖肺为燥金，秋为燥令，燥伤肺液，故上逆而咳，《痿论》曰：肺热叶焦，发为痿，经气因之不周，则厥矣，若湿邪属脾，多为肿病，而无咳逆，其讹可见也；冬伤于寒者，肾为寒水之脏，而主冬令，同气感召，邪伏于经而不即发，至春阳气上升，邪化为热，乃发为温病。此四时之气更迭而伤五脏者，正为人身之气，通乎天气，故气有驳杂，即为所伤，又有偏亢、倚伏、传变多端之病，统会上文义理，诚详悉也。

《素问·阴阳应象大论》曰：天有四时五行，以生长收藏，而生寒暑燥湿风。人有五脏，化五气，以生喜怒悲忧恐。故喜怒伤气，寒暑伤形。暴怒伤阴，暴喜伤阳。厥逆上行，满脉去形。喜怒不节，寒暑过度，生乃不固。故重阴必阳，重阳必阴。故曰：冬伤于寒，春必温病；春伤于风，夏生飧泄；夏伤于暑，秋必痎；秋伤于湿，冬生咳嗽。

此明天人协议气化，以表外感内伤之由也。盖在天为气，在地成形，皆四时五行之所生长收藏者也。寒暑燥湿风，即水火金土木之气以生者，人禀其气而生，故有五脏化五行之气，以生喜怒悲忧恐之五情。是故纵情喜怒，则伤气，外感寒暑，则伤形。暴怒则气逆化火而伤阴，暴喜则神荡气弛而伤阳。阴阳偏伤，其气厥逆而上行，则脏虚脉满，气血奔腾，势将离形而去，盖志者气之帅也，气者体之充也，喜怒动志而暴其气，气离形体而去也。先伤气者，后必至于伤形；先伤形者，后必至于伤气。是故喜怒不节，寒暑过度，生命乃不固也。举喜怒，则悲忧恐亦然矣；举寒暑，则燥湿风亦然矣。此内伤、外感之病因也。重阴必阳，重阳必阴，由太极动极而静，静极而动，乃变化生成自然之道也。故曰冬伤于寒云云者，证明前文四时之气更伤五脏之义也。如冬之阴令，而伤寒之阴邪，是为重阴，至春变为温病，即重阴，必阳之理也；春之阳令，而伤风之阳邪，是为重阳，至夏而成飧泄，是阳邪传阴，亦即重阳，必阴之理也。变化之道，皆可类推矣。

帝曰：法阴阳奈何？岐伯曰：阳胜则身热，腠理闭，喘粗为之俯仰，汗不出而热，齿干，以烦冤腹满死，能冬不能夏；

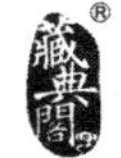

阴胜则身寒，汗出，身常清，数栗而寒，寒则厥，厥则腹满死，能夏不能冬。此阴阳更胜之变，病之形能也。

此明阴阳偏胜之病状也。其阳邪胜而身热，腠理闭，喘粗为之俯仰，汗不出者，营卫不通而气上逆也。齿干、烦冤、腹满者，邪入脏腑，内外皆闭，不得发泄，故死。能冬不能夏者，冬令阴旺，而阳邪胜者，或可耐时以调治，若夏令阳旺以助邪，则不能治矣。其阴邪胜而阳虚，则身寒，汗出，身常清冷，数栗而寒者，表阳已虚，寒甚则厥，厥则腹满者，内阳又败，故死。能夏不能冬者，义与阳胜者同。此阴阳更相胜负之变，而病形之能愈不能愈可验也。

清浊气乱

《灵枢·五乱篇》帝曰：经脉十二者，别为五行，分为四时，何失而乱？何得而治？岐伯曰：五行有序，四时有分，相顺则治，相逆则乱。经脉十二者，以应十二月。十二月分为四时，四时者，春夏秋冬，其气各异，营卫相随，阴阳已和，清浊不相干，如是则顺之而治。清气在阴，浊气在阳，营气顺脉，卫气逆行，清浊相干，乱于胸中，是谓大闷。故气乱于心，则烦心密嘿，俯首静伏，乱于肺，则俯仰喘喝，接手以呼；乱于肠胃，则为霍乱；乱于臂胫，则为四厥；乱于头，则为厥逆，头重眩仆。

经脉为枝叶，五脏为根本。五脏具五行之性，故经脉亦有五行之别，而五行之生化，有序也。手足三阴三阳十二经，以应十二月，乃分春夏秋冬四时之气候。是故营卫经络，阴阳气血，生化流行，皆合乎四时升降之气，五行相生之序，则阴阳和平，清浊不相干，而各循其道，如是则为顺而治也。夫身半以上为阳，身半以下为阴。清气为阳而上升，浊气为阴而下降。如清气在阴而不升，浊气在阳而不降，则使营气顺脉而行，不与卫和，卫气逆行，则升降失序，而清浊相干，故曰：清气在下，则为飧泄；浊气在上，则为瞋胀，随其逆乱之处而现病也。如乱于胸中，是谓大者，郁闷也；乱于心，则烦心密嘿，俯首静伏者，以心烦不欲言动也；乱于肺，则气壅塞，故俯仰喘喝，接手以呼者，两手交接抵胸，始能呼气以出也；乱于肠胃，则为霍乱，吐泻交作矣；乱于臂胫，则阴阳经脉，交接之气不通，故四肢厥冷也；乱于头，则气厥上逆，头重下轻，故目眩而跌仆也。此虽止举数端，而余处皆可概见矣。然其所以致之者，必有外感内伤之因，要必求其所因而调之也。

邪流八虚

《灵枢·邪客篇》帝曰：人有八虚，各何以候？岐伯曰：以候五脏。肺心有邪，其气流于两肘；肝有邪，其气流于两腋；脾有邪，其气流于两髀；肾有邪，其气流于两腘。凡此八虚者，皆机关之室，真气之所过，血络之所游，邪气恶血，固不得住留，住留则伤经络骨节，机关不得屈伸，故病挛也。

两肘、两腋、两髀、两腘者，五脏真气之所过，经络血脉之所游，为一身之机枢关要也。故邪气恶血，不得留住于此。若五脏有邪，其气外走，必由八处流行，而与恶血住留于此者，则伤经络筋骨，机关窒塞，不得屈伸，而成拘挛之病。故其称八虚者，此八节机关，必要虚通，而气血流行调畅，则无诸病也。

营卫肠胃邪痹

《灵枢·寿夭刚柔篇》帝问营卫寒痹之为病。伯高曰：营之生病也，寒热少气，血上下行；卫之生病也，气痛时来时去，怫忾贲响，风寒客于肠胃之中。寒痹之为病也，留而不去，时痛而皮不仁。

营为阴而行脉中，主血；卫为阳而行脉外，主气。经在营分，络在卫分。营卫气血，由经络而周流表里者也。病在营，则经络不得通和，故发寒热而少气，气郁则血不能四布，而但上下行走，故有因外邪而动血吐衄者，即营病之征也。盖血得寒则凝涩，得热则妄溢也；卫行脉外，其气悍而浮漫，其为病也，逆其气势，则郁结而痛，时来时去者，流走不定也，怫忾音费欷，郁闷而太息也，以其风寒客于肠胃，清浊相混，故又贲响也，贲同奔。如寒邪痹而不去，则内时痛而皮不仁，不仁者，顽木不知痛痒，以大肠之气外应于皮，而邪本由皮毛而入也。

风寒伤形　情欲伤气

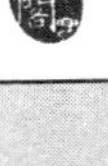

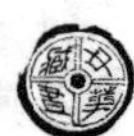

帝曰：形气病之先后，外内之应奈何？伯高曰：风寒伤形，忧恐忿怒伤气。气伤脏，乃病脏；寒伤形，乃应形；风伤筋脉，筋脉乃应。此形气内外之相应也。

风寒由皮毛而入，故伤形，忧恐忿怒以动神志，故伤元气，元气根于脏，乃致脏病也。若以风寒分之，寒为阴邪伤形，形者，统营卫、经络、肌肉、筋骨而言也；若风为阳邪，独言伤筋脉者，兼内风而言也。盖筋脉肝心所主，肝血少，则生风，心劳动，则生火，故有外邪内邪之分，若外邪，则风伤卫，脉缓而有汗，寒伤营，脉紧而无汗，如仲景所论者，故先统言风寒伤形也。

又如《素问·调经论》所云阴盛生内寒者，由内伤阳气也。如其伤阴血，则生肝风，而心火亦炽，风火交烁，必伤筋脉。此形气与内邪外邪之必相应，而有证状可验也。

外邪自浅入深

《素问·缪刺论》岐伯曰：夫邪之客于形也，必先舍于皮毛，留而不去，入舍于孙脉，留而不去，入舍于络脉，留而不去，入舍于经脉，内连五脏，散于肠胃，阴阳俱感，五脏乃伤。此邪之从皮毛而入，极于五脏之次也。如此，则治其经焉。今邪客于皮毛，入舍于孙络，留而不去，闭塞不通，不得入于经，流溢于大络，而生奇病也。夫邪客大络者，左注右，右注左，上下左右，与经相干，而布于四末，其气无常处，不入于经俞，命曰缪刺。帝曰：愿闻缪刺，以左取右，以右取左，奈何？其与巨刺，何以别之？岐伯曰：邪客于经，左盛则右病，右盛则左病，亦有移易者，左痛未已，而右脉先病，如此者，必巨刺之，必中其经，非络脉也。故络病者，其痛与经脉缪处，故命曰缪刺。

此节当与痹病篇众痹、周痹各条合观。盖凡外邪之由皮毛入者，必自浅而深，从络入经，则内连五脏，散于肠胃，以阴阳十二经内通脏腑者也。故阴阳俱感，五脏乃伤，然邪虽深入，其未离于经者，必当从经而治，以其由表而入，必使仍从表出，不可轻攻其里，反使外邪内陷，则危矣。故如仲景之治少阴病发热者，邪不离经，乃用麻黄、细辛通经，以附子助里

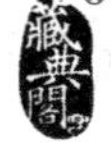

达表，此邪之浅深，治法先后，不可不知也。如邪先舍孙络，留而不去，络脉闭塞，不与经通，则邪流溢于大络，而生奇病，谓其病状奇异也。因大络散布周身内外，交互错综，与经脉之径直而有隧道者不同，故邪客大络，则随络气散漫游走，左注右，右注左，上下左右，皆与十二经相干涉，而分布于四肢之末，其邪游走，不入经俞，故为奇病，如俗名流火游风之类也。治之当用缪刺，以左取右，以右取左，不同治经之法也。若邪客于经，亦有偏左偏右，互相移易者，必用巨刺以治经，非同刺络之法。缪刺浅，巨刺深，以络浅经深也。邪在大络，其痛游走无常，与经病之痛有定处者不同。络病之痛，言与经脉缪处者，与经环回，而不在经中。盖十二经交接之处，皆由络脉通贯，而络与经之首尾缪处，故命曰缪刺也。此下皆言络病，方脉家必须明之。刺法另有专科，而药治亦同一理也。

邪客手足三阴三阳之络

邪客于足少阴之络，令人卒心痛，暴胀，胸胁支满。

邪客于手少阳之络，令人喉痹舌卷，口干心烦，臂外廉痛，手不及头。

邪客于足厥阴之络，令人卒疝暴病。

邪客于足太阳之络，令人头项肩痛。

邪客于手阳明之络，令人气满胸中，喘息支，胸中热。

邪客于臂掌之间，不可得屈。

邪客于阳跷之脉，令人目痛，从内始。

人有所坠堕，恶血留内，腹中满胀，不得前后，先饮利药，此上伤厥阴之脉，下伤少阴之络。

邪客于手阳明之络，令人耳聋，时不闻音。

凡痹往来，行无常处者，在分肉间痛而刺之。

邪客于足阳明之络，令人鼽衄，上齿寒。

邪客于足少阳之络，令人胁痛不得息，咳而汗出。咳者，温衣暖食。

邪客于足少阴之络，令人嗌痛，不可内食。无故善怒，气上走贲上，嗌中肿，不能内唾，时不能出唾者。

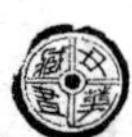

邪客于足太阴之络，令人腰痛，引少腹控，不可以仰息。

邪客于足太阳之络，令人拘挛背急，引胁而痛。

邪客于足少阳之络，令人留于枢中痛，髀不可举。

邪客于五脏之间，其病也，脉引而痛，时来时止。

邪客于手足少阴、太阴、足阳明之络，此五络皆会于耳中，上络左角，五络俱竭，令人身脉皆动，而形无知也，其状若尸，或曰尸厥。以竹管吹其两耳，剃其左角之发方一寸，燔治，饮以美酒数杯，不能饮者灌之，立已。

手足阴阳十二经交接之处，皆由络脉通贯。经如粗枝而直，络如细枝而横，由络分枝而更细者，名孙络，故经有阴阳浅深，而络亦如之，其部位皆随经而缪处者也。以上所列病证，皆络气行到之处邪客之，其气或闭或逆，故现诸病。其同一经而有重迭病证不同者，因经之首尾皆有络，而部位又有浅深高下，故其现病各异也。若其流行次序，及十二经所现病证，已详经络门中经脉篇，当合观之，义理更明也。惟络脉既通经之首尾，而又散布周身，其孙络浅在皮腠之间，而脉愈细，故受邪则气闭不通，凡麻木、痹痛及游走不定者，皆为络病。而阳络在表，故伤则血外溢，而为吐为衄；阴络在里，故伤则血内溢而为便血溺血也。外邪从络入经，气血自经注络，而血随气行，自内出外，邪则由表入里，故逆之而成病。若气血旺，邪不能入，故曰：邪之所凑，其气必虚。但六气之邪，有阴阳清浊之异，故亦随类相感，或由皮毛而入于经者，或由口鼻而入从中道，而分走表里者，其现证皆各不同，则必辨明而治之，故当洞明经络部位之浅深也。

邪随时令气候入客

《素问·四时刺逆从论》岐伯曰：春气在经脉，夏气在孙络，长夏气在肌肉，秋气在皮肤，冬气在骨髓中。帝曰：愿闻其故。岐伯曰：春者，天气始开，地气始泄，冻解冰释，水行经通，故人气在脉；夏者，经满气溢，入孙络受血，皮肤充实；长夏者，经络皆盛，内溢肌中；秋者，天气始收，腠理闭塞，皮肤引急；冬者盖，藏血气在中，内着骨髓，通于五脏。是故邪气者，常随四时之气血而入客也。至其变化，不可为度，然必从其经气，辟除其邪，除其邪，则乱气不生。

此言天地阴阳五行之气，升降流行，以春、夏、季夏、秋、冬五时，应木、火、土、金、水之五气，而主生、长、化、收、藏，以滋养万物。人生气交之中，故身中元气，应天地之气而浮沉。浮，则旺于表而衰于里，沉，则旺于里而衰于表。邪必乘衰而袭之，故亦随时令气候而入客于身，则有浅深部位不同也，每见秋冬风寒之邪，多从皮毛而入经络，夏令暑湿之邪，多由口鼻而入脾胃。其表里元气之衰旺，亦可征矣。然此言其常理耳，至其变化为病，不可为一定之度。良以人禀有强弱，感邪有重轻，要必审其受邪之处，从其经气辟除其邪。

盖经者，通表里之道路，表里之邪，皆可由之而辟除，除其邪，则乱气不生而病自愈。故仲景分六经，以辨脉证而立治法，为传轩岐之道脉也。其不究心于仲景而流于浅陋邪僻者，岂不为轩岐之罪人哉。

又按《素问·金匮真言论》曰：春气者，病在头；夏气者，病在脏；秋气者，病在肩背；冬气者，病在四肢。

与此篇相类，而各有义理不同，录后虚风贼邪篇内，宜合观之。

筋骨不得屈伸

《灵枢·终始篇》曰：手屈而不伸者，其病在筋；伸而不屈者，其病在骨。在骨守骨，在筋守筋。

筋挛，故屈而不能伸；骨强，故伸而不能屈。肝主筋，肾主骨，各守其主病者，而治之也。

《素问·平人气象论》曰：膝者，筋之府，屈伸不能，行则偻俯，筋将惫矣；骨者，髓之府，不能久立，行则振掉，骨将惫矣。

此观其行立之状，知其筋骨之将惫。惫者，败也。

疹筋

《素问·奇病论》帝曰：人有尺脉数甚，筋急而现，此为何病？岐伯曰：此所谓疹筋，是人腹必急，白色黑色现，则病甚。

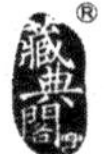

疹者，结气为病之义，故风热之邪郁结血络，发为疹子。此名疹筋者，肝主筋，肾水亏，不能养肝，其阳郁结于下，不得上达，故尺脉数甚，而肝枯筋燥，故筋急外现，其腹中亦必拘急不舒，白色黑色现，则金水不能相生，肺肾皆不调，则肝病更甚也。

二阳　三阳

《素问·阴阳别论》曰：二阳之病发心脾，有不得隐曲，女子不月，其传为风消，其传为息贲者，死不治。三阳为病发寒热，下为痈肿，及为痿厥，其传为索泽，其传为疝。

此言内伤阴阳之气而发病也。二阳者，阳明胃也。胃气由心脾发生，故其病有从损伤心脾而发者，盖心者一身之主宰，而为脾之母，脾主为胃行津液，而生化气血者也。其有不得于隐情委曲之事，忧思郁结，则心脾俱伤，而无生化转运之力，以致胃病食减。若在女子，尤多此病，气郁血耗，则月事不下也。久而传变，其血枯生风，虚阳化火，风火消烁肌肉，而脾土败矣。土败，则肺金无生气，乃成息贲，息贲者，气馁而喘促，传变至此，金水亦枯，无论男女，皆死不可治也。凡经候二便之病，经义皆谓之不得隐曲，推其源，总由心脾郁结之所致也。三阳者，太阳也。其腑为膀胱，主藏津液而出小便，其经主一身之表而统营卫，外邪多由太阳经而入营卫，则发寒热之病。阳病者，上行极而下，故邪不解则下走，而营气不从，逆于肉里，乃生痈肿，伤及经脉，则为痿、为厥、为痹。者，小腿后太阳经脉所行之处。音渊，痛也。又其传变，则皮肤枯索而不泽，以太阳之气荣于皮毛，气不荣则枯也。又传为疝者，其邪由经入腑，牵连阴筋，肾子顽木，名疝也。

一阳　二阳一阴

一阳发病，少气，善咳，善泄，其传为心掣，其传为膈。二阳一阴发病，主惊骇，背痛，善噫，善欠，名曰风厥。

一阳者，少阳也。为生阳之气所从出，故病则少气；清阳失于转旋，肺不清肃下降，逆而善咳；木气不达，郁于土中，其气下陷，故善泄泻也；其传为心中若掣者，肝胆为风木，风木之气，扰动血脉，以心主血脉故也；其传为噎膈者，少阳为枢，枢不转而三阳之气皆逆，与痰涎胶结于膈也。二阳者，阳明胃，一阴者，厥阴肝，二者同病，肝主惊，胃病闻木音则惕然而惊，故主惊骇；胃不和，则肺气不顺，故背痛；中脘浊壅，故善噫也；呵欠本肾所主，今阳不转旋，阴气引之下行，故胃病亦有善伸数欠也。胃为脏腑之海，而肝气横逆于中，则一身内外之气，皆厥而不顺，肝为风木，故名风厥，是内风乘胃，牙关紧急而厥也。

二阴一阳　三阳三阴

二阴一阳发病，善胀，心满，善气。三阳三阴发病，为偏枯痿易，四肢不举。

二阴者，少阴也，一阳者，少阳也。少阳为阳经之枢，少阴为阴经之枢，阴阳枢纽皆病，则六经开阖失职，升降因之不调，而气郁勃，故病善胀心满，而善气也。善气者，浊气时从便出，俗谓之屁，以阳明不阖之故，然胀满亦可以暂宽也。三阳者，太阳也，三阴者，太阴也。太阳为开而主表，太阴为开而主里，二经俱病，则阴阳表里之气皆窒塞不开，而经脉不得周流，乃病偏枯痿易。偏枯，是身半边偏废；痿易者，肢痿或左或右，变易不定也。以上举三阴三阳发病之证，其因则有内伤外感之异，当详辨也。

阴争于内阳扰于外

阴争于内，阳扰于外，魄汗未藏，四逆而起，起则熏肺，使人喘鸣。阴之所生，和本曰和。是故刚与刚，阳气破散，阴气乃消亡；淖则刚柔不和，经气乃绝。

此总结上文之义也。阴主内，阳主外，二气偏亢，则内外争扰，察其现证，知病之在阴在阳也。阳扰于外者，腠理开泄，肺气不固，魄汗不藏，流而不止也；阴争于内者，阴性凝敛，使阳不得循经周布，而四肢厥逆，其中阳内冲而起，化火熏肺，则肺气喘鸣，是皆阴阳不和，内外格拒之故也。阴之所生，句下必有脱文。盖阴阳之道，互相生化，阴之所生，其本在阳，阳之所化，其本在阴，要必推其所本而和之，则曰和也。如偏亢者，泻以和之；不足者，助以和之。是故阳亢为刚，若再与之刚，则为亢极而阳气破散，阳散不能生阴，则阴

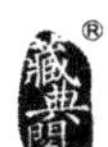

亦消亡矣；若阴已平而又益之，如积水成淖，则刚柔不和而阳沉伏，其气不得至经，乃至偏绝，此皆不知和之道也。

生死证

死阴之属，不过三日而死；生阳之属，不过四日而死。所谓生阳死阴者，肝之心，谓之生阳；心之肺，谓之死阴；肺之肾，谓之重阴；肾之脾，谓之辟阴，死不治。

此明脏病相传生死之证，不外阴阳之理也。属者，病所归也。肝之心者，木生火也，故谓之生阳，其病不过四日而已，盖一日木生火，二日火生土，三日土生金，四日金生水，则五脏生气周流而病已，故名生阳也；心之肺者，火克金也，二日金克木，三日木克土，土败而后天根本绝，则死，故名死阴也；肺之肾者，金本生水，但金水皆阴，故名重阴，而无火土生阳之气也；肾传脾，是阴水反来侮土，土本克水，反受其侮，则土无生阳之火可知，故名辟阴，辟，偏也，重阴偏阴而无阳，故皆死不可治也。良以脾胃为生化气血之源，火为土母，木为火母，故病之相传，以木火土相生，则正气旺而病邪退，其火土气败，则死不可治矣。

结阳　结阴　二阳结　三阳结　三阴结　一阴一阳结

结阳者，肿四肢；结阴者，便血一升，再结二升，三结三升；阴阳结斜，多阴少阳，曰石水，少腹肿。二阳结，谓之消；三阳结，谓之隔：三阴结，谓之水；一阴一阳结，谓之喉痹。

此言阴阳郁结而发病者。四肢为诸阳之本，阴阳经脉交接于四肢之末，阳结不得交通于阴，故四肢浮肿也；若营阴结者，营主血，结则血不归络流通，遂漫溢妄行，由便而下，所谓阴络伤则血内溢也，故结甚，则下血甚矣；若阴阳皆结而有偏斜，其阴结多阳结少，则成石水，少腹肿，盖三焦外是营卫，阳所主，三焦内是腑脏，阴所主，阴阳皆结，则三焦水道不利，其阴结多，故水下壅而少腹肿，按之坚如石也。二阳者，阳明胃也，阳结而化邪火，乃成中消之病，多食易饥，而肌肉消瘦也；三阳者，太阳也，太阳主开，其气结不得外达于表，则阻隔于内，或致饮食难下，而便不通也；三阴者，太阴也，亦主开，其气结则脾不转运，肺不输布，水饮蓄而成病也；一阴者，厥阴也，一阳者，少阳也，甲乙木也，木郁则火发，上灼于喉，而成喉痹，以肝脉循喉后，故也。

有形无形痛与不痛

《灵枢·寿夭刚柔篇》少师曰：病在阳者，名曰风；病在阴者，名曰痹；阴阳俱病，名曰风痹。病有形而不痛者，阳之类；无形而痛者，阴之类也。无形而痛者，其阳完而阴伤之也，急治其阴，无攻其阳；有形而不痛者，其阴完而阳伤之也，急治其阳，无攻其阴。阴阳俱动，乍有形，乍无形，加之烦心，名曰阴胜其阳，此谓不表不里，其形不久。

风由阳气所化，故病在阳分，名风；若寒湿阴邪凝滞，故病在阴分，名痹。此以人身阴阳之气，与外邪同类相感而致病，因病以立名也。有形而不痛者，如浮肿痞满之类，是病伤阳，而阴完全也；无形而痛者，如肢体疼痛，而无肿胀之类，是病伤阴，而阳完全也。盖阳为气，起发而流通，起发故有形，流通故不痛也；阴为血，沉静而凝滞，沉静故无形，凝滞故疼痛也。此以病形而辨阴阳者也。乍有形，乍无形，而烦心者，邪在阴阳之间，阴阳相格，故烦心，以不专在阳，不专在阴，故乍有形，乍无形；如其邪入渐深而属阴分，即名阴胜其阳，此不表不里之病；其形不久无矣。由是可知阳胜于阴者，其疼痛亦必不久，而邪渐从外解也。阳病当调其气，阴病当和其血，是为一定之法也。

阳胜烦热阴胜多痹

《素问·逆调论》帝曰：人身非常温也，非常热也，为之热而烦满者，何也？岐伯曰：阴气少而阳气胜，故热而烦满也。帝曰：人身非衣寒也，中非有寒气也，寒从中生者，何也？岐伯曰：是人多痹气也，阳气少，阴气多，故身寒如从水中出。

此言不因受邪而为病者。若受外邪，身必常温常热，今非常温常热，而有时发热且烦满者，是内生之热也，由其阴气少，而阳偏胜，故内热而烦满，与外邪之身热自异也。又有非衣少而身寒，非饮冷而中寒，其寒从中生者，由其营卫经络之

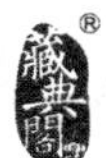

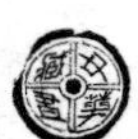

气多痹，痹者，因阳气少而阴气多，阴性凝滞，阳抑不伸，故身寒如从水中出也。尝见有夏令而服棉衣者，其饮食起居如常，而脏腑无损，即是多痹气而阳少之人也。以上皆言，阴阳偏胜为病，非独外邪而致寒热者也。

阴虚肉烁

帝曰：人有四肢热，逢风寒如炙如火者，何也？岐伯曰：是人者，阴气虚，阳气盛。四肢者，阳也，两阳相得，而阴气虚少，少水不能灭盛火，而阳独治，独治者，不能生长也，独胜而止耳。逢风而如炙如火者，是人当肉烁也。

脾胃统阴阳，而主肌肉，四肢者，禀气于脾胃，而十二经阴阳之气，交接于肢末，故阴虚阳盛，则四肢热，风寒激之，则如炙如火，以其肾水少，不能灭盛火，而亢阳独治。独治者，孤阳不能生长气血，而壮火反使消烁肌肉也。

肾枯骨痹

帝曰：人身有寒，汤火不能热，浓衣不能温，然不冻，是为何病？岐伯曰：是人者，素肾气胜，以水为事，太阳气衰，肾脂枯不长，一水不能胜两火，肾者水也，而生于骨，肾不生，则髓不能满，故寒甚至骨也。所以不冻　者，肝一阳也，心二阳也，肾孤脏也，一水不能胜二火，故不能冻，病名曰骨痹，是人当挛节也。

是人肾气素强，以水为事者，色欲过度也。肾之腑，太阳膀胱也，脏损则腑阳亏，而太阳经气衰矣。太阳主一身之表，表虚而身寒，故汤火浓衣，不能使之温热也。肾脂枯涸不长，骨髓由肾而生，肾脂枯，故髓不充满，而寒甚至骨，则躯体无阳和之气矣。其所以不冻者，心为君火，少阳相火，由肝胆而行，故心肝两脏，皆阴中之阳也，肾为寒水，孤脏也，以其脏体分阴阳，则一水不胜君相二火，故不冻。其皮肉筋骨，已无阳气煦和，但有阴气痹滞，故病名骨痹。经云：液脱者，骨属屈伸不利，故肢节必当拘挛也。如此，亦九死一生而已。上条肉烁，是邪热盛；此条骨痹，是元阳消，皆内伤败证也。

五病所发

《素问·宣明五气论》曰：五病所发：阴病发于骨，阳病发于血，阴病发于肉，阳病发于冬，阴病发于夏，是谓五发。

阴病发于骨者，肾主骨，为阴脏也；阳病发于血者，心主血脉，为阳脏也；阴病发于肉者，脾主肌肉，为至阴之脏也。此以脏象分阴阳也。如其夙病在阳分者，至冬阳气收藏，邪不能容，则病发；如在阴分者，至夏阳气升浮，则病发。所以然者，外邪混于血气之中，随经脉流行而不之觉，至时令迁移，阴阳气变，则邪动，故阴遇阳即发，阳遇阴即发。如冬阴令而伤阴寒，至春阳旺，发为温病；夏令阳时而伤暑热，至秋阴令，发为疟，同一理也。

五邪所乱

五邪所乱：邪入于阳则狂，邪入于阴则痹，搏阳则为巅疾，搏阴则为喑，阳入之阴则静，阴出之阳则怒，是谓五乱。

人身脏腑、经络、营卫、气血，皆有阴阳之分，六气外邪，亦有阴阳之异，故病之变化万状，要必辨其阴阳为纲领也。此言狂者，以阳邪入阳分，阳性躁动也；痹者，以阴邪入阴分，阴性凝滞也；巅疾者，本乎天者亲上，阳性上亢也；喑者，阴性主阖，声不能发也；阳入之阴，随阴性而静，阴出之阳，激阳性而怒，如阳被阴激，发而为雷也。

是故邪正互争，气血扰乱，病变多端，要必有阴阳之理所在，此五乱者，足可为纲领也。

五邪所见死证

五邪所见：春得秋脉，夏得冬脉，长夏得春脉，秋得夏脉，冬得长夏脉，名曰阴出之阳，病善怒，不治，是谓五邪，皆同命死不治。

此明上文阴出之阳之义也。春得秋脉，金克木也；夏得冬脉，水克火也；长夏得春脉，木克土也；秋得夏脉，火克金也；冬得长夏脉，土克水也。盖其五行相克者，由阴阳相离而不相交也，名曰阴出之阳者，其阴出离于阳，而成孤阳，故病善怒，是谓五邪，皆同命死不治也。若阳入之阴，则阴阳相入相交而生化，其人静而不死矣。

邪中阳溜于经中阴溜于腑

《灵枢·邪气脏腑病形篇》岐伯曰：身半以上，邪中之也；

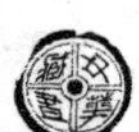

身半以下，湿中之也。故曰：邪之中人也，无有常，中于阴，则溜于腑；中于阳，则溜于经。帝曰：阴之与阳也，异名同类，上下相会，经络之相贯，如环无端。邪之中人，或中于阴，或中于阳，上下左右，无有恒常，何也？岐伯曰：诸阳之会，皆在于面。中人也，方乘虚时，及新用力，善饮食汗出，腠理开，而中于邪。中于面，则下阳明；中于项，则下太阳；中于颊，则下少阳；其中于膺背两胁，亦中其经。帝曰：其中于阴奈何？岐伯曰：中于阴者，常从臂胻始。夫臂与胻，其阴皮薄，其肉淖泽，故俱受于风，独伤其阴。帝曰：此故伤其脏乎？岐伯曰：身之中于风也，不必动脏。故邪入于阴经，则其脏气实，邪气入而不能客，乃还之于腑。故中阳，则溜于经；中阴，则溜于腑。

身半以上，天气主之为阳，风为阳邪，故风邪中之；身半以下，地气主之，为阴，湿为阴邪，故湿邪中之。同类相感召也。风邪动荡，故中人无常处，或中于阴，则溜于腑；或中于阳，则溜于经。此以表里分阴阳，不拘上下之部位也。盖以诸阳经皆会于面，邪之中，方乘阳气虚时，及新用力，饮食汗出，腠理开，而邪中之。中于面，则下阳明，以阳明经脉起于鼻交頞中，由面下行者也；中于项，则下太阳，以太阳经脉从头下项背而走足也；中于颊，则下少阳，以少阳经脉由耳前下颊，行于身侧者也；中于膺背两胁，亦各入其经脉也。其中于阴，从臂胻始者，以手足臂胻里面，皆三阴经脉所行者也，其皮薄，肉淖泽而不坚密，故邪易入，而风邪独伤之也。阴经内通于脏，邪入之而脏气实，则邪不能客，故还之于腑，是由经入脏，从脏出腑，以腑脏经脉相通也。故原其邪，国中于阳，则溜于经；国中阴，则溜于腑也。此但指风邪内入之径路次第，而未及于湿也。

外感内伤

帝曰：邪之中人脏，奈何？岐伯曰：忧愁恐惧则伤心，形寒饮冷则伤肺，以其两寒两感，中外皆伤，故气逆而上行。有所堕坠，恶血留内，若有所大怒，气上而不下，积于胁下，则伤肝，有所击仆，若醉入房，汗出当风，则伤脾；有所用力举

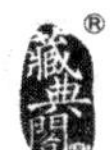

重，若入房过度，汗出浴水，则伤肾。

帝曰：五脏之中风，奈何？岐伯曰：阴阳俱感，邪乃得往。

上言脏气实，邪不能客而还于腑，其有邪中于脏者，必由七情、饮食、房劳等事，先伤脏气，邪得乘虚而入。故此但详内伤之因，而曰阴阳俱感，邪乃得往者，以脏腑居里为阴，营卫在外为阳，统明外邪由内伤之所感召也。

面耐寒热

帝曰：首面与身形也，属骨连筋，同血合于气耳。天寒则裂地凌冰，其卒寒，或手足懈惰，然而其面不衣，何也？岐伯曰：十二经脉，三百六十五络，其血气皆上于面，而走空窍。其精阳气，上走于目，而为睛；其别气，走于耳，而为听；其宗气，上出于鼻，而为臭；其浊气，出于胃，走唇舌，而为味。其气之津液，皆上熏于面，而皮又浓，其肉坚，故天热甚寒，不能胜之也。

首面身形，虽同属筋骨气血，合而成形，其阳气津液，皆上升而熏于面，故独耐寒热而不畏，所以上言或用力，或饮食汗出，腠理开，邪始乘虚而入也。

虚邪正邪

帝曰：邪之中人，其病形何如？岐伯曰：虚邪之中身也，洒淅动形；正邪之中人也微，先见于色，不知于身，若有若无，若亡若存，有形无形，莫知其情。

虚邪贼风暴厉，故中于身，洒淅动形者，寒毛竖也；正邪者，寻常风寒，因腠理开而入，其气微而不厉，先现于面色，而身不之觉，故若有若无，若存若亡，有形无形，皆莫知其真实之病情也。

胃大肠小肠证

帝曰：愿闻六腑之病。岐伯曰：面热者，足阳明病；鱼络血者，手阳明病；两跗之上，脉竖陷者，足阳明病，此胃脉也。大肠病者，肠中切痛而鸣濯濯，冬日重感于寒，即泄，当脐而痛，不能久立，与胃同候；胃病者，腹膜胀，胃脘当心而痛，上支两胁，膈咽不通，食饮不下。

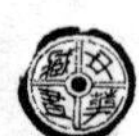

足阳明胃经之脉行于面，故病则面热也；手腕鱼际，手阳明大肠经之络脉，故病则络脉现血色也；两足跗上，胃经之动脉，名冲阳，其脉竖陷者，按之不应，为足阳明病也。若大肠病者，肠中切痛，而鸣濯濯有声，若重感于寒，即泄泻，当脐而痛，不能久立者，立，则气坠欲泻也，其胃病者，亦同候法，以胃与大肠，气本相贯；若胃病腹胀，腹正大肠所居之处，故现证相同，惟胃气上连于肺，旁近于肝，故胃脘当心痛，上支两胁，膈咽不通，食饮不下，咽者，胃之食管，与肺喉前后相并者，是故肺肝气或不调，亦使胃脘胀闷也。

小肠病者，小腹痛，腰脊控睾而痛，时窘之后，当耳前热，若寒甚，若独肩上热甚，及手小指次指之间热，若脉陷者，此其候也，手太阳病也。

小肠本在胃下、大肠之上，其病证反现于下者，以其为心之腑，而下通膀胱，气化关于肝肾，故小腹痛，腰脊控睾丸而痛者，名疝病，亦名小肠气也，时窘之后者，大便坚涩，因小肠主化物，病则滓浊不化，致大肠传导不利也；其有耳前热，或寒甚，或肩上热甚，及手小指次指间热，而脉陷下，皆小肠经脉所现之病，故知其非肝、肾、膀胱之病，而由小肠延及于肝、肾、膀胱，当治小肠为主也。

三焦膀胱胆证

三焦病者，腹气满，小腹尤坚，不得小便，窘急，溢则水，留即为胀，候在足太阳之外大络，大络在太阳、少阳之间，亦见于脉，取委阳。

三焦为决渎之官，水道出焉，膀胱藏津液，必由三焦气化，方能泄水。三焦病而气空，故腹中气满，而小腹尤坚者，膀胱不能泄水，而小便闭也；水多漫溢，留于肌肤，则成胀病矣；候在足太阳之大络，而取委阳穴者，泄膀胱以通下焦之气，下焦通则三焦俱通矣。故如水肿病用开腠发汗之法，亦是疏解太阳经脉，以通膀胱之气，所以经言三焦膀胱者，腠理毫毛其应也。

膀胱病者，小腹偏肿而痛，以手按之，即欲小便而不得，肩上热，若脉陷，及足小趾外廉，及胫踝后皆热，若脉陷，取委中央。

小肠为心之腑，而气行于左，膀胱承小肠之气化者，肝位于左，而主遗溺癃闭，则与肝亦相关涉，故膀胱病，则小肠与肝气皆不宣，小腹偏左而痛，以手按之，欲小便而不得，气结不开也；膀胱为肾之腑，而下焦所主，以其有足小趾外廉及胫踝后皆热，若脉陷，皆膀胱足太阳经现证，故取其经之委中穴以治之也。

胆病者，善太息，口苦，呕宿汁，心下澹澹，恐人将捕之，嗌中 然，数唾，在足少阳之本末，亦视其脉之陷下者，灸之，其寒热者，取阳陵泉。

少阳生气，由肝胆而升，胆病气郁，故善太息；胆汁泄而上溢，故口苦；逆气犯胃，则呕宿汁；胆附于肝，胆泄则肝虚，前云肝实则怒，虚则恐，故心下澹澹，恐人将捕之，澹澹，惨澹气怯之状，盖怒则胆气横，恐则胆气怯也；气逆于嗌，故然有声，水液随涌而数唾也；病在足少阳经之本末，本末者，经之始终也；视其经脉之陷下者灸之，以通阳气，其发寒热者，因少阳经在半表半里，取穴针之，以通表里之气，而仲景用小柴胡汤以和之也。

肺肝脾胃肾心证

《灵枢·五邪篇》曰：邪在肺，则病皮肤痛，寒热，上气喘，汗出，咳动肩臂。

肺合于皮毛，而主卫气，故邪在肺，则皮肤痛；营卫不和，则发寒热；以其上气，喘而汗出，咳动肩臂，皆肺病之现证，故寒热亦属肺邪。若邪在经而发寒热，必有头痛，肺病发寒热，则无头痛也。

邪在肝，则两胁中痛，寒中，恶血在内，行善掣节，时脚肿。

两胁为肝经所行之处，故邪伤肝，两胁痛也；寒中者，脾胃虚弱，阳不输化，而肝逆不得藏血，故恶血瘀积在内；以阳明本多气多血，以阳虚而寒，肝逆气陷，故血蓄不行，而时脚肿；血不养筋而筋急，故行则肢节牵掣也。

邪在脾胃，则病肌肉痛。阳气有余，阴气不足，则热中，善饥；阳气不足，阴气有余，则寒中，肠鸣腹痛；阴阳俱有余，若俱不足，则有寒有热。

脾胃主肌肉，故邪客之则肌肉痛。阳有余，则热中而善饥；阴有余，则寒中而肠鸣腹痛；以脾胃统一一身之阴阳，故阴阳偏胜，则寒热证现也。上条中寒而有蓄血者，肝病不藏血也；此条中寒而无蓄血，肝无病也。

邪在肾，则病骨痛阴痹。阴痹者，按之不可得，腹胀，腰痛，大便难，肩背颈项痛，时眩。

肾主骨，邪在肾，故骨痛。阴痹者，邪痹阴分深处，故按之不可得，而腹胀、腰痛、大便难，皆阴气痹结者也。以肾为胃关，开窍于二便。故二便之病，皆关于肾，而大便难者，有阴结、阳结之分，阴结为虚寒，阳结为实热，仲景辨脉证甚详，此之阴痹，即阴结也。关门痹结，则肠胃浊壅不行，肺气开张，不得下降，经气皆逆，故肩背颈项俱痛也；肾病而水不涵木，则虚阳化风而上冒，故时眩也。

邪在心，则病心痛，喜悲，时眩仆。视有余不足，而调之其输也。

邪受心包络，其气有余，则笑，不足则悲；而心中痛者，以心主血脉，血脉郁结也；脉结气不通，则心火亢逆，而神不能主持，故时目眩而仆。当视其有余不足，而调其输者，调心包络之经气也。以上统指外感、内伤偏邪之气而言也。

心脏不受邪气

《灵枢·邪客篇》帝曰：手少阴之脉，独无，何也？岐伯曰：少阴，心脉也。心者，五脏六腑之大主也，精神之所舍也，其脏坚固，邪勿能容也。容之则心伤，心伤则神去，神去则死矣。故诸邪之在心者，皆在于心之包络，包络者，心主之脉也，故独无也。

心包络称臣使之官，喜乐出焉。一如君之近臣，代心用事而出喜乐，为心脏之脉。若心主，即元神，清静无为者也，故其脏坚固，邪不能干，而凡邪之干心，皆包络受之。若伤心脏，则神去而死矣。

虚实之要

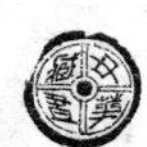

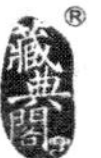

《素问·刺志论》帝曰：愿闻虚实之要。岐伯曰：气实形实，气虚形虚，此其常也，反此者，病。谷盛气盛，谷虚气虚，此其常也，反此者，病。脉实血实，脉虚血虚，此其常也，反此者，病。帝曰：如何而反？岐伯曰：气盛身寒，此谓反也；气虚身热，此谓反也；谷入多，而气少，此谓反也；脉盛血少，此谓反也；脉少血多，此谓反也。气盛身寒，得之伤寒；气虚身热，得之伤暑；谷入多而气少者，得之有所脱血，湿居下也；谷入少而气多者，邪在胃与肺也；脉小血多者，饮中热也；脉大血少者，脉有风气，水浆不入，此之谓也。

夫气者，体之充也。脉者，血之府也。色者，气血之荣华也。气血者，由水谷之精微所化者也。是故形气、血脉之虚实，色泽之明晦，谷入之多少，必当相应，其不相应而相反者，由外感、内伤之病所致，而要辨其虚实也。假如形实气盛者，形体壮实，呼吸声粗，而阳气旺，身不寒也，若反身冷畏寒，是外伤寒邪，内气被遏而不舒，故声粗似气盛也；形弱气虚，则声微，呼吸少气，不足以息，而阳虚身寒也，若反身热而畏热者，是暑热伤气，故气虚不足以息也；谷入多，则胃强而气自旺，乃反少者，因其脱血而气耗散，或湿邪伤阳，湿为阴邪，居下部，而阳气根于下者，以湿居之，故生气少也；谷入少则胃弱而中气虚，乃反盛者，以邪客肺胃，其气滞逆，非真盛也；血盛则脉盛而色荣也，若色荣，似血多，而脉反小者，以饮酒而血中有热，非血多也；若脉盛似血盛，而色反枯白者，因有风气而致脉盛，非血盛也，风气阻于中，水浆且不入，何有谷气以生血气哉！

《素问·通评虚实论》岐伯曰：邪气盛则实，精气夺则虚。气虚者，肺虚也，气逆者，足寒也，非其时，则生，当其时则死，余脏，皆如此。

此统言虚实之道，举一脏以该余脏也。盖肺主一身之气，故气虚者，肺必虚也。若气逆而不降者，其阳上亢，故足下必寒也。肺金旺于秋，若非秋时而肺虚，尚可生，若当旺时而反虚，其根本已败可见，或夏令火旺克金之时，则更难培养也。又如秋冬阳气收降之时，而气逆足寒，犹可调治，若春夏阳气升浮，而气逆足寒，即有上脱之虞，故曰非其时，则生，当其时则死也。余脏，如肝心之气旺于春夏而主升，肺肾之气旺于秋冬而主降，脾旺于季夏而主转运，其虚其实，为逆为顺，皆可如此类推矣。薛生白曰：邪气盛则实，精气夺则虚，此二句为治之大纲。其辞似显，其义甚微，而辨之最难者也。盖言邪气实宜泻，正气虚宜补，凡邪正相搏而为病，则邪实正虚皆可言也。主泻者曰邪盛当泻，主补者曰精夺当补，各执一见，借口文饰，以至精之训，酿莫大之害，不知理之所在，有必不可移易者，察虚实之缓急有无也。无虚者，急在邪气，去之不速，留则生变也；多虚者，急在正气，培之不早，临期无济也；微虚微实者，亦治其实，可一扫而除也；甚虚甚实者，所畏在虚，但固守根本，以先为己之不可胜，则邪无不退也；二虚一实者，兼其实，开其一面也；二实一虚者，兼其虚，防生不测也。总之，实而误补，固必增邪，犹可解救，其祸小；虚而误攻，元气忽去，莫可挽回，其祸大。此虚实之缓急，不可不察也。所谓有无者，察邪气之有无也。凡风、寒、暑、湿、燥、火，皆为邪，邪之在表在里、在腑在脏，必有所居，求得其本，则直取之，此所谓有，有则邪之实也；若无六气之邪，而病出三阴，则惟情欲以伤内，劳倦以伤外，非邪似邪，非实似实，此所谓无，无则病在元气也。不明此义，必至以逆为从，以标作本，绝人长命耳。楠按：此篇之论，最为精当，学人宜三复焉。

惟云误补增邪，犹可解救，其祸小，然余亲见有病伏暑发疟者，其人信景岳书，而用补气等药，其邪暂伏，疟止，不数日复发，更认为虚，而服熟地等剂，即变闷痧，邀余视之，不可解救，是夜而卒。盖风寒之邪在表者，误补犹可解救，虚人且当助内以托邪；若暑湿之邪，初由膜原，而归脾胃，故虽虚不能用补法，而为难治，必须轻药从缓调之，急则生变也。是故虚而挟邪者，必辨其邪之浅深表里为要也。

五脏现病

《灵枢·本神篇》曰：肝藏血，血舍魂，肝气虚则恐，实则怒；脾藏营，营舍意，脾气虚，则四肢不用，五脏不安，实则腹胀，泾溲不利；心藏脉，脉舍神，心气虚则悲，实则笑不休；肺藏气，气舍魄，肺气虚则鼻塞不利，少气，实则喘喝，胸盈仰息；肾藏精，精舍志，肾气虚则厥，实则胀，五脏不安。必审五脏之病形，以知其气之虚实，谨而调之也。

心为君主之官，心神静，则灵明无作，动则化识为用，魂魄意志，皆由心神所化，为识之别名，寄于肝、肺、脾、肾四脏，故各脏有病，皆关于心，而知痛苦。凡情欲之动出于心，而必先伤各脏者也。良以神气本为一物，而分二用者，神动则伤气，气动则乱神，故曰持其志无暴其气也。观脏气之虚实，而现恐怒悲喜等病，其神气本为一物，更可征矣。然气又有阴阳五行之分，故五脏之现病，各有不同也。脏腑为表里，腑气本于脏，故脏气虚实，即腑气虚实也。肝气虚则胆怯而多恐也，肝为刚脏，名将军之官，故其气实则胆横而多怒也；营气生于脾，故脾藏营，而营舍意也，四肢禀气于脾胃，其气由脾健运而外达，脾虚，故四肢无力而不用也，脾为中土，金木水火借以调和，其气虚不能周布，则金木水火互相克贼，而五脏皆不安矣，脾位于腹，其气实则壅而不得转输，肠胃因之不通，故腹胀而泾溲不利也；血脉从心脏之气而生，故谓心藏脉，而脉舍神，每见有外邪瘀结血脉者，即多昏谵，理可见矣，以神气本为一物，故气虚则神丧而悲，气实则神旺而喜笑不休也；一身之气，皆归肺权衡四布，故肺藏气，而气舍魄也，肺开窍于鼻，其气虚则浊蔽其窍而不通利，出入气少也，其实者则气壅于胸，不得分布，故喘喝、胸满而仰息也；水谷所化之精血，皆由脾脏转输，而血归肝，精归肾，故谓肝藏血，而血舍魂，肾藏精，而精舍志也，志者，神火之所注，而舍于精，故精能生气，而为阳之根，气虚，则阳衰而多厥冷也，肾为胃关，开窍于二便，故肾气实则关窍不利，浊壅肠胃，胸腹胀闷，而五脏皆不安矣。是故必审五脏之病形，以知其气之虚实，谨按理法而调之，以五脏为根本，五脏调和，则一身自无诸病也。

肝病

《素问·脏气法时论》曰：肝病者，两胁下痛，引少腹，

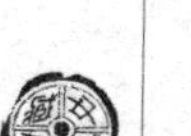

令人善怒；虚则目𥆨𥆨无所见，耳无所闻，善恐，如人将捕之。取其经，厥阴与少阳。气逆，则头痛，耳聋不聪，颊肿。

此言五脏虚实之病，与上《本神篇》有不同者，盖《本神篇》专明本脏之虚实，此篇特明受邪之病形，故直标肝病、心病，而不明言其脏象，止表受邪之证，所谓邪盛为实、精夺为虚也。而其言虚，亦有挟邪之证，故虽同论五脏虚实，而义理迥别，各明其病也。肝脉起于足，由少腹布胁肋，故肝病则两胁下痛，引少腹，以其受邪，故有经脉之证，用针以通经脉而治也，邪盛为实，肝实故善怒；其虚者血少，目光本亏，再加受邪，故目𥆨𥆨无所见，𥆨𥆨者，昏暗也，肝之表是胆腑，少阳经脉入于耳，既虚而又邪蔽，故耳无所闻，胆怯，故善恐，如人将捕之也。即取肝胆经以治之。如少阳气逆，其邪盛，则头痛、耳聋不聪、颊肿，皆少阳经脉所行之处也。其耳不聪，比之虚者绝无所闻，则又不同矣。

心病

心病者，胸中痛，胁支满，胁下痛，膺背肩胛间痛，两臂内痛；虚则胸腹大，胁下与腰相引而痛。取其经，少阴、太阳；舌下血者，其变病，刺郄中血者。

心病者，《灵枢·邪客篇》言心脏坚固不受邪，受邪则神去而死，凡云心病者，皆心包络及手少阴经受邪也。故其胸痛、胁支满而痛，及臂内痛等证，皆包络与少阴经脉所行之处也。其虚者，至于胁下与腰相引而痛，是连及肝肾也。盖肝为心母，肾为肝母，由母先虚，而及其子，若过劳心火，必耗肝肾精血也。且各脏皆有系脉通心，以心为一身主宰，一身气血皆随心所使，故心病必关于各脏，而心生血脉，血脉虚，不能濡润，则牵掣各脏，而胁下与腰相引而痛也。是故情欲而伤各脏者，必先自养其心，药石止能调气血，不能治心志之病；所以情欲损伤之证，不知此理，终必不起也。刺法经穴，另详同人图，下皆同。

脾病

脾病者，身重，善饥，肉痿，足不收，行善瘈，脚下痛；虚则腹满，肠鸣，飧泄，食不化。取其经，太阴、阳明、少阴血者。

此言脾受外邪，而化热病也。脾主肌肉，肌肉受热，经脉皆弛纵，故身重肉痿，以及善饥，至脚下痛，皆邪热所伤，为实证也。行善螈者，螈音契，以脾之经脉起于足而弛纵，则行步不稳也。其腹满、肠鸣、飧泄、食不化，皆虚寒之邪，经所云脏寒生满病也。若腹满、便闭、发热，又为实矣。治用针法，而用药亦可类推也。

肺病

肺病者，喘咳，逆气，肩背痛，汗出，尻阴股膝髀足皆痛；虚则少气，不能报息，耳聋，嗌干。取其经，太阴、足太阳之外，厥阴内血者。

喘咳、逆气、肩背痛、汗出者，以肺气上壅，肩背血脉窒塞，而胃中水液不得下输，乃从皮腠外泄，皆肺脏之现病也。其尻及阴股至足皆痛者，足太阳经病也。以太阳主一身之表，与肺同合于皮毛，故外邪客于太阳，则必内连肺脏，如仲景所论，风伤卫，有鼻鸣干呕，寒伤营，有喘咳，皆太阳连肺脏者。然邪客太阳经者，必有头痛，此无头痛者，是邪客于肺，外溢皮毛，延及太阳之界，不在其经，故无头痛，而标肺病也。若肺脏虚，则少气，不足以充出入之息，其气不振，则浊邪蒙窍而耳聋，气虚不能生津，则嗌干也。刺法取太阳，泄外溢之邪也；取厥阴者，以阴阳十二经脉，流行至足厥阴与手太阴，始终交接，故取之，皆为肺邪之出路也。用药之法，可类推矣。

肾病

肾病者，腹大，胫肿，喘咳，身重，寝汗出，憎风；虚则胸中痛，大腹小腹痛，清厥，意不乐。取其经，少阴、太阳血者。

肾为寒水之脏，而受风邪鼓动，水不得泄，乃壅而腹大胫肿，以至憎风等证，是成风水之病也。胸中痛，以至意不乐，是阳虚之证。清厥者，手足逆冷也。风水挟外邪，故兼取太阳，表里并治，使膀胱泄水也。

《素问·逆调论》曰：肾者水脏，主津液，主卧与喘也。

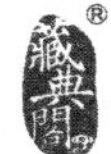

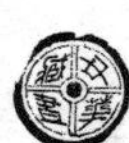

盖肾为水脏，而火根于中，火蒸水气而为津液，上升舌下廉泉，至口咽下，溉于周身，故津液少，则舌燥嗌干。肺主出气，肾主纳气，夜卧，则肺气纳于肾，并收天地之精气，以养身中元气也，早起，则肾气出于肺，以供一身运用也。是故津液与卧及喘，皆肾所主。而肺肾两脏病，皆有喘咳，在肺是气闭为实，在肾是气脱为虚。风水病亦因肾虚受邪，故有喘咳、身重，而寝则出汗也。若中宫壅滞，使肺肾之气出入升降不利，亦有喘咳。皆当辨其因，分虚实而治之也。）

五有余　五不足

《素问·调经论》岐伯曰：有余有五，不足亦有五。神有余有不足，气有余有不足，血有余有不足，形有余有不足，志有余有不足。帝曰：人有精气津液，四肢九窍，五脏十六部，三百六十五节，乃生百病，百病之生，皆有虚实。今夫子言有余有五，不足亦有五，何以生之乎？岐伯曰：皆生于五脏也。夫心藏神，肺藏气，肝藏血，脾藏肉，肾藏志，而此成形。志意通，肉连骨髓，而成身形五脏。五脏之道，皆出于经隧，以行血气，血气不和，百病乃变化而生，是故守经隧焉。

此与上节《本神篇》、《法时论》义理互相发明者也。盖神、气、血、肉、志藏于五脏，五脏之道路，由经隧出入，以行气血，气血生化，皆神志所主。神藏心，而志藏肾，肾生骨髓，故志意内通于骨髓，而成身形五脏，是肾又为身形五脏之本也。故神志病，则气血不能生化，气血不和，则神志不安，而生百病。治病，必和其气血，和其气血，必守经隧之浅深部位而调之。以经隧为五脏之道路，故必辨其有余不足，而使五脏安和，则百病自愈。所以虽有十六部、三百六十五节，以生百病，总不出五脏之和与不和，而统归心志所主者也。

帝曰：有余不足，何如？岐伯曰：神有余则笑不休，神不足则悲；气有余则喘咳上气，不足则息利少气；血有余则怒，血不足则恐；形有余则腹胀，泾溲不利，形不足则四肢不用；志有余则腹胀飧泄，志不足则厥。

此言有余不足之证，即心、肺、肝、脾、肾脏之病，与上《本神篇》同。惟上言肝气实则怒，此以神、气、血、肉、志分五脏之虚实，而肝藏血者，故曰血有余则怒，不足则恐，其义与《本神篇》同也。若上言肾气实则胀，此言志有余，即肾气实之义也。惟言腹胀飧泄，属脾虚证，乃列于肾实下者，盖土实水虚，则腹胀、泾溲不利，水实土虚，则腹胀、飧泄，以肾为寒水之脏，寒水胜土，即谓之肾实，实即有余之谓，是与上编互明理旨者也。

阴阳气血相倾相并

帝曰：已闻虚实之形，不知其何以生？岐伯曰：气血以并，阴阳相倾，气乱于卫，血逆于经，血气离居，一实一虚。血并于阴，气并于阳，故为惊狂；血并于阳，气并于阴，乃为炅中；血并于上，气并于下，心烦惋，善怒；血并于下，气并于上，乱而喜忘。

此言阴阳气血相并相倾者也。倾者，偏侧也。偏倾相并，故互有虚实。盖卫主气，营主血，如气乱于卫，则血不随气循行，而逆于营，由是血气各离其本居而相并。气并于血，则血实气虚；血并于气，则血虚气实。血并于阴经，气并于阳经，则阴阳经络不相通和，发为惊狂之病；血并于阳经，气并于阴经，则阴阳互争，发为炅中，炅，灼热也；血并走于上焦，气并走于下焦，则心烦惋而善怒，惋，悲恼也；血并于下焦，气并于上焦，则神乱喜忘，所谓独火乱其神明也。良以阴阳互根互用，以生化气血，故气行则血随，气乱则血逆，气阻则血瘀，气热则血耗，气寒则血凝，气衰则血少，血少，则阴不胜阳而血热，气衰，则阳不胜阴而气寒，气旺则血多，血多，则阳不胜阴而血凉，气旺，则阴不胜阳而气热。此气血阴阳之衰旺寒热，而又变生诸病者也。

帝曰：血并于阴，气并于阳，如是血气离居，何者为实？何者为虚？岐伯曰：血气者，喜温而恶寒，寒则泣不能流，温则消而去之。是故气之所并为血虚，血之所并为气虚。帝曰：人之所有者，血与气耳。今言血并为虚，气并为虚，是无实乎？岐伯曰：有者为实，无者为虚，故气并则无血，血并则无气，今血气相失，故为虚焉；络之与孙络，俱输与经，血与气并，则为实焉。血之与气，并走于上，则为大厥，厥则暴死，

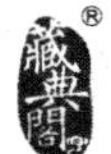

气复反则生，不反则死。

寒热者，阴阳之偏气也。阴阳两平，则气血温和，而流行无患。若寒性凝敛，故气血寒则泣而不流，泣者，涩也，温之则寒消而去，气血方和。如其不和，则必相倾相并，若气并于阳，为血虚，血并于阴，为气虚，以偏并一边，即有一实一虚也。盖气血流行于经络，内外相输，循环不已，细者为孙络，络与孙络之气血，俱输于十二经，以行周身者也。其血与气并走一处，此处即为实焉。故如并走于上则上实，上实则下虚而为大厥，厥则暴死，气复反则生，不反则死。然其所以相倾相并者，必有外感、内伤之因，要必求其所因而调之。此当与脏腑门《太阴阳明论》所云更虚更实之理，参合观之。

帝曰：实者何道从来？虚者何道从去？虚实之要，愿闻其故。岐伯曰：夫阴与阳，皆有俞会，阳注于阴，阴满之外，阴阳匀平，以充其形，九候若一，命曰平人。夫邪之生也，或生于阴，或生于阳。其生于阳者，得之风雨寒暑，其生于阴者，得之饮食居处，阴阳喜怒。

凡病必辨阴阳虚实为纲要。阴阳经络有俞穴交会，气血由之互相贯注，阳经注于阴，阴经满溢，复归于阳，脉中脉外，营卫脏腑，表里周流，阴阳匀平，以充其形，故其三部九候之脉，若一气所贯而不参差，如是命曰：平人为无病也。若夫邪之生也，外感风雨寒暑，则必先伤阳分，及久而深入，方伤于阴；若饮食起居，情欲喜怒，则先伤气血脏腑，为阴分也。此以表里分阴阳，为生病之端也。

外感内伤各分阴阳

帝曰：风雨之伤人，奈何？岐伯曰：风雨之伤人也，先客于皮肤，传入于孙络，孙络满，则传入于络脉，络脉满，则输于大经脉，血气与邪，并客于分腠之间，其脉坚大，故曰实。实者，外坚充满，不可按之，按之则痛。帝曰：寒湿之伤人奈何？岐伯曰：寒湿之中人也，皮肤不收，肌肉坚紧，营血泣，卫气去，故曰虚。虚者，聂辟气不足，按之则气足以温之，故快然而不痛。

此以外邪之阴阳而分虚实也。风为阳邪，故先客皮肤卫分，卫为阳也，入于孙络，而传络脉，然后输于大经营分血脉之中，则血气与邪并居于分腠之间，其脉坚大，故曰实。实者，以邪结脉中而外坚充满，故不可按，按之则痛也。若寒湿阴邪所伤者，皮肤弛而不收，以其卫阳不固，阴邪得伤肌肉，而营居肉中，故肌肉坚紧而营血涩，故曰虚，由阳气虚也。聂辟者，馁乏之状，《灵枢·根结篇》云：血气枯竭，肠胃聂辟也。此以阴邪伤阳，按之则阳动，足以温之，故快然而不痛也。

帝曰：阴之生实，奈何？岐伯曰：喜怒不节，则阴气上逆，上逆则下虚，下虚则阳气走之，故曰实矣。帝曰：阴之生虚，奈何？岐伯曰：喜则气下，悲则气消，消则脉空虚，因寒饮食，寒气熏满，则血泣气去，故曰虚矣。

此言内伤之虚实也。喜怒不节，则心志扰动，使阴气上逆而下虚，下虚则阳气走之者，亦从上走也，即前所云血与气并，故曰实矣。若喜则气下行，悲则气消耗，故脉空虚，因寒饮食之寒气，乘虚熏满于中，则血得寒而凝涩，阳气因之而去，故曰虚矣。大抵怒则气逆为实，喜与悲，则气下消为虚。皆由情志妄动，致阴阳偏倾而为虚实，下文更详明之。一曰喜则气散，恐则气下，盖气散亦从下泄也。

阳虚外寒　阴虚内热　阳盛外热　阴盛内寒

帝曰：经言阳虚则外寒，阴虚则内热，阳盛则外热，阴盛则内寒，不知其所由然也。岐伯曰：阳受气于上焦，以温皮肤分肉之间，今寒气在外，则上焦不通，上焦不通，则寒气独留于外，故寒。帝曰：阴虚生内热奈何？岐伯曰：有所劳倦，形气衰少，谷气不盛，上焦不行，下脘不通，胃气热，热气熏胸中，故内热。帝曰：阳盛生外热奈何？岐伯曰：上焦不通利，则皮肤致密，腠理闭塞，玄府不通，卫气不得泄越，故外热。帝曰：阴盛生内寒奈何？岐伯曰：厥气上逆，寒气积于胸中而不泻，不泻则温气去，寒独留，留则血凝涩，凝则脉不通，其脉盛大以涩，故中寒。

此明阴阳、表里、虚实、寒热之病，统外感、内伤而言也。阳受气于上焦者，言卫阳出于胸中之宗气而行脉外，以温

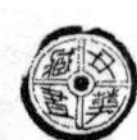

皮肤分肉之间，今因外感寒气，则上焦阳气不得通行，而寒气独留于外者，是卫阳虚而发寒，故谓之阳虚则外寒也；阴虚生内热者，有所劳倦，致形气衰少，胃中谷气不盛，而清阳不周布于上焦，则浊壅不降，下脘因之不通，胃气郁而成热，热气熏胸中，是因劳扰耗津液，故谓之阴虚生内热也；阳盛生外热者，以上焦之气不得通利，致皮肤致密，腠理闭塞，玄府不通，玄府者，毛窍也，以其外邪闭郁，卫阳实而不能泄越，故谓之阳盛则外热也；阴盛生内寒者，因情志妄动，其气厥逆不顺，而耗伤阳和，其阴寒积于胸中而不泻，则温气去而寒独留，其血因寒而凝涩，脉者血之府，血凝，故脉不通畅而盛大以涩也，此因阳伤而阴浊壅盛，以成中寒之病，故谓之阴盛则内寒也。盖外寒外热，同是外感之病，如仲景所论，而有阴阳虚实不同也；内热内寒，同是内伤之病，如仲景所论，而有伤津液、伤阳和之异也。

《内经》举其纲要，而仲景详辨证治，为后学津梁，故仲景云撰用《素问》者，其所论皆本于《内经》义理也。后学虽悟《内经》义理，而不读仲景之书，必不能善其用，所以仲景为中古之医圣。近世罕有知仲景之道者，故医风日趋于下矣。）

五脏为本

帝曰：夫子言虚实有十，生于五脏，五脏五脉耳。夫十二经脉，皆生其病，今夫子独言五脏。夫十二经脉者，皆络三百六十五节，节有病，必被经脉，经脉之病，皆有虚实，何以合之？岐伯曰：五脏者，故得六腑与为表里，经络支节，各生虚实，其病所居，随而调之。病在脉，调之血；病在血，调之络；病在气，调之卫；病在肉，调之分肉；病在筋，调之筋；病在骨，调之骨。

五脏各有虚实，故共有十也。帝即指前所云五有余五不足之言而问，谓五脏止阴经五脉，而阴阳共有十二经，经皆有络，络有三百六十五节，凡有病必遍被于经络，皆有虚实之分，今独言五脏之虚实，何以合十二经络、三百六十五节之数乎？岐伯言：脏腑经络，本出一源，五脏与六腑为表里，是脏为根，腑为干，经络血脉等皆枝叶也，则经络支节之病之虚实，总不出五脏之虚实也，故随其病之所居而调之，则一以贯之矣。如病在脉，调之血者，以脉为血之府，而属于营，血脉，心所主也；病在血，调之络者，以血在络中，故络伤则血溢，上言脉即经脉，经络血脉，本属一体，以其道路而言，名经络，以其流行而言名血脉也；病在气，调之卫者，卫气行于脉外而固表，肺所主也，以其昼则行阳二十五度，夜则行阴二十五度，如不循度，为不调也；病在肉，调之分肉者，肌肉脾所主，统属营卫，故当运脾以通调营卫，其分肉自和矣；病在筋，调之筋者，筋肝所主也，使肝气血调和，则筋病自愈矣；病在骨，调之骨者，骨肾所主也，使肾脏阴阳充足，精气周流，则骨病自愈也。是故营卫气血、经络支节、肌肉筋骨之病，总不外乎五脏，审五脏之虚实，而凡病之虚实，在其中矣。

络满经虚　络虚经满

《素问·通评虚实论》又曰：所谓重实者，言大热病，气热脉满，是谓重实。经络皆实，是寸脉急而尺缓也，滑则从，涩则逆也。夫虚实者，皆从其物类始，故五脏骨肉滑利，可以长久也。络气不足，经气有余者，脉口热而尺寒也，秋冬为逆，春夏为从。经虚络满者，尺热满，脉口寒涩也，此春夏死，秋冬生也。络满经虚，灸阴刺阳；经满络虚，刺阴灸阳。

此承上言邪盛为实者，以明脉象而辨证之逆从也。如大热病，气热而脉满，其邪与气血相并，则谓之重实也。经在营分，主血，络在卫分，主气，经络皆实，则气血皆受邪，寸脉急强而尺和缓者，以经络皆受邪，营卫之气上逆也。滑者，气血流利，其邪易解，为从；涩者，邪与气血胶结，难解，为逆也。夫虚实者，阴阳气血偏倾，皆从其物类而始。如阴邪从于阴，则阴实而阳虚，阳邪从于阳，则阳实而阴虚，阳为卫为气，阴为营为血也。若无邪伤而阴阳气血和平，周流于五脏骨肉，自然滑利而无瘀涩之病，可以长久而生也。若邪客于经，则经气有余，络气不足，经为营，营行脉中，故脉口热而现数脉也；络为卫，卫行脉外，络虚，故尺肤寒也。此所谓从阴阳

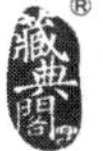

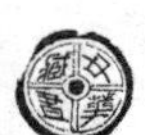

之类者也。脉口，统指两手寸夫尺之脉，亦名寸口，亦名气口。以脉数知为热，而经有余也；尺肤不热，知为寒，而络不足也。若尺亦以脉言，岂有一脉流行，而分寒热两截者乎？且言络不足，明指卫气之行脉外者，岂非尺肤乎？若上文滑涩二字，统该脉与尺肤而言，故又言五脏骨肉滑利，可以长久也。其络不足，经有余者，阴已偏胜，又遇秋冬阴旺，则阳偏绝，故为逆，春夏阳旺得助，故为从也。其经虚络满者，可类推矣。故络满经虚者，当灸阴补经，刺阳泻络；经满络虚者，当刺阴泻经，灸阳补络，而用药之法，亦然矣。

经络营卫皆虚

帝曰：何谓重虚？岐伯曰：脉气上虚尺虚，是谓重虚。虚谓气虚者，言无常也。尺虚者，行步㑊然；脉虚者，不象阴也。如此者，滑则生，涩则死也。

此承上言精气夺为虚者，以辨脉证也。经络皆虚，谓之重虚，上云气虚者，肺虚也，言其虚无常处也，或虚在经络，或虚在脏腑，而统曰肺虚，以肺主一身之气故也。今明重虚之义，而经络皆虚，经络皆虚，则阴阳皆虚，阴阳皆虚，则营卫脏腑，俱在其中矣。是故尺肤虚软，则卫虚而络虚，其行步㑊然者，怯弱之状也；脉虚者，经虚也，经虚则营血虚，营血为阴，脉本沉静柔和而充满，今其虚也，脉或空大，或强急，不象阴柔之脉也。凡此重虚者，其脉与尺肤滑者，气血流利，尚可培养而生；如涩者，气血皆枯，并有邪滞，则死矣。此滑涩二字，与上节同义。上节言从逆，即生死之兆也。

辨生死

帝曰：寒气暴上，脉满而实，何如？岐伯曰：实而滑则生，实而逆则死。帝曰：脉实满，手足寒，头热何如？岐伯曰：春秋则生，冬夏则死。脉浮而涩，涩而身有热者，死。

此言精气夺者，中阳无权，阴寒邪气，自内暴逆而上，脉满而实者，大而有力，无柔和之气也。若有滑象，气血尚活可生，如实而且逆者，现五行相克之真脏脉也，故死。又如脉满实，手足寒，头热者，中无阳和敷布四肢，其气厥逆直上，故手足寒而头热，是阴阳乖格，不相交通，势将偏亢而偏绝。如春令阳初升，秋令阳初降，尚可调之，使和而生；若冬夏阴阳偏旺之时，以身中之偏，而遇气候之偏，则必偏绝而死也。脉浮者，阳露于外，阳性流利而反涩者，阳气败矣，阳败而反身热，此精气夺甚，正如残灯余焰，阴阳两竭，故死也。

其形尽满者，脉急大坚，尺涩而不应也，如是者，从则生，逆则死。帝曰：何谓从逆？岐伯曰：所谓从者，手足温也；所谓逆者，手足寒也。

此更申明上文之寒气暴上，而尽其形气皆逆满而上者，脉必急大且坚，而尺肤涩，与脉不相应，何也？此脉之急大，本非气血有余，以其精气内夺，故脉无柔和之象，精气枯，故尺肤涩而不润。如是者，手足温，则中宫犹有阳气布于四肢，为从而可生；手足寒，则阳败，为逆而死也。

五实五虚

《素问·玉机真脏论》帝曰：余闻虚实以决死生，愿闻其情。岐伯曰：五实死，五虚死。脉盛，皮热，腹胀，前后不通，瞀闷，此谓五实；脉细，皮寒，气少，泄利前后，饮食不入，此谓五虚。帝曰：其时有生者何也？岐伯曰：浆粥入胃，泄注止，则虚者活；身汗，得后利，则实者活。此其候也。

此统言外感内伤虚实之证也。脉盛，皮热，腹胀，是邪盛于表里也，前后便不通，则邪结无出路，而昏瞀躁闷，则元气绝而死，名五实也；脉细，皮寒，气少，表里精气皆夺也，而二便泄利，饮食不进，则本元竭而死，名五虚也。实者，身汗得后利，则表里邪解而正气渐苏；虚者，泄利止而浆粥进，则生气渐续，故皆可活也。

三焦气虚

《灵枢·口问篇》曰：上气不足，脑为之不满，耳为之苦鸣，头为之苦倾，目为之眩；中气不足，溲便为之变，肠为之苦鸣；下气不足，则为痿厥心悗。

上焦如雾者，清阳之气氤氲旋转，如云之上腾，而充于头脑也，故气不足，则脑中如空，耳鸣头倾目眩者，清阳不伸，则浊阴上僭，浊阴上僭，则头重而倾，阳郁于下，则耳鸣目眩

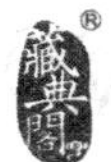

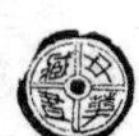

也；中焦如沤者，脾胃蕴酿水谷，由中焦输化津液，故气不足，则输化失度，溲便皆变其常，肠中传导无力，则郁结而鸣也；下焦如渎者，滓浊水液由之而出，藉肾中元阳以蒸化者，故下元气虚，或足痿无力，或厥冷不温，其滓浊反壅而不出，故上逆而心，悗者，满闷也。

卷六

诸风病证

寒热

《素问·风论》帝曰：风之伤人也，或为寒热，或为热中，或为寒中，或为疠风，或为偏枯，或为风也，其病各异，其名不同，或内至五脏六腑，不知其解，愿闻其说。岐伯曰：风气藏于皮肤之间，内不得通，外不得泄，风者善行而数变，腠理开，则洒然寒，闭则热而闷，其寒也，则衰饮食，其热也，则消肌肉，故使人怢栗而不能食，名曰寒热。

风由阳气所化，随寒热温凉而变。寒热之伤人，必由于风，故风为百病之长，善行而数变。如其藏于皮肤之间，营卫不得通和，腠理开闭不常，以致阴阳相争，阴胜则寒而饮食减，阳胜则热而肌肉消，气血两伤，故使人而不能食，名曰寒热病也。者，畏怯战之状。

热中寒中

风气与阳明入胃，循脉而上至目内，其人肥，则风气不得外泄，则为热中而目黄；人瘦，则外泄而寒，则为寒中而泣出。

同感风邪，因人之肥瘦不同，而为病各异，故凡邪之伤人，必随人身之气变化为病。若风由阳明而入于胃，其人体盛肌浓，则风不得外泄，与水谷之气郁蒸，而成湿热，随脉上行而至目黄也；瘦人肌薄腠疏，中宫阳气随风邪而外泄，以致中寒，风气上行至目，则泣出也。

疠风寒热

风气与太阳俱入，行诸脉俞，散于分肉之间，与卫气相干，其道不利，故使肌肉愤而有疡，卫气有所碍而不行，故其肉有不仁也。

太阳主一身之表而统营卫，风气入太阳，行诸脉俞，散于分肉，与卫气相干，使脉道不利，则营气不从，逆于肉里，乃生痈肿；卫气碍而不行，则肌肉不知痛痒，为不仁也。

疠者，有营气热，其气不清，故使其鼻柱坏而色败，皮肤疡溃。风寒客于脉，而不去，名曰疠风，或名曰寒热。

疠者，邪热毒厉之气，腐其营脉，其气秽浊不清，上熏于鼻，故使鼻柱坏而色败，皮肤疡溃。初由风寒客于脉中而不去，挟瘴恶之气所酿成，故名疠风，俗名大麻风，古名癞，最为恶病，其邪入骨，传延子孙，而方书亦有治法也。

五脏六腑头脑眼目中风

以春甲乙伤于风者，为肝风，以夏丙丁伤于风者，为心风，以季夏戊己伤于邪者，为脾风，以秋庚辛中于邪者，为肺风，以冬壬癸中于邪者，为肾风。

人身与天地气化相通，五脏合五时之气候，风为天气，故以天干之五行而应五脏也。

风中五脏六腑之俞，亦为脏腑之风，各入其门户，所中则为偏风。

五脏六腑，皆有俞穴在背，为脏腑之门户。风中于俞，由一门而入，邪止偏入一脏一腑，故名偏风也。

风气循风府而上，则为脑风；风入系头，则为目风，眼寒；饮酒中风，则为漏风；入房汗出中风，则为内风；新沐中风，则为首风；久风入中，则为肠风飧泄；外在腠理，则为泄风。故风者，百病之长也。至其变化，乃为他病也，无常方，然致由风气也。

督脉风府穴，上通于脑，而又通太阳经，太阳经脉起于目内，故风由风府而上入于脑，则头脑痛，由太阳而至目内，则为眼寒也；饮酒之人，多汗而腠理疏漏，风邪易入，故名漏风；入房汗出，风邪乘虚入内，故名内风；新沐阳气发泄，头为诸阳之会，故风中于首也；久风入于腑，则为肠风飧泄者，

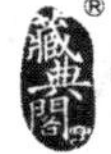

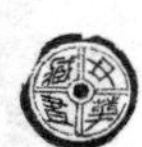

食不及化而下泄，以风性疏利故也。诸邪伤人，必由于风，故风为百病之长。至其变化，乃为他病，而无常方，然其致病，总由风气也。

五脏中风形状

帝曰：五脏风之形状不同者何？愿闻其诊，及其病能。岐伯曰：肺风之状，多汗恶风，色皏然白，时咳短气，昼日则瘥，暮则甚，诊在眉上，其色白；心风之状，多汗恶风，焦绝善怒吓，赤色，病甚则言不可快，诊在口，其色赤；肝风之状，多汗恶风，善悲，色微苍，嗌干善怒，时憎女子，诊在目下，其色青；脾风之状，多汗恶风，身体怠惰，四肢不欲动，色薄微黄，不嗜食，诊在鼻上，其色黄；肾风之状，多汗恶风，面痝然浮肿，脊痛不能正立，其色炱，隐曲不利，诊在肌上，其色黑。

此即明上文五时风邪中于五脏之病证也。风必由皮毛而入，腠理开泄，故多汗，伤风，故恶风，而五脏病证皆然也。肺色白，邪郁肺气，故时咳而短气也，昼则气升而肺开，故病瘥，暮则气降而肺阖，故病甚也；心火为邪所遏，故焦躁善怒，心色赤，言者心之声，舌为心之苗，舌转动方成语，故病甚，则言不快便也；肝有余则怒，不足则悲，邪客之，故两者并现，心风怒者，木助火势也，肝病悲者，金来乘木也，肝色苍，风火上炎，则嗌干，怒者，阳盛恶阴，故时憎女子，青者，苍之甚也；脾主肌肉四肢，故身重怠惰，四肢不欲动也，脾色黄，脾困不运，故不嗜食也；头为诸阳之会，太阳为诸阳主气，而为肾之表，故肾风，而头面肿其身不肿者，以风为阳邪，阳升于上而不在经也，脊为督脉，内通于肾，故痛不能正立，肾色黑，二便为肾之门户，隐曲者，便处也。

胃腑头等中风形状

胃风之状，颈多汗，恶风，饮食不下，膈塞不通，腹善满，失衣则䐜胀，食寒则泄，诊形瘦而腹大。

颈两旁人迎，胃脉也，故汗偏多于颈；风邪阻胃，故食饮不下，膈塞腹满也；失衣则又加外寒，故䐜胀；食寒则又加内寒，故泄泻；正伤肉消，故形瘦；邪壅于中，故腹大也。

首风之状，头面多汗恶风，当先风一日，则病甚，头痛不可以出内，至其风日，则病少愈。漏风之状，或多汗，常不可单衣，食则汗出，甚则身汗，喘息恶风，衣常濡，口干善渴，不能劳事。泄风之状，多汗，汗出泄衣上，口中干，上渍其风，不能劳事，体尽痛，则寒。

此申上文首风、漏风、泄风之状也。首风因新沐而邪中之，不及他处，头应天气，天将起风，而人应之，故先一日头痛恶风，甚不可以出内，至发风日，其气外泄，则少愈也。漏风者，腠理疏漏，风邪易入难去，表虚，故不可单衣，食则气泄汗出，甚则身常多汗，喘息恶风，肺气虚也，汗多津耗，故口干善渴，气伤，故不能劳事也。漏风由饮酒而得，泄风因表虚而得，表虚，故劳则体尽痛而汗出，汗出，则阳泄，故寒，余同漏风也。

风厥漉汗

《灵枢·五变篇》帝曰：人之善病风厥漉汗者，何以候之？少俞曰：肉不坚，腠理疏，则善病风。帝曰：何以候肉之不坚也？少俞曰：肉不坚而无分理者，粗理而皮不致者，腠理疏。此言其浑然者。

肉不坚而腠理疏，风邪易入，故善病风而汗多如水漉，名漉汗。膝后曲处为腘，肉不坚而无分理，或理粗，则其皮不致密而腠理疏矣。浑然者，即无分理之谓也。

《素问·评热病论》帝曰：有病身热汗出烦满，烦满不为汗解，此为何病？岐伯曰：汗出而身热者，风也；汗出而烦满不解者，厥也，病名曰风厥。帝曰：愿卒闻之。岐伯曰：巨阳主气，故先受邪，少阴与其为表里也，得热则上从之，从之，则厥也。帝曰：治之奈何？岐伯曰：表里刺之，饮之服汤。

此即仲景所云风伤卫之病也。风为阳邪，性疏泄，故自汗，而烦满不为汗解者，以太阳名巨阳，统营卫而主一身之表，其经内通少阴，故为表里，因太阳风邪化热，而少阴之气上从，上从者，上逆也，上逆而阴并于阳，则上实下虚，上实则烦满不解，下虚则足冷而厥，因风邪所致，故名风厥。是当表里兼治，既刺以解表，服汤以和里也。

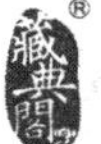

劳风

帝曰：劳风为病，何如？岐伯曰：劳风法在肺下，其为病也，使人强上冥视，唾出若涕，恶风而振寒，此为劳风之病。帝曰：治之奈何？岐伯曰：以救俯仰。巨阳引精者三日，中年者五日，不精者七日，咳出青黄涕，其状如浓，大如弹丸，从口中若鼻中出，不出则伤肺，伤肺则死也。

太阳经浅在皮毛，而皮毛为肺之合，平日劳伤肺气，太阳风邪乘虚入肺，肺气主降，邪随走于肺下。太阳经脉为目上纲，风邪伤之，故目不能正视，勉强上视，即冥无所见；肺下之邪，与津液胶结，故唾出稠痰如涕；表邪仍在，故恶风而振寒，此因劳伤而感风邪，故名劳风。太阳经脉行于背，故背强不能俯仰，治之当先救其俯仰，用针法引太阳经之精气三日，若中年及精衰之人，须引五日七日，精气生发，则内陷之邪得以渐出，咳出青黄涕如浓，大如弹丸，或从口或从鼻而出，病方可愈。若邪不出，则伤肺，伤肺将成失音、肺痈等病，而死也。引太阳精气，如用药当开提肺气，疏利太阳经脉也。

酒风

《素问·病能篇》帝曰：有病身热解堕，汗出如浴，恶风少气，此为何病？岐伯曰：病名酒风。治之以泽泻术各十分，麋衔五分，合以三撮，为后饭。

酒热伤风，腠理疏豁，外风易入，内多湿气，故汗出如浴，恶风少气，身热懈惰，病名酒风。即上《风论》所云饮酒中风，则为漏风是也。治之以泽泻、术健脾去湿，麋衔草祛风邪，合为散，服三撮，后以饭压之。

肾风

《素问·奇病论》帝曰：有病庞然如有水状，切其脉大紧，身无痛者，形不瘦，不能食，食少，名为何病？岐伯曰：病生在肾，名为肾风。肾风而不能食，善惊，惊已，心气痿者，死。

庞然如有水状者，身面皆肿也。水肿其脉必沉弱，今脉大且紧，即所谓真脏脉也。此肾亏阳气化风，故名肾风。肾气逆，中不和，故不能食，虽食亦少，肾水亏，肝失养，故善惊，惊已，心气痿者，木枯不生心火，心气消索，则生机已绝而死矣。上文《风论》所云肾风多汗恶风，面庞然肿，其身不肿，是外邪之风伤肾也；此肾水枯，虚阳化风，是内伤病也，以至肝木心火，皆无生气，则死。

风水

《素问·评热病论》帝曰：有病肾风者，面庞然壅，害于言，可刺不？岐伯曰：虚不当刺，不当刺而刺，后五日其气必至。帝曰：其至何如？岐伯曰：至必少气时热，时热从胸背上至头，汗出，手热，口干苦渴，小便黄，目下肿，腹中鸣，身重难以行，月事不来，烦而不能食，不能正偃，正偃则咳，病名风水，论在《刺法》中。帝曰：愿闻其说。岐伯曰：邪之所凑，其气必虚。阴虚者，阳必凑之，故少气时热而汗出也；小便黄者，少腹中有热也；不能正偃者，胃中不和也；正偃则咳甚，上迫肺也；诸有水气者，微肿先见于目下也。帝曰：何以言？岐伯曰：水者，阴也，目下，亦阴也，腹者，至阴之所居，故水在腹者，必使目下肿也；真气上逆，故口苦舌干，卧不得正偃，正偃，则咳出清水也；诸水病者，故不得卧，卧则惊，惊则咳甚也；腹中鸣者，病本于胃也；薄脾则烦不能食；食不下者，胃脘膈也；身重难以行者，胃脉在足也；月事不来者，胞脉闭也，胞脉者，属心而络于胞中，今气上迫肺，心气不得下通，故月事不来也。

经曰：面肿曰风，足胫肿曰水。胫，足面也，头面足胫，皆庞然壅肿，此因肾虚水泛，风邪由太阳而入肾经，风鼓水涌，故名风水，以肾为水脏，与太阳为表里也。肾经之脉，上连舌本，邪壅经气不得上达，舌不能转，故害于言。此虚证，不当刺而刺之，五日后其病气必然复至，则更重，遂现所叙诸病。经衣冠文物晰，毋须赘注。卧则惊者，以胃不和，肝气被郁也；薄脾者，邪盛迫脾，以遏心火，故烦；胃气格逆，故食不下；而胃气不得下达于足，故身重难行；心气遏而不下通，则胞脉闭，月事不来也。此正虚挟邪之病，与上两证之肾风，皆各不同也。

《素问·水热穴论》帝曰：少阴何以主肾？肾何以主水？

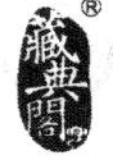

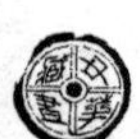

岐伯曰：肾者，至阴也，至阴者，盛水也，肺者，太阴也，少阴者，冬脉也，故其本在肾，其末在肺，皆积水也。帝曰：肾何以能聚水而生病？岐伯曰：肾者，胃之关也。关门不利，故聚水而从其类也。上下溢于皮肤，故为胕，胕者，聚水而生病也。帝曰：诸水皆生于肾乎？岐伯曰：肾者，牝脏也，地气上者，属于肾，而生水液也，故曰至阴。勇而劳甚，则肾汗出，肾汗出，逢于风，内不得入于脏腑，外不得越于皮肤，客于玄府，行于皮里，传为 胕，本之于肾，名曰风水。所谓玄府者，汗空也。

冬为寒水主令，肾为水脏，故水之本出于肾；水为金子，子能令母实，故其末在肺。肺肾气不通调，则三焦输化失职，以致积水为病。所以然者，肾开窍于二便，水液滓浊由之而出，故为胃之关，关门不利，则胃中水饮壅积，与肾水类聚，上下漫溢于皮肤经络，而胕为病也。诸水皆生于肾者，以肾为牝脏，牝者，阴也，阴气从阴，故地气之上蒸者，属于肾而生水液，盖物以类聚，所谓水流湿也。以阴从阴，故曰至阴。若其勇而劳力甚，则肾汗出而经络疏，逢于风，内不得入于脏腑，外不得越于皮肤，而客于玄府，行于皮里，传为胕。玄府为汗空，即毛窍也。因用力汗出而窍开，风邪客之，其水本于肾，与风邪相鼓于皮里，肌肤而成胕病，故名风水也。

帝曰：水俞五十七处者，是何主也？岐伯曰：肾俞五十七穴，积阴之所聚也，水所从出入也。尻上五行，行五者，此肾俞。故水病下为胕、大腹，上为喘呼、不得卧者，标本俱病，故肺为喘呼，肾为水胕，肺为逆，不得卧，分为相输俱受者，水气之所留也。伏兔上各二行，行五者，此肾之街也，三阴之所交结于脚也。踝上各一行，行六者，此肾脉之下行也，名曰太冲。凡五十七穴者，皆脏之阴络，水之所客也。

此明所以成水病者。盖肾俞有五十七穴，阴气之所积聚，水者阴类，故从五十七穴而出入。其气郁而不从三焦水道渗入膀胱，乃由俞穴行于皮肤肌肉，则下为胕，大腹也；子能令母实，故使肺逆而喘呼，肾水泛为胕，标本俱病也，肺气逆则不得卧，以俞穴之气分布相输，而周身俱受水气，留而不行也。

伏兔等穴，为肾气所行之街，足三阴经交会而结于脚也。踝上等穴，肾脉下行之路也，名太冲。共凡五十七穴，皆脏之阴络，故水蓄之，即阴从阴、水流湿之理也。

石水风水

《素问·大奇论》曰：肾肝并沉，为石水；并浮，为风水。

此举脉象以辨病也。《素问·生气通天论》云：阴阳结斜，多阴少阳，曰石水。是石水者，阴邪盛于阴分，故云多阴少阳，而肝肾之脉并沉，则木沉水中，水中阳微，阴凝如石也；肾肝之脉并浮者，风木之气胜，水从风鼓而泛滥，故为风水之病也。盖肾脏为阴阳之根，根本固，则阴阳和平，而生化不息，根本空虚，则阴阳妄动，阳化为风，阴变成水。阴盛，则水壅结而沉伏，名曰石水也；阳盛，则风鼓水而泛滥，以致身面皆肿，名曰风水也。皆根本空虚之故也。

虚邪贼风、虚风贼邪

《素问·八正神明论》帝曰：星辰八正何候？岐伯曰：星辰者，所以制日月之行也；八正者，所以候八风之虚邪，以时至者也；四时者，所以分春夏秋冬之气所在，以时调之也。八正之虚邪，而避之勿犯也。以身之虚，而逢天之虚，两虚相感，其气至骨，入则伤五脏，工候救之，勿能伤也。故曰：天忌不可不知也。

星辰，所以分周天之度数，而制日月之行，以定昼夜四时之气候也。东南西北，四正四隅，所来之风名八风，随八节之气候而变，以分邪正虚实，义详后《九宫八风篇》图注。日月者，阴阳之精气，以长养万物者也。月为太阴，受日阳气而后有光，而人赖日月之精气以充身者，故随月之圆缺，而为盈虚也。若值人身之虚，而逢天之虚风，则中其邪，深入至骨而伤脏，故圣人避虚风贼邪，如避矢石，良工测候而救之，则邪勿能伤，故曰天忌不可不知也。

虚邪者，八正之虚邪气也。正邪者，身形若用力汗出，腠理开，逢虚风，其中人也微，故莫知其情，莫见其形。上工救其萌芽，必先见三部九候之气，尽调不败而救之，故曰上工。下工救其已成，救其已败。救其已成者，言不知三部九候之相

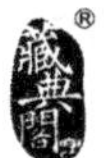

失，因病而败之也。

虚风贼邪伤人则病重，若非虚邪而寻常风寒，因人用力汗出，腠理开，乘虚而感者，其邪微而身不觉，故莫见其病形。惟上工于三部九候之脉气，先见其病端，而救其萌芽，尽法调治而不败。下工不能先知，而救之于病已成、已败，往往用力不及，是不知三部九候之脉气相失，因病已成，而败之也。

知其所在者，知诊三部九候之病脉，处而治之，故曰守其门户焉，莫知其情而见邪形也。

此言上工能知病邪之所在者，知诊三部九候之病脉，随邪所在处而治之，如守门户，不使其邪蔓延入内，本人虽莫知病情，而良工已见邪形，治其萌芽，不待病成，而调之也。

《素问·离合真邪论》岐伯曰：夫圣人之起度数，必应于天地，故天有宿度，地有经水，人有经脉。天地温和，则经水安静；天寒地冻，则经水凝泣；天暑地热，则经水沸溢；卒风暴起，则经水波涌而陇起。夫邪之入于八脉也，寒则血凝泣，暑则气淖泽，虚邪因而入客，亦如经水之得风也。经之动脉，其至也亦时陇起，其行于脉中循循然，其至寸口中手也，时大时小，大则邪至，小则平。其行无常处，在阴与阳，不可为度，从而察之，三部九候，卒然逢之，早遏其路。

此言天地人，由一气相贯者也。天有宿度，循气而行，地有经水，即江河也，人身经脉血气流行，皆如之。

故经水随寒热风而变，人身经脉血气亦然，必温和而安静也。若寒则血凝泣，热则气淖泽，淖泽者，热气相蒸而化湿也。寒热扰其气血，虚邪因而入客，亦如经水遇风鼓之，则陇起。其行于脉中循循然，随气而至寸口，其应于手，时大时小，大则为邪气至，小则为气血平。其邪气流行，亦无常处，或在阴，或在阳，不可为一定之度，必从三部九候而察之。如仲景所云风伤卫者，脉浮缓；寒伤营者，脉浮紧之类。察之既明，卒然逢邪，即早解之，遏其内入之路，如是乃为良工也。

《灵枢·岁露论》少师曰：贼风邪气之中人也，不得以时。必因其开也，其入深，其内极病，其病患也卒暴；因其闭也，其入浅以留，其病也徐以迟。虽平居，其腠理开闭缓急，其故常有时也。人与天地相参也，与日月相应也。故月满则海水西盛，人血充积，肌肉充，皮肤致，毛发坚，腠理郄，烟垢着，当是之时，虽遇贼风，其入浅不深；至月廓空，则海水东盛，人气血虚，其卫气去，形独居，肌肉减，皮肤纵，腠理开，毛发残，理薄，烟垢落，当是之时，遇贼风则其入深，其病患也卒暴。

此言邪气中人，不得以时者，不得以遇邪之时，测其病也。要必以人身之虚实，而分邪入之浅深。若遇月满时，人身气血充盛，腠理闭密，虽中虚风贼邪，其入浅，而其病徐以迟；至月廓空，则气血虚，皮肤纵而腠理开，则其邪入深，而病患卒暴也。此与前《八正神明论》岐伯所云义理大同，此为详耳。

帝曰：其有卒然暴死暴病者，何也？少师曰：三虚者，其死暴疾也；得三实者，邪不能伤人也。乘年之衰，逢月之空，失时之和，因为贼风所伤，是谓三虚；逢年之盛，遇月之满，得时之和，虽有贼风邪气，不能危之也，命曰三实。然此一夫之论也。

马注：乘年之衰者，即《素问·刺法》、《本病》二篇所谓司天失守也；逢月之空者，即上文月廓空也；失时之和者，即春应暖而反寒之类也。有此三虚，而贼风伤之，则暴病暴死。三实者反是。然此言一人之所病也，至于众人同病详后。其《刺法》、《本病》二篇，在《灵枢》卷末补遗中。

帝曰：愿闻岁之所以皆同病者，何因而然？少师曰：此八正之候也。常以冬至之日，太乙立于叶蛰之宫，其至也，天必应之以风雨者矣。风雨从南方来者，为虚风，贼伤人者也。其以夜半至也，万民皆卧而弗犯也，故其岁民少病；其以昼至者，万民懈怠，而皆中于虚风，故多病。虚邪入客于骨，而不发于外，至立春，阳气大发，腠理开，因立春之日，风从西方来，万民又皆中于虚风，此两邪相搏，经气结代者矣。故诸逢其风，而遇其雨者，命曰遇岁露焉。因岁之和，而少贼风者，民少病而少死；岁多贼风邪气，寒温不和，则民多病而死矣。

马注：此言八正之候，常以冬至之日，太乙立于叶蛰之

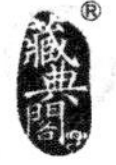

宫，风雨从南方来，是谓从后来者，为虚风贼邪。

夜可避，昼难避。民或中之，邪客于骨而不发，至立春，阳气大发，而腠理开，又值风从西方来者，为虚风也。

此两次之虚邪相搏，人之经气结而代脉见矣。然不特此也，凡太乙居于别宫，如立春遇西风、北风之类，皆谓之遇岁露焉。大抵岁之贼风有多少，则民病之多少系之矣。

帝曰：虚邪之风，其所伤贵贱何如？候之奈何？少师曰：正月朔日，太乙居天，留志宫，其日西北风，不雨，人多死矣；正月朔日，平旦北风，春，民多死；正月朔日，平旦北风行，民病死者，十有三也；正月朔日，日中北风，夏，民多死；正月朔日，夕时北风，秋，民多死，终日北风，大病死者，十有六。正月朔日，风从南方来，命曰旱乡；从西方来，命曰白骨，将国有殃，人多死亡；正月朔日，风从东方来，发屋，扬沙石，国有大灾也；正月朔日，风从东南方行，春有死亡；正月朔日，天利温，不风，籴贱，民不病，天寒而风，籴贵，民多病。此所以候岁之风，巇务残伤人者也。二月丑，不风，民多心腹病；三月戊，不温，民多寒热；四月巳，不暑，民多暴病；十月申，不寒，民多暴死。诸所谓风者，皆发屋，折树木，扬沙石，起毫毛，发腠理者也。

一岁生成之气化，始于元旦。风者，阳气所动，故可占一岁之丰歉，及余月之寒温。愆期不调，即以验民病之吉凶也。诸所谓风者，皆发屋、折树、扬沙石之厉风，故名虚邪贼风，而为灾害之应也。

《素问·金匮真言论》帝曰：天有八风，经有五风，何谓？岐伯曰：八风发邪以为经，风触五脏，邪气发病。所谓得四时之胜者，春胜长夏，长夏胜冬，冬胜夏，夏胜秋，秋胜春，所谓四时之胜也。

此言人本天地之气而生，既成身形，故与天地气化相通，而受邪各有所属也。八风即上文八正之风，有邪正虚实不同。风由经络而触五脏，故有五风之谓。盖五脏具五行之性，合五时之序，五行有生克，故其风邪相传有胜负。如春胜长夏，木克土也；长夏胜冬，土克水也；冬胜夏，水克火也；夏胜秋，火克金也；秋胜春，金克木也。其邪之相传，以相克为凶，如肝木之邪，传脾土之类；以相生为吉，如肝木之邪，传心火之类。若去其邪，当用制胜之法，如木邪，则助金以制之；若助其正，当用相生之法，如滋水生木、补火生土之类也。

东风生于春，病在肝，俞在颈项；南风生于夏，病在心，俞在胸胁；西风生于秋，病在肺，俞在肩背；北风生于冬，病在肾，俞在腰股；中央为土，病在脾，俞在脊。故春气者，病在头；夏气者，病在脏；秋气者，病在肩背；冬气者，病在四肢。故春善病鼽衄，仲夏善病胸胁，长夏善病洞泄寒中，秋善病风疟，冬善病痹厥。故冬不按蹻，春不鼽衄，春不病颈项，仲夏不病胸胁，长夏不病洞泄寒中，秋不病风疟，冬不病痹厥飧泄，而汗出也。夫精者，身之本也。故藏于精者，春不病温。夏暑汗不出者，秋成风疟。此平人脉法也。

此承上文以明外风触五脏之病证也。春属木，其位东，应于肝脏，故东风生于春，病在肝也，俞在颈项者，颈项本少阳经脉所行之部，以肝胆为表里，风必由表入里，故俞在颈项也；心火主夏，位于南，故南风病在心也，俞即心包经脉所行，在胸胁也；肺金主秋，位于西，故西风病在肺，而俞在肩背也；肾水主冬，位于北，故北风病在肾，而俞在腰股也；中央为土，故病在脾，而俞在脊也。此言五脏应五行时令气候，而邪皆由俞穴而入也。其言春气病在头，以及冬气病在四肢者，义又不同。是以天地升降之气候，而应人身表里、浅深、上下之部位也。春病鼽衄者，血随春阳之气，上升至头，由鼻而衄，故言春气病在头也。夏病胸胁者，心火当令，其俞在胸胁，仲夏阳气初降而浮于身表，其内则虚，故言夏气病在脏也。长夏，季夏也，病洞泄寒中者，正值阳降阴升，如地热井寒，脾土主令，故言病在脾也；秋病风疟者，余暑内伏，凉风外加，则发寒热之疟，秋为肺金主令，其俞在肩背，风邪由之而入，故言秋气病在肩背也。冬病痹厥者，是时阳气尽入于地，寒邪逼于身外，阳气伏于五内，不能畅达四肢，而阴阳经脉交接之处，不得通贯，则为痹、为厥，故言冬气病在四肢也。

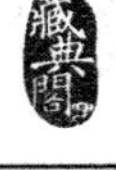

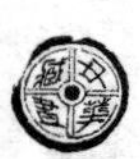

按跷者，按摩导引，以通气血，流行经脉，即为治痹厥之法也。然必不得已而用之者，盖冬令当顺其归藏之候，不宜扰动气血，故冬不按跷，则气血沉静，而春不病鼽衄，以至夏秋冬皆可调顺，而无患也。良以阴精为阳气之根，乃一身之本也，要在冬令归藏固密，以滋春生之气。是故冬能藏精，则阳气足，而春阳发生，和而不亢，则无温病。若夏令，又当顺其风泄之气，如汗不出，其气不宣，则暑伏于内，秋风外袭，即成风疟也。以上虽分两义，而统明随顺阴阳五行、四时气化、升降流行之序。如上所云，顺之则治，逆之则乱，以发诸病，是故为诊视平人之脉法，不可不知也。若其病之变化，又当随宜而治，不可拘执冬不按跷，夏必汗出之说，神而明之，存乎其人也。

《灵枢·刺节真邪篇》帝曰：余闻有真气，有正气，有邪气。何谓真气？岐伯曰：真气者，所受于天，与谷气并，而充身者也；正气者，正风也，从一方来，非实风，又非虚风也；邪气者，虚风之贼，伤人也，其中人也深，不能自去，正风者，其中人也浅，合而自去，其气来柔弱，不能胜真气，故自去。

此言生初所禀本元之气，及平时由呼吸所受天地中和纯粹之气，是阴阳之精气，故为真气，与饮食之谷气合并而充身者，故曰天食人以五气，地食人以五味，则又统括阴阳五行气化，以长养万物者也；正气即正风，由太乙所居正位而来，以少阳之气所化，而柔弱不厉，正可舒养万物，故名正气，或有过猛之时，其中人亦浅而不伤，不能胜身中真气，则自去而不为病也；其虚邪贼风，中人也深，不能自去，则伤而成病，下更详之。

虚邪之中人也，洒淅动形，起毫毛而发腠理。其入深，内搏于骨，则为骨痹；搏于筋，则为筋挛；搏于脉外，则为血闭不通，则为痈；搏于肉，与卫气相搏，阳胜者，则为热，阴胜者，则为寒，寒则真气去，去则虚，虚则寒；搏于皮肤之间，其气外发腠理，开毫毛，摇气往来行，则为痒，留而不去，为痹，卫气不行，则为不仁。

洒淅动形者，寒　毛竖也，以其邪厉，故发腠理而深入至骨，则为骨痹，必骨痛也；邪搏于筋，则筋拘挛；脉者血之府，邪搏于脉，故血闭，甚则经脉不通，而成痈；肉在脉外，卫气所居，故邪侵肉，则与卫气相搏，其阳胜则为热，阴胜则为寒，寒则真气去而虚，虚则寒；搏于皮肤之间，发腠理，开毫毛，而往来行，则为痒，久留不去，则为痹，卫气因之不得流行，其肉顽木而不仁也。

虚邪偏客于身半，其入深，内居营卫，营卫稍衰，则真气去，邪气独留，发为偏枯。其邪气浅者，脉偏痛。

此言邪气偏伤，其入深，则成偏枯，半身不遂；入浅，则一边经脉疼痛，以其真气耗去，而邪居之也。

虚邪之入于身，也深，寒与热相搏，久留而内着，寒胜其热，则骨疼肉枯，热胜其寒，则烂肉腐肌为脓，内伤骨，为骨蚀。有所疾前筋，筋屈不能伸，邪气居其间而不反，发为筋溜；有所结，气归之，卫气留之，不得反，津液久留，合而为肠溜，久者，数岁乃成，以手按之柔；已有所结，气归之，津液留之，邪气中之，凝结日以易甚，速以聚居，为昔瘤，以手按之坚；有所结，深中骨，气因于骨，骨与气并，日以益大，则为骨疽；有所结，中于肉，宗气归之，邪留而不去，有热，则化而为脓，无热，则为肉疽。凡此数气者，其发无常处，而有常名也。

此言人身阴阳气血而中贼风，日久深沉，寒热相结，在阴则寒胜，在阳则热胜，寒胜则骨疼肉枯，热胜则烂肉腐肌而为脓，内伤于骨，则骨损如虫蚀也。上言邪搏于筋而筋挛，即屈不能伸，邪居其间，则发为筋溜，同瘤也；邪气内结，卫气留滞，津液不输，与邪合而结成肠瘤，久者，数岁乃成；初起按之尚柔，已有所结，则气日以归，而津液留之，邪气中之，故凝结日易，而成昔瘤，谓由宿昔渐结，故云数岁乃成，于是按之坚矣；如邪深中于骨，气因循骨而行者，与邪并结，日以益大，则为骨疽也；宗气本温分肉者也，邪中于肉，则宗气归之，邪留不去，有热，则肉化成脓，无热，则结为肉疽，故有热为痈，无热为疽，疽为阴证，痈为阳证也。凡此邪气中人发

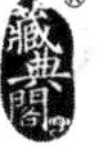

病，无一定之常处，及其成病，则有一定之常名，因名以辨阴阳、表里、寒热而治之也。

《灵枢·论勇篇》帝曰：有人于此，并行并立，其年之少长，等也，衣之浓薄，均也，卒然遇烈风豪雨，或病，或不病，或皆病，或皆不病，其故何也？少俞曰：春青风，夏阳风，秋凉风，冬寒风，凡此四时之风者，其所病各不同形。黄色薄皮弱肉者，不胜春之虚风；白色薄皮弱肉者，不胜夏之虚风；青色薄皮弱肉者，不胜秋之虚风；赤色薄皮弱肉者，不胜冬之虚风也。帝曰：黑色不病乎？少俞曰：黑色而皮浓肉坚固，不伤于四时之风。其皮薄而肉不坚，色不一者，长夏而有虚风者，病矣；其皮浓而肌肉坚者，长夏而有虚风，不病也。其皮浓而肌肉坚者，必重感于寒，外内皆然，乃病。

此言四时之风，本于五行之气，而人禀阴阳五行以生，其气质各有强弱之异，而五行有生克，故气质有胜负。假如黄色，土质也，土畏木，故不胜春之虚风；白色，金质也，金畏火，故不胜夏之虚风；青色，木质也，木畏金，故不胜秋之虚风；赤色，火质也，火畏水，故不胜冬之虚风。此皆言虚风者，即虚风贼邪也。惟黑色为水质，水畏土，长夏未月，土旺主令，而有虚风，其皮薄肉弱，而色不一定常黑者，方中其邪；若色黑，而皮浓肉坚者，其阴阳皆充实，故长夏虚风，亦不能伤之，无论四时之风也。必其重感寒邪，内外俱伤，乃病，即所谓两感者也。故如黄白青赤之人，亦皆言皮薄肉弱，而不胜四时之风，如其皮浓肉坚，亦未必皆病。以此推之，可概见矣。

《灵枢·贼风篇》帝曰：夫子言贼风邪气之伤人，令人病焉。今有其不离屏蔽，不出室穴之中，卒然病者，非不离贼风邪气，其故何也？岐伯曰：此皆尝有所伤于湿气，藏于血脉之中，分肉之间，久留而不去；若有所堕坠，恶血在内而不去；卒然喜怒不节，饮食不适，寒温不时，腠理闭，而不通，其开而遇风寒，则血气凝结，与故邪相袭，则为寒痹；其有热则汗出，汗出则受风，虽不遇贼风邪气，必有因加而发焉。

此言不感虚风贼邪，而卒然病者，以平日尝伤湿气，藏于血脉分肉之间，久留不去，而不自觉；又若有所堕坠，恶血在内不去；或卒然喜怒不节，饮食不适，寒温不时，其腠理闭不通，及开而遇风寒，血气凝结，新故之邪相袭而成痹；或有因热汗出而受风，如此虽不遇贼风邪气，必有因故邪加重，而卒然发病焉。盖上言正风之气柔弱，不能胜真气，则自去，而不为病，此因先有所伤之邪，与外风相袭，则加重而病发，不必虚风贼邪方病。以余观之，平时此等病证为多，而虚风贼邪所伤者少也。

帝曰：夫子之所言者，皆病患之所自知也。其毋所遇邪气，又无怵惕之所志，卒然而病者，何也？惟有因鬼神之事乎？岐伯曰：此亦由故邪留，而未发，因而志有所恶，及有所慕，血气内乱，两气相搏。其所从来者微，视之不见，听而不闻，故似鬼神。帝曰：其祝而已者何也？岐伯曰：先巫者，因知百病之胜，先知其病之所从来，可祝而已也。

此言初无外感、内伤之因，而有卒然病发，心昏语乱，似为鬼神所凭者，以其有故邪内伏，而不自觉，适因所恶所慕之情感触，气血内乱，其情志与故邪，两气相搏而病发。其所从来，由微而渐，故视之不见，听而不闻，卒然发作，似乎鬼神所凭。其有祝之而已者，先巫知百病相胜之理，如恐胜喜、怒胜思之类，审其病之所生，即以其情志之相胜者祝之，使情志平调，则气血和，而病自愈。

昔有一女子，许字未嫁，其夫外出，多年无信，因而结思成病。朱丹溪治之，用激怒之法，遂大哭，呕吐痰涎，惭以夫有信至将归，遂调理而愈，旋即其夫果归矣。可知情志之病，由渐而成，其卒发者，必有故邪相触，而亦真有鬼神所凭者，必由其内气先病，乘虚而入也。盖人鬼乃阴阳之分，鬼之侮人，人之阳亏，或心不正直故也。

九宫八风、太乙居游日期

《灵枢·九宫八风篇》曰：太乙常以冬至之日，居叶蛰之宫四十六日，明日居天留四十六日，明日居仓门四十六日，明日居阴洛四十五日，明日居天宫四十六日，明日居玄委四十六日，明日居仓果四十六日，明日居新洛四十五日，明日复居叶

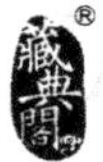

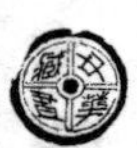

蛰之宫，曰冬至矣。太乙日游，以冬至之日，居叶蛰之宫，数所在，日从一处，至九日，复反于一，常如是无已，终而复始。太乙移日，天必应之以风雨，以其日风雨则吉，岁美，民安，少病矣，先之则多雨，后之则多汗。太乙在冬至之日有变，占在君；太乙在春分之日有变，占在相；太乙在中宫之日有变，占在吏；太乙在秋分之日有变，占在将；太乙在夏至之日有变，占在百姓。所谓有变者，太乙居五宫之日，病风折树木，扬沙石。各以其所主占贵贱，因视风所从来而占之。风从其所居之乡来者，为实风，主生，长养万物；从其冲后来者，为虚风，伤人者也，主杀主害。谨候虚风而避之，故圣人日避虚邪，如避矢石，邪勿能害，此之谓也。

太乙者，太岁之神也，有行住之分。自冬至日住居坎宫；次日游行艮宫，由震而巽；至第五日，游于中宫；第六日，游于离宫，由坤而兑；至第九日，游于干宫，为一周，第十日仍居坎宫。次日又游艮宫，如是周而复始，至立春日，太乙迁居艮宫，次日游于震宫，由巽而离；至第五日，游于中宫；第六日，游于坤宫，由兑而干；至第九日，游于坎宫，为一周，第十日仍居艮宫。次日又照前游历。如是循节气迁居，逐日游历，至迁居干宫，已周一岁，乃至冬至之日，即次年之太岁神，居坎宫也。挨查节气日期，观太岁神所居之宫，占风雨寒热之气，以验吉凶，如经文所云者是也。假如太乙居坎宫之日，以离、坤、兑、干为后，以中央、巽、震、艮为前；太乙居中宫之日，以坎、艮、震、巽为后，离、坤、兑、干为前；太乙居离宫之日，以中央、干、兑、坤为前，巽、震、艮、坎为后，余可类推矣。其从前来者为实风，从所居之乡来者为正风，从后来者为虚风贼邪，主杀害，故圣人避之，如避矢石。

是故太乙徙立于中宫，乃朝八风，以占吉凶也。风从南方来，名曰大弱风，其伤人也，内舍于心，外在于脉，气主热；风从西南方来，名曰谋风，其伤人也，内舍于脾，外在于肌，其气主为弱；风从西方来，名曰刚风，其伤人也，内舍于肺，外在于皮肤，其气主为燥；风从西北方来，名曰折风，其伤人也，内舍于小肠，外在于手太阳脉，脉绝则溢，脉闭则结不通，善暴死；风从北方来，名曰大刚风，其伤人也，内舍于肾，外在于骨，与肩背之膂筋，其气主为寒也；风从东北方来，名曰凶风，其伤人也，内舍于大肠，外在于两胁腋骨，下及肢节；风从东方来，名曰婴儿风，其伤人也，内舍于肝，外在于筋纽，其气主为身湿；风从东南方来，名曰弱风，其伤人也，内舍于胃，外在肌肉，其气主体重。此八风皆从其虚之乡来，乃能病患。三虚相搏，则为暴病卒死。两实一虚，病，则为淋露寒热。犯其雨湿之地，则为痿。故圣人避风，如避矢石焉。其有三虚，而偏中于邪风，则为击仆偏枯矣。

此又申明太乙居中宫之日，而辨八风为病之理也。风由八卦方位而来，故其伤人脏腑，亦按八卦方位以应之，而八卦具五行之气，即气变化而成其病也，然皆论其常理耳。凡经论阴阳、五行、八卦之道，皆是活法，变化无穷，要必明其圆通至理，方能头头是道，如或拘泥穿凿，即有不能融贯者矣。其从后来之虚风，伤人为甚，若又逢月廓虚，人身虚，是谓三虚会合，则暴病卒死。或两实一虚，两虚一实，其病有轻重不等，未至卒死。其三虚会合，或不卒死，而偏中其邪，则必跌仆而成偏枯，半身不遂之病。故圣人避虚风，如避矢石焉。

诸痹证

行痹痛痹着痹

《素问·痹论》帝曰：痹之安生？岐伯曰：风寒湿三气杂至，合而为痹也。其风气胜者为行痹，寒气胜者，为痛痹，湿气胜者为，着痹也。

风为阳，寒湿为阴，三气杂合而成痹病。风阳而性动摇，伤卫气，故风多则流走，名行痹也；寒阴而性凝敛，伤营血，故寒多则身痛，名痛痹也；湿邪浊滞，营卫俱伤，故湿多则气血滞着，身体重，名著痹也。此一病而以邪之多寡分三证也。

骨痹筋痹脉痹肌痹皮痹

帝曰：其有五者何也？岐伯曰：以冬遇此者，为骨痹，以春遇此者，为筋痹，以夏遇此者，为脉痹，以至阴遇此者，为肌痹，以秋遇此者，为皮痹。

肾主冬令，骨属肾；肝主春令，筋属肝；心主夏令，血脉

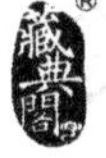

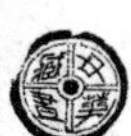

属心；脾主长夏，肌肉属脾；肺主秋令，皮毛属肺。本经《风论》言：以春甲乙伤于风者，为肝风，余脏皆然，今痹邪亦同此义。盖五脏应五时之气候，故外邪即乘气而入其部，以成病也。

帝曰：内舍五脏六腑，何气使然？岐伯曰：五脏皆有合，病久而不去，内舍于其合也。故骨痹不已，复感于邪，内舍于肾；筋痹不已，复感于邪，内舍于肝；脉痹不已，复感于邪，内舍于心；肌痹不已，复感于邪，内舍于脾；皮痹不已，复感于邪，内舍于肺。所谓痹者，各以其时重感于风寒湿之气也。

凡手足十二经，经皆有穴，名曰井、荥、溜、俞、合。其出气者名井，入气者名合，气血由之而出入，流行于一身者也。邪乘时令之气而入，久不去者，内舍于其合也；又不去而复感于邪，则深舍于脏。所以名痹者，因重感于邪，自浅而深，闭结不出也。《灵枢·五变篇》曰：粗理而肉不坚者，善病痹。盖粗理肉不坚，则腠理疏，而邪易入，乃留滞成痹也。

肺痹心痹肝痹肾痹脾痹

凡痹之客五脏者：肺痹者，烦满喘而呕；心痹者，脉不通，烦则心下鼓，暴上气而喘，嗌干善噫，厥气上则恐；肝痹者，夜卧则惊，多饮数小便，上为引如怀；肾痹者，善胀，尻以代踵，脊以代头；脾痹者，四肢解堕，发咳呕汁，上为大塞。

邪客于脏，则病重，为难治矣。肺痹者，遏其心火而多烦，肺主气而居胸，气痹，故胸满而喘，肺胃相连，故胃气亦逆，则呕也；心主血脉，痹则脉不通而烦，烦则气动，故心下鼓，暴逆犯肺则喘，心火上灼则嗌干，脘滞则善噫，阳上亢而下虚则厥，厥则伤肾而恐也；肝藏魂，气痹而魂不安，故夜卧则惊，肝火郁，故多饮，数小便者，肝木主疏泄也，肝阳本上升，痹不得达，故上引如有物在怀中也；三焦通主升降，而肾司下焦，肾气痹而下焦不宣，则中上两焦皆不通利，故善胀也，督脉通肾，肾痹而督脉阳气不通，跷维之脉，皆不用，而两足不举，以尻代踵，尻音考，平声，尾骨也，督伤则天柱骨痿，头垂背曲，故脊以代头也；脾主四肢，气痹不得充于四肢，故懈堕无力，脾为肺母，母病必及于子，而发咳，有痰名嗽，无痰有声名咳也，脾不运，不能为胃行其津液，而汁上泛，则呕出，浊壅不降，上焦大塞也。病至如此，不可治矣，故下文言入脏者死。

肠痹胞痹

肠痹者，数饮而出不得，中气喘争，时发飧泄。胞痹者，少腹膀胱，按之内痛，若沃以汤，涩于小便，上为清涕。

胃中水谷下行，由小肠变化厘清浊，清渗膀胱，浊传大肠，邪痹于肠，传化失职，津液不输，口舌干燥而数饮，下既不化，水蓄于中不得出，与中气格争而喘息，争久则水暴泻，而发飧泄，飧泄者，水谷不化，皆由肠痹之故也。胞即胞脉，连系膀胱，胞痹气壅，故于少腹按之内痛，以其阳郁化热，故如汤沃，而涩于小便，水液不得下泄，反被热蒸上行，而为清涕也。

五脏证

阴气者，静则神藏，躁则消亡。饮食自倍，肠胃乃伤。淫气喘息，痹聚在肺；淫气忧思，痹聚在心；淫气遗溺，痹聚在肾；淫气乏竭，痹聚在肝；淫气肌绝，痹聚在脾。诸痹不已，亦益内也。其风气胜者，其人易已也。

此言阴气谓脏气，脏为阴也，以表情欲躁扰，乃伤脏，饮食不节，则伤腑，因不同而同为内伤本元，因此外邪得以聚，而成痹也。夫阴平阳秘，精神乃治，故阴气静，则精神藏，若躁扰，则消耗而亡矣。饮食本以滋养，如不节而倍多，则反伤肠胃。凡偏驳不纯者，皆名淫气，伤寒本元，本元伤则淫气聚，而正气痹矣。故如淫气而喘息者，知其痹聚在肺也；淫气而忧思难释者，知其痹聚在心也；淫气而遗溺者，知其痹聚在肾也；淫气而乏竭无力者，知其痹聚在肝也；淫气而肌绝者，知其痹聚在脾也。肌绝谓无阳气煦和，不知痛痒也。诸痹不已，则内伤本元益甚也。如其风气胜者为行痹，其病易已；若寒湿阴邪，则凝滞难愈也。

帝曰：痹，其时有死者，或疼久者，或易已者，其故何也？岐伯曰：其入脏者死，其留连筋骨者疼久，其留皮肤间者

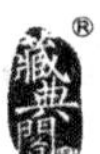

易已。

此言邪痹浅深不同，而愈有难易，其邪入脏，则本元气竭而死。

六腑证

帝曰：其客于六腑者，何也？岐伯曰：此亦其食饮居处，为其病本也。六腑亦各有俞，风寒湿气，中其俞，而食饮应之，循俞而入，各舍其腑也。

此言外邪由内邪引之深入者，故其食饮居处为之病本也。六腑各有俞，邪中于俞，而内伤应之，邪即乘虚入舍，于腑而成痹也。

诸痹

帝曰：营卫之气，亦令人痹乎？岐伯曰：营者，水谷之精气也，和调于五脏，洒陈于六腑，乃能入于脉也，故循脉上下，贯五脏，络六腑也；卫者，水谷之悍气也，其气疾滑利，不能入于脉也，故循皮肤之中，分肉之间，熏于肓膜，散于胸腹。逆其气则病，从其气则愈。不与风寒湿气合，故不为痹。

上言邪舍于合而成痹，又云由俞入舍于腑，故帝又问营卫受邪，亦能成痹否。然营者，水谷之精气，所谓清者为营是也，其气纯粹氤氲，故和调于五脏，洒陈于六腑，如甘澜之优游浸灌，而后入于脉，故曰营行脉中，即循脉上下，而贯脏络腑也；卫者，水谷之悍气，所谓浊者为卫是也，其气疾滑利，则不能入于脉，故曰卫行脉外，即循皮肤之中，分肉之间，熏于肓膜，散于胸腹，此营卫之气，同源异流者也。如感邪而逆其气，则病，顺其气之流行，则愈。不与风寒湿气相合，故不为痹也。大抵营卫之气，周流内外，倘遇邪阻，即有寒热头痛等病发现。其成痹者，以风寒湿气错杂之邪，表发未透，留滞于合、于俞，着而成痹，由浅入深，如上所明者是也。

帝曰：痹或痛，或不痛，或不仁，或寒，或热，或燥，或湿，其故何也？岐伯曰：痛者，寒气多也，有寒故痛也；其不痛、不仁者，病久入深，营卫之行涩，经络时疏，故不痛，皮肤不营，故为不仁；其寒者，阳气少，阴气多，与病相益，故寒也；其热者，阳气多，阴气少，病气胜，阳遭阴，故为痹热；其多汗而濡者，此其逢湿甚也，阳气少，阴气盛，两气相感，故汗出而濡也。

人身阴阳气血，各有偏胜，风寒湿邪，多寡不同，而伤有表里浅深，故病状多端。人身阳少阴多，则与病邪相益而为寒；阳多阴少，阳遭阴痹，郁而成热；湿多则为汗，湿亦阴邪，阳气少也。盖外邪有阴阳，又随人身之阴阳偏胜而变病，故必审其阴阳、表里、虚实、寒热而施治法也。

帝曰：痹之为病，不痛何也？岐伯曰：痹在于骨，则重，在于脉，则血凝而不流，在于筋，则屈而不伸，在于肉，则不仁，在皮则寒，故具此五者，则不痛也。凡痹之类，逢寒则急，逢热则纵。

上言痛者，寒气多也，其有不痛者，必风湿邪胜。湿气滞着，则有身重、血凝、筋屈不伸、肉不仁、皮寒之五端。故具此五者，而非寒多，则不痛也。大凡痹之为病，逢寒则经脉紧急而多痛，逢热则经脉缓纵而不痛，寒兼湿则重着，热兼湿必多汗，兼风则行走，行走而寒束之，亦必痛，湿合之，必多汗也。故其变化虽多，总不出阴阳虚实四端而已。

众痹周痹

《灵枢·周痹篇》帝曰：周痹之在身也，上下移徙随脉，其上下左右相应，间不容空，愿闻此痛，在血脉之中耶？将分肉之间乎？何以致是？其痛之移也，间不及下针，其痛之时，不及定治，而痛已止矣，何道使然？愿闻其故。岐伯曰：此众痹也，非周痹也。帝曰：愿闻众痹。岐伯曰：此各在其处，各发更止，更居更起，以右应左，以左应右，非能周也，更发更休也。刺此者，痛虽已止，必刺其处，勿令复起。

按此言，忽痛忽止，上下移徙者，以其邪各在一处，此痛彼止，彼痛此止，或各痛各止，互起互伏，痹处众多，故名众痹。因邪根据脉路，而脉中气血流行不住，故邪动静不常，动则痛，静则止，而经脉左右相同，故痛必左右相应，而止在近脉之处，更发更休，非能周于一身，故不名周痹也。刺之者，其痛虽止，必刺其原痛之处以去邪，勿使复痛也。

帝曰：周痹何如？岐伯曰：周痹者，在于血脉之中，随脉

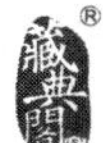

以上，随脉以下，不能左右，各当其所。帝曰：刺之奈何？岐伯曰：痛从上下者，先刺其下以过之，后刺其上以脱之；痛从下上者，先刺其上以过之，后刺其下以脱之。

此言邪在血脉之中，十二经脉行于周身，故名周痹。其痛上下行走，不能左右者，邪随阴阳升降之气而行，故与众痹不同。痛从上下者，其痹在上，故先刺下，以泄其标，再刺其上以脱其本；痛从下上者，其痹在下，故先刺上以泄其标，再刺其下以脱其本。若众痹，邪根据脉外，脉外气宽，其邪与脉或近或远，近脉则动而痛，远脉则静而止，以其气宽，故动则必根据脉路，左右相应也。

帝曰：此痛安生？岐伯曰：风寒湿气，客于外分肉之间，迫切而为沫，沫得寒则聚，聚则排分肉而分裂也，分裂则痛，痛则神归之，神归之则热，热则痛解，痛解则厥，厥则他痹发，发则如是。此内不在脏，而外未发于皮，独居分肉之间，真气不能周，故名曰周痹。

上文言邪在血脉之中，血脉本居分肉之间，分肉即卫气所周行者。风寒湿邪，必先伤卫，久则侵营，而入血脉。当其由浅入深，而与卫气迫切而为沫，沫得寒而凝聚，则排分肉而分裂作痛，痛则心神注之，心之所之，气亦至焉，故阳气随心而至痛处，则热，热则寒散痛解，解则气厥而不通和，不通和，故他处之痹又发，发则又如是而痛也。经脉内通于脏，而邪则痹聚营卫，未入五内，其营卫在分肉间，故外不及于皮，因是真元之气不得行于周身，内外皆为邪痹肌肉之故，而名周痹。若以邪在血脉，而经脉周于一身，其义亦当名周痹也。至于一处痛解，而他处痹痛又发，其义理与众痹同。众痹邪痹卫分而近于脉，此则邪痹肌肉间而入血脉，故其痛发，随脉上下，而与众痹之左右相应者不同也。

诸痛证

《素问·举痛论》帝曰：愿闻人之五脏卒痛，何气使然？岐伯曰：经脉流行不止，环周不休，寒气入经而稽迟，泣而不行，客于脉外则血少，客于脉中则气不通，故卒然而痛。帝曰：其痛各不同形，别之奈何？岐伯曰：寒气客于脉外则脉

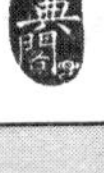

寒，脉寒则缩，缩则脉绌急，绌急则外引小络，故卒然而痛，得炅则痛立止，因重中于寒，则痛久矣；寒气客于经脉之中，与炅气相薄则脉满，满则痛而不可按也，寒气稽留，炅气从上，则脉充大而血气乱，故痛甚不可按也；寒气客于肠胃之间，膜原之下，血不得散，小络急引，故痛，按之则血气散，故按之痛止；寒气客于挟脊之脉，则深按之不能及，故按之无益也；寒气客于冲脉，冲脉起于关元，随腹直上，寒气客，则脉不通，脉不通，则气因之，故喘动应手矣；寒气客于背俞之脉，则血脉泣，脉泣则血虚，血虚则痛，其俞注于心，故相引而痛，按之则热气至，热气至则痛止矣；寒气客于厥阴之脉，厥阴之脉者，络阴器，系于肝，寒气客于脉中，则血泣脉急，故胁肋与少腹相引痛矣；厥气客于阴股，寒气上及少腹，血泣，在下相引，故腹痛引阴股；寒气客于小肠膜原之间，络血之中，血泣不得注于大经，血气稽留不得行，故宿昔而成积矣；寒气客于五脏，厥逆上泄，阴气竭，阳气未入，故卒然痛死不知人，气复反则生矣；寒气客于肠胃，厥逆上出，故痛而呕也；寒气客于肠，小肠不得成聚，故后泄腹痛矣，热气留于小肠，肠中痛，瘅热焦渴，则坚干不得出，故痛而闭不通矣。

营行脉中，卫行脉外，脉外者，卫分络脉也，气血周流，循环不已，若寒气客之，寒性凝敛，经脉稽迟，不能循度而行。寒气客于脉外，则血少者，以乏阳气生化也；寒气客于脉中，则营气闭塞不通，故卒然而痛。其客于脉外，则脉缩　而细急，则外引小络，故卒然而痛，得炅，则寒散而痛立止，若重中于寒，则痛久难止矣；寒气客于经脉之中，与阳气相迫，则脉中血瘀而胀满，故痛不可按，因其寒气稽留，阳气从上而行，致脉充大而血气乱，故痛甚不可按也；寒气客于肠胃膜原之下，此不在经脉，故按之血气散而痛止也；寒气客于挟脊之脉，比营卫深，故按之不能及，而痛无增减也；冲脉之气，自少腹上行至胸，寒气客之，则气闭脉不通，故按之喘动应手也；寒气客于背俞之脉，血脉涩而血虚，其俞注于心，故与心相引而痛，背俞亦同络脉，故按之热气至，而痛止也；厥阴经脉行于胁肋少腹，寒气客之，血涩脉急，故胁肋引少腹而痛

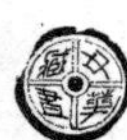

也；寒气客于阴股，上及少腹而血涩，故腹痛引阴股也；寒气客于小肠膜原之间，络血涩而不得注于大经，稽留而成积，其痛不言可知矣；寒气客于五脏，脏气厥逆上泄而阴气竭，则阳不得入阴而通和，故卒然痛死不知人，厥气反顺而阴阳和，则复生；寒气客于肠胃，而腑中浊壅，其气厥逆上冲，故痛而呕也；寒气客于小肠，小肠为受盛之官，不得聚水谷而输化，故后泄而腹痛矣。以上皆为寒痛，惟热留小肠而痛者，止一条，则有瘅热焦渴，其便坚干不得出之证，因热闭不通而痛者，当辨别也。

帝曰：扪而可得者，奈何？岐伯曰：视其主病之脉，坚而血及陷下者，皆可扪而得也。

此言针治之法也。如上所现证状，知其病在何经何络，即为主病之脉。视其脉，扪之坚而露血色，及脉陷下者，皆邪之所在，可扪而得，以法治之也。

诸疟证

暑疟

《素问·疟论》帝曰：夫痎疟皆生于风，其蓄作有时，何也？岐伯曰：疟之始发也，先起于毫毛，伸欠乃作，寒鼓颐，腰脊俱痛，寒去则内外皆热，头痛如破，渴欲冷冻饮料。帝曰：何气使然？岐伯曰：阴阳上下交争，虚实更作，阴阳相移也。阳并于阴，则阴实而阳虚，阳明虚则寒鼓颐也；巨阳虚则腰背头项痛；三阳俱虚，则阴气胜，阴气胜，则骨寒而痛；寒生于内，故中外皆寒；阳盛则外热，阴虚则内热，内外皆热，则喘而渴，故欲冷冻饮料也。此皆得之夏伤于暑，热气盛，藏于皮肤之内，肠胃之外，此荣气之所舍也。此令人汗空疏，腠理开，因得秋气，汗出遇风，及得之以浴，水气舍于皮肤之内，与卫气并居。卫气者，昼日行于阳，夜行于阴，此气得阳而外出，得阴而内薄，内外相薄，是以日作。

起于毫毛伸欠者，毛竖、伸尸、呵欠，疟发之状也。人身表阳内阴，上阳下阴，气血周流，阴阳交通，则安和无病。疟邪由伤暑热水气，又遇风寒，并客于皮肤之内，肠胃之外，营气所舍之地，故邪与气血混合，以致阴阳互相格拒，上下交争，虚实更作，阴阳相移，寒则寒极，热则热极。盖水火者，阴阳之征兆，寒热者，水火之体性，人身阴阳不和，即水火相争，故有寒热之变现也。邪与卫气并居，卫气昼出阳分，夜入阴分，一日出入一次，故邪随之内外逼迫，而病日发一次。其邪入深，而间一、二日发者，下衣冠文物之。

帝曰：其间日而作者，何也？岐伯曰：其气之舍深，内薄于阴，阳气独发，阴邪内着，阴与阳争不得出，是以间日而作也。

邪在卫分，则随卫气出入而病发。其深舍于阴分者，欲与阳争，而阳行迅利，阴邪迟钝，故不得即出，其病间日而发也。盖阳如日而行速，阴如月而行迟，造化自然之理也。

帝曰：其作日晏与其日早者，何气使然？岐伯曰：邪气客于风府，循膂而下，卫气一日一夜，大会于风府，其明日日下一节，故其作也晏，此先客于脊背也，每至于风府，则腠理开，腠理开，则邪气入，邪气入，则病作，以此日作稍益晏也。其出于风府，日下一节，二十五日，下至骶骨，二十六日，入于脊内，注于伏膂之脉，其气上行，九日出于缺盆之中，其气日高，故作日益早也。

邪之客于身也，本无定处。上明邪客于皮肤之内，肠胃之外，与卫气并居，则日发一次，邪入阴分，则间日一发，俱无早晏。此节言邪气先客于脊背者，因卫气每日必有大会风府之时，卫气至风府，则腠理开，腠理开，则脊背之邪气乘虚而入风府，与卫气相遇则病发也。然卫气会于风府而有定时，以其循度而行也，若邪入风府，风府督脉穴也，因从脊骨而下行，每日下行一节，故与卫气相遇日迟，而病发日晏也。至二十五日，邪气下至尾骨，二十六日，入注于脊内伏膂之脉，从上而行，九日出于缺盆之中，因邪气日高，则与卫气相遇日早，故病发日早也。此以邪气流行而病发有早晏，与前之邪与卫气并居者不同。由是可知疟邪伏于血气之中，如遇卫阳冲动而后病发，其邪深入阴分而发日迟者，为难愈也。即此推之，经言冬伤于寒，春必病温者，良以冬为极阴之令，寒为至阴之邪，以阴加阴，故隐伏而不觉，至春阳气升发，则人身之气相应而动其邪，则温病发，是寒邪随天地之气而变温也。吴又可不明此理，反以经语为非，可谓愚而好自用者。盍思疟邪隐伏时，而亦全然不觉乎！阴阳变化，微妙无穷，苟不悟其至理，安可凭臆妄断哉！

其间日发者，由邪气内薄于五脏，横连募原也。其道远，其气深，其行迟，不能与卫气俱行，不得皆出，故间日乃作也。

此又申明间日一发之理也。夫阳动阴静，自然之性，故邪在阳分，则动而易发，邪在阴分，则伏而不觉，必待阳气冲动，与卫气皆出，则病发。其道远行迟，不能日与卫气皆出，故间日始发也。其有间两日而发者，邪伏更深矣。然邪必外发，而随阳疏泄，始能渐衰，故其深伏阴分者，淹缠难愈也。

帝曰：夫子言卫气每至于风府，腠理乃发，发则邪气入，入则病作。今卫气日下一节，其气之发也，不当风府，其日作者奈何？岐伯曰：此邪气客于头项，循膂而下者也，故虚实不同，邪中异所，则不得当其风府也。故邪中于头项者，气至头项而病；中于背者，气至背而病；中于腰脊者，气至腰脊而病；中于手足者，气至手足而病。卫气之所在，与邪相合则病作。故风无常府，卫气之所发，必开其腠理，邪气之所合，则其府也。

帝谓卫气日会于风府，而亦由节下行，如邪与卫气未遇于风府，其病亦日作者，奈何？岐伯言人有虚实不同，故邪必乘虚而入，各异其处，则不得皆当其风府之穴也。上文言其发病日晏、日早者，因邪先客于脊背，乘卫气至风府穴，而腠开邪入则病发。如其邪客头项，或中于背，或中腰脊，或中手足，皆无定所，必以卫气周行所至，与邪遇合，则病作。故风邪无常客之府，其卫气所发，必开其腠理，邪气因入，与卫气所合之处，则为其府，不必定在风府之穴也。由此可知，人身营卫气血周行，自有常度而不改变，其邪之中人，既无定所，而又流传各处，故其病变多端，经文可谓详尽义理矣。

帝曰：夫风之与疟也，相似同类，而风独常在，疟得有时而休者，何也？岐伯曰：风气留其处，故常在；疟气随经络，沉以内薄，故卫气应乃作。

此更明同由外邪而发病不同之理也。凡感风邪，则身热头痛，而邪常留其处，必服药汗出乃已，既已即不复发，以其邪去也；疟病发后休歇，歇后又发者，以其邪随经络流行，混于血气之中，沉以内薄，故不之觉，遇卫阳之气，冲动乃发，而卫气周行表里，与邪相离，则邪仍伏而病休歇也。

寒疟温疟瘅疟

帝曰：疟先寒而后热者，何也？岐伯曰：夏伤于大暑，其汗大出，腠理开发，因遇夏气凄沧之水寒，藏于腠理皮肤之中，秋伤于风，则病成矣。夫寒者，阴气也，风者，阳气也，先伤于寒，而后伤于风，故先寒而后热也，病以时作，名曰寒疟。帝曰：先热而后寒者，何也？岐伯曰：此先伤于风，而后伤于寒，故先热而后寒也，亦以时作，名曰温疟。其但热而不寒者，阴气先绝，阳气独发，则少气烦冤，手足热而欲呕，名曰瘅疟。

此明疟邪之由，各有不同，以暑热、水寒、风邪交混而成疟，其邪所伤，有先后多寡不同，故发病亦异。如夏伤暑热，汗出腠开，又遇水寒藏于腠理皮肤中，至秋又伤于风，则成疟。水寒为阴，风邪为阳，先伤水寒，后伤风邪，故病发则先寒后热，名曰寒疟；如先伤风邪，后伤寒邪，故病发则先热后寒，名曰温疟；其有素来阴虚阳盛之人，所伤之邪化热，而阴寒之气先绝，则阳邪独发，乃少气力而烦冤，手足皆热而欲呕，以火性炎上故也，名曰瘅疟。由是观之，发于秋后者，多挟暑邪；发于春后者，必由风寒而无暑。或有挟湿者，其湿有外感、内生之不同，脾虚则水液不化，而湿自内生；卫虚则表阳不固，而湿从外受。肝血少，风自内生；肾水亏，热从内发。凡此诸义，皆当知者也。

论治法

帝曰：经言有余者，泻之，不足者，补之。今热为有余，寒为不足。夫疟者之寒，汤火不能温也，及其热，冰水不能寒也，此皆有余不足之类。当此之时，良工不能止，必须其自衰，乃刺之，其故何也？岐伯曰：经言无刺之热，无刺浑浑之

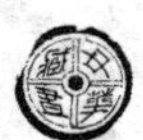

脉，无刺漉漉之汗，故为其病逆，未可治也。夫疟之始发也，阳气并于阴，当是之时，阳虚而阴盛，外无气，故先寒也；阴气逆极，则复出之阳，阳与阴并复于外，则阴虚而阳实，故先热而渴。夫疟气者，并于阳则阳胜，并于阴则阴胜，阴胜则寒，阳胜则热。疟者，风寒之气不常也，病极则复。至病之发也，如火之热，如风雨之不可当也。故经曰，方其盛时必毁，因其衰也，事必大昌，此之谓也。夫疟之未发也，阴未并阳，阳未并阴，因而调之，真气得安，邪气乃止，故工不能治其已发，为其气逆也。

古经言有余泻之，不足补之，以调其平，为一定之法也。若疟之大寒大热，亦有余不足之类，而良工不能即用补泻之法以治之。必须其气自衰，乃刺之者，盖经亦有言：无刺熇熇之热、浑浑之脉、漉漉之汗。熇熇、浑浑、漉漉者，邪正相争，阴阳相并，气血腾沸，无论不可刺，药亦不可服，服之遏其势，或致元气闷绝而死者有之，此不可不知也。故疟病者，阴阳之气相角相并，互相胜负，阳并于阴，则阴胜而寒，阴并于阳，则阳胜而热。当其发也，如火性风雨之急骤不可当，故经言方其盛时而治之，必毁其元气，因其病气衰而调之，事必大昌。调之得时，真气安而邪气乃止，故良工不能治其已发之时，为其气逆，不可犯也。

帝曰：攻之奈何？早晏何如？岐伯曰：疟之且发也，阴阳之且移也，必从四末始也。阳已伤，阴从之，故先其时坚束其处，令邪气不得入，阴气不得出，审候见之，在孙络盛坚而血者，皆取之，此真往而未得并者也。

当其发时不可治，则治之必有其时矣。盖疟邪混于血气之中，随经络流行，以致营卫阴阳不和，邪与卫气相遇，则邪正互争而病发。夫十二经阴阳之气流行，交接于四肢之末，其邪将发，必使阴阳移易而扰乱，故疟发时，从四末阴阳交接之处起，而指尖先冷。阳气既伤，阴必从之而伤，故当先其发时，邪气未动，坚束四末指尖，使阴阳气不移易，而邪气止于一处，不得出入阴阳，以扰血气。然后审其孙络之脉盛而且坚，有血色现者，邪气之所在也，用针取之以去邪，则真气往归本

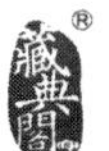

位，而未得与邪相并，则病不发也。

帝曰：疟不发，其应何如？岐伯曰：疟气者，必更盛更虚，当气之所在也，病在阳，则热而脉躁；在阴，则寒而脉静。极则阴阳俱衰，卫气相离，故病乃休；卫气集，则病复也。

人身阴阳二气，本来交通而和平，疟邪居之，使有偏亢，邪在阳，则阳盛阴衰，则热而脉躁；邪在阴，则阴盛阳衰，则寒而脉静。邪气出入阴阳，使阴阳互争互并，扰乱之极，则邪正之气俱衰，卫气与邪相离，其病乃休；卫气集，则病复作也。

三阴疟

帝曰：时有间二日，或至数日发，或渴或不渴，其故何也？岐伯曰：其间日者，邪气与卫气客于六腑，而有时相失，不能相得，故休数日乃作也。疟者，阴阳更胜也，或甚或不甚，故或渴或不渴。

疟邪在阴则静，遇阳则动。腑居身中阴分，邪客于腑，与卫阳有时相失而不遇，故间二日或数日一发，名为三阴疟也。盖卫气行于阳，其气旺，行于阴，其气衰，不能冲动邪气，邪气蓄积数日，与元气俱旺，则病发。故邪在阳分，则浅而从汗泄，为易愈；邪在阴分，则深为难愈也。邪乘阳则热，热甚则渴，不甚亦不渴；邪乘阴，不热而不渴；或乘阳而挟湿邪，虽热亦多不渴，或口燥而不欲饮者，湿遏阳气，津液不升也。

四时疟

帝曰：论言夏伤于暑，秋必病疟。今疟不必应者，何也？岐伯曰：此应四时者也。其病异形者，反四时也。其以秋病者，寒甚，以冬病者，寒不甚，以春病者恶风，以夏病者多汗。

疟有不必定发于秋，与论言不相应者，盖四时之气，皆能成疟也。如春风、夏暑、秋凉、冬寒，四时之气也。其病有异形者，与四时之气相反也。如秋应凉而反热，春应温而反大寒，此其气异，而病亦异，乃变成疟也。然春为风木主令，其发疟也，则必恶风；夏令阳气发泄，其病疟也，则必多汗。此

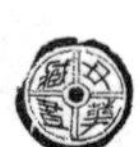

其病形虽异，而气之升降浮沉，仍有次序可验。以疟者由伏邪所发，夏令发泄，感邪不觉，至秋外寒骤加，而内邪不容，则必病发，故论言之也。其三时之气不反，则感邪即病，少有成疟者，故论独举夏伤暑，秋病疟也。其三时之气不反，而有伏邪者，如冬伤于寒，春必病温等，已另有明文矣。

又论温疟

帝曰：夫病温疟与寒疟，而皆安舍？舍于何脏？岐伯曰：温疟得之冬中于风寒，气藏于骨髓之中，至春则阳气大发，邪气不能自出，因遇大暑，脑髓烁，肌肉消，腠理发泄，或有所用力，邪气与汗皆出。此病藏于肾，其气先从内出之于外也。如是者，阴虚而阳盛，阳盛则热矣，衰则气复反入，入则阳虚，阳虚则寒矣，故先热而后寒，名曰温疟。

《生气通天论》、《阴阳应象大论》皆曰：冬伤于寒，春必温病，是伏邪发于少阴经络也。故仲景论伏气温病，必先喉痛，以少阴经脉循喉系舌本故也，然肾司冬令而主骨，此其邪入深，而云藏于骨髓，故至春，阳气虽大发，而邪气不能自出，因又遇大暑，其邪久伏，郁极而成热，烁髓消肌，腠理发泄，或有所用力以动阳，其邪始与汗皆出。此因先藏于肾，从内出外，故其阴已虚，而阳邪盛，阳盛则热矣；盛极必衰，衰则邪气复反入阴，入阴则阴盛阳虚，阳虚则寒矣。故先热而后寒，以其邪本温热，因入于阴而身寒，故名温疟，非寒邪也。其寒疟之由，已详上文矣。

又论瘅疟

帝曰：瘅疟何如？岐伯曰：瘅疟者，肺素有热，气盛于身，厥逆上冲，中气实而不外泄，因有所用力，腠理开，风寒舍于皮肤之内、分肉之间而发，发则阳气盛，阳气盛而不衰，则病矣。其气不及于阴，故但热而不寒，气内藏于心，而外舍于分肉之间，令人消烁肌肉，故命曰瘅疟。

肺素有热者，以其阳盛于身也，阳盛，则升气多而厥逆上冲，中气实而不外泄，所以肺热也。因有所用力而腠理开，风寒乘虚客于皮肤分肉之间，以其阳盛，邪即化热，心为君火，同气相召，故藏于心，而外舍于分肉之间，则消烁肌肉。其邪不及于阴，故但热而不寒，命曰瘅疟也。大抵疟之发寒热者，以邪气出入阴阳，阴阳之气互争互并故也。然邪必随身中之气变化，故阳盛之人，邪即化热，阳虚之人，邪易入阴，入阴，则阴盛多寒，客阳，则阳盛多热。瘅疟之邪，不及于阴，故但热而不寒也。又有湿闭热伏之病，亦由阳气不振，或见其内热而投寒药，则湿邪愈闭而阳陷，乃至危殆矣。此阴阳强弱，邪之浅深，不可不辨也。

足太阳疟

《素问·刺疟篇》曰：足太阳之疟，令人腰痛头重，寒从背起，先寒后热，然热止汗出，难已，刺郄中出血。

此下皆明足六经所行之现证也。足太阳经脉自足由背上头，故腰痛、头重、寒从背起，然风寒在太阳必头痛，今不痛而但重者，正因湿邪所闭，阳郁不伸，故先背寒；其邪本在阳经，阳郁极则发热，遏闷不达也，故虽热止汗出，而病难已，为阴湿所闭也。郄中，太阳经穴，刺之以泄其邪。

足少阳疟

足少阳之疟，令人身体解，寒不甚，热不甚，恶见人，见人心惕惕然，热多汗出甚，刺足少阳。

足少阳胆经之脉也，内通肝经，肝主筋，邪热侵之，筋脉弛纵而解也；邪入近阴分，故发寒热而皆不甚；其邪伤胆则胆怯，故恶见人，见人而心惕然也；人身之阳，初由少阳而升，及其阳升邪发，则热多而汗出甚也。刺法同上。

足阳明疟

足阳明之疟，令人先寒洒淅，洒淅寒甚，久乃热，热去汗出，喜见日月火光气，乃快然，刺足阳明跗上。

足阳明胃经之脉也，胃为脏腑之海，而主肌肉，阳明行气于三阳，邪客之，三阳之气皆不伸，故先寒而洒淅寒甚，久始发热；然后气行腠开，热去汗出，以邪未净则阳不能伸，故喜见日月火光为快也。

足太阴疟

足太阴之疟，令人不乐，好太息，不嗜食，多寒热汗出，病至，则善呕，呕已乃衰。

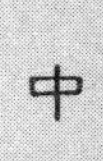

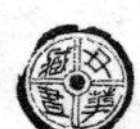

足太阴脾经之脉也，与心气相通，邪闭气不舒，故心不乐而好太息；脾困不运，故不嗜食；与阳明为表里，其邪出入阴阳，表里相格，故多发寒热；而胃中水谷之气外泄，则汗出也；病至邪气冲胃，则善呕，呕已，邪气乃衰也。

足少阴疟

足少阴之疟，令人呕吐甚，多寒热，热多寒少，欲闭户牖而处，其病难已。

足少阴肾经之脉也，肾者，胃之关也，邪阻关门，浊壅于胃，不得降而上逆，故呕吐甚；少阴为至阴之地，邪伏深而难达，故发寒热皆多时；其阳胜，则热尤多于寒也；气闭，心抑闷而不爽，故欲闭户独处，以肾邪心火受制，故也；邪在至阴，故病难已。

足厥阴疟

足厥阴之疟，令人腰痛，少腹满，小便不利，如癃状，非癃也，数便意，恐惧气不足，腹中悒悒。

足厥阴，肝经之脉也，肝为肾子，子能令母实，故所现多兼肾证，腰者肾之府，少腹肝之居，故腰痛而少腹满，肝主遗溺癃闭，此病浅在经，故小便不利，似癃非癃，数欲便而短之意也；肾主恐，故恐惧；肝郁，气不接续而少气，《虚实篇》云：肝气虚则恐，实则怒；腹中悒悒者，窒闷也。

肺疟

肺疟者，令人心寒，寒热甚，热间善惊，如有所见者，刺手太阴、阳明。

凡一脏受邪，其气横逆，必侮其所不胜，而乘其所胜也。心火为肺金所不胜者，以其邪气横逆，心火被抑而心寒也；肺主一身之气，一身皆为邪窒，故其发寒发热皆甚也；热间善惊，如有所见者，肝病也，以肺邪势衰，犹逞余威，乘其所胜也：目为肝窍，邪侵肝，故目光乱，而妄见怪异之物也。刺肺与大肠经，以泄其邪。

心疟

心疟者，令人烦心甚，欲得清水，反寒多不甚热，刺手少阴。

心为君火，疟邪犯之，故烦心甚，而欲得清水以解之；火热内郁，阳不流行，故表反寒多而不甚热也。按经所言，心藏神明，其脏坚固而不受邪，受邪，则心伤神去而死。凡言心病者，心之包络受邪也。包络为心脉之本，心气所由出入，故受邪乱气，则但神昏而不死，如癫狂等病亦然。若受邪在经，神亦不昏，故刺手少阴经以泄其邪。

肝疟

肝疟者，令人色苍苍然，太息，其状若死者，刺足厥阴见血。

肝木色苍，肝病故色现于外；肝郁不舒，故必太息；肝藏魂，其气厥逆，则肢冷神昏若死者，厥回则苏，厥不回即死矣。肝藏血，故必刺之出血，方能去邪。

脾疟

脾疟者，令人寒，腹中痛，热则肠中鸣，鸣已汗出，刺足太阴。

脾为阴脏，位于腹而主肌肉，故受邪则身寒腹痛；阴盛极，则阳来复而发热；热则气动而肠鸣，鸣已，其表气亦通而出汗也。刺其经以泄其邪。

肾疟

肾疟者，令人洒洒然，腰脊痛，宛转大便难，目眴眴然，手足寒，刺足太阳、少阴。

膀胱为肾腑，外应腠理毫毛，脏病必及于腑，故乍觉寒袭腠理而洒洒然，如冷水洒之也；肾居腰脊，故腰脊痛；肾开窍于二便，邪侵气窒，故宛转大便难也；目之黑珠属肝，瞳神本肾，肾连肝病，故目眴眴然，音悬，即昏眩也；十二经阴阳之气，交接于手足指尖，阴阳不得交通，则手足皆寒。刺膀胱、肾经以泄其邪。

胃疟

胃疟者，令人且病也，善饥而不能食，食而支满腹大，刺足阳明、太阴横脉出血。

令人且病者，谓其发寒热之疟病，而邪在胃腑也；邪热壅胃，故饥；其清浊不转，故不能食，食则支满也；支满而肠中

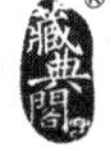

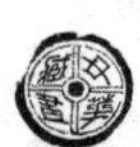

不得传导，则腹大矣。脾胃同气相贯，故刺胃脾经横脉出血以泄邪。夫阳经自表通腑，阴经自表通脏，皆为躯体至脏腑之径路也。上文举六经疟病，明其邪在经而浮浅，此以脏腑名病者，明其邪已深入于里也。然邪由表入，必使从表而出，故皆同刺其经，以泄之也。

治法所宜

疟脉缓、大、虚，便宜用药，不宜用针。凡治疟，先发如食顷，乃可以治，过之则失时也。

脉缓、大、虚，皆本元不足也。针法在引其元气升发，领邪外出，故元气虚者，针不可用，宜用药助内气，以达邪也。若疟发时，气逆不可治，上文已明，其发后势衰，余邪伏匿，治亦无功，故当于先发食顷时，其邪将动未动，迎其机而泄之，过此皆为失时，治之而不效也。凡诸疟病皆然。以故一切外感、内伤之病，用药应饭前饭后，或早或暮，皆有相宜之时，所当体究者也。

卷七

寒热病证

寒热

《灵枢·五变篇》帝曰：人之善病寒热者，何以候之？少俞曰：小骨弱肉者，善病寒热。帝曰：何以候之？少俞曰：颧者，骨之本也，颧大则骨大，颧小则骨小。皮肤薄而其肉无䐃，其臂懦懦然，其地色殆然，不与其天同色，污然独异，此其候也。然后臂薄者，其髓不满，故善病寒热也。

善病寒热者，不必受大邪，因其皮肉筋骨皆薄弱，略有微风寒，即发寒热之病也。皮弱而卫阳虚，故其面色亦常不正。颔为地部，额为天部，时有清浊之邪相蒙，而上下面部之色各异。盖清邪上受，上部之色，薄泽为风；浊邪下受，下部之色晦滞为湿。殆者，晦也，凡病危殆，其色必晦之意耳。表常邪侵，则营卫不调，乃善病寒热矣。验其颧、臂与，知其骨肉薄弱而髓不满之故，胭者，臂肘节间隆浓之肉也。

皮寒热

《灵枢·寒热病篇》曰：皮寒热者，不可附席，毛发焦，鼻槁腊，不得汗。取三阳之络，以补手太阴。

络浅在皮，皮寒热者，邪闭皮肤而痛，故不可附席；皮毛肺之合也，肺开窍于鼻，以邪外闭，阳郁化热，故毛发焦而鼻槁腊，腊者，焦燥也。此肺液已伤，久则必成肺痿，故当急取三阳经之络，以泄皮肤之邪，补手太阴经，以救肺也。

《灵枢·口问篇》岐伯曰：寒气客于皮肤，阴气盛，阳气虚，故为振寒寒。补诸阳。是以阴盛阳虚，不能胜外寒而但寒，无内热证，故当补诸阳以散外寒，与上证有阴阳虚实之异也。）

肌寒热

肌寒热者，肌痛，毛发焦而唇槁腊，不得汗。取三阳于下，以去其血者，补足太阴，以出其汗。

肌寒热，其邪从皮毛而深入矣。唇为肌肉之本，脾所主也，邪已侵脾，故毛发焦，肌肉痛而唇槁腊。取三阳经下部，以去其血者，是疏通营卫，以解肌肉之邪，以营卫气血行于肌肉之中也。营卫疏通，即补足太阴脾经，以滋津液，助其出汗，则病退矣。

骨寒热

骨寒热者，病无所安，汗注不休。齿未槁，取其少阴于阴股之络；齿已槁，死不治。骨厥亦然。

骨寒热者，邪从肌肉而深入骨也。邪既深入，表分更伤，故病甚无少安时，而汗注不休，津气皆脱矣。齿为骨之余，骨者肾所主，齿未槁，肾水未竭，故取少阴肾经所属阴股之络脉，以泻邪热；如齿槁，则肾水涸，死不可治矣。骨厥者，骨中灼热，而肢体厥冷，近世所云骨蒸劳病，亦当验其齿，以辨生死也。

治法随时分浅深

振寒洒洒鼓颔，不得汗出，腹胀烦悗。取手太阴。刺虚者，刺其去也；刺实者，刺其来也。

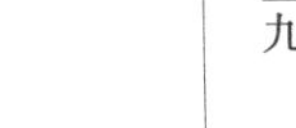

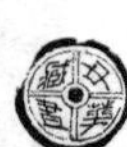

振寒洒洒鼓颔者，身寒如冷水洒之而战也。此寒闭于表，内阳郁勃，故不得汗出，而腹胀烦闷。若无头痛发热等证，其邪不在太阳经，而在手太阴肺也。故刺手太阴经，当分虚实也。刺虚者，随其去气而补之；刺实者，迎其来气而泻之。补者，补其正气，泻者，泻其邪气。此在候其呼吸来去，而入针出针，以为补泻之法，故曰：知迎知随，气可与期。

春取络脉，夏取分腠，秋取气口，冬取经输，凡此四时，各以时为齐。络脉治皮肤，分腠治肌肉，气口治经脉，经输治骨髓。

人身气血，随四时升降之气而浮沉，其感邪随身中之气而进止，故刺法按时而分浅深，用药之道亦然矣。

此言常理之轨则，亦不可以拘执也。盖病之变化无尽，要必随宜而施。故仲景先辨脉证，以定治法，方为至当。

前卷虚风贼邪篇《素问·四时刺逆从论》曰：春气在经脉，夏气在孙络，长夏气在肌肉，秋气在皮肤，冬气在骨髓中。是言身中旺气所在，此言刺法，以泄其邪，互明其义理也。

瘰

《灵枢·寒热篇》帝曰：寒热瘰疬，在于颈腋者，何气使然？岐伯曰：此皆鼠瘘寒热之毒气也，留于脉而不去者。帝曰：去之奈何？岐伯曰：鼠瘘之本，皆在于脏，其末上出于颈腋之间，其浮于脉中，而未内着于肌肉，其外为脓血者，易去也，请从其本引其末，可使衰去而绝其寒热。审按其道以予之，徐往徐来以去之。其小如麦者，一刺知，三刺而已。

瘰　生于颈腋间，甚者连贯成串，是肝胆两经之脉所行者。始由七情郁结，阳化为热，而外邪乘之，致寒热邪毒留于经脉，与血气胶结，而成此病。先因内伤兼外邪，故其病本在脏，其末出于颈腋，而浮于脉中，未内着于肌肉。如外为脓血者，病邪尚浅，得从脓血而泄，故易去也。从本引末者，先调脏气，然后疏通经脉，以和营卫，可使其邪衰去，而绝其寒热也。审按其经脉之道路，徐往徐来，皆用针之法，以邪在经脉血气中，非能骤去，必用缓治之法，而用药亦然矣。如其初起小如麦者，易治，故三刺可已；若久而病深大，则难治，如下文所云。

瘰死期

帝曰：决其生死，奈何？岐伯曰：反其目视之，其中有赤脉，上下贯瞳子，见一脉，一岁死；见一脉半，一岁半死；见二脉，二岁死；见二脉半，二岁半死；见三脉，三岁死。赤脉不下贯瞳子，可治也。

黑珠属肝，瞳子属肾，赤脉贯瞳子，邪毒深入肝肾之脏，必死矣。赤脉多，其血气盛，故死期延迟。若虽有赤脉，而不下贯瞳子者，毒犹在经，而未入脏，可以治之也。

热病

热病

《素问·热论篇》帝曰：今夫热病者，皆伤寒之类也。或愈或死，其死皆以六七日间，其愈皆十日以上者，何也？岐伯曰：巨阳者，诸阳之属也，其脉连于风府，故为诸阳之气也。人之伤于寒也，则为病热，热虽甚不死；其两感于寒而病者，必不免于死。

此统标热病，而言皆伤寒之类者，谓多由伤寒邪而化热，不独感热而成也。巨阳者，太阳经也，风府，项后督脉穴，督脉为阳脉之纲，太阳经主一身之表，又与督脉相通，故为诸阳主气也。伤于寒而病热者，以身中阳旺，被邪遏而化热，以其阳旺，故热虽甚，不死；其两感于寒者，谓外太阳、内少阴，俱受邪伤，而本元气绝，故不免于死也。

六经证

伤寒一日，巨阳受之，故头项痛，腰脊强；二日，阳明受之，阳明主肉，其脉挟鼻络于目，故身热目疼而鼻干，不得卧也；三日，少阳受之，少阳主胆，其脉循胁络于耳，故胸胁痛而耳聋。三阳经络皆受病，而未入于脏者，故可汗而已。四日，太阴受之，太阴脉布胃中，络于嗌，故腹满而嗌干；五日，少阴受之，少阴脉贯肾络于肺，系舌本，故口燥舌干而渴；六日，厥阴受之，厥阴脉循阴器而络于肝，故烦满而囊缩。三阴三阳、五脏六腑，皆受病，营卫不行，五脏不通，则

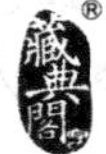

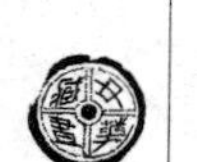

死矣。其不两感于寒者，七日，巨阳病衰，头痛少愈；八日，阳明病衰，身热少愈；九日，少阳病衰，耳聋微闻；十日，太阴病衰，腹减如故，则思饮食；十一日，少阴病衰，渴止不满，舌干已而嚏：十二日，厥阴病衰，囊纵，少腹微下，大气皆去，病日已矣。帝曰：治之奈何？岐伯曰：治之各通其脏脉，病日衰已。其未满三日者，可汗而已；其满三日者，可泄而已。

此明表邪自浅入深之次序也。盖人身阳气，卫外而为固者，卫气昼行于阳，夜行于阴，行于阴则表阳虚，邪得乘虚而内侵。卫气一日出入一次，故邪一日内侵一经，而六经是浅深之层次，故至第六日，深入第六层，厥阴之经也。太阳为第一层，其经脉自足行腰背上头，故头项痛，腰脊强，余皆观其病状，知其邪在何经。若六经腑脏皆受邪，营卫闭塞不行，五脏之气不通，则死，故死皆以六七日间，此言其邪重者也。若非阴阳两感之邪，但由阳经递传阴经，而未伤脏腑，则七日元气来复，而邪亦逐日渐衰，故至十二日后，病可愈也。

若治之，必疏其经络，以通达脏气之脉，则邪可衰去。如未满三日，邪在阳经，可发表而汗之；已满三日，邪之阴经，当从阴分泄之。泄之者，或腑气不通，则通其腑，而阴经之邪，可随之而泄矣。盖阴经在里，不能发汗也。《灵枢·邪客病形篇》曰：邪中阴经而入脏，脏气实，邪不能客，则还之于腑。可知邪由阴经而归胃腑者，其脏气必实。如仲景所论少阴证用承气汤者，是也。其脏气虚者，邪由阴经入脏，必死矣。若由阳经而入腑者，亦为实证也。然经文止明其常理如此，而邪之传变无定，固不可拘执日数而治。所以仲景着论，要必先辨脉证，知其邪在何经何腑，或虚或实，随宜施治，立法最为精详，是故学人首当究心，奉为圭臬也。

两感证

帝曰：其病两感于寒者，其脉应与其病形，何如？岐伯曰：两感于寒者，病一日，则巨阳与少阴俱病，则头痛口干而烦满；二日，则阳明与太阴俱病，则腹满身热，不欲食，谵语；三日，则少阳与厥阴俱病，则耳聋囊缩而厥，水浆不入，不知人，六日死。帝曰：五脏已伤，六腑不通，营卫不行，如是之后，三日乃死，何也？岐伯曰：阳明者，十二经脉之长也，其血气盛，故不知人三日，其气乃尽，故死矣。

此又申明两感病状，必死之理也。阴阳两经内外俱受邪，故一日而至三日，则邪遍阴阳六经。帝谓既已邪遍六经，内外五脏已伤，故不知人事，六腑不通，故水浆不入，而营卫之气，已不行矣，又必待三日方死何也。岐伯言阳明胃经，气血俱盛，邪虽遍于内外，阳明气血未尽，至第六日，气尽方死也。

遗邪

帝曰：热病已愈，时有所遗者，何也？岐伯曰：诸遗者，热甚而强食之，故有所遗也。若此者，皆病已衰，而热有所藏，因其谷气相薄，两热相合，故有所遗也。帝曰：治遗奈何？岐伯曰：视其虚实，调其逆从，可使必已。帝曰：病热，当何禁之？岐伯曰：病热少愈，食肉则复，多食则遗，此其禁也。

病初愈，余热藏于血气中而不觉，因食助气，则两热相合，故食肉病必复发，多食谷则邪遗留，致淹缠不能脱体，故当戒口，稀粥调理为要也。

温暑之分

凡病伤寒而成温者，先夏至日为病温，后夏至日为病暑。暑当与汗皆出，勿止。

此言感邪有重轻，病发有迟早不定也。如上所云一日太阳受之者，感邪而即病者也。其有邪伏而不即发，则必随时令之气变化为病，如《通天论》所云：冬伤于寒，春必温病。是故病发于先夏至日，名温，发于后夏至日，名暑，以其气变，故病不同，教人分别而治也。为因冬令气寒，春令气温，至夏至日，则阳极阴生，地气升而天气降，故夏至前温热为阳邪，夏至后地气升而化湿，湿火合气，则名为暑。故暑病自汗，其湿外泄，热亦得散，当与汗皆出而勿止之，若止其汗，则湿遏其热，病必重矣。故暑与温热之病，治法不同也。

肝热证

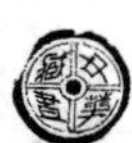

《素问·刺热篇》云：肝热病者，小便先黄，腹痛，多卧，身热，热争则狂言及惊，胁满痛，手足躁，不得安卧。庚辛甚，甲乙大汗，气逆则庚辛死。刺足厥阴、少阳。其逆则头痛员员，脉引冲头也。

此即明伏邪发病之证也。凡邪自外受者，必先现表证，如太阳病，发热、恶寒、头痛之类也。此言肝热病者，正明伏邪化热，自内而发，故先现里证。以肝主遗溺癃闭，故肝热病发，小便先黄也；腹痛、多卧、身热者，脾位于腹，而主肌肉，脾困则嗜卧，肝病必然延及于脾也；热邪内扰，神魂不安，狂言惊惕，胁痛，手足躁，不得卧，皆心肝经现证，以木火同气也。胆为甲木，肝为乙木，故甲乙日时而木气旺，得大汗而邪解也；庚辛，金也，金来克木，故庚辛日时，其病必甚，若正不胜邪而气逆者，至庚辛而木气绝，则死矣。刺足厥阴肝、少阳胆二经，以泄其邪。若其邪气上逆，则头痛员员，脉引冲头者，员员，头中旋转之状，以肝脉循喉后，上至巅顶故也。

心热证

心热病者，先不乐数日，乃热，热争则卒心痛，烦闷，善呕，头痛，面赤，无汗。壬癸甚，丙丁大汗，气逆则壬癸死。刺手少阴、太阳。

五脏生阳之气，始于肝木，木生火，火生土，土生金，金生水，水又生木，如是生生不息，则安健无病，义详禀赋源流门首节矣。若邪伏于血气之中，必随生阳之气而动，动甚则病发。故其发也，随气流行，亦无定处，所以《难经》言温病之脉，行在诸经，不知何经之动也，各随其经之所在，而取之。故必观其现证，方知其邪发于何经。今经文按生气之序，以列其证，故首列肝，次以心、脾、肺、肾也。如仲景所论，邪之传变，亦无一定，正可与经参合互证，以明其理也。假如邪热由心经而发，则先不乐数日，即懊也；热争气逆，则卒然心痛，而更烦闷；犯胃，则呕；心与小肠为表里，小肠经脉上头面，热邪由里出表，故头痛面赤；腠理闭，则无汗。壬癸，水也，小肠为丙火，心为丁火，水克火，故壬癸则病甚；丙丁自旺，得大汗而解；如其气逆，则壬癸水旺火绝而死矣。刺手少阴心、太阳小肠经，以泄其邪也。或曰：此篇分五脏热病，岂无从外传里之邪，而子尽解作伏邪内发可乎？余曰：外邪传里，如前篇所云一日太阳受之，以至六日厥阴受之，已历历详明矣。此篇云小便先黄，心先不乐数日，乃热等，皆先现里证，而后发病，岂非从内而发之伏邪乎？且前篇论热邪所遗，当禁肉食，其义理已尽矣，乃又言凡病伤寒而成温者一节，本此篇之提纲也。其云肝热病以下，即明先夏至日病温之证，温甚即为热病也。后人不审，以《刺热》名篇，将提纲割列前篇，细观文义，实同赘辞。

盖篇首既言人之伤于寒也，则为病热，而义理发挥已尽，乃又言凡病伤寒而成温，岂非赘乎？可知其要义在先夏至、后夏至两句，是专论伏邪随气候变病之理。由此观之，岂非为此篇之提纲，由后人割裂所误哉！更观此篇下文总结云：肝热病者，左颊先赤一节，教人乘伏邪未发，而见其色现即刺之，名曰治未病，岂不尤为可证乎？且此言五脏之病，必得旺气时日，而邪始能由里达表，汗出而解，正与彼之自太阳传厥阴者，有一出一入之分，故此特标肝热病、心热病，正明其邪由里出表，与彼之自表传里，为对待文本也。奈何读者、注者，皆茫然不辨，亦疏忽甚矣。更有昧者，谓无伏邪发病之理，则于此等经义，不必与言矣。

脾热证

脾热病者，先头重，颊痛，烦心，颜青，欲呕，身热，热争则腰痛，不可用俯仰，腹满泄，两颔痛。甲乙甚，戊己大汗，气逆，则甲乙死。刺足太阴、阳明。

头重颊痛，与头痛不同，头痛者，邪在三阳经，此邪在太阴，欲出阳明，而不得达，因而郁闷，故头重颊痛；烦心、颜青、欲呕，皆邪结阴分，不能出表，欲达不达，争扰于中，故又腹满而泄利，腰痛不可俯仰，两颔痛，经络气血皆壅闭故也。其病甚、与汗、与死，例上可知矣。刺足太阴脾，足阳明胃经，以泄其邪。

肺热证

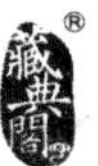

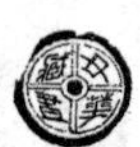

肺热病者，先淅然厥，起毫毛，恶风寒，舌上黄，身热，热争则喘咳，痛走胸膺背，不得太息，头痛不堪，汗出而寒。丙丁甚，庚辛大汗，气逆则丙丁死。刺手太阴、阳明，出血如大豆，立已。

皮毛，肺之合也，热邪郁于肺，阳气不达于皮毛，故先淅然如水洒身，而厥冷；毛竖，恶风寒，状似外感，而实由内热闭其阳气，故舌黄身热，若初感外邪而非内热，其舌必白也；故热甚气逆则喘咳，痛走胸膺背，不得太息，全是肺脏热闭之证；头痛不堪者，内火不得发泄，直上冲脑而痛，故曰不堪，与外邪在经之头痛不同也；郁极而腠开，汗出，则热散身寒也。其甚、其汗、其死，义皆同上。刺肺与大肠经出血，以泄其邪。

肾热证

肾热病者，先腰痛，胻酸，苦渴，数饮，身热，热争、则项痛而强，胻寒且酸，足下热，不欲言，其逆则项痛，员员淡淡然。戊己甚，壬癸大汗，气逆则戊己死。刺足少阴、太阳。

腰为肾之府，热邪将发，故先腰痛；胻者，邪郁筋骨间也；苦渴数饮，内热劫津也；热争则项痛而强，邪欲外出太阳经而不得达，故胻寒且酸，足下反热，皆太阳经气壅闭故也；有无可奈何之苦，故不欲言；邪气上逆则项更痛，员员淡淡者，一身不能自主，莫可形容之病也。其甚、其汗、其死，与上同。刺肾与膀胱经泄其邪。

诸汗者，至其所胜日，汗出也。

此总结上文，重申其邪内伏，必得脏气胜旺之日，邪始外达，汗出而愈。

未发先现色

肝热病者，左颊先赤；心热病者，颜先赤；脾热病者，鼻先赤；肺热病者，右颊先赤；肾热病者，颐先赤。病虽未发，见赤色者，刺之，名曰治未病。

此又总明伏邪未发，必然先现外象也。左颊、颜、鼻、右颊、颐，是肝、心、脾、肺、肾脏之气应于面之部位也。有诸内者，形诸外，病虽未发而色先现，可见邪本伏于血气之中，因其未动，随气血流行而不之觉，其将发也，必随五脏生气而动，故先现色于面。良工望而知之，乘其始动，即刺而泄之，则邪势自杀，而病必轻矣。用药之法，可以类推，是为治未病也。

热病从部所起者，至期而已。诸当汗者，至其所胜日，汗大出也。治诸热病，以饮之寒水，乃刺之，必寒衣之，居此寒处，身寒而止也。

此总结上文以明治法也。从部所起者，如肝热病左颊先赤之类，至期而已者，即是肝得甲乙，为其所胜日，汗大出而愈也。以其久伏之邪，热从内发，故治之必先饮寒水，从里逐热；然后刺之，从外而泄；再衣以寒，居寒处，使身寒热除，方可止也。

外感伏邪互发

太阳之脉，色荣颧骨，热病也，荣未交，曰今且得汗，待时而已。与厥阴脉争见者，死期不过三日。其热病内连肾。

此明外感、伏邪互发之证也，与首篇之两感同中有异，彼则内外同时受邪而俱病，故不免于死；此则外感先发，而伏邪后发，则可生；若同发而内外相交，则死期不过三日也。云太阳之脉者，邪受太阳经脉，如上所云：一日巨阳受之，头项痛，腰脊强者是也。色荣颧骨者，鲜荣赤色，现于颧骨也。盖颧者骨之本，骨者肾所主，肾与太阳为表里，若肾脏伏热之邪已动，循荣血而现色于颧也。荣未交，今且得汗，待时而已者，言太阳经脉之邪，与荣血伏热之邪尚未相交，今且令其得汗，先解外邪，其内伏之邪后发，可待脏气旺时而已。如肾热病，待壬癸日得大汗而已也，或如前节所云见赤色者刺之，亦可也。倘与厥阴经脉病证争现，则肾肝皆有热邪，势必与太阳外邪连合而不可解救，则死期比前两感之病更速，不过三日也。盖两感病起于经，必待胃气尽，六日方死，此则其热病内连肾脏，本元即绝，故死速也。

少阳之脉色也。少阳之脉，色荣颊前，热病也，荣未交，曰今且得汗，待时而已。与少阴脉争现者，死期不过三日。

上言肝热病者，左颊先赤，肝为厥阴，胆为少阳，相表里

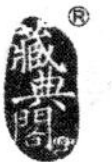

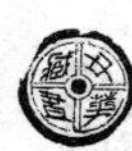

者也。外邪受于少阳经脉，而肝脏伏热之色，荣于颊前。若外内之邪尚未相交，今且令其得汗以解外，其内发之热，可待时而已。若与少阴经脉病证争现，则肝连肾热，内外邪势必交而难解，死期不过三日也。大抵外内之邪，先后而发，尚可解救，若外内齐发，邪必交结而死，故要紧在荣未交一句，下文《评热病论》云：病名阴阳交，交者死，即是荣已交之义也。按此止举太少两证，而未及阳明、太阴者，其义固可类推而知也。且思阳明、太阴属脾胃，其邪虽交，可从胃腑通利解之，以胃为脏腑之海也。不比彼太少两证，邪无出路，而必死者，故经文略之也。

阴阳交死证

《素问·刺热病论》帝曰：有病温者，汗出辄复热，而脉躁疾，不为汗衰，狂言不能食，病名为何？岐伯曰：病名阴阳交，交者死也。

人身阴阳之气，本来相交而相生者，今因邪势弥漫，外受阳分之邪，与内发阴分之邪，交合为一，而本元正气即绝，故病名阴阳交而死，非阴阳正气之相交者。下衣冠文物其所以然之理。

人所以汗出者，皆生于谷，谷生于精，今邪气交争于骨肉而得汗者，是邪却而精胜也，精胜，则当能食而不复热。复热者，邪气也，汗出者，精气也，今汗出而辄复热者，是邪胜也。不能食者，精无俾也。病而留者，其寿可立而倾也。且夫《热论》曰：汗出而脉尚躁盛者死。今脉不与汗相应，此不胜其病也，其死明矣。狂言者，是失志，失志者死。今见三死，不见一生，虽愈必死也。

汗生于谷，谷生于精者，谓由本元精气，化水谷以生津液，发而为汗。邪随汗泄，则邪却而精气胜也。精气胜，则当能食以化水谷，其邪已泄而不复热矣。乃复热者，邪气未去也，其所出之汗，精气徒泄也。故汗出而辄复热，是精却而邪气胜也。所以不能食，精无俾也，俾者，倚藉之谓。其病虽留连，其寿可立待而倾也。古论曰：汗出脉躁盛者死。若邪去而精气存，脉必静矣，今脉与汗不相应，则邪未去而精气不胜病气也，其死明矣。且狂言是失志，失志者死，一也；汗出复热，精却邪胜，二也；脉与汗不相应，三也。今现三死证，不见一生证，虽似愈，必死也。

死证

《灵枢·热病篇》曰：热病三日，而气口静、人迎躁者，取之诸阳，五十九刺，以泻其热，而出其汗，实其阴以补其不足。身热甚，阴阳皆静者，勿刺也；其可刺者，急取之，不汗出则泄。所谓勿刺者，有死征也。

两手之脉，名气口，主五脏之阴，颈旁动脉，名人迎，主六腑之阳，义详十二经络篇。热病三日，气口静而人迎躁者，阳热之邪盛于阳经也。盖人迎为阳明之脉，阳明行气于三阳，故当治诸阳经，以泻其热而出其汗，再实其阴气，以补其不足。如身热甚，而气口、人迎之脉皆静者，脉证不合，本元气败，不能与邪争，故脉反静，为死之征，不可妄治也。如其可以治者，急取之，若不汗出，则通腑以泄之可也。五十九刺者，经穴针法，详针灸篇，不录。

热病七八日，脉口动喘而短者，急刺之，汗且自出，浅刺手大指间。

脉口即气口，又名寸口，动喘而短者，短为肺脉，邪入手太阴肺经，故刺手大指间肺经之井穴。脉口动喘，其人迎亦必躁盛可知，热病七八日之久，故当急刺也。

热病七八日，脉微小，病者溲血，口中干，一日半而死，脉代者，一日死。

脉微小及代，皆邪热深陷，而元气脱，故溲血口干，而死之速也。

热病已得汗出，而脉尚躁，喘且复热，勿刺肤，喘甚者死。

此即精却而邪胜者也，故死。

热病七八日，脉不躁，躁不散数，后三日中有汗。三日不汗，四日死。未曾汗出者，勿腠刺之。

热病七八日而脉不躁，邪气深沉之象，或躁而不散数，其元气尚未败，三日中或得汗解。如三日不汗，其元气败而邪更

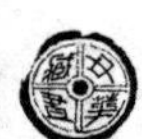

深，四日必死矣，凡此等日久未曾汗出者，多是死证，勿妄治也。

肺邪

热病先肤痛，窒鼻充面，取之皮，以第一针，苛轸鼻，索皮于肺不得，索之火，火者，心也。

此热邪在肺经，故先皮肤痛，而鼻窒充面，邪浮于上也，故从皮毛以治之。针有圆扁大小九等，浅刺皮毛，当用第一针也。苛者，痛也，轸同疹，鼻上热结成疹也。若治皮而肺邪不得去，当泻心火以救肺金也。凡言索者，用针引气，气至，为索得也。

心邪

热病先身涩，倚而热，烦悗，唇口嗌干，取之脉，以第一针，五十九，肤胀口干，寒汗出，索脉于心，不得，索之水，水者，肾也。

此热邪在心经也。先身涩，倚而热者，郁热耗津液而皮干涩，身如倚着热物之状，故又烦悗而唇口嗌干也。

心主血脉，故当治脉，若治脉不得邪去，当助肾水以济之，所谓寒之不寒，是无水也，壮水以制阳光，其热自退。既治之而肤胀口干，身寒汗出者，卫阳已虚，故身寒肤胀而汗出，汗多伤津，故口干，当用清补调之也。

脾邪

热病嗌干多饮，善惊，卧不能起，取之肤肉，以第六针，五十九，目眦青，索肉于脾不得，索之木，木者，肝也。

此热邪伤脾，津液不能上输而嗌干多饮；脾病则肝木乘之，故善惊而目眦青；卧不能起者，脾主肉，脾伤则身重也。治脾不得邪去，必当泻肝以苏脾困也。

肝邪

热病面青脑痛，手足躁，取之筋间，以第四针，于四逆，筋□目浸，索筋于肝不得，索之金，金者，肺也。

此热邪伤肝，故面色青；肝脉上巅入脑，故脑痛；邪入厥阴，手足躁扰，甚则四逆，筋伤而□；肝开窍于目，肝液泄而目中含泪如水浸。从筋治肝不得愈，则治其肺，用金以制木也。

血分邪

热病数惊，瘈而狂，取之脉，以第四针，急泻有余者，癫疾，毛发去，索血于心不得，索之水，水者，肾也。

此热邪伤血，血心所主，而藏于肝，故数惊瘈而狂，皆心肝经现证也。以针取之血脉，急泻其有余之邪。若成癫疾，必毛发尽秃，血热之极也。从血治心不得愈，仍当助肾水，以养肝制心火也。

肾邪

热病身重骨痛，耳聋而好瞑，取之骨，以第四针，五十九刺，骨病不食，啮齿耳青，索骨于肾，不得，索之土，土者，脾也。

此热邪伤肾，肾主骨，骨病则身重骨痛；耳为肾窍，故耳聋；阳邪深陷入阴，故好瞑目；邪盛于里，故不能食；齿为骨之余，邪在骨，齿中麻痒难忍，故啮之；耳青者，肾热生风也。从骨治肾不得愈，当治脾以胜之也。

髓邪

热病不知所痛，耳聋，不能自收，口干，阳热甚，阴颇有寒者，热在髓，死不治。

邪热深入骨髓，而身反不知痛处，但肢节弛纵，不能收持，口干，阳热甚，而阴筋颇有寒；正以热深在髓，阳闭不伸也，死不可治矣。

少阳邪

热病头痛，颞颥目掣脉痛，善衄，厥热病也，取之以第三针，视有余不足，寒热痔。

颞颥者，耳前足少阳经穴动也，一名脑空穴，热邪客少阳，故头痛而经穴与目牵掣而脉痛。血热随气升则衄，故名厥热病，以阳邪上逆，阳上盛，则下虚而厥也。视其有余不足，调之使平。邪在少阳，必发寒热，侵入厥阴经脉，循肛而成痔也。

手足阳明邪

热病体重，肠中热，取之以第四针，于其俞及下诸指间，孛气于胃络，得气也。

此邪热在手足阳明经也，阳明在肌肉中，故体重，肠中热。既取其　及手足指，又索胃络之气以泄其邪也。

脾肾经邪

热病挟脐急痛，胸胁满，取之涌泉与阴陵泉，取之第四针，针嗌里。

此邪热在脾肾两经，故取脾肾两经之穴以治之。

肺脾经邪

热病而汗且出，及脉顺可汗者，取之鱼际、太渊、大都、太白，泻之，则热去，补之，则汗出，汗出太甚，取内踝上横脉以止之。

此从肺脾两经而治之也。

辨生死

热病已得汗，而脉尚躁盛，此阴脉之极也，死；其得汗而脉静者，生。

此言热邪盛而阴精涸极也。以人迎为阳脉，寸口为阴脉，寸口躁盛，故谓阴脉之极而死。即上所云邪胜而精却也。脉静则精存，故生。

热病脉尚躁而不得汗者，此阳脉之极也，死；脉盛躁，得汗静者，生。

此言津液涸，而不能作汗，阳邪亢极，故谓阳脉之极而死，以人迎脉更盛躁也。如得汗后，脉静则生，义与上同。

死证

热病不可刺者有九：一曰汗不出，大颧发赤，哕者死；二曰泄而腹满甚者死；三曰目不明，热不已者死；四曰老人婴儿，热而腹满者死；五曰汗不出，呕，下血者死；六曰舌本烂，热不已者死；七曰咳而衄，汗不出，出不至足者死；八曰髓热者死；九曰热而痉者死，腰折，瘛，齿噤也。凡此九者，不可刺也。

颧为骨本，肾主骨，邪热盛，肾水枯，故颧赤；邪气上冲脾胃则哕，古名呃逆为哕，今时或以空呕为哕，而呃逆更为败证也；泄泻则邪热应去，而腹满反甚者，脾败而邪仍在也；目不明者，热伤五脏精气，而热不已，则精竭也；老人气血衰，婴儿气血弱，腹满而热，则邪结土败也；汗不出，表气不通，邪热内伤脾胃，呕且下血，本元脱矣；舌本烂者，邪热遍灼三阴，脏真败矣；咳而衄，邪热伤肺，汗不出及出不至足，营卫经络不通，邪无出路也；髓热者，上条之证也；热而痉，腰折、瘛、齿噤者，热极生风，筋脉拘急，角弓反张，肝肾阴涸也。凡此九证，皆死不可刺，则药亦不可治也。

阳明腑实证

《素问·阳明脉解篇》帝曰：足阳明之脉病，恶人与火，闻木音则惕然而惊，钟鼓不为动。闻木音而惊何也？岐伯曰：阳明者胃脉也，胃者土也，故闻木音而惊者，土恶木也。帝曰：其恶火何也？岐伯曰：阳明主肉，其脉血气盛，邪客之则热，热甚则恶火。帝曰：其恶人何也？岐伯曰：阳明厥，则喘而惋，惋则恶人。

邪热入阳明中土，土畏木，故闻木音而惊也；热甚故恶火，仲景所云不恶寒反恶热也；邪结而气厥逆，则喘而惋，惋者懊，故恶人也。

帝曰：或喘而死者，或喘而生者，何也？岐伯曰：厥逆连脏则死，连经则生。

厥逆者，邪结胃腑，阳不达于四肢而厥冷，所谓阳极似阴之假寒证也。邪内入，则连脏而阳陷，故死；邪外出，则连经而阳伸，故生。

帝曰：病甚则弃衣而走，登高而歌，或至不食数日，逾垣上屋，所上之处，皆非其素所能也，病反能者，何也？岐伯曰：四肢者，诸阳之本也。阳盛则四肢实，实则能登高也。帝曰：其弃衣而走者，何也？岐伯曰：热盛于身，故弃衣欲走也。帝曰：其妄言骂詈，不避亲疏而歌者，何也？岐伯曰：阳盛则使人妄言骂詈，不避亲疏，而不欲食，不欲食，故妄走也。

四肢皆禀气于胃，胃为脏腑之海，而阳明行气于三阳，故四肢为诸阳之本。邪盛于胃，则气实于四肢，故能登高也；身热盛，故弃衣；邪乱神明，怒气冲动，故妄言骂詈；胃中邪

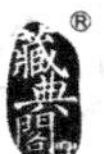

实，故不欲食；四肢多力，故妄走也。

乳子病热

《素问·通评虚实论》帝曰：乳子而病热，脉悬小者，何如？岐伯曰：手足温则生，寒则死。帝曰：乳子中风热，喘鸣肩息者，脉何如？岐伯曰：喘鸣肩息者，脉实大也。缓则生，急则死。

热病脉应洪大，其小弱者，正虚邪盛，为逆证，不治。乳子者，谓新产而乳其子者也。新产又乳子，其气血内虚，虽热病而脉甚小弱，故问其吉凶何如。岐伯言，手足温者，其脾胃阳和之气，尚能周布，而邪可渐解，则生；手足寒者，正虚邪闭而厥逆，则死矣。中风热而受于上部阳分，肺气逆满，故喘鸣；肩息者，喘急有声而抬肩也。邪盛于上，脉必实大，若和缓有胃气者，泻其邪热，则生；如急强而无和缓之象，是真脏脉，而本元已脱，故死也。

婴儿病附

《灵枢·论疾诊尺篇》曰：婴儿病，其头毛逆上者，必死。又曰：耳间青脉起者，掣痛。

婴儿柔嫩如芽，其病久而头毛竖逆，此血竭而生气已绝，如地无生气，而草木皆枯，故必死也。耳间乃少阳经脉所行之处，少阳内通肝经，青脉起者，肝风内动，则必抽掣筋脉而痛，甚则为惊厥之证，当察其因，而治之也。

诸肿胀病

水胀

《灵枢·水胀篇》帝曰：水与肤胀、鼓胀、肠覃、石瘕、石水，何以别之？岐伯曰：水始起也，目窠上微肿，如新卧起之状，其颈脉动，时咳，阴股间寒，足胫肿，腹乃大，其水已成矣。以手按其腹，随手而起，如裹水之状，此其候也。

目窠，眼胞也，凡人睡卧初起，眼胞微肿，水病始起，亦如之；颈脉，喉旁人迎，胃脉也，水蓄于胃，肺气逆，故颈脉动而时咳也；水溢三焦，阳气不周，故阴股间寒，而足胫肿，腹乃大，其水已成矣。按其腹，随手而起，如囊裹水之状，此为水胀之证候也。

肤胀

肤胀者，寒气客于皮肤之间，然不坚，腹大，身尽肿，皮浓。按其腹，而不起，腹色不变，此其候也。

肤胀，因阳虚寒气客于皮肤，内无水邪，但是虚肿，故不坚，其皮浓。按其腹，而不起，以气虚不鼓也，腹色不变，则与水胀之皮薄色亮，按之随手而起者不同矣。

鼓胀

鼓胀者，腹胀，身皆大，大与肤胀等也。色苍黄，腹筋起，此其候也。

此由内伤肝脾，故色青黄并现，腹胀而有筋绽。与水胀、肤胀因各不同，其证亦异。如后条旦食不能暮食，用鸡矢醴者相类。

肠覃

肠覃者，寒气客于肠外，与卫气相搏，气不得营，因有所系，癖而内着，恶气乃起，息肉乃生。其始生也，大如鸡卵，稍以益大，至其成，如怀子之状，久者离岁，按之则坚，推之则移，月事以时下，此其候也。

肠覃始由寒气客于肠外，是在躯壳之内，正卫气出入之区，寒邪与气相搏，因而结成癖积，恶气乃起，息肉乃生。岁久大如怀子，按之坚而推之移，其结在气分，故血脉流通，月事仍应时而下，盖与卫气所结，卫行脉外，故也。

石瘕

石瘕生于胞中，寒气客于子门，子门闭塞，气不得通，恶血当泻不泻，以留止，日以益大，状如怀子，月事不以时下。皆生于女子，可导而下。

石瘕由寒气客于子门，假血成形，结如石坚，故名石瘕，而在胞脉之中，故状如怀子，俗所谓鬼胎也。

此以恶血当泻不泻，瘀结而月事不通，与上之肠覃有气血之分，而皆生于女子，当通利导之而下也。帝所问，尚有石水一证，岐伯无答，义详前卷诸风证中。

诸胀脉证

《素问·腹中论》帝曰：有病心腹满，旦食则不能暮食，

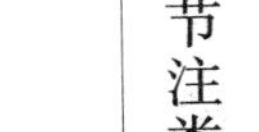

此为何病？岐伯曰：名为鼓胀，治之以鸡矢醴，一剂知，二剂已。帝曰：其时有复发者，何也？岐伯曰：此饮食不节，故时有病也。虽然其病且已时，故当病，气聚于腹也。

鼓胀者，外胀中空，其形如鼓，此因肝旺脾虚，壅滞经隧，腑气尚通，旦时阳旺，故能食，暮则阳衰，不能食也。鸡矢白善消宿积，鸡为肝之畜，故又能疏肝，用沸酒渥之，澄清而饮，名鸡矢醴，取其酒气行表助阳，其腑无实积，故不用攻夺之药。病由脾弱，故饮食不节，病必复发，虽然病已时，当其复病，浊气仍聚于腹，故也。

《灵枢·胀论》帝曰：脉之应于寸口，如何而胀？岐伯曰：其脉大坚以涩者，胀也。帝曰：何以知脏腑之胀也？岐伯曰：阴为脏，阳为腑。帝曰：气之令人胀也，在于血脉之中耶？脏腑之内乎？岐伯曰：三者皆存焉，然非胀之舍也。帝曰：愿闻胀之舍。岐伯曰：夫胀者，皆在于脏腑之外，排脏腑而廓胸胁，胀皮肤，故命曰胀。帝曰：脏腑之在胸胁腹里之内也，若匣匮之藏禁器也，各有次舍，异名而同处，一域之中，其气各异，愿闻其故。岐伯曰：夫胸腹，脏腑之廓也；膻中者，心主之宫城也；胃者，太仓也；咽喉、小肠者，传送也；胃之五窍者，闾里门户也；廉泉、玉英者，津液之道也。故五脏六腑者，各有畔界，其病各有形状。营气循脉，卫气逆，为脉胀，卫气并脉，循分为肤胀。三里而泻，近者一下，远者三下，无问虚实，工在疾泻。

此明内胀之脉也。脉大坚以涩，是邪气壅结，气血不和，故知其为胀也。脉应于阳部，其胀在腑；脉应于阴部，其胀在脏也。而其为胀，必皆关乎气与血脉、脏腑三者之病，然非胀之定舍也。胃之五窍：唇、齿、咽，胃之上口名贲门，下口名幽门，共五窍也。廉泉、玉英，俱任脉经穴，在舌下，津液由之而升也。营行脉中，卫行脉外，卫气逆，则营闭不得与卫通，故为脉胀，卫气者，并脉循分而行脉外者也。若脉气通，但卫不和者，则为肤胀，止胀于皮肤之内，其脉必流通而不涩也。此两证当用针泻胃经之三里穴，无问虚实，在疾泻之，以胃为脏腑之海，统领营卫故也。此明气与血脉之胀属于营卫，

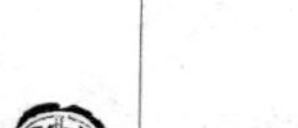

下明脏腑之胀也。

五脏证

帝曰：愿闻胀形。岐伯曰：夫心胀者，烦心短气，卧不安；肺胀者，虚满而喘咳；肝胀者，胁下满而痛引小腹；脾胀者，善哕，四肢烦悗，体重不能胜衣，卧不安；肾胀者，腹满引背央央然，腰髀痛。

此分五脏之形证也。阳经内通于腑，阴经内通于脏，其由经脉之胀，甚则内遏脏气，故有各脏之病形。或先由脏病而致外胀者，则必先现脏证也。下节六腑之胀亦然。若肤胀，仅在卫分，不涉于经，必无脏腑现证也。

六腑证

六腑胀：胃胀者，腹满，胃脘痛，鼻闻焦臭，妨于食，大便难；大肠胀者，肠鸣而痛濯濯，冬日重感于寒，则飧泄不化；小肠胀者，少腹胀，引腰而痛；膀胱胀者，少腹满而气癃；三焦胀者，气满于皮肤中，轻轻然而不坚；胆胀者，胁下痛胀，口中苦，善太息。

此分六腑，证状各有不同。或由各经气逆侵内者，或因内伤食积所致者。其脏胀，或由脾虚、肝郁、肺逆使然，或腑不通畅，遏其脏气者，皆当详审其因而治之。三焦胀与肤胀相类，以其同属于气也。

诸胀由起

帝曰：胀者，焉生？何因而有？岐伯曰：卫气之在身也，常然并脉循分肉，行有逆顺，阴阳相随，乃得天和，五脏更始，四时有序，五谷乃化。然后厥气在下，营卫留止，寒气逆上，真邪相攻，两气相搏，乃合为胀也。

营卫外护，脏腑内居，经络气血，通贯流行，其起止皆有次序，阴阳相随，如环无端，合乎五行四时之气化，义详营卫经络门中。卫气之行，并脉循分肉，虽行脉外，而必随顺经脉流行之序。若其逆而失度，升降不调，然后厥逆之气在下，于是营卫气血留止不行，内寒之气上逆，真气与邪互相攻击，阴阳两气，不得通和，而搏结壅塞，乃合为胀病也。

《素问·大奇论》曰：肝满、肾满、肺满皆实，即为肿。

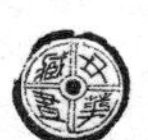

气盛于阳为肿，盛于阴为满。此言内满实而肿于外，其病自内而之外者，当先治其内也。

肺之雍，喘而两胠满：肝雍，两胠满，卧则惊，不得小便；肾雍，脚下至少腹满，胫有大小，髀骱大，跛，易偏枯。

此申明上条之现证，以辨之也，雍同壅，言邪气壅而致满也。肺肝之壅，皆两胠满，而肺则有喘，肝则有惊而不得小便之异也；肾壅则少腹至脚下气血瘀闭，故胫有大小，髀骱大，跛不能行，或左或右，相易不定而偏枯也。其壅者，或因内伤，或受外感，皆不可定。此明脏病而不及心脾者，心藏神明，为一身之主宰，若其气壅，则必昏愦多狂；脾司转运，若其气壅，则一身内外皆不通和，不止如三脏之现证者。即参上文五脏之胀，其义理可知矣。

诸积病证

诸积

《灵枢·百病始生篇》帝曰：百病之始生也，皆生于风雨寒暑，清湿喜怒。喜怒不节，则伤脏，风雨则伤上，清湿则伤下。三部之气，所伤异类，愿闻其会。岐伯曰：三部之气各不同，或起于阴，或起于阳，请言其方。喜怒不节，则伤脏，脏伤则病起于阴也；清湿袭虚，则病起于下；风雨袭虚，则病起于上，是谓三部。至于其淫，不可胜数。

此总举外感、内伤之病，而分三部以辨之也。喜怒该七情而言，七情伤脏，脏为阴，则病起于阴也：风雨之邪上受，上为阳部，则病起于阳也；清湿即寒湿，其邪下受，下属足经，有阴有阳，则病或起于阴，或起于阳，当随证辨之也。至于病之淫，犹水之泛滥，故其变化不可胜数也。

浅深部位现证

帝曰：愿卒闻其道。岐伯曰：风雨寒热，不得虚邪，不能独伤人。卒然逢疾风豪雨而不病者，盖无虚，故邪不能独伤人，此必因虚邪之风，与其身形，两虚相得，乃客其形，两实相逢，众人肉坚。其中于虚邪也，因于天时，与其身形，参以虚实，大病乃成。气有定舍，因处为名，上下中外，分为三员。是故虚邪之中人也，始于皮肤，皮肤缓则腠理开，开则邪从毛发入，入则抵深，深则毛发立，毛发立则洒然，故皮肤痛；留而不去，则传舍于络脉，在络之时，痛于肌肉，其痛之时息，大经乃代；留而不去，传舍于经，在经之时，洒淅喜惊；留而不去，传舍于伏冲之脉，在伏冲之时，体重身痛；留而不去，传舍于肠胃，在肠胃之时，贲响腹胀，多寒，则肠鸣飧泄，食不化，多热，则溏出麋；留而不去，传舍于肠胃之外，募原之间，留着于脉，稽留而不去，息而成积。或着孙络，或着络脉，或着经脉，或着输脉，或着于伏冲之脉，或着于膂筋，或着于肠胃之募原，上连于缓筋，邪气淫泆，不可胜论。

寻常风雨寒热，不能伤人，必因虚邪之风，与身形之虚，两虚相遇，邪乃客之。盖太乙所居之宫，风从后来者，为虚邪，从前来者，为实邪，义详前卷《灵枢·九宫八风篇》。若身形实而邪实，两实相逢，则肉坚不能伤也。若天时身形，虚实相参，而中其邪，大病乃成。邪客于身而有定舍，因其邪在之所而立病名，分上下中外三部，以其直则有上中下三焦，横则有表里中三层。虚邪中人，初在皮肤，留而不去，则渐入渐深，各有现证可验，而不随证治之，则病根深痼，难去。当邪之初入，其流传亦无定所，或浅或深，留着为病，以至久着不去，则息而成积，乃不复流传，以其与气血胶结而成瘀积也。故邪气之淫泆蔓延，何可胜论哉！

帝曰：愿尽闻其所由然。岐伯曰：其着孙络之脉而成积者，其积往来上下，臂手孙络之居也，浮而缓，不能拘积而止之，故往来移行肠胃之间，水凑渗注灌，濯濯有音，有寒则䐜满雷引，故时切痛；其着于阳明之经，则挟脐而居，饱食则益大，饥则益小；其着于缓筋也，似阳明之积，饱食则痛，饥则安；其着于肠胃之募原也，痛而外连于缓筋，饱食则安，饥则痛；其着于伏冲之脉者，揣之应手而动，发手，则热气下于两股，如汤沃之状；其着于膂筋在肠后者，饥则积见，饱则积不见，按之不得；其着于输之脉者，闭塞不通，津液不下，孔窍干塞。此邪气之从外入内，从上下也。

浮在皮里之细络，名孙络，稍深而粗者，名大络，大络内

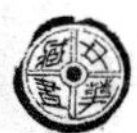

通于经，阳经则通腑，阴经则通脏，故阴经又深于阳经，经有阴阳，故络亦有阴阳也。气血周内联外，无处不到，其邪客之，则气血瘀滞，久乃结而成积矣。积在孙络，往来上下者，以臂手乃孙络所居之处，其气浮浅而缓，不能拘止其积，故积往来移行，以至肠胃之间，肠胃为水饮灌注旁渗之地，而邪从旁凑之，故濯濯有音，如系寒积，则䐜满雷鸣相引，时时切痛，因其络阻，气不流通也；其或着于阳明胃经，则挟脐而居，以经气聚于此也，饱食，则胃气充溢于经，故积形益大，饥则气消，而仍小矣，经居于肉而不贴胃，无形质触碍，故积不痛；其着于缓筋者，缓筋贴胃，故似阳明之积，以其贴胃，饱则胃胀触动，故痛，饥则安矣；其着于肠胃之膜原，膜原，遮蔽胃中浊气者，饥则虚火冲动，故痛，饱则火息，故安，其痛连缓筋者，缓筋乃募原之枝也；其着于伏冲之脉者，脉在脊背肉内，是营气所流行者，被积壅阻，故揣之应手而动，发手，则气流散，故觉热气下于两股，如汤沃之状也：积着于膂筋，其在肠胃之后，饥则肠胃空虚，故积现，饱则气漫，故积不现，以其在肠胃之后，躯体之里，故按之不可得也；积着于输之脉者，脉闭不通，则津液不能下输，故便窍干室。此皆言其邪气之从外入内，从上而下之成积也。

生成之由

帝曰：积之始生，至其已成，奈何？岐伯曰：积之始生，得寒乃生，厥乃成积也。

寒性凝敛气血，故积因寒生，至气血与邪胶结，而厥逆不行，其积乃成也。

帝曰：其成积奈何？岐伯曰：厥气生足，悗生胫寒，胫寒则血脉凝涩，血脉凝涩则寒气上入于肠胃，入于肠胃则 胀，胀则肠外之汁沫迫聚不得散，日以成积。卒然多饮食，则肠满，起居不节，用力过度，则络脉伤，阳络伤则血外溢，血外溢则衄血，阴络伤则血内溢，血内溢则后血，肠胃之络伤，则血溢于肠外，肠外有寒汁沫与血相搏，则并合凝聚不得散，而积成矣。卒然外中于寒，若内伤于忧怒，则气上逆，气上逆，则六输不通，温气不行，凝血蕴裹而不散，津液涩渗，着而不

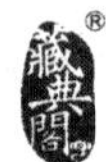

去，其积皆成矣。

此举外感、内伤皆能成积者也。厥气生于足，生胫寒者，外邪受于足经也，悗，犹闷闷也，因足三阴经脉上行入腹者，由是而血脉凝涩，内传肠胃而成积。盖邪从外入内，从上而下者，前文已明，此又申说邪从下受，及由内伤七情饮食者。若卒然多饮食，及起居不节，用力过度，以致络伤，血溢肠外，占寒汁沫凝聚而成积。又有外中寒邪，内伤忧怒，则气上逆而六输不通，六输者，六腑转输之经脉也，腑为阳，输不通，故温气不行，血凝不散，津液涩而不流，旁渗留着而皆成积，此由外感兼内伤者也。盖阳络浮浅，而阳气上升，故络伤则血外溢而吐衄，阴络深沉，而阴气下降，故络伤则血内溢而便血，血既离经，则必与肠外汁沫相搏，及其成积，或着于阴，或着于阳，或腑，或脏，皆有外证可验，如前后文之所明者，已详尽矣。

论治法

帝曰：其生于阴者，奈何？岐伯曰：忧思伤心；重寒伤肺；忿怒伤肝；醉以入房，汗出当风，伤脾；用力过度，若入房汗出，则伤肾。此内外三部之所生病者也。帝曰：治之奈何？岐伯曰：察其所痛，以知其应，有余不足，当补则补，当泻则泻，毋逆天时，是谓至治。

此总结上文之义也。上言多饮食，及起居不节、内伤忧怒等，皆病之生于阴者，此又详所伤之由，以分五脏也。重寒者，外感寒邪，内伤寒饮食也。外感，则有风雨寒暑之异，内伤，则有饮食七情之分，五脏六腑，经络浅深，皆当辨别，以要言之，不出内外三部之所生病者也。治之，必先审其所因所痛之状，如上文所云，以知其内外之应，而积之所在，再辨其虚实寒热，以施补泻之法，顺天时寒热温凉，阴阳升降之序，而调其气血，通其经脉，和其脏腑，是谓至善之治也。

肠胃积聚

《灵枢·五变篇》帝曰：人之善病肠中积聚者，何以候之？少俞曰：皮肤薄而不泽，肉不坚而淖泽，如此则肠胃恶，恶则邪气留止，积聚乃伤。脾胃之间，寒温不次，邪气稍至，蓄积留止，大聚乃起。

皮肤薄弱而乏色泽，其肺虚可知；肉不坚实而淖泽，淖泽者，柔软如污泥，其脾虚可知。肠胃者，肺脾之腑也，其脏虚，腑必恶劣，而浊邪之气留止积聚，乃伤之也。脾胃之间，又寒温不调，由是稍感其邪，即与所蓄之积留止不行，遂大聚而成患也。

息积

《素问·奇病论》帝曰：病胁下满，气逆，二三岁不已，是为何病？岐伯曰：病名息积，此不妨于食，不可灸刺，积为导引服药，药不能独治也。

一呼一吸，名一息，息根于脐中，与胁下相近，其有涎沫郁而成痰，随息积于络脉经膜之间，以致胁满气逆，病名息积也。其腑气通利转动，故不妨于食。以积僻处肉内膜间，故久不愈，而不可针灸。针灸止能通经气，不能去积，须叠为按摩导引之法，而兼服药，药亦不能独治也。

伏梁

帝曰：人有身体髀股䯒皆肿，环脐而痛，是为何病？岐伯曰：病名伏梁，此风根也。其气溢于大肠，而着于肓，肓之原在脐下，故环脐而痛也。不可动之，动之为水溺涩之病也。

有形之邪，内伏横亘如梁，故名伏梁。盖一身皆肿为风，风邪与气血胶结成形而内伏，为风肿之根也。因其邪气溢于大肠，滞着于肓，肓之原在脐下，故环脐而痛也。动之者，谓用针以动经气，不能抉其根，反使邪气溢于膀胱，以成蓄水溺涩之病，则当用药，内治可知。然所谓病入膏肓，其危重亦可想见矣。

《素问·腹中论》帝曰：病有少腹盛，上下左右皆有根，此为何病？岐伯曰：病名伏梁。帝曰：何以得之？岐伯曰：裹大脓血，居肠胃之外，不可治，治之，每切按之致死。帝曰：何以然？岐伯曰：此下则因阴，必下脓血；上则迫胃脘生膈，挟胃脘内痈。此久病也，难治。居齐上为逆，居齐下为从，勿动亟夺。论在《刺法》中。

此亦名伏梁者，以其同前证之形状，而病邪有异，但少腹盛而身不肿也。然其邪积裹大脓血，成肠胃痈，病已危害，故不可切按治之，每切按致死也。此在下因近二阴，必有脓血下出，若居脐上，迫胃脘而生于膈，则近心肺，而脓血不得下出，故为逆，居脐下，为从也。治之勿可妄动而亟攻夺，亦可设法导其脓血下行而已。考《刺法论》并无伏梁证，未知其故。《灵枢·经筋篇》曰：手少阴之筋，其病内急，心承伏梁。其成伏梁，吐脓血者，死不治。其义大同。

胃脘痈

《素问·病能论》帝曰：人病胃脘痈者，诊当何如？岐伯曰：诊此者，当候胃脉。其脉当沉细，沉细者气逆，逆者人迎甚盛，甚盛则热，人迎者，胃脉也，逆而盛，则热聚于胃口而不行，故胃脘为痈也。

此言胃脉沉细者，右关之脉也。两手之脉名寸口而主阴，以其气出于脏也；人迎者，结喉两旁胃经之动脉也，主阳，以其气出于腑也。右关沉细者，胃中阴血瘀结，遏其脏气也，阴血瘀结，与阳相格，而阳气逆甚，故人迎脉盛，而热聚胃口，血结成痈。成痈，必有胀痛之证，热聚，必有燥渴之证，而右关之脉反沉细似虚，故必诊人迎，方知其阳逆热聚而成痈也。

肥气伏梁息贲奔豚

《灵枢·邪气脏腑病形篇》曰：心脉微缓，为伏梁，在心下，上下行，时唾血；肺脉滑甚为息贲，上气；肝脉微急为肥气，在胁下，若覆杯；肾脉微急，为沉厥奔豚，足不收，不得前后。

此明脏积而缺脾脏，或有脱简也。脉象模糊无力名微，言微缓、微急等者，以营血瘀积，气不得达也；滑甚者，以肺主气，血结而气逆动也，故曰上气，名息贲，即喘息也；胁下肝经所行之部也；沉厥者，其气沉伏而厥逆，故突然自下上冲，乃名奔豚；足不收者，足少阴经脉强急，足不能曲也；二便为肾之门户，肾积气闭，故不得前后便也。《难经》言五脏之积：肝曰肥气，心曰伏梁，脾曰痞气，肺曰息贲，肾曰奔豚。谓在脏名积，止而不移；在腑名聚，消长不常。其所论皆发明《灵》、《素》未发之义，当体究之。后贤因而制五积丸诸法，

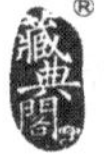

亦甚善也。

诸厥病证

热厥寒厥

《素问·厥论》帝曰：厥之寒热者，何也？岐伯曰：阳气衰于下，则为寒厥；阴气衰于下，则为热厥。

阴阳之气，根于肾，肾者，足少阴也。其气由脏腑出于经脉，升降流行，仍归于脏，循环不休。如气有偏倾，则升降不调，而经脉郁闭，阴阳相格，不得交通，乃为厥逆。以其根于足少阴经，故厥起于足，阳衰为寒厥，阴衰为热厥也。

帝曰：热厥之为热也，必起于足下者，何也？岐伯曰：阳气起于足五趾之表，阴脉者集于足下，而聚于足心，故阳气胜，则足下热也。

阴脉集于足下，而聚足心，足心肾经之涌泉穴也。足三阴经行于趾内，足三阳经行于趾外，而阴阳之气，交接于指尖，互相通和而流行者，阳气胜则溢于阴位，故足下热也。

帝曰：寒厥之为寒也，必从五指而上于膝者，何也？岐伯曰：阴气起于五指之里，集于膝下而聚于膝上，故阴气胜，则从五指至膝上寒，其寒也，不从外，皆从内也。

阳气行于指表者，不热，而阴气行于指里者，独寒，以阴气集膝下而聚膝上，故寒不从外，而从五指之内上于膝，其阴盛阳衰可见矣。

帝曰：寒厥何失而然也？岐伯曰：前阴者，宗筋之所聚，太阴、阳明之所合也。春夏则阳气多而阴气少，秋冬则阴气盛而阳气衰。此人者质壮，以秋冬夺于所用，下气上争不能复，精气溢下，邪气因从之而上也。气因于中，阳气衰，不能渗营其经络，阳气日损，阴气独在，故手足为之寒也。

太阴、阳明，统一身之阴阳，而阳明又主润宗筋者也。男女皆有宗筋，而聚于前阴，为太阴、阳明之所会合者也，故一身阴阳之气，亦聚会于此，以为生育之本也。人身与天地协议气化者，故春夏则阳升而多，阴降而少；秋冬则阴升而盛，阳降而衰。此人本质强壮，恃强妄作，秋冬阳气本衰而又伤之，夺其所用，迨冬至阳将升，与阴上争，而不能复其元。上争者，如剥卦，剥必转复，阴阳方和。阳气既夺，不能复则不能应时升旺，其精气散溢而反下泄，阴邪之气，乘虚上僭，夫阴阳和平之元气，因中敷布而达外者也，阳气衰，则不能敷布渗营其经络，而阳日损，阴气独在，故手足皆寒，而为厥逆也。

帝曰：热厥何如而然也？岐伯曰：酒入于胃，则络脉满而经脉虚，脾主为胃行其津液者也，阴气虚则阳气入，阳气入则胃不和，胃不和则精气竭，精气竭则不营其四肢也。此人必数醉，若饱以入房，气聚于脾中不得散，酒气与谷气相薄，热盛于中，故热遍于身，内热而溺赤也。夫酒气盛而慓悍，肾气日衰，阳气独胜，故手足为之热也。

络脉属卫，卫为阳；经脉属营，营为阴。酒气慓悍助卫，故络脉满而经脉虚也。营卫之气出于脾胃，脾主为胃行其津液者也，阴气虚则阳侵入而胃不和，胃不和，则水谷精气耗竭，而不营运于四肢也。此由醉饱欲火劫烁阴精，阳气变成邪热，聚于脾中不散，脾主肌肉，故热遍于身，内热而溺赤也。肾阴之气因而日衰，邪阳之气独胜，故手足之热尤甚于身，名为热厥也。

阴厥阳厥

帝曰：厥或令人厥满，或令人暴不知人，或至半日，远至一日，乃知人者，何也？岐伯曰：阴气盛于上，则下虚，下虚，则腹胀满；阳气盛于上，则下气重上而邪气逆，逆则阳气乱，阳气乱，则不知人也。

厥满者，气厥而腹胀满，由阴气盛于上而虚于下之故也。盖阴无阳不生，阳无阴不化，阴虚于下，则下焦阳气不能宣化而上壅，故腹胀满也；阳气盛于上者，由下焦之阳重上，是亢阳化邪气而逆也，逆则阳和之气乱，而心神飞越，昏不知人。其厥有微甚，或半日，或一日，其气返顺方苏耳。上明寒热厥逆，此明阴阳厥逆也。

六经厥

帝曰：愿闻六经脉之厥状、病能也。岐伯曰：巨阳之厥，则肿首头重，足不能行，发为眴仆；阳明之厥，则癫疾欲走呼，腹满不得卧，面赤而热，妄见而妄言；少阳之厥，则暴

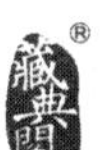

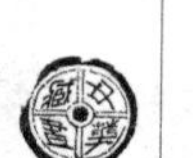

聋，颊肿而热，胁痛，不可以运；太阴之厥，则腹满䐜胀，后不利，不欲食，食则呕，不得卧；少阴之厥，则口干溺赤，腹满心痛；厥阴之厥，则少腹肿痛，腹胀，泾溲不利，好卧屈膝，阴缩肿，内热。盛则泻之，虚则补之，不盛不虚，以经取之。

此以下详明厥证，不独手足寒热，为厥，而凡外感、内伤，气血虚实，以致阴阳乖逆，经脉不得循序周流，皆名厥也。巨阳即太阳，太阳经脉盛于头，厥则其气更盛于上，故肿首头重，上盛则下虚，故足不能行，仆者，目眩跌仆也，此由阴虚，根本不固，阳气暴逆之厥也，阳明行气于三阳，邪热盛，则水不济火，独火乱其神明，故发癫狂走呼，面赤而热，妄见妄言，此三承气汤之实证也；少阳及三阴经之厥，亦与仲景《伤寒论》所载病证、义理相同，明彼即明此，然其中皆有虚实不同，余后集仲景条下已详明矣。此云补泻以经取之者，皆针法也。以上虽名六经之厥，而多现脏腑之证，以六经内通脏腑者也。

太阴厥逆，急挛，心痛引腹，治主病者；少阴厥逆，虚满呕，变下泄清，治主病者；厥阴厥逆，挛腰痛，虚满前闭，谵言，治主病者；三阴俱逆，不得前后，使人手足寒，三日死；太阳厥逆，僵仆呕血，善衄，治主病者；少阳厥逆，机关不利，机关不利者，腰不可以行，项不可以顾，发肠痈，不可治，惊者死；阳明厥逆，喘咳身热，善惊衄呕血；手太阴厥逆，虚满而咳，善呕沫，治主病者；手心，主少阴厥逆，心痛引喉，身热，死不可治；手太阳厥逆，耳聋泣出，项不可以顾，腰不可以俯仰，治主病者；手阳明、少阳厥逆，发喉痹，嗌肿，痓，治主病者。

按前卷营卫经络门十二经条下，凡脏经之病，皆云是主某脏所生病者，其腑经之病，或云是主津液所生病，或云主气、主血等，各皆不同，皆明其病由此而发，故云是主所生病者。盖人之生，先生五脏为体，由脏气生六腑为用，故曰脏者，藏精气而不泻，谓其体则常固也，腑者，传化物而不藏，谓其用则生化流通也，而筋骨血气津液经脉，又从腑气生化，为腑之用。是故脏经之病，从本脏之体所生，故皆曰是主某脏所生病；若腑经之病，从生化之用所生而为主病，故或主气、主血、主筋骨等之不同也。此篇言太阴厥逆者，是主脾所生病也，脾为足太阴经，故足急挛，脾位于腹而通心气，故心痛引腹，当从脾脏主治也，下皆仿此；其少阴厥逆，是主肾所生病者，肾主下焦，下焦厥逆，则中焦气壅，故虚满而呕，呕则气通，故变泄清，泄清者，下泄清稀，因中焦谷食不化也；厥阴厥逆者，是主肝所生病也，肝主筋，故筋急而挛，肝肾同源，故腰痛，肝气横逆，则虚满，肝主癃闭，故前阴闭不通，肝藏魂，肝厥伤魂，则谵言，或有如死者；若三阴俱厥逆，则肝脾肾皆伤，故前后便不得通，手足皆寒，而内外之气尽厥，故三日而不通和则死也；太阳膀胱经厥逆，是主筋所生病者，筋病，故僵仆不能起动，阳气厥逆，则血妄溢，故呕血善衄也；少阳胆经厥逆，是主骨所生病者，其经居半表半里，正当肉里而近骨，表里之气，由此出入，故名其经为枢，其气厥逆，则枢折而骨病，故机关不利，骨本从肾生，故腰折不可以行，经气上项，故项强不可顾，其阳内郁化热，与肠中浊气壅结而成痈，胆内连肝，肝伤则惊，是腑脏俱伤，故不可治而死也；阳明胃经厥逆，是主血所生病者，肺胃相连，胃气逆于肺，故喘而咳，脾胃主肉，故身热，肝藏血而心主血，阳明为多气多血，是主血所生病，则心肝之火皆动，故善惊而衄，且呕血也；手太阴厥逆，是主肺所生病者，肺气逆，故虚满而咳，沫出于肺，故善呕沫也；手心主少阴，乃心包连心厥逆，心包是主血脉所生病，心是主心脏所生病者，故心痛引喉，而身热者，心脏近喉，心火逆，则身热也，按本经云；凡称心病者，心包受邪也，心脏坚固不受邪，受邪则神去而死，此言死不可治者，是心脏伤也；手太阳小肠经厥逆，是主液所生病者，盖小肠为受盛之官，主化物，液由水谷所化，故厥逆，而液不生化则生病，其支脉循颈至目入耳中，故耳聋、泣出、项强也，气上逆则下虚而不转旋，故腰硬不可以俯仰也；手阳明大肠经，主津液所生病，手少阳三焦经，主气所生病，二经厥逆，则气闭而津液不输，阳郁化火而上炎，乃发喉痹嗌肿，津液不输，则筋脉燥急而痓，即痉也。以上皆当治其主病者也。

厥逆

《素问·腹中论》帝曰：有病膺肿颈痛，胸满腹胀，此为何病？何以得之？岐伯曰：名厥逆。帝曰：治之奈何？岐伯曰：灸之则喑，石之则狂，须其气并，乃可治也。帝曰：何以然？岐伯曰：阳气重上，有余于上，灸之，则阳气入阴，入则喑；石之，则阳气虚，虚则狂；须其气并而治之，可使全也。

此因阳气重叠上逆，故名厥逆。其阳逆者，本由阴气不固，如再以火灸之，逼之入阴，则气耗散而火邪伤肺，则失音而喑也；石者，砭法，乃更泄其气，气泄则阳虚，而心神无主，则昏狂，然非有余实火之狂，其病危矣，故不可用灸砭之法。盖厥者阴阳格逆，必须俟其二气归并，而阴阳渐和，乃可调之，庶使全其生也。

肾虚厥病

《素问·病能论》帝曰：有病厥者，诊右脉沉而紧，左脉浮而迟，不知病主安在？岐伯曰：冬诊之，右脉固当沉紧，此应四时，左脉浮而迟，此逆四时，在左当主病在肾，颇关在肺，当腰痛也。帝曰：何以言之？岐伯曰：少阴脉贯肾络肺，今得肺脉，肾为之病，故肾为腰痛之病也。

冬令阳气归藏，沉紧之脉，应时令而无病也。今左脉浮迟，是逆时令，逆在左，故知病在左，以肾水亏而阳浮动，为厥病也。肾脉络肺，故关于肺，浮，乃肺之脉象也，而主病在肾虚，腰为肾府，故必腰痛也。

阳厥怒狂

帝曰：有病怒狂者，此病安生？岐伯曰：生于阳也。阳气者，因暴折而难决，故善怒也。病名阳厥。帝曰：何以知之？岐伯曰：阳明者常动，巨阳、少阳不动，不动而动大疾，此其候也。帝曰：治之奈何？岐伯曰：夺其食即已。夫食入于阴，长气于阳，故夺其食即已。使之服以生铁落饮。夫生铁落者，下气疾也。

此言怒狂之病，因阳气暴折难决，暴折者，过激而致郁逆也，难决者，如水之壅遏，不能决之使流也，故病怒狂，而名阳厥也。所以然者，阳明人迎之脉，本常动不休，若太阳、少阳经脉，本来不动，不动而动，且大且疾，此三阳之气亢极，而逆可见矣。治之当夺其食而使气衰，服以生铁落饮，铁落者，打铁飞落之屑，煎汤饮之，下气最疾也。盖怒狂由阳亢，阳由肝胆而升，木邪炽盛，铁落以金制木也。然此怒狂与上条之狂，其虚实相反也。

肾厥头痛

《素问·奇病论》帝曰：人有病头痛，数岁不已，此安得之？名为何病？岐伯曰：当有所犯大寒，内至骨髓，髓者，以脑为主，脑逆，故令头痛，齿亦痛，病名厥逆。

大寒深入骨髓，脑为髓海，邪气上逆至脑，其病深，故头痛数岁不已；齿为骨之余，其根属肾，故齿亦痛，此因寒邪而肾气厥逆也。后贤制玉真丸方，治肾厥头痛，内有硫黄，以去骨髓之寒邪。凡头痛之因，甚多不同，必须详辨。

厥逆死证

帝曰：有癃者，一日数十溲，此不足也。身热如炭，颈膺如格，人迎躁盛，喘息气逆，此有余也。太阴脉微细如发者，此不足也。其病安在？名为何病？岐伯曰：病在太阴，其盛在胃，颇在肺，病名曰厥，死不治。此所谓得五有余、二不足也。帝曰：何谓？岐伯曰：所谓五有余者，五病之气，有余也；二不足者，亦病气之不足也。今外得五有余，内得二不足，此其身不表不里，亦正死明矣。

肾虚，则膀胱热，热，则癃闭不通，虚，则不能收摄，故一日数十溲，此不足之病也。身热如炭，表邪闭结也；颈膺如格，内邪格拒也；颈旁人迎之脉躁盛，胃阳逆而喘息，皆病邪之有余也。两手太阴寸口之脉，则微细如发，此表邪有余，内气不足。不足之病在太阴，有余之邪在阳明，肺胃相连，胃气逆，故颇在肺而喘息，名厥病也。正虚邪盛，阴阳厥逆，欲治五有余之外邪，而内气不足，不能泻之，欲补二不足之元气，而外邪格拒，不能补之，不能治表，不能治里，正为死之明验也。夫脏为阴，腑为阳，太阴脉如发，其脏阴竭矣，人迎脉躁盛，其腑阳脱也，阴竭阳脱，则死不可治。

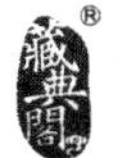

诸痿病证

痿脉痿筋痿肉痿骨痿

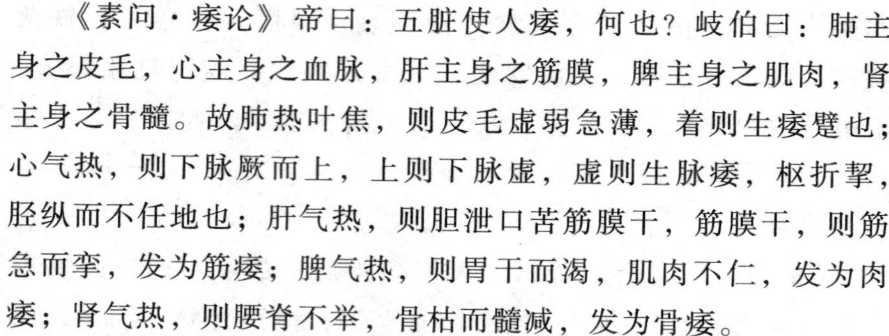

《素问·痿论》帝曰：五脏使人痿，何也？岐伯曰：肺主身之皮毛，心主身之血脉，肝主身之筋膜，脾主身之肌肉，肾主身之骨髓。故肺热叶焦，则皮毛虚弱急薄，着则生痿躄也；心气热，则下脉厥而上，上则下脉虚，虚则生脉痿，枢折挈，胫纵而不任地也；肝气热，则胆泄口苦筋膜干，筋膜干，则筋急而挛，发为筋痿；脾气热，则胃干而渴，肌肉不仁，发为肉痿；肾气热，则腰脊不举，骨枯而髓减，发为骨痿。

一身内外之气，由肺权衡敷布，肺热叶焦，则气不能输转周行，即无津液以濡养皮毛，而虚弱急薄，着者，皮肉血气干燥滞着而不柔和，故生痿，者，行步不便也；心气热，则阳升而脉厥上逆，上逆则下虚，经脉为一身肢节之机枢，脉痿则枢折，其气上挈而下虚，故足胫弛纵，而不任地也；肝气热，则胆汁泄而口苦，筋膜干枯，拘急而成筋痿也；脾主为胃行津液者也，脾气热，则胃液干而渴，无以滋养肌肉，则不仁而成肉痿也；肾藏一身之精而主骨，肾气热，则精耗而骨枯髓减，故腰脊不能举动，而成骨痿也。是痿者，皆为邪热，而多由内伤脏真所致，要必辨其虚实，而治之也。

痿证之因

帝曰：何以得之？岐伯曰：肺者，脏之长也，为心之盖也，有所失亡，所求不得，则发肺鸣，鸣则肺热叶焦，故曰五脏因肺热叶焦，发为痿躄，此之谓也；悲哀太甚，则胞络绝，胞络绝则阳气内动，发则心下崩，数溲血也，故《本病》曰：大经空虚，发为肌痹，传为脉痿；思想无穷，所愿不得，意淫于外，入房太甚，宗筋弛纵，发为筋痿，及为白淫，故《下经》曰：筋痿者，生于肝，使内也；有渐于湿，以水为事，若有所留，居处相湿，肌肉濡渍，痹而不仁，发为肉痿，故《下经》曰：肉痿者，得之湿地也；有所远行劳倦，逢大热而渴，渴则阳气内伐，内伐则热舍于肾，肾者水脏也，今水不胜火，则骨枯而髓虚，故足不任身，发为骨痿，故《下经》曰：骨痿者，生于大热也。

此明痿病之因也。肺为心之盖，有所失亡，所求不得，则懊而心火炽动，久则灼肺，肺鸣而热，以至叶焦，发为痿躄也；悲哀太甚，则伤心胞络，胞络之脉气阻绝不通，则阳气内动冲逆，心下如崩，以动血而数溲血，血去则经脉空虚，无以滋养肌肉而发肌痹，痹者，麻木也，久则传为脉痿矣；思想意淫，入房太甚，皆欲火耗精，阳气变成邪热，以致宗筋弛纵，而成筋痿，白淫者，淋浊带下之类，以邪热炽盛，精不藏肾也，肝主筋，故筋痿生于肝，使内损其精也；脾为湿土而主肌肉，故伤湿则肌肉不仁而成肉痿，上文言脾气热，则胃干而渴，肌肉不仁，发为肉痿，大抵脾主肌肉，不拘热湿所伤，皆使肌肉不仁，乃名肉痿也；远行劳倦，逢大热而渴者，此因过劳动火，以伤阴液，其阳和之气内伐，而化为邪热，热舍于肾，更耗其精，以至骨枯髓虚，两足软弱，不任其身，而成骨痿也。

分辨形色

帝曰：何以别之？岐伯曰：肺热者，色白而毛败；心热者，色赤而络脉溢；肝热者，色苍而爪枯；脾热者，色黄而肉蠕动；肾热者，色黑而齿槁。

肺色白而主皮毛，故热灼则毛败；心色赤而主血脉，血藏于络，热动其血，故络脉浮溢，甚或如上文之溲血也；肝色苍而主筋，爪为筋之余，热盛液干，故爪枯也；脾色黄而主肉，热极生风，风动则肉蠕动，俗所云肉跳也；肾色黑而主骨，齿为骨之余，热灼精耗，则骨枯，而齿亦槁矣。

治法

帝曰：论言治痿者独取阳明，何也？岐伯曰：阳明者，五脏六腑之海，主润宗筋，宗筋主束骨而利机关也。冲脉者，经脉之海也，主渗灌溪谷，与阳明合于宗筋。阴阳总宗筋之会，会于气街，而阳明为之长，皆属于带脉，而络于督脉，故阳明虚则宗筋纵，带脉不引，故足痿不用也。

阳明，胃中水谷精气充养一身，故为脏腑之海，而濡润宗筋。冲脉为经脉之海，而血盛以渗灌溪谷者。凡经脉骨节交会罅隙，皆如溪谷，而血液由之渗灌以濡润也。冲脉与阳明之气

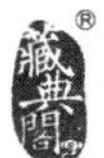

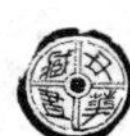

合于宗筋，阳明为阳，冲脉为阴，以其为海，故总一身阴阳之气，会合于宗筋，又统宗筋之气，会于气街，气街在脐下阳明经穴，故阳明为经脉之长也。宗筋者，总一身之筋，所以主束骨而利机关，以此阴阳经气总会之处，皆属于带脉，而络于督脉，故二脉又约束一身之经脉，皆由阳明所滋养，故阳明虚，则一身经脉失养，而宗筋弛缓，带脉不能维引，故足痿不用，所以治痿者，独取于阳明也。

帝曰：治之奈何？岐伯曰：各补其荥而通其俞，调其虚实，和其逆顺。筋脉骨肉，各以其时受月，则病已矣。

荥俞为经气流行出入之穴，阴阳各经皆有者。补荥通俞，言针法也，而用药当参究上文，取阳明之理，调其虚实，和其逆顺，为善法也。筋、脉、骨、肉乃肝、心、肾、脾四脏所主，而四脏各随其时以受旺气，如春则肝受旺气，夏则心受旺气，冬则肾受旺气，长夏未月则脾受旺气，遇受旺气之月，则病可已矣。如筋痿愈于春，脉痿愈于夏，肉痿愈于季夏，骨痿愈于冬也。然此独不及皮毛者，以肺热叶焦，必伤筋脉，方成痿躄，若未伤筋脉骨肉，而止伤皮毛，则不成痿也。

偏枯肉苛

《灵枢·热病篇》曰：偏枯，身偏不举而痛，言不变，志不乱。病在分腠之间，巨针取之，益其不足，损其有余，乃可复也。

此由阴阳气血偏倾，经络流行失度，致邪袭一边，而成半身不遂之病。言不变，志不乱，其五内未伤。病在分肉腠理之间，当用补正泻邪之法，以通经络而调营卫，益其不足，损其有余，使阴阳气血，皆归于平，乃可复元也。

《素问·逆调论》帝曰：人之肉苛者，虽近衣絮，犹尚苛也，是为何病？岐伯曰：营气虚，卫气实也。营气虚，则不仁，卫气虚，则不用，营卫俱虚，则不仁且不用，肉如故也。人身与志不相有，曰死。

按《太阴阳明论》云：阳道实，阴道虚。是谓阴居内，其气虚通，阳卫外，其气坚实。太阴阳明，即脾胃也，为营卫之本，营卫为脾胃之标，故此言营气虚者，本虚通也，卫气实者，本坚实也。夫肌肉脾胃所主，而营卫居肌肉之中，营为阴而行脉中，卫为阳而行脉外，以充肌肉者也。阴主濡之，阳主煦之，则肉必柔和而知痛痒也。今则不仁、不知痛痒，笨重不能运用，而肉形仍如故者，乃无阴阳之死气充实于中，名曰肉苛也。故又申言营气虚则不仁，卫气虚则不用，言营卫阴阳之气皆空虚，止存无气之死肉，则与心志不相融洽，故不仁且不用，而自不觉其有身者，此脾脏已绝，故曰死也。再按此病即肉痿证之深重者，痿证皆由伤脏而起，至于脏败，则死不可治，其筋、脉、骨痿、痿躄等，亦必皆然，而察其现证，例此可知矣。

卷八

病邪传变

五脏移寒

（痈肿少气、痈肿筋挛、狂、膈中、肺消、涌水）

《素问·气厥论》帝曰：五脏六腑，寒热相移者何？岐伯曰：肾移寒于脾，痈肿少气；脾移寒于肝，痈肿筋挛；肝移寒于心，狂膈中；心移寒于肺，肺消，肺消者，饮一溲二，死不治；肺移寒于肾，为涌水，涌水者，按腹不坚，水气客于大肠，疾行则鸣濯濯，如囊裹浆水之病也。

此明外感寒热之邪，流传脏腑，各有病变也。如肾受寒邪而移于脾，脾位于腹，寒则阳气不化，而腹满壅肿，少气无力也；脾移寒于肝，又兼筋挛，以肝主筋，因寒而拘急也。此二者，皆由其所胜传来，则肝脾之本气不足，可知矣。若肝移寒于心，心火本从木生，乃以寒邪移之，火为寒激而发狂，如阳被阴遏，发而为雷也，心阳不舒，中脘膈而不通也；心移寒于肺，是传其所胜，肺金寒，无阳气以化津上升，故消渴，下元无火，津液反从下溜，故饮一溲二，此火土俱败，水冷金寒，故死也；如肺气未败，而金本生水者，因之移寒于肾，肾为寒水之脏，又加寒邪，则下焦阳气无力宣化，大肠水蓄不行，水

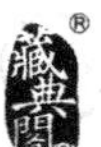

在肠中，故按腹不坚，疾行鼓动，则鸣濯濯，如囊裹浆水，名涌水，涌即壅也。

五脏移热

（惊衄、死证、膈消、柔、肠）

脾移热于肝，则为惊衄；肝移热于心，则死；心移热于肺，传为膈消；肺移热于肾，传为柔；肾移热于脾，传为虚，肠澼，死不可治。

脾热传所不胜，其肝虚可知，邪热伤之，气血沸乱，则为惊为衄；或又顺传于心，心本属火，又加邪火，则心神昏乱而死；若心不受邪，移热于肺，而传其所胜，则膈热善于消水，以肺位于膈也，与前之肺消饮一溲二属虚寒者，正相反也。仲景所论饮一溲一，亦属虚寒，故用肾气丸温补之法治之，如前所云饮一溲二，则为死证矣。若肺移热于肾，肾为水脏，邪热乘之，则水沸外溢而为汗，筋脉反燥而强急为柔痓，同痉。仲景所论有汗名柔痓，无汗名刚痓，皆有虚实寒热、外感内伤之异也。若肾移热于脾，是传所不胜，其脾虚可知，脾虚则生湿，遂致挟热下利，而成肠澼，如近时所名休息痢者，其邪结而正败，故死不可治也。

六腑移热

（癃、溺血、鬲肠、口糜、伏瘕、食亦、鼻渊、衄蠛瞑目）

胞移热于膀胱，则癃，溺血；膀胱移热于小肠，鬲肠不便，上为口糜；小肠移热于大肠，为伏瘕为沉；大肠移热于胃，善食而瘦，又谓之食亦；胃移热于胆，亦曰食亦；胆移热于脑，则辛頞鼻渊，鼻渊者，浊涕下不止也；传为衄蠛瞑目，故得之气厥也。

脏为阴，寒邪入之而不化，故有移寒之病。如其由经腑而传脏者，其邪先已化热也。腑为阳，寒邪入之，即化为热，故有热邪而无寒邪；其有寒者，是内伤之病，如生冷冻饮料食伤胃之类，又如脏寒则腑冷之虚证也。

《难经》曰：命门者，男子以藏精，女子以系胞。胞脉在冲任间，上通心气，下通膀胱，是胞者，为女子受孕、男子藏精之所。胞中邪热，多由欲火蕴酿，若移热于膀胱，是内出外

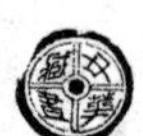

也，膀胱热结气分，则小便癃闭，热伤血分，则溺血，闭则痛，名淋也；小肠为受盛之官，化水谷而厘清浊，浊者下传大肠，清者渗入膀胱，故膀胱亦能移热于小肠，因而与大肠阻隔，而便不通利，浊既不下，热蒸胃中水气，上熏于口而糜烂，兼舌亦有腐蚀者，以舌为心之苗，小肠为心之腑也；小肠下接大肠，如移热于大肠，则滓浊结聚，不行而成伏瘕，伏，音义同伏，瘕者，假物结成形质，沉着难去，如宿积燥屎之类也；大肠经脉络肺，肺胃相连，故大肠亦能移热于胃，胃受邪热而善食，热烁肌肉而反瘦，以脾胃主肌肉也，此即中消之病，古名食亦也；胃移热于胆，仍在中焦，故病不变，或兼口苦，是胆热也；胆经之脉，上头通脑，邪热入脑，脑髓被灼，化为浊涕，下注不止，以其由脑而出，似有辛辣气味触动，涕即下注，名为辛頞鼻渊，頞音曷，两目中间，鼻柱之内，以在鼻之深处，而出涕腥臭，故名渊，久则传为衄衊瞑目者，浊涕挟污血而下，以气逆眩晕，故瞑目，而得之气厥者，其病为深重也。

病邪胜负传变

胜负传变

《灵枢·顺气一日分为四时篇》帝曰：百病之始生，必起于燥湿、寒暑、风雨、阴阳、喜怒、饮食、居处，气合而有形，得藏而有名。多以旦慧昼安，夕加夜甚，何也？岐伯曰：四时之气其然。春生夏长，秋收冬藏，是气之常也，人亦应之。以一日分为四时，朝则为春，日中为夏，日入为秋，夜半为冬。朝则人气始生，病气衰，故旦慧；日中人气长，长则胜邪，故安；夕则人气始衰，邪气始生，故加；夜半人气入脏，邪气独居于身，故甚也。

百病莫不由外感六气、内伤七情而起，邪与正气相角相合而有病形，邪得藏处，而立病名。多以旦慧昼安，夕加夜甚者，良以一日一夜十二时，人身元气升降出入，合乎一岁十二月之气化，故人身气旺之时，则邪负正胜而病轻安；气衰之时，则邪胜正负，而病加甚也。

帝曰：其时有反者，何也？岐伯曰：是不应四时之气，脏

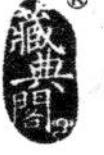

独主其病者，是必以脏气之所不胜时者甚，以气所胜时者起也。帝曰：治之奈何？岐伯曰：顺天之时，而病可与期。顺者为工，逆者为粗。

此言病有旦重夜轻，与上条所云相反者，因其不应四时之气候，而五脏自主其病也。盖人身元气流行，无不应天时之气候，而有不应者，其脏气先有偏倾乖逆之病，以为主也。故遇脏气不胜时气之时则病甚，如肝木病遇庚申辛酉，金克木，其病甚也；遇脏气所胜之时则病起，如遇甲寅乙卯，木气胜，其病起也。余可例推矣。故治之必当顺天时气化之理，随宜补泻而调之。其病之能愈不愈，可与定期也。知顺天时之理者为良工，逆者为粗工矣。

《素问·玉机真脏论》帝曰：风者，百病之长也。今风寒客于人，使人毫毛毕直，皮肤闭而为热，当是之时，可汗而发也，或痹不仁肿痛，当是之时，可汤熨及火灸刺而去之；弗治，病入舍于肺，名曰肺痹，发咳上气；弗治，肺即传而行之肝，病名曰肝痹，一名曰厥，胁痛出食，当是之时，可按若刺耳；弗治，肝传之脾，病名曰脾风，发瘅，腹中热，烦心，出黄，当此之时，可按可药可浴；弗治，脾传之肾，病名曰疝瘕，少腹冤热而痛，出白，一名曰蛊，当此之时，可按可药；弗治，肾传之心，病筋脉相引而急，病名曰瘛，当此之时，可灸可药；弗治，满十日，法当死。肾因传之心，心即复反，传而行之肺，发寒热，法当三岁死，此病之次也。

风由阳气所化，性动而走泄，凡诸邪伤人，必由于风，故为百病之长，又曰善行而数变也。风寒初伤皮毛而弗治，以致渐入渐深而传肺，以成肺痹，发咳，上气；传肝，成肝痹，胁痛，出食，以肝脉行胁入胃，胃气逆，而食反出也；传脾，成脾风，发瘅，以脾为湿土，瘅者，湿郁成热也，邪热蕴结，腹热烦心，便出黄秽，以心脾气通，邪热由小肠而出也；传肾，成疝瘕，仍连于肝，故少腹冤热而痛，冤者，呻吟难忍也，小便出白，如淋浊之类，由肾不能藏精也；传心，而筋脉相引，紧急抽搐成瘛，以心主血脉也。其邪皆传于所胜，为贼邪，而又传遍五脏，弗急治之，而再延十日，则死。若肾邪传心，而心气强，复传于肺，肺主皮毛，其邪出于营卫，则发寒热，然其久传之邪，与气血胶结，如油入面，不能解除，拖延三年，元气败竭则死。此病邪相传之次第也。

传变不常

然其卒发者，不必治于传，或其传化有不以次，不以次入者，忧恐悲喜怒，令不得以其次，故令人有大病矣。因而喜，大虚则肾气乘矣；怒则肝气乘矣；悲则肺气乘矣；恐则脾气乘矣；忧则心气乘矣，此其道也。故病有五，五五二十五变，及其传化传乘之名也。

上衣冠文物邪传其所胜之脏，是常理也；而邪之伤人卒发者，原不必待其传而治之，且人有强弱，邪有重轻，病之变化多端，其传有不以次序者，假如忧恐等情志所伤，其邪必乘虚深入，不待传次，已成大病矣。因其五脏之气，先自相乘犯，如过喜而心气虚散，则肾气乘之，怒则伤肝，悲则伤肺之类，故一脏而有五脏乘犯之病，五五二十五变，及外邪传化传乘之病名，何可数计乎！《难经》论脉，以五脏相乘犯名五邪，有微甚之十变，宜参观之。此条与前岐伯所云：不应四时之气，而脏独主其病者，义理可以会通也。

传变死证

大骨枯槁，大肉陷下，胸中气满，喘息不便，其气动形，期六月死，真脏脉见，乃予之期日，大骨枯槁；大肉陷下，胸中气满，内痛引肩项，期一月死，真脏见，乃予之期日；大骨枯槁，大肉陷下，胸中气满，喘息不便，内痛引肩项，身热，脱肉破，真脏见，十月之内死，大骨枯槁，大肉陷下，骨髓内消，动作益衰，真脏未见，期一岁死，见其真脏，乃予之期日；大骨枯槁，大肉陷下，胸中气满，腹内痛，心中不便，肩项身热，破䐃脱肉，目眶陷，真脏见，目不见人，立死，其见人者，至其所不胜之时，则死。

此即明久病之死证也。齿为骨之余，齿枯则知其骨枯矣。肾主骨，脾主肉，骨枯肉陷，则脾肾两败，其虚阳必然上逆，而胸中气满，喘息而气振动形，脾肾皆不输化，则不便矣。如脉尚和缓者，可延半年，若真脏脉现，可定期日而死也；其内

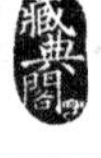

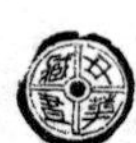

痛引肩项，或又身热，脱肉破，则死更速矣；或又加腹痛，目眶陷，脾气已绝，目不见人，肝肾俱绝，故立死，其见人者，至相克之日时，则死。

急虚，身中卒至，五脏绝闭，脉道不通，气不往来，譬于堕溺，不可为期。其脉绝不来，若人一息。五六至，其形肉不脱，真脏虽不见，犹死也。

急虚者，危急之虚证，卒然而至，如中风暴仆之类。五脏之气阻绝，经脉闭而不通，譬如堕溺水中，不及救援，其死不可定期。其脉绝不来，此阴阳之气不往来也，或一呼五六至，将脱之脉矣。其形肉虽未脱，真脏脉初亦不现，而卒然如此者，犹死也。可知上节所云死期，亦不过明其常理，非可拘执也。

《素问·标本病传论》曰：夫病传者，心病先心痛，一日而咳，三日胁支满，五日闭塞不通，身痛体重，三日不已，死，冬夜半，夏日中。

此邪传其所胜之脏，互相克贼，故死也。心先受邪，而心痛，一日而咳，则传于肺，火克金也；三日胁支满，则传于肝，金克木也；五日闭塞不通，身痛体重，则传于脾，木克土也；又三日，则土克水，传肾而死。以肾为阴阳之根，夜半阴盛，日中阳盛，冬令夜半则重阴，夏令日中则重阳，遇重阴重阳之偏气，而身中之根元绝也。

肺病喘咳，三日而胁支满痛，一日身重体痛，五日而胀，十日不已，死，冬日入，夏日出。

此由肺传肝，金克木也，肝传脾，木克土也，脾土败，则五日而身胀，十日死者，以天五生土，地十成之，其败其绝，以应生成之数也。天地之气，以一岁而升降，人身之气，应一日之升降，升者气旺，降者气衰，五脏之气，各有衰旺之时，其脏败者，遇气衰旺极时，其阴阳不能交接而生化，则死矣。前后各条所言死期，义理大抵如是。然又有五行生克者，暴病卒死者，种种变化，莫可数计，其中妙理，固难言喻，自不可拘泥而穿凿者。但细审其脉证，而生死之象，灼然可见，若确定其时刻，则非神圣不能也。

肝病、头目眩，胁支满，三日体重身痛，五日而胀，三日腰脊少腹痛，胫酸，三日不已，死，冬日入，夏早食。

此由肝传脾，脾传肾而死。

脾病、身痛体重，一日而胀，二日少腹腰脊痛，胫酸，三日背膂筋痛，小便闭，十日不已，死，冬人定，夏晏食。

此由脾传肾，肾传膀胱，故背膂筋痛，小便闭也。

肾病、少腹腰脊痛，骱酸，三日背膂筋痛，小便闭，三日腹胀，三日两胁支满，三日不已，死，冬大晨，夏晏晡。

此由肾传膀胱，膀胱传脾，脾传肝，是逆传其所不胜也。

胃病胀满，五日少腹腰脊痛，骱酸，三日背膂筋痛，小便闭，五日身体重，六日不已，死，冬夜半后，夏日晡。

此由胃传肾，肾传膀胱，膀胱传脾，是腑脏互传也。

膀胱病，小便闭，五日少腹胀，腰脊痛，骱酸，一日腹胀，一日身体痛，二日不已，死，冬鸡鸣，夏下晡。

此由膀胱传肾，肾传脾而死也。按人身五内腑，外营卫，气血周流，循环无间，其有失调，则邪乘虚而入，以随气血流行，如本元气胜，其邪渐从外出，若元气不胜，而邪入脏腑，互相传变，久则元气败绝而死。是故以上各条，皆言邪传脏腑而死，未有营卫之表病也。

五逆五夺

《灵枢·玉版篇》帝曰：诸病皆有逆顺，可得闻乎？岐伯曰：腹胀，身热，脉大，是一逆也；腹鸣而满，四肢清，泄，其脉大，是二逆也；衄而不止，脉大，是三逆也；咳且溲血，脱形，其脉小劲，是四逆也；咳，脱形，身热，脉小以疾，是谓五逆也。如是者，不过十五日而死矣。其腹大胀，四末清，脱形，泄甚，是一逆也；腹胀便血，其脉大，脉绝，是二逆也；咳，溲血，形肉脱，脉搏，是三逆也；呕血，胸满引背，脉小而疾，是四逆也；咳，呕，腹胀，且飧泄，其脉绝，是五逆也。如是者，不过一时而死矣。工不察此者而刺之，是谓逆治。

腹胀，身热，脉大，表里俱邪盛，而不得泄也；腹鸣而满，四肢清冷，后泄，是虚寒而阳败，脉反大，根元外脱也；

衄而不止，脉大，孤阳上脱也；咳者，虚火上炎，溲血，其阴下泄，此内伤久而脱形，其脉小弱，犹可治之，小劲，则正败邪胜也；咳而脱形，脾肺俱败，脉小以疾，血液皆枯矣。如是者，不过十五日而死。五日为一候，三候为一气，气变而人身之本元绝也。其腹大胀，四末清冷，中阳已败，脱形泄甚，元气垂绝也；腹胀便血，阴阳两伤，其脉反大，是真脏脉现，绝，则气绝也；咳而溲血，形肉脱，阴已竭矣，脉反搏，孤阳将去也；呕血，胸满引背，邪气上逆，脉小而疾，阴阳俱竭也；咳，呕，腹胀，且飧泄，邪气结，而本元败，脉绝而气绝也。如是者，不过一时而死。以上皆言不可治之证，当熟识而勿妄治，治之反招尤悔也。

《灵枢·五禁篇》帝曰：何谓五夺？岐伯曰：形肉已夺，是一夺也；大夺血之后，是二夺也；大汗出之后，是三夺也；大泄之后，是四夺也；新产及大血之后，是五夺也。此皆不可泻。

夺者，伤之甚也。气血伤甚，即有外邪，亦不可泻，泻之本元先脱，故仲景论中有禁汗、禁下之条，多立善法以治之也。

帝曰：何谓五逆？岐伯曰：热病脉静，汗已出，脉盛躁，是一逆也；病泄，脉洪大，是二逆也；着痹不移，䐃肉破，身热，脉偏绝，是三逆也；淫而夺形，身热，色夭然白，及后下血衃，血衃笃重，是谓四逆也；寒热夺形，脉坚搏，是谓五逆也。

热病脉应洪数而反静，元气败而邪热不去也，汗已出，脉应静而反躁盛，是精却而邪胜也；病泄气陷，脉应小弱而反洪大，根本虚脱也；着痹不移，则气血不活，䐃肉破，身热，土败而阴涸也，故其脉偏绝，气血不周矣；淫邪久伤形体，而身热色白，则阴阳两损，又下血衃笃重，而本元竭矣；发寒热而形夺，则营卫阴阳俱伤，其脉坚搏，是无胃气之真脏脉现，故皆为五逆之死证也。

诸瘅病

脾瘅

《素问·奇病论》帝曰：有病口甘者，病名为何？何以得之？岐伯曰：此五气之溢也，名曰脾瘅。夫五味入口，藏于胃，脾为之行其精气，津液在脾，故令人口甘也。此肥美之所发也，此人必数食甘美而多肥也。肥者令人内热，甘者令人中满，故其气上溢，转为消渴。治之以兰，除陈气也。

瘅者，湿热病也。脾为湿土，恶湿而喜香燥，主鼓运，而为胃行津液者也。浓味浊阴，遏其清阳，变成湿热，津液不得输布，而壅于脾，乃上溢而口甘，甘者，脾之味也。热积久，则必转为消渴之病。急治之以兰，除其陈腐之气，遂脾喜香之性也。兰者，俗名省头草，妇女用以渍油抹发者。

胆瘅

帝曰：有病口苦，取阳陵泉。口苦者，病名为何？何以得之？岐伯曰：病名胆瘅。夫肝者，中之将也，取决于胆，咽为之使。此人者数谋虑不决，故胆虚气上溢，而口为之苦。治之以胆募俞，治在《阴阳十二官相使》中。

阳陵泉，胆经穴也。《灵兰秘典》、《六节脏象》等论云：肝者将军之官，谋虑出焉。胆者中正之官，决断出焉。又曰：十一脏皆取决于胆也。胆附于肝，肝经之脉，上循喉后，故咽为之使，而胆气亦由之而上也。以谋虑太劳而不决，使胆虚汁泄，而气上溢，故口苦而名胆瘅也。凡劳思过虑，无不动火，而致胆热，即口苦矣。取阳陵泉，治胆募俞，皆针法也。《阴阳十二官相使》或者即《脏象》等论所云：十二官各司其职，而十一脏皆取决于胆，以求其中义理，而设治法者乎？或者谓《阴阳十二官》古经名，今已亡失。未知孰是，以俟明哲辨之。

消瘅

《灵枢·五变篇》帝曰：人之善病消瘅者，何以候之？少俞曰：五脏皆柔弱者，善病消瘅。帝曰：何以知五脏之柔弱也？少俞曰：夫柔弱者，必有刚强，刚强多怒，柔者易伤也。此人薄皮肤，而目坚固以深者，长冲直扬，其心刚。刚则多怒，怒则气上逆，胸中蓄积，气血逆留，皮充肌，血脉不行，转而为热，热则消肌肤，故为消瘅。此言其人刚暴，而肌肉弱者也。

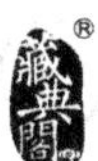

消瘅者，渴饮多食，而肌肉消瘦也。由五脏柔弱，而其目坚固以深，其光长冲直扬者，心性刚暴多怒，则心肝火炽而气逆，血脉因之不行，久郁而成邪热，以致此病。然此但言其人刚暴，而肌肉弱者也。或有饮食及酒色所伤，而成消瘅者，亦皆邪热蕴蓄之所致也。

《素问·通评虚实论》帝曰：消瘅虚实何如？岐伯曰：脉实大，病久可治；脉悬小坚，病久不可治。

消瘅由邪热积蓄，病久脉实大，元气未败，可治；脉悬小者，小甚也，元气已败，又坚，则无和缓之象，邪气痼结，故不可治也。

兼论杂证病因

凡治消瘅、仆击、偏枯、痿、厥、气满发逆，肥贵人则膏粱之疾也；隔塞闭绝，上下不通，则暴忧之病也；暴厥而聋，偏应闭不通，内气暴薄也；不从内外中风之病，故瘦留着也；跛，寒风湿之病也。

此言治病必当知其所因也。仆击者，忽然跌仆，或如被击而倒，以及消瘅、偏枯、痿、厥、气满发逆等病，其富贵之人，则由膏粱浓味，情欲内伤所致也；若三焦之气隔塞闭绝，上下不通，则由暴忧郁结所致也；以故暴厥而聋，偏应闭不通，而在一边者，因内气暴迫也；不从内外中风，而由本身之气为病，故消瘦而病气留着也；其忽然跌仆、痿、厥等病，多生于膏粱肥贵之人，若此瘦而跛者，内因暴忧气闭，外得寒风湿邪所致之病也。

帝曰：黄胆暴痛，癫疾厥狂，久逆之所生也，五脏不平，六腑闭塞之所生也；头痛耳鸣，九窍不利，肠胃之所生也。

黄胆由湿热内闭，暴痛、癫疾由风痰内结，厥、狂由阴阳偏亢，皆因本身之气久逆之所生，多因五脏之气偏胜不平，六腑闭塞不通，而成此病也。若头痛耳鸣，九窍不利，肠胃之传化失度，浊壅不行之所生，因清阳不得流通之故，比上诸病，为轻矣。

热中消中

《素问·腹中论》帝曰：夫子数言热中、消中，不可服膏梁、芳草、石药，石药发癫，芳草发狂。夫热中、消中者，皆富贵人也，今禁膏粱，是不合其心，禁芳草、石药，是病不愈，愿闻其说。岐伯曰：芳草之气美，石药之气悍，二者其气急疾坚劲，故非缓心和人，不可以服此二者。帝曰：何以然？岐伯曰：大热气慓悍，药气亦然，二者相遇，恐内伤脾。脾者土也，而恶木，服此药者，至甲乙日更论。

热中、消中，本由膏粱浓味蕴酿而成，乃有上中下消之分，虚实之异，故当禁膏粱浓味也。芳草虽可祛秽消腐，而香散以耗津液，石药如石膏、芒硝之类，虽可清热，而质重伤脾，脾已困于浓味，不任再伤，故治消病，非缓心和平之人，不可以服此二药，以其病气慓悍，而药气又急疾坚劲，则格斗于中而伤脾土。土恶木者，故服此药者，必至甲乙木旺之日时，病不加重，方可更论治法也。

黄胆

《灵枢·论疾诊尺篇》曰：身痛而色微黄，齿垢黄，爪甲上黄，黄胆也，安卧，小便黄赤，脉小而涩者，不嗜食。

湿热蕴积，而成黄胆，有阴阳之分。其色晦滞者为阴，属脾病；色鲜明者为阳，属胃病。此条脉小而涩，阳气不振而脾困，故安卧不嗜食，身痛而色微黄，则不鲜明，乃是脾病之阴黄也。本经又云：溺黄赤安卧者，黄胆；已食如饥者，胃疸。可见黄胆是不嗜食之阴黄，已食如饥者，名胃疸，即阳黄也。仲景所云身黄如橘子色，则鲜明为阳黄，故用茵陈蒿汤，以大黄下之；若阴黄，当用苍术二妙散，或正气散等方，口渴喜冷者，兼阳明证，宜苍术白虎汤加茵陈。仲景《金匮要略》又分谷疸、酒疸、女劳疸诸证，更当详究之。

噎膈反胃　呕哕　噫 太息　饥不欲食

噎膈反胃

《灵枢·上膈篇》帝曰：气为上膈者，食饮入而还出，余已知之矣。虫为下膈，下膈者，食晬时乃出，余未得其意，愿卒闻之。岐伯曰：喜怒不适，食饮不节，寒温不时，则寒汁流于肠中，流于肠中则虫寒，虫寒则积聚，守于下管，则肠胃充廓，卫气不营，邪气居之。人食，则虫上食，虫上食，则下管

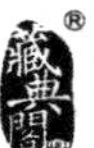

虚，下管虚，则邪气胜之，积聚已留，留则痈成，痈成则下管约。其痈在管内者，即而痛深；其痈在外者，则痈外而痛浮，痈上皮热。

马注：膈者，膈膜也，前齐鸠尾，后齐十一椎，所以遮隔浊气，不使上熏心肺也。然有膈上之病者，乃气使然，食饮一入，实时还出；有膈下之病者，乃虫使然，食饮周时，始复外出，由于喜怒不适，食饮不节，寒温不时，以致寒汁流于肠中，则虫因寒聚于下脘，脐上二寸也，虫聚下脘，故肠胃充廓，卫阳之气不得上营，邪气居之，其虫因食而上，上则下脘虚而邪气胜，积聚而成壅，壅则下脘约，约者闭也。其壅在脘内者，按之其痛深，壅在脘外者，按之其痛浮，壅之皮上热，以其阻闭在下，故食饮晬时乃出也。楠按：《素问·阴阳别论》曰：一阳发病，其传为膈。又曰：三阳结，谓之隔。盖一阳者，少阳经也，少阳为枢，枢病而气阻滞不转，故久而传变为膈病也。三阳者，太阳经也，太阳为开，其气由内以达外者，其经结而不开，则内阻隔而不流通。是皆言阳气郁逆，而成膈病，即此条所云气为上膈者也。又云下膈者，以寒汁流于肠中，积聚结而成痈，当以通阳破瘀为主，治与一阳发病、三阳结之证源不同也。又言卫气不营者，以卫气起于下焦，营气起于中焦，卫气自下而升，与营气交通，由胸而分行营卫，今下脘积聚，而卫不得交营，则阴阳正气失位，邪僻之气居之，而充廓于肠胃，故饮食晬时不化而复出，其与后世名反胃病者相类也。

呕

《灵枢·四时气篇》曰：善呕，呕有苦，长太息，心中憺憺，恐人将捕之，邪在胆，逆在胃，胆液泄则口苦，胃气逆则呕苦，故曰呕胆。

肝胆抑郁，故长太息以舒之也；胆气虚而逆于胃，故心憺憺，恐人将捕之，而呕苦水也，憺憺，心怯而动之貌。

哕

《灵枢·口问篇》帝曰：人之哕者，何气使然？岐伯曰：谷入于胃，胃气上注于肺。今有故寒气与新谷气，俱还入于胃，新故相乱，真邪相攻，气并相逆，复出于胃，故为哕。补手太阴，泻足少阴。

有物无声，谓之吐，有声无物，谓之哕，有物有声，谓之呕吐，此言有声无物者也。凡谷入胃，化精气而上注于肺，因有故寒气在胃，新故相乱，真气邪气相攻相并而上逆，乃为哕也。肺气主降，用针补手太阴经以降逆也；肾为胃关，泻足少阴经以利其关，使胃中邪气下行则愈。后世之呃逆，古亦名哕。

噫

帝曰，人之噫者，何气使然？岐伯曰：寒气客于胃，厥逆从下上散，复出于胃，故为噫。补足太阴、阳明。一曰补眉本也。

噫气比哕轻，上逆至胸，太息气转即已。亦因寒邪在胃，脾阳不运，而厥逆从下上散，而出于胃，故但温补脾胃二经之气，使浊降清升，则愈。一曰补眉本，亦内助其阳气之法耳。

太息

帝曰：人之太息者，何气使然？岐伯曰：忧思，则心系急，心系急，则气道约，约则不利，故太息以伸出之。补手少阴、心主、足少阳留之也。

各脏皆有系通心，故各脏之气随心所使。心系急而气道约者，则中气郁而不舒，太息以伸之也。故宜补心经、心包、胆经之气，以和之也。

饥不欲食

《灵枢·大惑论》帝曰：人之善饥而不嗜食者，何气使然？岐伯曰：精气并于脾，热气留于胃，胃热则消谷，消谷则善饥。胃气逆上，则胃脘寒，故不嗜食也。

本经云：少火生气，壮火食气。胃者，如贮食之鼎，少火在下，聚而不炎，则蒸腐水谷，以生精气也；壮火者，炎而不聚，则反耗蚀元气，而不能化水谷也。故如精气偏并于脾，而不输布，则运化失度而胃火外炎，其脘中反寒，故火炎似饥，而脘寒仍不嗜食，以鼎下无火也。仲景曰：厥阴之为病，消渴，气上撞心，心中热疼，饥不欲食。盖以厥阴中相火而化邪

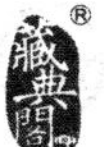

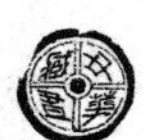

热，由胃上冲，故使消渴心热而似饥，其胃气逆甚，则不欲食也。

肠便红下白沫脓血

《素问·通评虚实论》帝曰：肠澼便血何如？岐伯曰：身热则死，寒则生。帝曰：肠澼下白沫何如？岐伯曰：脉沉则生，脉浮则死。帝曰：肠澼下脓血何如？岐伯曰：脉悬绝则死，滑大则生。帝曰：肠澼之属，身不热，脉不悬绝，何如？岐伯曰：滑大者曰生，悬涩者，曰死，以脏期之。

肠澼者，久伤湿邪，传导失职而便不固，垢秽血液杂下，下多则亡阴，阴为阳之根，阴竭则阳气离根，而外露身热，故死；身寒者，阳藏不动，故生也。下白沫者，虚寒气陷也，脉沉，尚可温中助气以治之；脉浮者，下竭而气上脱，故死也。下脓血则挟热邪，脉滑大，与证合而元气未败，可生；脉悬绝者，细小欲绝，本元败而邪热盛，故死也。如身不热，脉不悬绝，统指以上三证而言，脉滑大，为元气未损，可生；悬涩者，脉无胃气矣，故死，审其五脏之生克时日为期也。后世名痢疾者，与此病相类，惟痢疾有积而必腹痛，故《内经》名滞下，以其数便不得畅下也。此不言腹痛，则与痢疾大同小异耳。

便红飧泄

《灵枢·论疾诊尺篇》曰：大便赤瓣飧泄，脉小者，手足寒，难已；飧泄，脉小，手足温，易已。

下泄而完谷不化，名飧泄，多由虚寒。此言赤瓣，则湿邪伤血也。脉小本为顺，手足寒，则中阳衰矣，气血两伤，故病难愈；手足温，其中土未伤，而邪易去，可愈也。

淫邪发梦

《灵枢·淫邪发梦篇》帝曰：愿闻淫邪泮衍，奈何？岐伯曰：正邪从外袭内，而未有定舍，反淫于脏，不得定处，与营卫俱行，而与魂魄飞扬，使人卧不得安而喜梦。气淫于腑，则有余于外，不足于内；气淫于脏，则有余于内，不足于外。帝曰：有余不足有形乎？岐伯曰：阴气盛，则梦涉大水而恐惧；阳气盛，则梦大火而燔；阴阳俱盛，则梦相杀；上盛，则梦飞；下盛，则梦堕；甚饥，则梦取；甚饱，则梦予；肝气盛，则梦怒；肺气盛，则梦恐惧，哭泣飞扬；心气盛，则梦善笑恐畏；脾气盛，则梦歌乐，身体重不举；肾气盛，则梦腰脊两解不属。凡此十二盛者，至而泻之立已。

泮衍者，漫溢延绵也。正邪谓寻常风寒，而非虚邪贼风之猛厉者，故受之而不甚觉，其邪从外袭内，未有定舍定处，与营卫之气混淆，卫气昼行于阳，夜行于阴，邪气混乱，而与魂魄飞扬，使人卧不得安而发梦。以邪淫之处为有余，无邪之处，为不足，脏为阴为内，腑为阳为外，邪或在阴在阳，则使阴阳偏亢不和，而心神亦必不宁。盖神无形而气有形，神者气之体，气者神之用，故气和则神定而安，神动则气乱不顺，是以邪扰其气，则神变幻而成梦，情欲动神，则气耗伤而致病，以神气本为一物，而分体用者也。

厥气客于心，则梦见丘山烟火；客于肺，则梦飞扬，见金铁之奇物；客于肝，则梦山林树木；客于脾，则梦见丘陵大泽、坏屋风雨；客于肾，则梦临渊，没居水中；客于膀胱，则梦聚邑冲衢，客于胆，则梦斗讼自刳；客于阴器，则梦接内；客于项，则梦斩首；客于胫，则梦行走而不能前，及居深地窌苑中；客于股肱，则梦礼节拜起；客于胞脜，则梦泄便。凡此十五不足者，至而补之立已也。

上言客邪之病，故泻之可已。此言厥气者，以自伤本元之气，致阴阳厥逆不和。故凡此十五种梦，皆为不足之病，而当补其虚，调其阴阳和平，立已也。

《素问·脉要精微论》云：短虫多，则梦聚众；长虫多，则梦相击毁伤。

短虫、长虫，腹内之蛔虫也。余与《灵枢》同。

《素问·方盛衰论》曰：肺气虚，则使人梦见白物，见人斩血籍籍，得其时，则梦见兵战；肾气虚，则使人梦见舟船溺人，得其时，则梦伏水中，若有恐畏；肝气虚，则梦见菌香生草，得其时，则梦伏树下不敢起；心气虚，则梦救火阳物，得其时，则梦燔灼；脾气虚，则梦饮食不足，得其时，则梦筑垣盖屋。此皆五脏气虚，阳气有余，阴气不足。合之五诊，调之

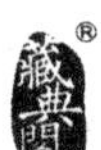

阴阳，以在《经脉》。

前《灵枢》章言五脏气盛，是邪盛也。此言虚者，本脏阴气不足，阴不足，则阳有余，阳主动而变幻成梦也。盖以五脏禀金木水火土五行之性，故其梦亦各随性之所变现而不同，则必按五行生化之理，延医而调之，其阴阳方和，要在使经脉流行升降，循度不失而后已。言得其时者，得时令之旺气也，如肺金旺于秋，或遇庚辛之日时，虽非秋令，亦为得其时，余脏皆然。而《灵》、《素》各篇，皆有言因病发梦，大同小异，总不外阴阳，五行之气，偏亢不和之所致，而其因则有外邪、内伤，或虚或实之异，故临证者亦可因其梦象，以察识其所病，故汇集以广延医之法也。

惑病

《灵枢·大惑论》岐伯曰：五脏六腑之精气，皆上注于目，而为之精。精之窠为眼，骨之精为瞳子，筋之精为黑眼，血之精为络，其窠气之精为白眼，肌肉之精为约束，裹撷筋骨血气之精，而与脉为系，上属于脑，后出于项中。故邪中于项，因逢其身之虚，其入深，则随眼系以入于脑，入于脑、则脑转，脑转、则引目系急，目系急、则目眩以转矣。邪其精，其精所中不相比也则精散，精散则视歧，视歧见两物。目者，五脏六腑之精也，营卫魂魄之所常营也，神气之所生也。故神劳则魂魄散，志意乱。是故瞳子、黑眼法于阴，白眼、赤脉法于阳，阴阳合敷而精明也。目者，心使也，心者，神之舍也，故神精乱而不转，卒然见非常处，精神魂魄，散不相得，故曰惑也。心有所喜，神有所恶，卒然相感，则精气乱，视误故惑，神移乃复。是故闻者为迷，甚者为惑。

此详言目由五脏六腑之精气聚会而成者也。其瞳子为骨之精，是根于肾，乃髓之光华，而神寓于中，故能见物。若瞳子散大，神光不聚，虽有黑珠，即不能见物矣。脑为髓海，故目珠之脉系上属于脑也。太阳经脉上连脑，下循项，故邪之中项，因其体虚而脑不足。其邪入深，则随眼系以入于脑，则脑因邪气而转动，牵引目系紧急，则目因之眩以转，故病患视物转动者，物本不动，由目光动也。目精受邪，其气血乱而不相比洽，则精华散而视歧，见一物成两物，此言因外邪所伤者也。盖目由脏腑精华、营卫魂魄之所营聚，神气之所生者，故神劳则魂魄散，志意乱也。瞳子黑珠在里，法于阴，白眼血脉在表，法于阳，阴阳之气合敷而精明也。然其所主在心，故目为心之使，即神之用也。心者神之舍也，故神精散乱，则目光闪烁，卒然见非常境界，反动其心，使精神魂魄散不相得，故曰惑也。如其心有所喜，神有所恶，而喜恶之事，卒然相感，则精气乱而视亦歧误，故惑；久之神定情移，忘其喜恶，乃能复元。是故耳闻而情动，不甚者为迷，目见而情动甚则为惑矣。此言皆由心志妄动，精散神移，致目见异物，以成迷惑，如重即变痴癫痼疾，非因外邪之所致也。

癫疾

《素问·通评虚实论》帝曰：癫疾何如？岐伯曰：脉搏大滑，久自已；脉小坚急，死不治。帝曰：癫疾之脉，虚实何如？岐伯曰：虚则可治，实则死。

此明癫疾之轻重死生也。由外邪痰浊胶结于血脉，血脉心所主，故蒙蔽心窍而神昏乱，其腑气流通，故食便如常而不死。邪居阳分，为狂，杀人放火；邪居阴分，为癫，不省人事。以其邪实，故脉大搏指而有力，滑者，气血尚活而流行，久久邪衰痰化，可以自愈；若脉小，则元气已戕，坚急，则邪气痼结，必死不能愈矣。如不搏大而虚者，邪结不甚，尚可助正以解邪；如不滑利而但坚实，则邪结甚而无阳和之气，故死不可治。

诸厥篇中有怒狂一证，用铁落饮者，以阳邪亢极，而名阳厥，宜与此合观之。

《灵枢·癫狂篇》曰：癫疾始生，先不乐，头重痛，视举目赤甚，作极，已而烦心，候之于颜。取手太阳、阳明、太阴，血变而止。

癫病在手经，邪结血脉，其始发也，郁热上冒，故先不乐而头重痛，目皆赤，发作极而心烦也。颜者，阙庭，心肺之部位，故当候之于颜，观其色泽之浮沉明晦，以辨邪之轻重、正之虚实也。取手太阳小肠经、阳明大肠经、太阴肺经以泄其

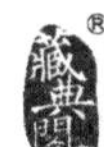

邪，视其血变正色，则邪去而愈。此言针法，如用药亦当从三经治之矣。

癫疾始作，而引口啼呼，喘悸者，候之手阳明、太阳，左强者，攻其右，右强者，攻其左，血变乃止。

此痰闭风动，癫而兼痫者也，故口牵引啼呼而喘悸，其肢体或左或右，而强急。候其大肠、小肠两经而针治之，邪在左，则右强，故攻其左，邪在右，则左强，故攻其右，以邪闭经脉，而血气不得流注于无邪之处，故筋脉燥急而强也。

癫疾始作，先反僵，因而脊痛，候之足太阳、阳明、太阴、手太阳，血变而止。

反僵者，如角弓反张，因而脊痛，以足太阳经行于背，邪闭其经，故反张而脊痛。兼治脾胃经者，以其统一身之阴阳也。然仍不离于手经，故皆当取之，以小肠为心之腑，心病必泻其腑也。

治癫疾者，常与之居，察其所当取之处。病至视之，有过者泻之，置其血于瓠壶之中，至其发时，血独动矣，不动，灸穷骨二十壮。穷骨者，骶骨也。

癫邪结在血分，治之必刺出其血，置于瓠壶中，至病发时而血动，亦铜山西崩，洛钟东应之理。其能应而动者，其人元气未败，可治；如不动，灸其骶骨，助督脉之阳，以开其结邪也。按以上诸证，皆言时发时止，即世俗所称羊癫风之类，非痴癫之病，而无心清之时也，则伤肝、肾、心三脏，其又呕沫，气下泄，是脾胃俱败，故死不可治也。

癫疾，疾发如狂者，死不治。

邪居阴分为癫，居阳分为狂。本居阴分而疾发如狂者，则邪遍阴阳而元气败矣，故死不可治。

癫狂

狂始生，先自悲也，喜忘，苦怒，善恐者，得之忧饥。取手太阴、阳明，血变而止，及取足太阴、阳明。

狂病始生，而先自悲、喜忘、苦怒、善恐者，得之贫乏忧饥，抑郁久而勃发也。故取肺与大肠经以通郁气，又调脾胃经，以和阴阳也。

狂始发，少卧不饥，自高贤也，自辨智也，自尊贵也，善骂詈，日夜不休。治之取手阳明、太阳、太阴、舌下少阴，视之盛者，皆取之，不盛，释之也。

不卧、不饥、骂詈等证，皆阳邪独盛也。视其血脉之盛者，皆取之以泄邪；如不盛，不必取而释之。其取大小肠、肺、肾、心经者，以阳邪亢盛，而从上下阴阳通泄之也。

狂言，惊，善笑，好歌乐，妄行不休者，得之大恐。治之取手阳明、太阳、太阴。

此因恐而伤，动心、肝二脏，风火鸱张，故现诸证。取肺与大肠经，通金气以制木邪，取小肠腑以泄心脏之火也。

狂，目妄见，耳妄闻，善呼者，少气之所生也。治之取手太阳、太阴、阳明、足太阴、头两。

由元气衰少，劳心神散，而妄见妄闻，气不宽舒，而口善呼，治之通其经，以调气安神也。

狂者多食，善见鬼神，善笑，而不发于外者，得之有所大喜。治之取足太阴、太阳、阳明，后取手太阴、太阳、阳明。

喜则气缓，过喜，则心神放逸，以至于狂，其气之散漫更甚矣。取六经表里，以调阴阳之气，使其平也。

狂而新发，未应如此者，先取曲泉左右动脉及盛者，见血有顷已；不已，以法取之，灸骶骨二十壮。

狂病新发，其势不应如此之重而重者，内挟肝风炽盛之故，当先取足厥阴经之曲泉穴左右动脉，及他脉之盛动者，刺之出血，少顷即已；如不已者，再如法刺之，并灸骶骨，以通督脉之阳。

婴孩癫疾

《素问·奇病论》帝曰：人生而有病癫疾者，病名曰何？安所得之？岐伯曰：病名为胎病，此得之在母腹中时，其母有所大惊，气上而不下，精气并居，故令子发为癫疾也。

此言初生时即有癫疾，近时所名癫痫者也。忽然暴仆，昏不知人，手足抽掣，少顷痰涌而吐，吐出痰涎，则渐苏。此在胎时，母受大惊，而动肝风，儿禀其气，与精气并居，如油入面矣。每遇风气动，则鼓其痰涎，上蒙心窍，即神昏暴仆，风

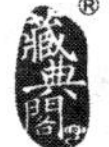

动而手足抽掣也。因其气闭不通而作猪羊声，故有羊癫、猪癫之名。其病得之胎元，故难治也。

不寐　不得卧　喘息

不寐

《灵枢·邪客篇》帝曰：邪气之客人也，或令人目不瞑，不卧出者，何气使然？伯高曰：五谷入于胃也，其糟粕、津液、宗气，分为三隧。故宗气积于胸中，出于喉咙，以贯心脉，而行呼吸焉；营气者，泌其津液，注之于脉，化以为血，以荣四末，内注五脏六腑，以应刻数焉；卫气者，出其悍气之慓疾，而先行于四末、分肉、皮肤之间，而不休者也，昼日行于阳，夜行于阴，常从足少阴之分间，行于五脏六腑。今厥气客于五脏六腑，则卫气独卫其外，行于阳，不得入于阴，行于阳，则阳气盛，阳气盛，则阳跷陷，不得入于阴，阴虚，故目不瞑。

营卫流行，义理已详营卫经络门。卫气昼行于阳，如日行天，夜行于阴，如日入地，此人身阴阳应天地之阴阳而流行也。今厥逆之气客于脏腑，与卫气格拒，卫气不得入阴，则阴阳不交，而阳独盛于外，阴分之气虚，阴虚阳盛，故目不瞑也。厥气者，或因外邪，或因内伤，致阴阳厥逆不和，通名厥气。故凡内伤、外感之病，皆有不寐者，必审其因而治之，方能见效也。

帝曰：治之奈何？伯高曰：补其不足，泻其有余，调其虚实，以通其道，而去其邪。饮以半夏汤一剂，阴阳已通，其卧立至。帝曰：此所谓决渎壅塞，经络大通，阴阳和得者也。愿闻其方。伯高曰：以流水千里，以外者八升，扬之万遍，取其清五升，煮之，炊以苇薪，火沸，置秫米一升，治半夏五合，徐炊，令竭为一升半，去其滓，饮汁一小杯，日三，稍益，以知为度。故其病新发者，覆杯则卧，汗出则已矣；久者，三饮而已也。

脾胃为中土，阴阳升降之道路也。阳根于阴而主升，脾为阴而气升也，升者，由内而行外；阴根于阳而主降，胃为阳而气降也，降者，由外而内联。卫气不得入于阴，是外气不能行于内者，由胃气不得通降故也。饮以半夏汤，通降胃气，则阴阳交通，其卧立至。取长流水而又扬之万遍，取其清，炊以苇薪猛火者，用其轻扬滑利而流走，以通壅滞也。半夏通胃生津，秫米和脾生液，一举两得，故虽久者，三饮可已也。此交通阴阳之法，而从脾胃主治者，以脾胃统一身之阴阳也。

《素问·病能论》帝曰：人有卧而有所不安者，何也？岐伯曰：脏有所伤，及精有所之，寄则安，故人不能悬其病也。

此言卧有所不安，即不成寐也。以思虑情欲而伤脏，其精神有所之之处，执着不释，故卧不得安。如将执着之心寄放，则自安矣。但未知其所执何事，所伤何脏，如思则气结而伤脾、怒则气逆而伤肝之类，故人不能悬揣其病，必问其所因，而治之也。

不得卧

帝曰：人之不得偃卧者，何也？岐伯白：肺者，脏之盖也，肺气盛则脉大，脉大则不得偃卧，论在《奇恒阴阳》中。

偃卧者，平身而卧也。肺为华盖，其气下降，肺气偏盛，则逆而不降，故寸口脉大，不得偃卧也。《奇恒阴阳》古经篇名，奇者，异也，恒者，常也，谓所论皆异常之病也。

喘息

《素问·逆调论》帝曰：人有逆气不得卧而息有音者，有不得卧而息无音者，有起居如故而息有音者，有得卧行而喘者，有不得卧不能行而喘者，有不得卧而卧而喘者，皆何脏使然？愿闻其故。岐伯曰：不得卧而息有音者，是阳明之逆也，足三阳者下行，今逆而上行，故息有音也。阳明者，胃脉也，胃者，六腑之海，其气亦下行，阳明逆，不得从其道，故不得卧也。《下经》曰：胃不和则卧不安。此之谓也。夫起居如故而息有音者，此肺之络脉逆也，络脉不得随经上下，故留经而不行，络脉之病患也微，故起居如故而息有音也。夫不得卧卧则喘者，是水气之客也，夫水者，循津液而流也，肾者水脏，主津液，主卧与喘也。

脾胃统一身阴阳之气，脾主升，胃主降，阳明行气于三阳，而足三阳经皆下行也，故胃气逆，则三阳经皆逆，而不得

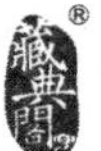

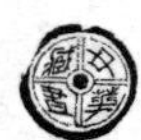

从其道，故不得卧，而出入之息有音也。若起居如故，则眠食安而胃气和也，而息有音，是肺之络脉气逆，不得随经上下流行，而肺最高，其络脉浅在皮肤，故病患也微，虽息有音，而起居如故也。若坐则气定，卧则喘者，是水气客于三焦，盖三焦为决渎之官而出水道，气不宣化而水客之，故坐则水气下行，卧则水壅气喘，此但喘而息无音，故病不在肺胃，而在下焦肾脏，以肾为寒水之脏，其阳虚则下焦之气不化津液，水壅为患，卧则肺气归肾，以水壅逆肺，则喘不得卧，是故阳气化而津液流行，则水道通而气顺喘定，所以言津液与卧与喘，皆肾脏主之，当治其主病者也。帝所问六证，岐伯止答其三。盖帝问虽有六证，不出肺、胃、肾三者之病，岐伯已详明之，其余不过浅深虚实之异，可以类推而知。如帝所云，得卧而行则喘者，肺虚也，故静则气定得卧，行则劳动即喘也。如云不得卧，不能行而喘者，却有虚实两证：一者肺肾俱虚，以肾虚不能纳气，肺虚气不收降，故喘不得卧，不能行也；一者风痰闭结于肺，肺主一身之气，一身气壅不行，故喘不得卧，不能行，此为邪实也。然邪闭者，其声粗而脉实；若脏虚者，其声低而脉弱，气既不顺，亦必有痰而易吐也。如云不得卧而息无音者，其气平而不喘，但胃不和而卧不安，是上文半夏汤证也，故所问虽有六证，总不外肺、胃、肾之病也。

目开不瞑

《灵枢·大惑论》帝曰：病而不得卧者，何气使然者？岐伯曰：卫气不得入于阴，常留于阳，留于阳，则阳气满，阳气满，则阳跷盛，不得入于阴则阴气虚，故目不瞑矣。

此言因病不得卧，亦由卫气不得入阴之故，与前之半夏汤证义同，然其本病，或因外感，或因内伤，先当详辨也。

目闭不开

帝曰：病而目不得视者，何气使然？岐伯曰：卫气留于阴，不得行于阳，留于阴则阴气盛，阴气盛则阴跷满，不得行于阳，则阳气虚，故目闭也。

此与上条，为对待之病也。以卫气出于阳，则目开，留于阳而不行，则目不能瞑；卫气入于阴，则目瞑，留于阴而不行，则目闭不能开。留于阳，则阳跷满；留于阴，则阴跷满。是阴阳二跷脉，为卫气出阳入阴之门户道路也。

多卧少瞑

帝曰：人之多卧者，何气使然？岐伯曰：此人肠胃大而皮肤涩，而分肉不解也。肠胃大，则卫气留久，皮肤涩，则分肉不解，其行迟。夫卫气者，昼日常行于阳，夜行于阴，故阳气尽则卧，阴气尽则寤。故肠胃大，则卫气行留久；皮肤涩，分肉不解，此行迟。留于阴也久，其气不精，则欲瞑，故多卧矣。

此言因肠胃大而皮肤涩，涩则不能解利，而卫气之出于表者，迟钝；其肠胃大，而卫气之留于里者久矣。表为阳，里为阴，卫气久留于阴，故其阳不精，而心神昏倦，则多卧也。

其肠胃小，皮肤滑以缓，分肉解利，卫气之留于阳也久，故少瞑也。

此与上条相对待，以明其理也。

卒然多卧

帝曰：其非常经也，卒然多卧者，何气使然？岐伯曰：邪气留于上焦，上焦闭不通，已食若饮汤，卫气留久于阴而不行，故卒然多卧也。

此言非关肠胃大小、皮肤滑涩之常经，而有时卒然多卧者，因邪气在上焦，上焦闭不通，又加食饮浊阴壅之，使卫气不得外行于阳，而久留于阴，故卒然多卧也。大抵卫气虽昼行于阳，而亦有浮沉升降。若上焦气闭，浊阴壅之，则卫气不得升浮，故虽在昼，亦多卧也。更要知气之升降，全在脾胃调畅，则三焦通利，升降之气自和。是故脾倦少运，则清阳不升，即多昏睡；胃中不调，则卫气不得沉降入阴，即不能寐。所以脾胃为阴阳升降出入之总区，而跷脉为卫气出入阴阳之门户道路也。

治法

帝曰：治此诸邪，奈何？岐伯曰：先其脏腑，诛其小过，后调其气，盛者泻之，虚者补之，必先明知其形志之苦乐，定乃取之。

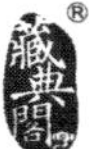

此言治法先分脏腑之浅深，以除其小病，再调其气，随宜补泻。如治法门所云：审其形乐志苦，形苦志乐，形志皆苦，形志皆乐等，必先明知，方能识其发病之因，外感、内伤之证定，乃可如法治之也。

内伤诸病

内伤五脏

《灵枢·本神篇》岐伯曰：怵惕思虑者，则伤神，神伤则恐惧，流淫而不止；因悲哀动中者，竭绝而失生；喜乐者，神惮散而不藏；愁忧者，气闭塞而不行；盛怒者，迷惑而不治；恐惧者，神荡惮而不收。

怵惕者，惊惶也，怵惕思虑，心脾俱伤，心伤，则气怯而常恐惧，脾伤，则不能摄精归肾，而常流淫不止，如遗滑带浊之类，又有过于劳思而精即流出者；悲则气消，哀则神伤，神气竭绝，则失其生生之机矣；喜则气散，故神惮散而不藏，乃多言多笑也；愁忧则气郁结，久则经脉闭塞而不流行也；盛怒动火，火动乱神，故迷惑而理不明，不能治事也；恐惧者，心神惮荡无主，故不能收敛自持也。

心：怵惕思虑则伤神，神伤则恐惧自失，破䐃脱肉，毛悴色夭，死于冬；脾：忧愁而不解则伤意，意伤则乱，四肢不举，毛悴色夭，死于春；肝：悲哀动中则伤魂，魂伤则狂忘不精，不精则不正，当人阴缩而挛筋，两胁骨不举，毛悴色夭，死于秋；肺：喜乐无极则伤魄，魄伤则狂，狂者意不存人，皮革焦，毛悴色夭，死于夏；肾：盛怒而不止，则伤志，志伤则喜忘其前言，腰脊不可以俯仰屈伸，毛悴色夭，死于季夏。恐惧而不解则伤精，精伤则骨酸痿厥，精时自下。是故五脏主藏精者也，不可伤，伤则失守而阴虚，阴虚则无气，无气则死矣。是故用针者，察观病患之态，以知精神魂魄之存亡得失之意，五者已伤，针不可以治之也。

此承上文以明七情伤脏之证也。心因怵惕思虑，则伤神，而恐惧自失，心脾同气相贯，故久则脾亦伤，而破脱肉，䐃者，臀间浓肉也，脾土伤，则不能生肺金，故毛悴色夭，而死于冬者，水旺，心火绝也；脾因忧愁不解则伤意，意，脾之神也，意伤则乱者，昏闷愦乱也，脾胃主四肢，故四肢无力不能举，至毛悴色夭，而死于春者，木旺，土绝也；肝因悲哀动中则伤魂，魂，肝之神也，属阳，故伤则狂而善忘者，阳气耗散，故不精明，而言行皆不得其正，谓之狂也，似癫非癫之状耳，阴为总筋，肝所主，胁为肝经所行之部，故阴缩筋挛，而胁骨疼痛，不可举动也，至毛悴色夭，而死于秋者，金旺，木绝也；喜乐出于心，喜乐无极，则心火大动不休，而伤肺金，魄者，肺之神也，属阴，心火乘之，故魄伤而狂，意不存人者，自言自笑，旁若无人也，肺主皮毛，为火所灼，故皮革焦，毛悴色夭，而死于夏者，火旺，金绝也；怒本出于肝，肝阳逆甚，则肾水耗而伤肾之志，志，肾之神也，主记持事物，志伤故喜忘其前言，腰为肾之府，故腰脊不可以俯仰屈伸，毛悴色夭，死于季夏者，土旺，水绝也。各脏所伤，皆言毛悴色夭者，自内至外皆枯败，故遇克制之气旺，则所伤之脏气绝而死也。上言恐惧而流淫不止则伤精，精伤故骨酸痿厥，盖骨髓由精而生，此因伤心神而及于肾，以各脏之神如魂、魄、意、志等，皆由心神所化，凡七情皆从心起，故纵情则伤各脏，而保养学道者，必先断情欲，而后神凝于一心，则病可愈而道可期也。各脏皆有精气留藏滋养，伤则失守而阴先虚，阴虚则精气不生而无气，无气则死矣。盖阴阳互相为根，互相生化，缺一则无二也。凡内伤脏者，不可用针治之法，必以甘药调补也。

精气津液血脉虚脱

《灵枢·决气篇》曰：人有精、气、津、液、血、脉也。精脱者，耳聋；气脱者，目不明；津脱者，腠理开，汗大泄，液脱者，骨属屈伸不利，色夭，脑髓消，胫酸，耳数鸣；血脱者，色白，夭然不泽，其脉空虚，此其候也。

精为阴而能化气，气为阳而能生精，此阴阳互根，互相生化者也。阳气蒸腾之水，为津而行于表，水凝为液而行于里，中焦受气，取汁变化而赤为血，赤即火色，血即水质，此阴阳合体所成，故周行于身，表里、经脉、肌肉、脏腑无处不到也。精藏于脏，津润皮肤，液滋筋骨，血充脉中，此四者，必

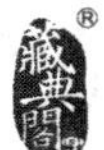

赖阳气生化流行，敷布表里，故气为五者之帅，而其功用各别。故其脱也，各有现证不同。色泽者，血之华也，故血脱则色白不泽，而脉赖血充，由气鼓动，无血，则脉虽动而内空也。

七情寒热变化九气致病

《素问·举痛论》帝曰：余知百病生于气也，怒则气上，喜则气缓，悲则气消，恐则气下，寒则气收，炅则气泄，惊则气乱，劳则气耗，思则气结，九气不同，何病之生？岐伯曰：怒则气逆，甚则呕血及飧泄，故气上矣；喜则气和志达，营卫通利，故气缓矣；悲则心系急，肺布叶举，而上焦不通，营卫不散，热气在中，故气消矣；恐则精却，却则上焦闭，闭则气还，还则下焦胀，故气不行矣；寒则腠理闭，气不行，故气收矣；炅则腠理开，营卫通，汗大泄，故气泄矣；惊则心无所倚，神无所归，虑无所定，故气乱矣；劳则喘且汗出，外内皆越，故气耗矣；思则心有所存，神有所归，正气留而不行，故气结矣。

此言九气致病，惟寒热二气兼括外感，故现腠理营卫之证，其余七气，皆内伤情欲，盖心之所之，气亦至焉，情欲起于心，而气随心变，则伤而致病。是故怒则肝气逆，肝藏血，血随气升，故呕血，肝主疏泄，木邪犯土，故食不化而飧泄也；喜主于心，悲主于肺，故气缓气消，各有不同；恐主于肾，肾藏精，故精却，却者流溢，即上所云恐惧流淫而不止也；惊则动心伤肝，心藏神，肝藏魂，故神魂摇荡而气乱矣；劳，则内外之气皆浮动奔越，故耗矣；脾主思，而心神执着一端，故气留止，结而不行也。凡七情之病，虽属各脏，而皆统于心，心为君主之官，一身气血随心所使，故心静则气血静，情欲动，则气血伤耗，而七情之病，必先自治其心，否则药亦无功。此章当与前《灵枢·本神篇》合观，以究其义也。

惊恐劳力诸伤

《素问·经脉别论》帝曰：人之居处、动静、勇怯，脉亦为之变乎？岐伯曰：凡人之惊恐、恚劳、动静，皆为变也。是以夜行则喘出于肾，淫气病肺；有所堕恐，喘出于肝，淫气害脾；有所惊恐，喘出于肺，淫气伤心；度水跌仆，喘出于肾与骨，当是之时，勇者气行则已，怯者则着而为病。故曰：诊病之道，观人勇怯、骨肉、皮肤，能知其情，以为诊法也。

此言七情劳力，皆扰动身心，其禀强者，气血流行，旋即安和无患，怯者因而气血滞着成病。故凡临证，当观其形气强弱，察其病由，以为延医要法也。

故饮食饱甚，汗出于胃；惊而夺精，汗出于心；持重远行，汗出于肾；疾走恐惧，汗出于肝；摇体劳苦，汗出于脾。故春夏秋冬，四时阴阳生病，起于过用，此为常也。

经言夺血者，无汗，夺汗者无血，是汗与血，同由水谷精气所化，而出于一源者。有所劳伤，以动五脏精气，即与胃中水谷之精，随气上注于肺，遂化汗由皮腠而外泄也。是故春夏秋冬之四时，阴阳气血之生病，起于过用心力，劳伤所致，此为常也。

善忘

《灵枢·大惑论》帝曰：人之善忘者，何气使然？岐伯曰：上气不足，下气有余，肠胃实而心肺虚，虚则营卫留于下，久之不以时上，故善忘也。

善忘者，后世名健忘，以心肺清阳气虚，故神不精明而善忘。清阳上虚，则浊阴不降，故肠胃实，腑不转动，而营卫之气因之不得旋运，留滞于下而不升，心主营，肺主卫，其气不以时上，故心肺虚而善忘也。

血枯

《素问·腹中论》帝曰：有病胸胁支满者，妨于食，病至则先闻腥臊臭，出清液，先唾血，四肢清，目眩，时之前后血，病名为何？何以得之？岐伯曰：病名血枯。此得之年少时，有所大脱血，若醉入房中，气竭肝伤，故月事衰少不来也。帝曰：治之奈何？岐伯曰：以四乌贼骨一芦茹，二物合并之，丸以雀卵，大如小豆，以五丸为后饭，饮以鲍鱼汁，利肠中及伤肝也。

出清液者，时吐清液，脾虚不能摄涎，故也；四肢清者，手足逆冷也；前后血，大小便皆有血也，此名血枯，而男女皆

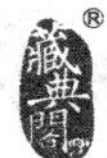

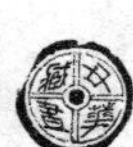

有是病，后世名劳损也。中气竭，故四肢无阳和以温之而逆冷；肝伤，故目眩而唾血、便血；肝不能藏血，故病至先闻腥臊臭，俗言血腥气也；肝气逆，则胸胁支满；而胃气不顺，则妨于食也。

乌贼骨丸，吴门王晋三《古方选注》解义甚精，当考之。

喑痱

《素问·脉解篇》曰：内夺而厥，则为喑痱，此肾虚也，少阴不至者，厥也。

《灵枢·热病篇》曰：痱之为病也，身无痛者，四肢不收，智乱不甚，其言微知，可治；甚则不能言，不可治也。病先起于阳，后入于阴者，先取其阳，后取其阴，浮而取之。

邪气盛为实，精气夺为虚。此由内伤夺精，而阳气厥逆，以成喑痱，故为肾虚，而少阴经脉之气，不能上至于舌本，则不能言而为喑，阳上逆，则下虚而为厥。非由外感之邪，故身无痛楚；本元气散，故四肢懈弛不收。

如其智乱不甚，其言略能成句，微有可知者，用峻补之法可治；甚则不能言，而元气脱绝，不可治也。病起于阳，先治阳，后治阴，浮而取之者，用针浅刺，通其经气也；其起于阴者，当从阴经治之。用药之法，可类推矣。方书称为类中风，以其肝肾虚而风由内生，非外邪之风也。

五劳所伤

《素问·宣明五气论》曰：五劳所伤：久视伤血，久卧伤气，久坐伤肉，久立伤骨，久行伤筋，是谓五劳所伤。

肝藏血而开窍于目，故久视劳目，则伤血；肺为华盖，权衡一身之气，敷布周流，循环不息，久卧则肺气不舒而伤矣；脾司转运而主肌肉，久坐则脾不运而肌肉伤矣；久立则劳骨，久行则劳筋，故皆伤。始而伤血、气、肉、骨、筋，久则伤及五脏，是谓五劳所伤者也。然身逸者，气血多滞，而但劳心，则直伤五内，其病尤重也。

卒然失音

《灵枢·忧恚无言篇》帝曰：人之卒然忧恚而言无音者，何道之塞也？少师曰：咽喉者，水谷之道也；喉咙者，气之所以上下者也；会厌者，音声之户也，口唇者，音声之扇也；舌者，音声之机也；悬雍垂者，音声之关也；颃颡者，分气之所泄也；横骨者，神气所使，主发舌者也。故人之鼻洞涕出不收者，颃颡不开，分气失也。是故厌小而疾薄，则发气疾，其开阖利，其出气易；其厌大而浓，则开阖难，其气出迟，故重言也。人卒然无音者，寒气客于厌，则厌不能发，发不能下，至其开阖不致，故无音。

肺之气喉，在前近胸，胃之咽喉，在后近背，喉口中间有薄膜一片，名会厌，厌者，掩盖喉口者也，饮食入口，则掩盖气喉而咽喉开，言语发声，则掩盖咽喉而气喉开，故如饮食到喉，或值言语而气喉开，则食饮误下气喉，与肺气格逆，则必咳呛而出，以气喉在前故也。是故会厌为音声之户；口唇为音声之扇；舌动方能变声音而成语，故舌为机，如舌强或痿，虽有声不能成语矣；上喉口垂下之软肉名悬雍，故为音声之关也；横骨者，舌根之嫩骨，本由心脏所生，故为神气所使，主发动其舌，以舌为心之苗也；颃颡者，顶前额内之处，津气循喉上升至颃颡，如烟雾之四布周行也，故颃颡之气不开，不能分布津气，则由鼻下溜成涕，其气不能约束，故名鼻洞。此因清阳不足，不能透开颃颡，故婴孩老年，多有此病。凡语言便利及迟钝难出，皆会厌有大小浓薄不同之故。如其应对之敏拙，由心之灵昧，非关于外也。若寒气客于会厌，不能开阖，则卒然无音；其卒然忧恚，气必逆乱，以伤会厌而机关不利，可以类推而知也。

帝曰：刺之奈何？岐伯曰：足之少阴，上系于舌，络于横骨，终于会厌。两泻其血脉，浊气乃辟。会厌之脉，上络任脉，取之天突，其厌乃发也。

足少阴肾经之脉，上行系舌本，络横骨，而终于会厌；会厌之脉，又上络任脉。故用针泻少阴、任脉两处之血脉，则浊气辟除，而清阳透达，其会厌声音乃发也。天突，任脉络穴，在结喉下。

孕妇失音

《素问·奇病论》帝曰：人有重身，九月而喑，此为何也？

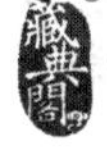

岐伯曰：胞之络脉绝也。帝曰：何以言之？岐伯曰：胞络者，系于肾，少阴之脉，贯肾系舌本，故不能言。帝曰：治之奈何？岐伯曰：无治也，当十月复。《刺法》曰：无损不足，益有余，以成其疹，然后调之。所谓无损不足者，身羸瘦，无用镵石也；无益其有余者，腹中有形而泄之，泄之则精去，而病独擅中，故曰成疹也。

身重者，孕妇也；喑者，失音也；胞之络脉绝者，言脉气阻绝不通，非断绝之绝。此因胎大压其胞脉，致少阴肾经之气，不得上贯于舌，而喑也。俟十月产后，脉通气复自愈，无用治也。若强治之，反损其正之不足，而益其病之有余，以成其疹，疹者，痼疾难愈也。然其由胎大之故，则亦无法可治之矣。

咳嗽

《素问·咳论》帝曰：肺之令人咳，何也？岐伯曰：五脏六腑皆令人咳，非独肺也。皮毛者，肺之合也，皮毛先受邪气，邪气以从其合也。其寒饮食入胃，从肺脉上至于肺，则肺寒，肺寒，则外内合邪，因而客之，则为肺咳。五脏各以其时受病，非其时各传以与之。人与天地相参，故五脏各以治时，感于寒则受病，微则为咳，甚则为泄为痛。乘秋则肺先受邪，乘春则肝先受之，乘夏则心先受之，乘至阴，则脾先受之，乘冬则肾先受之。

肺为华盖而朝百脉，主一身之气，故各脏腑之气，皆由经脉汇于肺，而行周身。五脏六腑皆令人咳者，以所受之邪，随气而归于肺也。皮毛为肺之合，皮毛先受邪，则邪气以从其合，必入于肺。其寒饮食入胃，亦从经脉上达于肺，则肺寒，而与外邪相合客之，则为肺咳也。人生天地气交之中，故与天地相参，五脏禀五行之气，以治五时，各以其时，而受外邪。若非肺脏主令之时，而各脏所受之邪，皆随气而传于肺。假如感寒而微，则为咳，甚则为泄泻、为腹痛也。肺金主秋，肝木主春，心火主夏，脾土为至阴，而主长夏未月，肾水主冬，皆各以其时而先受邪，邪之变化多端，皆能传肺而致咳。故治咳者，其邪有寒热，气有虚实，必审其所因。下文即明其病状也。

五脏咳证

帝曰：何以异之？岐伯曰：肺咳之状，咳而喘息有音，甚则唾血；心咳之状，咳则心痛，喉中介介如梗状，甚则咽肿喉痹；肝咳之状，咳则两胁下痛，甚则不可以转，转则两胠下满；脾咳之状，咳则右胁下痛，阴阴引肩背，甚则不可以动，动则咳剧；肾咳之状，咳则腰背相引而痛，甚则咳涎。

五脏部位不同，经脉流行各别，故其受邪而致咳者，各有病状不同，辨其状，方知病邪之所在而治之。受邪之脏为本，肺为标，拔其本，则标自愈而咳可止。今人但知治肺，无怪其不效也。

六腑咳证

五脏之久咳，乃移于六腑。脾咳不已，则胃受之，胃咳之状，咳而呕，呕甚则长虫出；肝咳不已，则胆受之，胆咳之状，咳呕胆汁；肺咳不已，则大肠受之，大肠咳状，咳而遗矢；心咳不已，则小肠受之，小肠咳状，咳而失气，气与咳俱失；肾咳不已，则膀胱受之，膀胱咳状，咳而遗溺；久咳不已，则三焦受之，三焦咳状，咳而腹满，不欲食饮。此皆聚于胃，关于肺，使人多涕唾，而面浮肿气逆也。

脏病久不已，则移于腑，其咳也亦各有证状可辨。长虫，即蛔虫也。胆汁，苦水也。三焦包脏腑之外，故末传三焦。而胃又为脏腑之海，肺主一身之气，故其病虽发于各脏腑，而必皆聚于胃，关于肺，乃成咳病，如不关肺，则不咳而为他病矣。夫脾气散水谷之精，上归于肺，水精四布，下输膀胱者，久咳肺气伤，不能分布水精，随气上逆，故多涕唾而面浮肿，气逆也。

治法

帝曰：治之奈何？岐伯曰：治脏者，治其俞；治腑者，治其合；浮肿者，治其经。

此分邪之浅深而用针法治之也，用药亦可类推矣，要必审其虚实寒热，以调之耳。

呵欠　唏 喷嚏　涎下　泣涕耳鸣啮舌颊唇

呵欠

《灵枢·口问篇》帝曰：人之欠者，何气使然？岐伯曰：卫气昼行于阳，夜半则行于阴。阴者主夜，夜者卧。阳者主上，阴者主下。故阴气积于下，阳气未尽，阳引而上，阴引而下，阴阳相引，故数欠。阳气尽，阴气盛，则目瞑；阴气尽而阳气盛，则寤矣。泻足少阴，补足太阳。

欠者，呵欠也。困倦欲睡，必先有呵欠，良以阴阳之气相引，故数欠。如非其时，而多呵欠，是阳衰阴盛，宜用针法，泻足少阴经，补足太阳经，盖二经为卫气出入阴阳之道路也。义详经络门《营卫生会篇》。

唏

帝曰：人之唏者，何气使然？岐伯曰：此阴气盛而阳气虚，阴气疾而阳气徐，阴气盛而阳气绝，故为唏。补足太阳，泻足少阴。

唏者，余哀未尽，而气抑不达之声也。阴阳相逆而阴气盛，与阳阻绝，不得流通，乃作是声。故补泻同呵欠，助阳使达也。

喷嚏

帝曰：人之嚏者，何气使然？岐伯曰：阳气和利，满于心，出于鼻，故为嚏。补足太阳荥眉本，一曰眉上也。

此言喷嚏之气，由郁而达也。《宣明五气论》云：肾气为病，为欠为嚏。是始由肾气抑郁，既而得通，上达于心，阳气和利充满，乃由鼻出，而作喷嚏，故补足太阳之荥，以通少阴之气也。凡暴厥而死者，以其心肾之气闷绝也，故用药通其鼻，得嚏者生，无嚏者死。《素问·热论》曰：十一日，少阴病衰，渴止不满，舌干已而嚏。可见嚏者，由肾经气郁得通而出也。又如阴阳气逆之病，有呵欠者，其阴阳之气将交通，为吉象也。仲景曰：师持脉，病患欠者，无病也。亦谓阴阳相交，则无病矣。是呵欠、喷嚏，皆为愈病之先机也。

涎下

帝曰：人之涎下者，何气使然？岐伯曰：饮食者，皆入于胃，胃中有热，则虫动，虫动则胃缓，胃缓则廉泉开，故涎下。补足少阴。

涎为脾之液，脾虚胃热而液泛，出于舌下之廉泉穴，而流溢口外，由于虫动故也。婴孩多如此。常人睡中亦有此病，以昏睡而脾气驰，不能摄涎也。补足少阴肾，使廉泉之气下达，则涎可归于脾也。

帝曰：人之亸者，何气使然？岐伯曰：胃不实则诸脉虚，诸脉虚则筋脉懈惰，筋脉懈惰则行阴用力，气不能复，故为亸。因其所在，补分肉间。

音妥，身首下垂，无力振举之貌。胃为水谷之海，主润宗筋，宗筋主束骨，而利机关者也，胃气虚，故筋脉皆虚，懈惰无力，有垂头丧气之象。用药当助胃气。用针补分肉之间者，以脾胃主肌肉故也。

泣涕

帝曰：人之哀而泣涕出者，何气使然？岐伯曰：心者，五脏六腑之主也；目者，宗脉之所聚者，上液之道也；口鼻者，气之门户也。故悲哀愁忧则心动，心动则五脏六腑皆摇，摇则宗脉感，宗脉感则液道开，液道开，故泣涕出焉。液者，所以灌精濡空窍者也，故上液之道开，则泣，泣不止，则液竭，液竭，则精不灌，精不灌，则目无所见矣，故命曰夺精。补天柱，经挟颈。

泪为肝之液，涕为肺之液。凡气血津液，出于脏腑，而脏腑之气，皆随心所使，以心为一身之主也。故以情动心，则脏腑气摇，而液随气泄，即如心惊则汗出，心惚则汗出，汗为心之液，余可类见矣。肝开窍于目，泣多肝液竭，则目无所见，故西河痛子，而致失明也。天柱膀胱经穴，此穴挟项颈后发际，言用针以补之者，以膀胱为州都之官，津液藏焉，补其已伤之液耳。

耳鸣

帝曰：人之耳鸣者，何气使然？岐伯曰：耳者，宗脉之所聚也，故胃中空则宗脉虚，虚则下溜，脉有所竭者，故耳鸣。补客主人，手大指爪甲上与肉交者也。

耳目为视听之灵窍，故皆宗脉所聚而通于心，宗脉者，宗

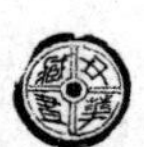

气所行之脉也。清阳积于胸中，名曰宗气，由先天元气、后天谷气会合而升者也。故胃中空虚，其气下溜，而上升之脉气竭，空窍乏清灵之气，清不升，则浊不降，浊不降，则阳郁而内动，故耳鸣矣。经又云：胃之大络，名曰虚里。出于左乳下，其动应衣，脉宗气也。是故宗脉之气生于胃，胃虚其脉有所竭者也。客主人胆经之穴，手大指爪甲上肺经少商穴也。肺主一身之气，胆经入于耳中，补二经以通阳助气，使之上达也。

啮舌颊唇

帝曰：人之自啮舌者，何气使然？岐伯曰：此厥逆走上，脉气辈至也。少阴气至，则啮舌，少阳气至，则啮颊，阳明气至，则啮唇矣。视主病者，则补之。

经脉之气，升降循环，如其不调而厥逆走上，则其气至之处，经脉盛胀，与齿相碍，故不觉自啮。少阴脉气至舌，故啮舌；少阳脉气至颊，故啮颊；阳明脉气至唇，故啮唇矣。盛于上者，虚于下也，补其下，则气平矣。

卷九

治法准则总论

上古之人，德性浑浓，气质坚强，而无内伤之病。或感外邪，客于肌表，故治宜针砭，而少用汤液之法。

后世气化渐薄，人欲日滋，禀质既弱，邪易入内，故针砭多有不宜。自汉张仲景本《内经》之理，立论制方，为方脉之祖，于是各分专科，习方脉者，不谙针砭之法也。良以阴阳气血，由脏腑而出经络，周行于身，是故不独内伤虚证，必需汤药，而经络外邪，汤药可以自内达外而祛之，故近世针砭之法罕用，而精其术者鲜矣。

然治虽分科，而理法则一，要必洞明阴阳五行气化之道，脏腑经络浅深之分，营卫气血流行之度，以及禀质强弱、外邪刚柔、天时寒热、地势高下，无不详审而尽知，然后以望闻问切，辨其病证而施治法，方无错误，故方脉为诸科之纲领也。

针灸须识经穴，而有补泻不同，其法亦细。若汤方，必明药性气味，而有寒热温凉、浮沉升降、轻重浓薄之别，或入脏腑，或行经络，或走气分，或走血分，或收或散，或泄或攻，或补或泻，全在配合得宜，故有君臣佐使之分，奇偶大小之制，而其理法，比之针灸诸科，精细而神妙，下咽即入于内，错误不能挽回，故其利害，亦比诸科甚重，本非易为之事也。夫君子以济世为心，达则兼善天下，善天下，当为相；穷则独善其身，不可不知医，知医未始不可以兼善。虽然，若强不知以为知，不如不知之为善，何也？

不知医，不能自善而已；强不知以为知者，始而害人，终于自害，斯报应必然之道也。虽其本心，原欲愈人之病，而学术不明，肆意自用，杀人于冥冥中而不觉，乌得无罪？薄乎云尔！日积月累，薄者浓矣，故曰择术不可不慎也。欲求寡过，非潜心力究圣经理法不可。经曰：上工治病十全九，下工治病十全六。迨今之世，有能十全六者，亦可以功过相抵，吾将称之为上工也。古之所谓上工者，不可得而见之矣。以故汇集经语，以为方脉家治法准则。苟志于仁者，当三复而不可忽也。自今以后，惟方制之法为最要矣。

然病变万端，药必因病而施，倘辨证不明，方有何用？无益反害，则有方不如无方也。是故辨证尤在论治之先，当于四诊、疾病诸门究之。欲善其身，不可不知此事；欲善其事者，可不利其器哉！

《素问·异法方宜论》帝曰：医之治病也，一病而治各不同，皆愈，何也？岐伯曰：地势使然也。故东方之域，天地之所始生也。鱼盐之地，海滨傍水，其民食鱼而嗜咸，皆安其处，美其食，鱼者使人热中，盐者胜血，故其民皆黑色疏理，其病皆为痈疡，其治宜砭石。故砭石者，亦从东方来。

人禀天地之气以生，赖天地之气以养。五方具五行之气，故五方之民，气质各异。以其气质各异，故为病虽同，而治法不同者，要必合其气质之宜，而不可犯其忌也。是故天地之生气，始于东也。东域滨海之地，而民生养其地者，食鱼嗜盐，

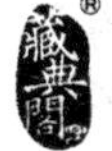

中国书店

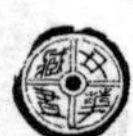

故热中而色黑也；东方阳气生发，故其腠理常疏，疏则外邪易入；因其热中而邪郁经脉，故多成痈疡。治之宜用砭石，以其为常用者，故砭石之法，亦从东方相传而来者也。西方者，金玉之域，沙石之处，天地之所收引也。其民陵居而多风，水土刚强，其民不衣而褐荐，华食而脂肥，故邪不能伤其形体，其病生于内，其治宜毒药。故毒药者，亦从西方来。阴阳之气，转旋于地外者，东升西降，故西域之地，其气收引而肃杀。其民陵居者，居高阜，故多风；西属金，故水土刚强；其气收肃，故腠理固密，外邪勿能伤；多食浓味，故积滞之病生于内。须用毒药攻泻，而毒药亦从西方来者，民生此病，天即产此药以治之。毒者，峻猛之谓，非鸩毒也。

北方者，天地所闭藏之域也。其地高，陵居，风寒冰冽，其民乐野处而乳食，脏寒生满病，其治宜灸。故灸焫者，亦从北方来。

气之流行，生于东，旺于南，降于西，归藏于北也。阳伏于下，则地上多寒冽之气，而化风燥，故民乐野处而乳食；食多，因之脏受水寒，而生中满之病。治宜灸，故灸焫之法，亦从北方来也。

南方者，天地所长养，阳之所盛处也。其地下，水土弱，雾露之所聚也，其民嗜酸而食胕，故其民皆致理而赤色，其病挛痹，其治宜微针。故九针者，亦从南方来。

阳气旺于南，其时为夏，故长养万物者也。其地势卑下，故水土弱而阳气蒸腾，常多雾露；阳旺而气散漫，故民嗜酸敛之物，其腠理致密而色赤也；酸敛食多，经脉不舒，以致挛痹之病。宜用针治以通经络，故九针之法，亦从南方来也。

中央者，其地平以湿，天地所以生万物也。其民食杂而不劳，故其病多痿、厥、寒热，其治宜导引、按跷。故导引、按跷者，亦从中央出也。

五行之气，土居于中而主湿，故其地平广而多湿也。土生万物，万物聚于土，故民禀土气而杂食；土性重浊，故不喜劳动；土主肌肉，气既浊滞，则经脉亦不流通，营卫不调，故多痿、厥、寒热之病。治之宜用导引、按跷之法，故其法亦从中央出也。故圣人杂合以治，各得其所宜，故治所以异，而病皆愈者，得病之情，知治之大体也。

五方风土生民，气质各有不同，此常理也。能知其常，自通其变。如南方之人，亦有北方之病，东方之人，亦有西方禀质，则其千变万化，固不可执一端而论者。圣人察其病之所由，循其气化之理，随宜而治，故同一病而治法各异，皆能使之愈者，以得其病情之所宜，而知常变之理，为治之大体也。

《素问·血气形志论》曰：形乐志苦，病生于脉，治之灸刺；形乐志乐，病生于肉，治之以针石；形苦志乐，病生于筋，治之以熨引，形苦志苦，病生于咽嗌，治之以百药：形数惊恐，经络不通，病生于不仁，治之以按摩、醪药。是为五形志也。审形志，则不可拘执《方宜》之论可见矣。形乐志苦者，身逸心劳也，心主血脉，心劳气郁，则多窒滞之病，故当用灸刺以通血脉也；形乐志乐，过于安逸而脾气不运，脾主肌肉，故病生于肉，宜针砭以泄卫气，盖血脉属营，肌肉属卫；形苦者，劳力也，劳力则伤筋，志乐者，心安而血脉和也，筋伤则宜用火熨、导引，以筋比脉为凝滞故也；形苦志苦，则表里皆伤，经脉腑脏，气血尽乖，而咽嗌为气脉流行、津液升降之地，表里气乖，故病生于咽嗌，此内伤之病，必用百药调和培补，而非外治所宜也；如其形劳而多惊恐，则气郁而经络不通，病麻木不仁，当用按摩，服以醪药，醪药者，药酒也。此谓五端形志之病，治各不同也。

《素问·疏五过论》帝曰：凡诊病者，必问尝贵后贱，虽不中邪，病从内生，名曰脱营；尝富后贫，名曰失精。五气留连，病有所并。医工诊之，不在脏腑，不变躯形，诊之而疑，不知病名。身体日减，气虚无精，病深无气，洒洒然时惊。病深者，以其外耗于卫，内夺于营，良工所失，不知病情。此亦治之一过也。

先富贵而后贫贱，经忧患而伤气血，故其病为脱营、失精。情志抑郁，五脏之气不舒，留连为病，并于一处，如思伤脾、怒伤肝之类。医者诊之，不知其所由，见病不在脏腑，而形躯不变，遂疑之而不知病名。迨身体日减，精气日损，洒洒

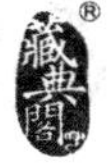

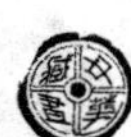

然而畏风寒，惕惕然而时惊恐，此其病已深者，外耗卫气，故洒洒然，内夺营血，故时惊恐。良工之所以失治者，初由不知其病情。此亦延医之一过也。凡欲诊病者，必问饮食居处，暴乐暴苦，始乐后苦，皆伤精气，精气竭绝，形体毁沮。暴怒伤阴，暴喜伤阳，厥逆上行，满脉去形。愚医治之，不知补泻，不知病情，精华日脱，邪气乃并。此治之二过也。

饮食不节，则伤脾胃，起居不慎，易受外邪，以及苦乐喜怒，皆伤阴阳精气，或阴阳偏胜厥逆，则气满经脉，而离去形体，盖从外溢而耗散也。医不知补泻，不知其病情，则精华日脱，而邪气并积，则病日深，此诊治之二过也。

善为脉者，必以《比类奇恒》、《从容》知之，为工而不知道，此诊之不足贵。此治之三过也。

《比类奇恒》、《从容》，皆古经篇名，凡脉候病状、阴阳气化之道，皆在其中，医者必知之，而方为工，如不知其道，则临证茫无端绪，如此为工，又安足贵！故为延医之三过也。

诊有三常，必问贵贱，封君败伤，及欲候王。故贵脱势，虽不中邪，精神内伤，身必败亡。始富后贫，虽不伤邪，皮焦筋屈，痿躄为挛。医不能严，不能动神，外为柔弱，乱至失常，病不能移，则医事不行。此治之四过也。

此言医者，必审知其病情，然后以严词正色，开导警戒，使之恐惧，善为调摄。若言词不能动其神情，而柔弱以顺其意，乱延医之经常，则不能移其病，而药亦无功，医事不行。此延医之四过也。

凡诊者，必知终始，有知余绪，切脉问名，当合男女。离绝菀结，忧恐喜怒，五脏空虚，血气离守，工不能知，何术之语。常富大伤，斩筋绝脉，身体复行，令泽不息。故伤败结，留薄归阳，脓积寒炅。粗工治之，亟刺阴阳，身体解散，四肢转筋，死日有期，医不能明，不问所发，唯言死日，亦为粗工。此治之五过也。

其始也有外感、内伤之不同，其终也有表里虚实之异病，而变化多端，为其余绪耳，医者必当知之者也。切其脉象，问其病名，或男或女，合其一切证状，而知其为离合忧怒等，种种病因，吉凶死生之期，如不能明，不问其病之所发，是为粗工，此治之五过也。凡此五者，皆受术不通，人事不明也。故曰：圣人之治病也，必知天地阴阳，四时经纪，五脏六腑，雌雄表里，刺灸砭石，毒药所主，从容人事，以明经道，贵贱贫富，各异品理，问年少长，勇怯之理，审于部分，知病本始，八正九候，诊必副矣。

此总结五过，皆由受术不通之故，圣人必明天道、人事，以副延医之法也。八正九候者，八方九宫虚实邪正之风，义详疾病门。

《素问·征四失论》帝曰：夫经脉十二，络脉三百六十五，此皆人之所明知，工之所循用也。所以不十全者，精神不专，志意不理，外内相失，故时疑殆。诊不知阴阳逆从之理，此治之一失也；受师不卒，妄作杂术，谬言为道，更名自功，妄用砭石，后遗身咎，此治之二失也；不适贫富贵贱之居，坐之浓薄，形之寒温，不适饮食之宜，不别人之勇怯，不知比类，足以自乱，不足以自明，此治之三失也；诊病不问其始，忧患饮食之失节，起居之过度，或伤于毒，不先言此，卒持寸口，何病能中？妄言作名，为粗所穷，此治之四失也。

诊不中五脉，百病所起。始以自怨，遗师其咎。是故治不能循理，弃术于市，妄治时愈，愚心自得。呜呼！窈窈冥冥，孰知其道？道之大者，拟于天地，配于四海。

经络在外，脏腑在内，明经络流行之序，循流溯源，即可知脏腑之病，用为延医之法。若精神意志，不能专切于理，则外内相失，时多疑殆也。盖阴阳为医道之总纲，人身阴阳合乎天地之阴阳为从，反此为逆，是治法之一失也；受师教诲而不卒业，杂学他术，谬称为道，更其名目，自以为功，妄治诸病，以遗身咎，是二失也；更不遵望闻问切四诊之教，自以为是，乃至三失也；既不知此理，但持寸口，凭臆揣度，焉能中病？妄言作名，是粗工技穷，此四失也。是故诊之不中五脏之脉，百病所起，始以自怨其术不精，必且遗师过咎，以盲授盲，流害无尽，如此谬术，宜为城市所弃，而妄治偶时幸愈，愚心自以为得，则学术永世不明矣。此圣人道尽后世庸俗之通

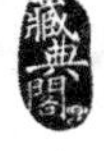

病也。夫医道微妙，窈冥难测，而道之大，拟于天地，配于四海，或以小道忽之，而不究心，是轻性命而昧至理者也，可慨哉。

《素问·五脏别论》岐伯曰：凡治病，必察其下，适其脉，观其志意，与其病也。拘于鬼神者，不可与言至德；恶与针石者，不可与言至巧；病不许治者，病不必治，治之无功矣。

察其下之二便，知腑气之通塞也；候其脉之形象，知营卫之和否也；观其志意之苦乐好恶，知其发病之所因也。如其拘于鬼神之虚诞，不可与言圣道之至德也；恶于针石者，不可与言治法之巧妙也；讳疾忌医者，其病不必治之。治之徒劳无功，斯医者所当知也。

《素问·脏气法时论》岐伯曰：肝主春，足厥阴、少阳主治，其日甲乙，肝苦急，急食甘以缓之；心主夏，手少阴、太阳主治，其日丙丁，心苦缓，急食酸以收之；脾主长夏，足太阴、阳明主治，其日戊己，脾苦湿，急食苦以燥之；肺主秋，手太阴、阳明主治，其日庚辛，肺苦气上逆，急食苦以泄之；肾主冬，足少阴、太阳主治，其日壬癸，肾苦燥，急食辛以润之，开腠理，致津液，通气也。

脏腑合为表里者，以其经络相通也，故阴经阳经，协议主治也。五脏具五行之性，其气太过不及，则皆为病，而主治各有所宜之药。药之功能在气味，而用法变化之妙，殆难言尽，要必悟其至理，方能随宜而施也。即如脾苦湿，以苦燥之，肺苦气上逆，亦以苦泄之，是一味而治两脏两病也。

辛味本疏散，而非润燥之药，故下文云：肝欲散，急食辛以散之，而此言肾苦燥，急食辛以润之者，盖以疏散而开腠理，以通气致津液也。津液随气流通，而归藏于肾，则肾不燥矣。良以肾摄一身之津液而藏之，以化精者也，津液不流通，故肾燥。此用药之妙理，岂庸浅所能识。即此数端观之，余可类推矣。

病在肝，愈于夏，夏不愈，甚于秋，秋不死，持于冬，起于春，禁当风；肝病者，愈在丙丁，丙丁不愈，加于庚辛，庚辛不死，持于壬癸，起于甲乙；肝病者，平旦慧，下晡甚，夜

半静，肝欲散，急食辛以散之，用辛补之，酸泻之。

肝病主春，厥阴、少阳，甲乙木也。夏与丙丁，火也，火为木子，子能令母实，故愈于夏与丙丁也；秋与庚辛，金也，金克木，故加甚于秋与庚辛也；冬与壬癸，水也，水来生木，故持于冬，与壬癸也；起于春与甲乙者，本气旺而病愈也。肝为风木，故病当禁风也。平旦，一日之春也，故慧；下晡，一日之秋也，故甚；夜半，一日之冬也，故静。以辛散为补，酸收为泻也。以下四脏皆同。

病在心，愈在长夏，长夏不愈，甚于冬，冬不死，持于春，起于夏，禁温食热衣；心病者，愈在戊己，戊己不愈，加于壬癸，壬癸不死，持于甲乙，起于丙丁；心病者，日中慧，夜半甚，平旦静；心欲软，急食咸以软之，用咸补之，甘泻之。病在脾，愈在秋，秋不愈，甚于春，春不死，持于夏，起于长夏，禁温食饱食，湿地濡衣；脾病者，愈在庚辛，庚辛不愈，加于甲乙，甲乙不死，持于丙丁，起于戊己；脾病者，日昳慧，日出甚，下晡静；脾欲缓，急食甘以缓之，用苦泻之，甘补之。病在肺，愈在冬，冬不愈，甚于夏，夏不死，持于长夏，起于秋，禁寒饮寒衣；肺病者，愈在壬癸，壬癸不愈，加于丙丁，丙丁不死，持于戊己，起于庚辛；肺病者，下晡慧，日中甚，夜半静；肺欲收，急食酸以收之，用酸补之，辛泻之。病在肾，愈在春，春不愈，甚于长夏，长夏不死，持于秋，起于冬，禁犯焠㶼热食，温炙衣；肾病者，愈在甲乙，甲乙不愈，甚于戊己，戊己不死，持于庚辛，起于壬癸；肾病者，夜半慧，四季甚，下晡静；肾欲坚，急食苦以坚之，用苦补之，咸泻之。夫邪气之客于身也，以胜相加，至其所生而愈，至其所不胜而甚，至于所生而持，自得其位而起。必先定五脏之脉，乃可言间甚之时、死生之期也。

以胜相加至自得其位，而起者，皆申明上文之理也，故必先明此理，见其病而审定五脏之脉，方知其相生为间，相克为甚，而死生之期，可分别也。

肝色青，宜食甘，粳米、牛肉、枣、葵皆甘；心色赤，宜食酸，小豆、犬肉、李、韭皆酸；肺色白，宜食苦，麦、羊

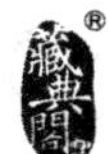

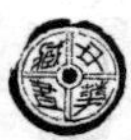

肉、杏、薤皆苦；脾色黄，宜食咸，大豆、豕肉、栗、藿皆咸；肾色黑，宜食辛，黄黍、鸡肉、桃、葱皆辛。辛散，酸收，甘缓，苦坚，咸软。毒药攻邪，五谷为养，五果为助，五畜为益，五菜为充，气味合而服之，以补精益气。此五者，有辛、酸，甘、苦、咸，各有所利，或散或收，或缓或急，或坚或软，四时五藏，病随五味所宜也。

天食人以五气，地食人以五味，故以五谷为养，五果为助，五畜为益，五菜为充。而药则辛、酸、甘、苦、咸、淡六味，性各有偏。其峻毒者，可用攻邪，纯良者，可调气血。以之补偏救弊，中病即止，过则反伤。

盖其收散缓急，坚软燥湿，寒热温凉，浮沉升降，各有所宜所忌，必合四时气化、五脏病证，随其所宜而取用也。所忌者必当禁之，如下文所云。

《素问·宣明五气论》曰：辛走气，气病无多食辛；咸走血，血病无多食咸；苦走骨，骨病无多食苦；甘走肉，肉病无多食甘；酸走筋，筋病无多食酸。是谓五禁，无令多食。

本经云：形不足者，温之以气；精不足者，补之以味。是气味本以养人，而治病，若多食，则助气令偏，偏则为害，何况已病，故禁多食也。本经言：久而增气，物化之常也；气增而久，夭之由也。又云：味过于酸，肝气以津，脾气乃绝之类，皆伤于多食也。

《灵枢·五味论》帝曰：五味入于口也，各有所走，各有所病。酸走筋，多食之，令人癃；咸走血，多食之，令人渴；辛走气，多食之，令人洞心；苦走骨，多食之，令人变呕；甘走肉，多食之，令人悗心。余知其然也，不知其何由，愿闻其故。

癃者，小便闭也；洞心者，中气耗散，心中空洞无主也；心者，心内满闷也。

少俞曰：酸入于胃，其气涩以收，上之两焦，弗能出入也，不出则留于胃中，胃中和温，则下注膀胱，膀胱之胞，薄以懦，得酸则缩绻，约而不通，水道不行，故癃。阴者，积筋之所终也，故酸入而走筋矣。

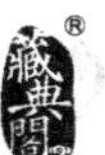

此言酸收之味，不能外引，而下走膀胱，膀胱胞薄，得酸收而缩绻，故不能承三焦气化而泄水，遂小便不通，以成癃也。膀胱在前阴，前阴为宗筋所聚，故为积筋所终之地，此酸味所以走于筋也；又如筋者，肝所主，酸先入肝，故走于筋矣。

咸入于胃，其气上走中焦，注于脉，则血气走之，血与咸相得则凝，凝则胃中汁注之，注之则胃中竭，竭则咽路焦，故舌本干而善渴。血脉者，中焦之道也，故咸入而走血矣。

中焦受气，取汁变化而赤，是谓血，随气入营，而充于经脉者也。故咸味入中焦，而使血凝，凝则阳气窒塞，津液不能输布，而胃中水汁注之，因而致渴。由于咸味凝血使然，故知咸走血也。

辛入于胃，其气走于上焦，上焦者，受气以营诸阳者也，姜韭之气熏之，营卫之气不时受之，久留心下，故洞心。辛与气俱行，故辛入而与汗俱出。

阳经之气与卫阳之气，皆由上焦出行于表者。辛味升浮，故随阳气走表，其性疏泄，故与汗俱出，汗者，心之液也。辛味久留心下而液伤气耗，则心中如空洞无主也。

苦入于胃、五谷之气，皆不能胜苦，苦入下脘，三焦之道皆闭而不通，故变呕。齿者，骨之所终也，故苦入而走骨，故入而复出，知其走骨也。

三焦之道闭，则气不能输布而壅塞，脘中气不输，则津液不化。故《素问》云：味过于苦，脾气不濡，胃气乃浓。津液不化，故脾不濡润，气壅脘中，故胃气浓，谓浓浊之气不下行，故变呕也。骨者，躯体至深之处，因苦味闭气，不能外走，而深入于骨，既到深处，无可复走，则反走于胃，而复呕出也。

甘入于胃，其气弱小，不能上至于上焦，而与谷留于胃中者，令人柔润者也，胃柔则缓，缓则虫动，虫动则令人悗心。其气外通于肉，故甘走肉。

经曰：五味入胃，各归所喜攻，酸先入肝，苦先入心，甘先入脾，辛先入肺，咸先入肾者，是随金、木、水、火、土之

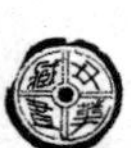

性，而先入以助之也。此言走者，是入后而走之地。其先合五行之性而入，其后随身中气化而走，则五走有不同，如肝主筋而酸走筋，肺主气而辛走气，脾主肉而甘走肉，是随先入之脏气而走也。血脉心所主，咸先入肾而走血，骨者肾所主，苦先入心而反走骨，是皆随身中气化而走也。明乎此，则其补泻宜忌之道，可不失矣。

《素问·五脏生成论》曰：心欲苦，肺欲辛，肝欲酸，脾欲甘，肾欲咸，此五味之所合也，五脏之气也。

此味与脏合五行之性，故其所欲也。上言酸先入肝等者，以其所欲，故先入也。是故多食咸，则脉凝泣而变色；多食苦，则皮槁而毛拔；多食辛，则筋急而爪枯；多食酸，则肉胝胎而唇揭；多食甘，则骨痛而发落，此五味之所伤也。咸入胃，助水克火，脉为心之合，色为心之荣，故多食咸，则脉凝涩而变色也；苦入心，助火克金，皮为肺之合，毛为肺之荣，故多食苦，则皮槁而毛拔也；辛入肺，助金克木，筋为肝之合，爪为肝之荣，故多食辛，则筋急而爪枯也；酸入肝，助木克土，肉为脾之合，唇为脾之荣，故多食酸，则肉胝胎而唇揭也；甘入脾，助土克水，骨为肾之合，发为肾之荣，故多食甘，则骨痛而发落也。此以味助脏气偏胜，而致五行相克为病者，与上《灵枢》所云：多食酸，令人癃；多食辛，令人洞心等，各有义理不同。究之总不外阴阳气化、五行生克之理，能明其理，自能知常通变，头头是道，而无拘执舛错之弊也。

《素问·至真要大论》岐伯曰：诸气在泉：风淫于内，治以辛凉，佐以苦甘，以甘缓之，以辛散之；热淫于内，治以咸寒，佐以甘苦，以酸收之，以苦发之；湿淫于内，治以苦热，佐以酸淡，以苦燥之，以淡泄之；火淫于内，治以咸冷，佐以苦辛，以酸收之，以苦发之；燥淫于内，治以苦温，佐以甘辛，以苦下之；寒淫于内，治以甘热，佐以苦辛，以咸泻之，以辛润之，以苦坚之。

六气流行，有主客之分。主气年年如是，客气逐年变化。以第三气主上半年，为司天，第六气主下半年，为在泉。气行于天上，故曰司天，气行于地下，故曰在泉。义理详运气门也。气有太过不及，有相生相克，因而变生诸病。其为病也，各有主治之法，下文皆同。

司天之气：风淫所胜，平以辛凉，佐以苦甘，以甘缓之，以酸泻之；热淫所胜，平以咸寒，佐以苦甘，以酸收之；湿淫所胜，平以苦热，佐以酸辛，以苦燥之，以淡泄之；湿上甚而热，治以苦温，佐以甘辛，以汗为故而止；火淫所胜，平以酸冷，佐以苦甘，以酸收之，以苦发之，以酸复之；热淫同；燥淫所胜，平以苦温，佐以酸辛，以苦下之；寒淫所胜，平以辛热，佐以苦甘，以咸泻之。

以上言在泉、司天之气，为病之治法也。

帝曰：邪气反胜，治之奈何？岐伯曰：风司于地，清反胜之，治以酸温，佐以苦甘，以辛平之；热司于地，寒反胜之，治以甘热，佐以苦辛，以咸平之：湿司于地，热反胜之，治以苦冷，佐以咸甘，以苦平之；火司于地，寒反胜之，治以甘热，佐以苦辛，以咸平之；燥司于地，热反胜之，治以平寒，佐以苦甘，以酸平之，以和为利；寒司于地，热反胜之，治以咸寒，佐以甘辛，以苦平之。

胜者，如金胜木、水胜火之类。风为木气，清为金气，热为火气，寒为水气，故风司于地，清反胜之，热司于地，寒反胜之，余皆相同。此言在泉之气相胜之治法也。

帝曰：其司天邪胜，何如？岐伯曰：风化于天，清反胜之，治以酸温，佐以甘苦；热化于天，寒反胜之，治以甘温，佐以苦酸辛；湿化于天，热反胜之，治以苦寒，佐以苦酸；火化于天，寒反胜之，治以甘热，佐以苦辛；燥化于天，热反胜之，治以辛寒，佐以苦甘；寒化于天，热反胜之，治以咸冷，佐以苦辛。

此言司天之气相胜之治法也。

帝曰：六气相胜，治之奈何？岐伯曰：厥阴之胜，治以甘清，佐以苦辛，以酸泻之；少阴之胜，治以辛寒，佐以苦咸，以甘泻之；太阴之胜，治以咸热，佐以辛甘，以苦泻之；少阳之胜，治以辛寒，佐以甘咸，以甘泻之；阳明之胜，治以酸温，佐以辛甘，以苦泄之；太阳之胜，治以甘热，佐以辛酸，

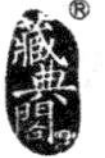

以咸泻之。

此言六气相胜，不论主客，以其气之太过，为病之治法也。

帝曰：六气之复，治之奈何？岐伯曰：厥阴之复，治以酸寒，佐以甘辛，以酸泻之，以甘缓之；少阴之复，治以咸寒，佐以苦辛，以甘泻之，以酸收之，以苦发之，以咸软之；太阴之复，治以苦热，佐以酸辛，以苦泻之，燥之、泄之；少阳之复，治以咸冷，佐以苦辛，以咸软之，以酸收之，辛苦发之，发不远热，无犯温凉；少阴同法；阳明之复，治以辛温，佐以苦甘，以苦泄之，以苦下之，以酸补之；太阳之复，治以咸热，佐以甘辛，以苦坚之。

气胜者，偏旺也，旺必有衰，故曰：有余而往，不足随之；不足而往，有余次之，乃消长自然之理。其旺也，以己克彼为胜；既衰，则彼克己为复。如火旺，克金为胜，火衰，则水来克火为复，余皆相同。其胜其复，皆五行偏气，故各以气味而主治之也。

治诸胜复：寒者热之，热者寒之，温者清之，清者温之，散者收之，抑者散之，燥者润之，急者缓之，坚者软之，脆者坚之，衰者补之，强者泻之。各安其气，必清必静，则病气衰去，归其所宗，此治之大体也。

此总结上文之义也。

帝曰：气之上下，何谓？岐伯曰：身半以上，其气三矣，天之分也，天气主之；身半以下，其气三矣，地之分也，地气主之。以名命气，以气命处，而言其病。半，所谓天枢也。故上胜而下俱病者，以地名之；下胜而上俱病者，以天名之。所谓胜至，报气屈伏而未发也；复至，则不以天地异名，皆如复气为法也。

人身一小天地，故身半以上，天气主之，为初之三气；身半以下，地气主之，为后之三气。以名定气，以气定处，而分别其为病也。上下交接之中，名为枢。故上胜下病者，以在泉名之；下胜上病者，以司天名之。名之而可辨病，以立治法也。当其胜时，其报复之气，伏而未发；及其复气既发，六气皆同，故不分司天、在泉之名，而以六气胜复为治法也。

帝曰：胜复之动，时有常乎？气有必乎？岐伯曰：时有常位，而气无必也。初气终三气，天气主之，胜之常也；四气尽终气，地气主之，复之常也。有胜则复，无胜则否。

主客六气流行，皆有定时，故时有常位也。其生克由太过不及，而变化胜复之气，若无太过不及，则无生克，故必有胜方有复，无胜则无复，而气无必定者也。以上义理，皆当与运气门合观。

《素问·标本病传论》岐伯曰：夫阴阳逆从，标本之为道也，小而大，言一而知百病之害，少而多，浅而博，可以言一而知百也。以浅而知深，察近而知远，言标与本，易而勿及。治反为逆，治得为从。先病而后逆者，治其本；先逆而后病者，治其本；先寒而后生病者，治其本；先病而后生寒者，治其本；先热而后生病者，治其本；先热而后生中满者，治其标；先病而后泄者，治其本；先泄而后生他病者，治其本，必且调之，乃治其他病；先病而后生中满者，治其标，先中满而后烦心者，治其本。人有客气、有同气，小大不利，治其标，小大利，治其本。病发而有余，本而标之，先治其本，后治其标；病发而不足，标而本之，先治其标，后治其本。谨察间甚，以意调之，间者并行，甚者独行。先小大不利，而后生病者，治其本。

夫阴阳之理，包括甚广，能明阴阳，则逆从标本之道在其中矣。假如天地四时，有阴阳之分，人身经络有阴阳，腑脏血气有阴阳，脉象有阴阳，外邪六气有阴阳，故有阴虚阳盛者，有阳虚阴盛者，有阳邪伤阴分者，有阴邪伤阳分者，内伤、外感之病，变化莫可数计。阴病见阳脉为从，阳病见阴脉为逆，合天地四时之气化，为从，反天地四时之气化，为逆。先病者为本，后病者为标，发病之因为本，所现病状为标。是故因气血虚而生病者，虚为本，补虚则病自愈；因病而伤气血者，病为本，治病则气血和。能知阴阳虚实、逆从标本之道，则自小而大，少而多，浅而深，言一病即可知百病为害之理也。顺其理而治之为从，反其理而治之为逆。故必辨其标本，而治分先

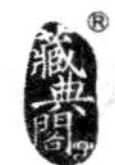

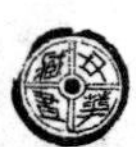

后也。惟中满与小大便不利者，不论标本，必当先治。盖百病由于气血不和，必中宫二便通利，方能和其气血，故中满及二便不利者，必当先治也。然治之，亦必审其阴阳虚实之因，审其因者，亦是治其本也。

由是言之，万病皆当治本，故经曰：治病必求其本也。夫先病亦为本，后病亦为标。客气者，先病之邪气也，同气者，言后病同是先病之邪所变，非有他气也，故治其本则标自愈矣。邪气盛者为有余，故当先治其本以除邪，后和其气以治标；元气虚者为不足，故当先助其气以治标，后治其本以除邪。此标本逆从，皆由阴阳虚实之变化，故明阴阳虚实，则标本逆从之道，自明。而病之传变，亦有逆从，以五脏相生而传，为从为间；五脏相克而传，为逆为甚。假如心病传脾，是火生土，为间，间者病轻，可并心脾两脏而治之，其愈易也；如心病传肺，是火克金，为甚，甚者病重，当独治其一脏，或泻心以保肺，或救肺以去邪，为难愈也。故必谨察间甚，用意调之也。又申说先小大不利而后生病者，治其本，见得二便不利，尤当急治也。

《素问·方盛衰论》雷公请问：气之多少，何者为逆？何者为从？帝曰：阳从左，阴从右，老从上，少从下，是以春夏归阳为生，归秋冬为死，反之，则归秋冬为生，是以气多少逆皆为厥。

此明逆从由阴阳之气所致，而天地之阴阳，与人身阴阳无二也。阳从左旋而上升，阴从右旋而下降，升者根于下，降者根于上，老者衰而气从上降，少者壮而气从下升，升者如春夏之气，降者如秋冬之气。故少年归春夏为生，归秋冬为死；老者反之，归秋冬为生，归春夏，则孤阳上亢为死矣。归者，合乎春夏秋冬之气化也；如不合气化，则逆之而为厥病也。

问曰：有余者厥耶？帝曰：一上不下，寒厥到膝，少者秋冬死，老者秋冬生。气上不下，头痛巅疾，求阳不得，求阴不审，五部隔无征，若居旷野，若伏空室，绵绵乎属不满日。

此言非气有余而为厥，是阴阳偏胜，而厥逆也。老少之气，虽如春夏秋冬之异，而升中有降，降中有升，皆阴阳通和相生之气，故无病也；如或偏胜，其阳上亢而不降，足冷到膝，厥逆甚矣。少年阳旺于下，又值秋冬阳气下归，而至厥逆如是，则其阳之上亢已极，必至偏绝而死也；若老年阳衰于下，其厥冷非亢极，而非偏绝，则不死也。盖阴阳互相为根，阴虚阳亢，则根脱而绝，故下文云：至阴虚，天气绝；至阳盛，地气不足。阴阳并交，阳气先至，阴气后至。良以阳先动，阴必随之，自然之性也。故气上逆不下，必头痛为巅顶之疾，至厥逆甚，其气流散，故求阳不得，求阴不审，五行部位，皆隔绝而无可征验，若旷野、空室之茫无端绪可见，绵绵垂绝之息，不能满日而死也。

至阴虚，天气绝；至阳盛，地气不足。阴阳并交，至人之所行。阴阳并交者，阳先至，阴后至。是以圣人持诊之道，先后阴阳而持之。

身半以上，天气主之；身半以下，地气主之。天气根于地，地气根于天。偏胜则偏亢，亢绝则偏绝。是故阴阳之气和平，则升降循序，相交相生，此至人所行修炼之功也。道家名升降为火候，而有坎离交、乾坤交之不同，当其升降相交，二气融洽，则必阳气先至，阴气后至。圣人洞明此理，故持诊之道，必循其先后阴阳气化之序，而持守之，以为延医法则。不明乎此，则必失其道矣。

是以形弱气虚死；形气有余，脉气不足死；脉气有余，形气不足生。是以诊有大方，坐起有常，出入有行，以转神明，必清必净，上观下观，司八正邪，别五中部，按脉动静，循尺滑涩，寒温之意，视其大小，合之病能，逆从以得，复知病名，诊可十全，不失人情。故诊之或视息视意，故不失条理，道甚明察，故能长久。不知此道，失经绝理，妄言妄期，此谓失道。

上明阴阳之理，此明标本之道也。形弱气弱，则标本皆败，形有余脉不足，则枝茂而根枯，故皆死也；脉有余形不足，则生，良以脉为阴阳之根本，而形质为枝叶也。是以诊病之大方大法，必先自立规矩，坐起出入，宜端品行，必清必净，而心神方明。然后上观天时八风之邪正，下观病患五官之

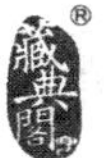

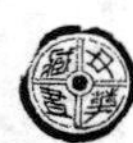

部位，辨别四诊之道，合其病能之逆从。要延医之十全，必不失其人情，人情不洽，名信未孚，纵使术优，药难奏效；而人情之难洽，自古相同，或视其声息，或视其心意，皆当不失医道之条理。道既明察，庶能行之长久。如不知此，非流于庸浅，则习于诞妄，欺人自欺，是谓失道。呜呼！观此，知圣人警诲后学之意深矣。

《灵枢·根结篇》帝曰：形气之顺逆奈何？岐伯曰：形气不足，病气有余，是邪胜也，急泻之；形气有余，病气不足，急补之；形气不足，病气不足，此阴阳气俱不足也，不可刺之，刺之，则重不足，重不足，则阴阳俱竭，血气皆尽，五脏空虚，筋骨髓枯，老者绝灭，壮者不复矣；形气有余，病气有余，此谓阴阳俱有余也，当泻其邪，调其虚实。故曰：有余者泻之，不足者补之，此之谓也。

形体丰盛，为形气有余；消瘦，为形气不足。其行坐便捷，躁扰不安，为病气有余；不能行坐，倦卧声低，为病气不足。形貌虽消瘦，而病气有余者，元气与邪争竞，故当急泻其邪；形体虽丰盛，而病气不足者，本元内亏，邪不能达，故当急补其本以达邪；如形气病气俱不足，则阴阳俱亏之危证，故不可刺，刺则更伤阴阳气血，必致老者绝灭，壮者不能复元矣；如形气病气俱有余，当泻其邪，则元气自和。故当审察其虚实而调之，有余泻之，不足补之也。

《素问·阴阳应象大论》岐伯曰：治不法天之纪，不用地之理，则灾害至矣。邪风之至，疾如风雨，故善治者，治皮毛，其次治肌肤，其次治筋脉，其次治六腑，其次治五脏。治五脏者，半死半生也。故天之邪气，感则害人五脏；水谷之寒热，感则害于六腑；地之湿气，感则害皮肉筋脉。

延医之道，不法天地阴阳气化之理，非但无益，而又害之，所以有不药为中医之说也。虚邪贼风，伤人迅疾，善治者，乘其浅处，而速治之，否则邪入日深，以至伤脏，其不死也几希矣。天之邪气，感则害五脏者，良以天气通于肺，风气通于肝，雷气通于心，谷气通于脾，雨气通于肾也；水谷之寒热害六腑者，以水谷产于地，而地气通于嗌，嗌为六腑之大门也；若地之湿气在下，但害身表之皮肉筋脉，不能入于脏腑，此犹火就燥，水流湿，本乎天者亲上，本乎地者亲下，乃天人合一之理也。

故善用针者，从阴引阳，从阳引阴，以右治左，以左治右，以我知彼，以表知里，以观过与不及之理，见微则知过，用之不殆。善诊者，察色按脉，先别阴阳：审清浊，而知部分；视喘息、听声音，而知所苦；观权衡规矩，而知病所主；按尺寸，观浮沉滑涩，而知病所生。以治无过，以诊则不失矣。故曰：病之始起也，可刺而已；其盛，可待衰而已。故因其轻，而扬之；因其重，而减之；因其衰，而彰之；形不足者，温之以气；精不足者，补之以味；其高者，因而越之；其下者，引而竭之；中满者，泻之于内；其有邪者，渍形以为汗；其在皮者，汗而发之：其　悍者，按而收之；其实者，散而泻之。审其阴阳，以别刚柔，阳病治阴，阴病治阳，定其气血，各守其乡，血实宜决之，气虚宜掣引之。

此即皮肉筋脉之病，而宜用针者言之也。皮肉筋脉，虽属躯体，而根于阴阳，资乎血气，与脏腑相通贯者，故善治者必本阴阳之理，从阴引阳，从阳引阴，以右治左，以左治右，使阴阳气血、营卫经络流通调达。以我之心，知彼之身，视其现表之证，知其五内之病，观过与不及之处，能见微而知着，以为准则，而平其过，如此用针，可以无殆，而用药之法亦然矣。故善诊者，要在察色按脉，先别阴阳之理。审其为清邪浊邪，知部分，辨其病在何经；视喘息、听声音，知其所痛所苦；观权衡规矩，知其病之或主于阳，或主于阴，或虚或实，或表或里；按尺寸之脉，观浮沉滑涩，可知其病所由生，或由内伤，或由外感。如是详审无误，治之庶可无过而不失矣。故病之始起而邪浅，可用针刺而已；如邪盛，多刺之，待其邪衰而已。或针或药，当观邪之重轻，正之虚实，随宜而施。是故因其轻邪，即用轻法而扬之散之；因其重邪，即用重法而减之损之；因其邪衰，即当调补正气而彰之，若邪退，而正气委顿不振，久成虚怯，但助正之法，又当分别，如形不足者，温之以气，气能充形也，精不足者，补之以味，味能生精也；其或

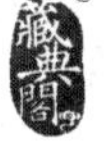

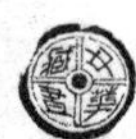

邪在上部者，因而发越之，如开提探吐之类，其在下部者，导引而竭之，如疏气通便之类；中满者，则泻其内；外邪在表者，渍形以发汗，如药气蒸洗之类；其在皮者，汗而发之；其邪势慓悍，或用按摩导引而收伏之；其正气实而不虚者，邪在表，则散之，在里，则泻之。故凡治法，必辨虚实，审其阴阳，孰为偏胜；别其刚柔，孰为逆从。阳病治阴，阴病治阳，即上文相引之义。使阴阳通和而平定，其血气各守其部位，则无郁结漫溢之病。故如血实壅滞者，宜攻决而去之，其气自和；气虚不振者，宜提掣而引之，其血自调。此言延医之法则，可谓详尽矣。

治病，必求于本。故积阳为天，积阴为地。阴静阳躁，阳生阴长，阳杀阴藏。阳化气，阴成形。寒极生热，热极生寒。寒气生浊，热气生清。清气在下，则生飧泄；浊气在上，则生䐜胀。此阴阳反作，病之逆从也。故清阳为天，浊阴为地，地气上为云，天气下为雨，雨出地气，云出天气。故清阳出上窍，浊阴出下窍，清阳发腠理，浊阴走五脏，清阳实四肢，浊阴归六腑。

已详注在脏腑门，重录于此者，以为延医之理法，最当究心者也。

水为阴，火为阳，阳为气，阴为味。味归形，形归气，气归精，精归化，精食气，形食味，化生精，气生形。味伤形，气伤精，精化为气，气伤于味。阴味出下窍，阳气出上窍。味浓者为阴，薄为阴之阳；气浓者为阳，薄者阳之阴。味浓则泄，薄则通；气薄则发泄，浓则发热。壮火之气衰，少火之气壮。壮火食气，气食少火。壮火散气，少火生气。

水火者，阴阳之征兆；寒热者，阴阳之体性；气味者，阴阳之变化。变化而后成形质，有金木水火土五行之分，而一行中仍具阴阳之性，故阳化气，阴成形，而有甲乙丙丁戊己庚辛壬癸之十干也。味归形者，形质，由气味而成也；形归气者，形由气以生长，由气以消化也；气归精者，气由精以翕聚，无精则气涣散，是阳根于阴也；精归化者，精由气以生化，无气，则精不成，是阴根于阳也；精食气者，精能翕气而使固密也；形食味者，形资于味而能充旺也；化生精者，味得气化而后生精；气生形者，气必先生而后形长。此皆阴阳生化自然之性也。是故禀阴阳以生者，必赖阴阳气味以养也，如或太过不及，皆有所伤。味本生形，味太过，则反伤形；气本生精，气太过，则反伤精。盖阴阳之性，互相生化。阴精得阳而化气，如水之蒸腾；阳气得阴而化精，如膏之凝结。所以阴味太过，则反伤气；阳气太过，则伤精，必然之理也。以阴味降而就下，阳气升而行上，故气味均平则升降调和，偏胜则必伤矣。然气味皆有浓薄，而入于人身，则有表里浅深不同。以其轻清上浮，重浊下降，故功用各别，而有疏泄、通利、发泄、发热之殊。必使阴阳和平，方无病患。若阳太过，则火壮，使气耗散而反衰，乃为壮火所食也；气得少火，则生旺，故气食少火也。是故壮火则散气，少火则生气，用气味以调之者，不可不知此理也。

气味：辛甘发散为阳，酸苦涌泄为阴。阴胜则阳病，阳胜则阴病。阳胜则热，阴胜则寒。重寒则热，重热则寒。寒伤形，热伤气。气伤痛，形伤肿。故先痛而后肿者，气伤形也；先肿而后痛者，形伤气也。风胜则动，热胜则肿，燥胜则干，寒胜则浮，湿胜则濡泄。

此承上文，详气味之功用。若阴阳偏胜，则伤害形气也。是故阴胜则阳病，阳胜则阴病，阳胜则热，阴胜则寒，重寒则热者，阴极变阳也，重热则寒者，阳极变阴也。寒伤形，热伤气，气伤痛，形伤肿者，寒与形属阴，热与气属阳，气伤阳郁故痛，形伤阴滞故肿，此指内伤阴阳之气也。风胜则动，热胜则肿，燥胜则干，寒胜则浮，湿胜则濡泄者，言六气外邪为病之状，与上文伤形伤气，各有义理。且病邪之变化，更非一定。盖寒热皆能伤形，而形伤则肿；寒热皆能伤气，而热伤则痛、寒伤则浮也。良以禀质有强弱，形气受伤有重轻，而病之变化，莫可数计，要必审其所因，明其至理，随宜施治，断不可胶柱鼓瑟也。

《灵枢·终始篇》曰：明知终始，五脏为纪，阴阳定矣。阴者主脏，阳者主腑，阳受气于四末，阴受气于五脏。和气之

方，必通阴阳。

人身本元之气，根于脏，而外行肢表，分其阴阳，以脏为阴，腑为阳。阴经之气，从脏而行于四肢指末之里，交接指外阳经之气，故言阴受气于五脏，阳受气于四末，是谓阳经阴经之气所始也。阴阳交接流行，终而复始，如环无端，故和气之方，必通其阴阳，使内而脏腑，外而经络，周流而无阻滞，方无病也。

所谓气至而有效者，泻则益虚，虚者脉大如其故，而不坚也，坚如其故者，适虽言故，病未去也；补则益实，实者脉大如其故，而益坚也，夫如其故而不坚者，适虽言快，病未去也。故补则实，泻则虚。必先通十二经脉之所生病，而后可得传于终始矣。故阴阳不相移，虚实不相倾，取之其经。阴盛则阳虚，先补其阳，后泻其阴，而和之；阴虚而阳盛，先补其阴，后泻其阳，而和之。

气至而有效者，言元气之虚实，邪气之进退，皆有应效可验也。假如用法泻之，则益虚，虚者其脉象虽大略如旧，必虚软而不坚也，若仍坚者，适虽言如旧，而其病未去也；假如用法补之则益实，实者其脉象虽大略如旧，必更坚而有力也，若不更坚者，适虽言畅快，而其病未去也。此以脉为准而辨虚实，以用补泻之法。补者补其正，泻者泻其邪。故必先通十二经脉所生病状部位，然后应补应泻，方能合理，而传终始之道。故阴阳之理，不相移易，虚实之道，不可偏倾，调之当取其经。此言针法，而用药亦同一理。如阴盛阳虚，先补其阳，后泻其阴；阴虚阳盛，先补其阴，后泻其阳，是为调和之法也。

从腰以上者，手太阴、阳明皆主之；从腰以下者，足太阴、阳明，皆主之。病先起阴者，先治其阴，而后治其阳；病先起阳者，先治其阳，而后治其阴。

阳明行气于三阳，太阴行气于三阴，故太阴、阳明主一身之阴阳也。手经之气，行于上身，故手太阴、阳明皆主之；足经之气，行于下体，故足太阴、阳明皆主之。此统言脏腑、经络之气也。盖阴阳气血之流行，表里循环者也。至其为病，必

先治发病之处，所谓治本而和标也。

《素问·五常政大论》帝曰：气始而生化，气散而有形，气布而蕃育，气终而象变，其致一也。然五味所资，生化有薄浓，成熟有少多，始终不同，其故何也？岐伯曰：地气制之也，非天不生，而地不长也。寒热燥湿，不同其化也。故少阳在泉，寒毒不生，其味辛，其治苦酸，其谷苍丹；阳明在泉，湿毒不生，其味酸，其气湿，其治辛苦甘，其谷丹素；太阳在泉，热毒不生，其味苦，其治淡咸，其谷黅秬；厥阴在泉，清毒不生，其味甘，其治酸苦，其谷苍赤，其气专，其味正；少阴在泉，寒毒不生，其味辛，其治辛苦甘，其谷白丹；太阴在泉，燥毒不生，其味咸，其气热，其治甘咸，其谷黅秬。化淳则咸守，气专则辛化而俱治。

阳化气，阴成形，故万物由天气而生，地气而成者也。五味之浓薄，成熟之多少不同者，由地制之，以地为阴，味为阴也。其气之寒热燥湿，变化不同，故味之浓薄，成熟有异，而气化和平，则性味纯良，气化乖戾，则性味毒厉，凡物皆然，不独五谷药石也。少阳在泉者，相火之气在地下也，故寒毒不生，其所生之味辛，其治病之味宜苦酸，其所成谷色苍丹也；阳明为燥金，故湿毒不生；太阳为寒水，故热毒不生；厥阴为风木，主春温之气，故清毒不生，清者，秋凉之气也；少阴为君火，故寒毒不生；太阴为湿土，故燥毒不生。此明三阴三阳变化寒热燥湿之气而成味以治病，其谷色各有不同也。

故曰：补上下者，从之，治上下者，逆之，以所在寒热盛衰而调之。故曰：上取下取，内取外取，以求其过。能毒者以浓药，不胜毒者以薄药。此之谓也。气反者，病在上，取之下；病在下，取之上；病在中，旁取之。治热以寒，温而行之；治寒以热，凉而行之；治温以清，冷而行之；治清以温，热而行之。故消之削之，吐之下之，补之泻之，久新同法。

此明气味补养治病之道也。身半以上，为司天之气所主；身半以下，为在泉之气所主。补者，因其不足而助之也；治者，因其偏胜，而平之也。故补者从其气，如火不足，以温热气味从而助之；治者逆其气，如火有余，以寒凉气味逆制之。

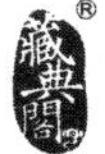

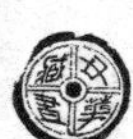

随其寒热之盛衰，或补或泻，而调之使平也。审其上下内外而取之，以求其过之所在。如禀强而能受毒者，则用浓重之品，不胜者，用轻薄之品，当因宜而施也。气反者，如上为阳，应热盛而反寒盛，下为阴，应寒盛而反热盛，此阴阳乖戾不和，故上病当治下以和上，下病当治上以和下，假如虚热上浮，而用下部引火归源之药，阳气下陷，而用上部升提阳气之药；其病在中，取之旁者，用气味横行之药，而不升降者也。治热用寒药，寒性凝滞，故当温而行之，藉温气以行寒性，不致停留也；治寒用热药，热性刚暴，故当凉而行之，藉凉气以消暴性，不致格逆也；治温用清，清者力弱，故当冷而行之，以消温气也；治清用温，温亦力弱，故当热而行之，以消清气也。盖寒热力猛，温清皆轻薄也。此以气味之浓薄，而用之又有寒热温凉之分，乃为法中之法也。故凡消之削之，吐之下之，补之泻之，不论病之新久，皆当同用变化随宜之活法，不可略有拘执也。

帝曰：病在中，而不实不坚，且聚且散，奈何？岐伯曰：无积者，求其藏，虚则补之，药以祛之，食以随之，行水渍之，和其中外，可使毕已。

不实不坚，且聚且散，无形之气郁也。并无有形之积者，由脏虚而气不足，故不通畅，当补其虚。药祛其病，食随补之。或郁在表，以药水渍之，而和其中外，可使毕已也。

帝曰：有毒无毒，服有约乎？岐伯曰：病有久新，方有大小，有毒无毒，固宜常制矣。大毒治病，十去其六；常毒治病，十去其七；小毒治病，十去其八；无毒治病，十去其九；谷肉果菜，食养尽之。无使过之，伤其正也。不尽，行复如法。必先岁气，无伐天和。无盛盛，无虚虚，而遗人夭殃；无致邪，无失正，绝人长命。

不论药之有毒无毒，固宜照常制方法，如奇偶之类，而治病，当分别其毒之微甚及无毒者，皆不可过用，以谷肉果菜调养，以尽其余病。如药太过，则反伤其正也。倘病未尽，再用前法以治之。而必先审岁气，如司天在泉，胜气复气，如上所云：风淫于内，治以辛凉之类，又如冬至后得甲子，少阳旺，次太阳旺之类，皆当顺气化以治，勿伐其天和之气也。故勿助其旺，而使盛盛，勿泻其衰，而使虚虚，以遗人夭殃；无致其邪，无失其正，而绝人长命也。

帝曰：其久病者，有气从不康，病去而瘠，奈何？岐伯曰：化不可代，时不可违。夫经络已通，血气以从，复其不足，与众齐同，养之和之，静以待时，谨守其气，无使倾移，其形乃彰，生气以长，命曰圣王。故大要曰：无代化，无违时，必养必和，待其来复。此之谓也。

此言久病伤其元气，病虽去乃疲瘠而不康健者，未能治之速愈也。盖气化流行，非人力所能代，时序分布，非人事所可违，其经络已通，而血气流行已从其旧，是病去，而本气不足也。要复其本气，与众人齐同者，须养之和之，善为调理，静以待时，谨慎保守其元气，无使倾失而改移，则其形体乃彰，彰者，盛也。以气为体之充，如是而生气以长，其体自康，此圣王之教也。故曰：无代化，无违时，必养必和，待其来复。此之谓也。

《素问·生气通天论》帝曰：阴之所生，本在五味，阴之五宫，伤在五味。是故味过于酸，肝气以津，脾气乃绝；味过于咸，大骨气劳，短肌，心气抑；味过于甘，心气喘满，色黑，肾气不衡；味过于苦，脾气不濡，胃气乃浓；味过于辛，筋脉沮弛，精神乃央。是故谨和五味，骨正筋柔，气血以流，腠理以密，如是，则气骨以精，谨道如法，长有天命。

本经言：天食人以五气，地食人以五味。是禀阴阳五行以生者，必赖阴阳五行以养也。味出于地，属阴，故阴血之生，本在五味也。五宫者，五脏也，属阴，故阴之五宫，伤在五味也。盖食物由腑消化，而气味各以类从，气归阳而走表，味归阴而入脏，五味五脏，同具五行之性，故各从其类，虽赖气味以养而生气血，若太过，则反伤矣。故本经言：久而增气，物化之常也；气增而久，夭之由也，增久则偏胜矣。所以味过于酸，酸味助肝，肝气以津者，津水上泛也，盖木强土困，则脾气隔绝，不能输布津液，故食酸者，水溢于口也；味过于咸，咸味助肾，肾主骨，脾主肉，咸味阴凝，使阳气窒塞，故骨劳

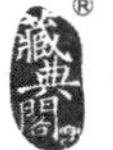

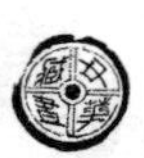

肌短，皆形容骨肉不能舒和之象，水盛制火，则心气抑而不畅也；味过于甘，甘味助脾而上壅，故心下气喘而满闷，土旺制水，则肾病，其色黑而气不平矣；味过于苦，苦味助心而闭气，气闭使脾无津液濡润，盖脾主为胃行津液者也，津液不化，而胃中浓浊之气反壅，故食苦多者，每致呕逆也；味过于辛，辛味助肺，肺旺克肝，肝主筋，以辛散太过，致筋脉沮弛，沮者，消败也，弛者，纵缓也，如是则使精神央矣，央者，过午而衰之义也。是故当谨和五味，不可偏胜，而得其滋养，则骨正筋柔，气血流通，腠理致密，长有天命矣。

《素问·至真要大论》帝曰：五味阴阳之用，何如？岐伯曰：辛甘发散为阳，酸苦涌泄为阴，咸味涌泄为阴，淡味渗泄为阳。六者或收或散，或缓或急，或燥或润，或软或坚。以所利而行之，调其气使其平也。

五味加淡，共有六味。六味，各有性能不同，故功用各异。酸者收，辛者散，甘者缓，苦者燥，咸能润下而软坚，淡能渗泄而利气。以所利而行之者，随宜而用也，务调其气，使之平而后已。详在下文。

帝曰：非调气而得者，治之奈何？有毒无毒，何先何后？岐伯曰：有毒无毒，所治为主，适大小为制也。君一臣二，制之小也；君一臣三佐五，制之中也；君一臣三佐九，制之大也。寒者热之，热者寒之，微者逆之，甚者从之，坚者削之，客者除之，劳者温之，结者散之，留者攻之，燥者濡之，急者缓之，散者收之，损者益之，逸者行之，惊者平之，上之下之，摩之浴之，薄之劫之，开之发之，适事为故。

上节言调其气，使其平，帝欲推展其义，故言非独调气，而得善治之法者奈何，其气味有毒无毒，制度何先何后。岐伯言不论有毒无毒，以所治其病之药为主，视病之轻重，适方之大小，为制也。主病之药为君，如伤寒用麻黄，伤风用桂枝之类。伤寒无汗，故用桂枝为臣，以助发表；伤风有汗，故用芍药为臣，以养营阴。麻黄、桂枝，发散力猛，故用杏仁降气、甘草和中；桂枝汤中芍药，恐其收涩，故加姜以开肺气，甘草、大枣和中，皆为佐使之品，而制方之大法，余可类推矣。

药有寒热温凉，故病之寒者热之，热者寒之；微者逆之，以病气不甚，用药逆而制之也；甚者从之，以病气势甚，须从其势以治之，下文申明也；坚而有积，必峻利之品，以破削之也；外客之邪，必先除去，方可调其正气也；其劳伤元气者，须甘温，以培养之也；其郁结者，疏散以开之；留滞者，攻夺以去之；枯燥者，濡润之；急强者，柔缓之；散者收之；损者益之；逸者多气滞，故当行其气血；惊者神气浮，故当重药镇平之。在上治其上，在下治其下，上逆使其下顺，下陷使其上升。或用按摩，或用熏洗，薄之劫之，开之发之，皆针灸砭石之法，适其事之所宜而已。适者，从也；故者，事之所以然也。

帝曰：何谓逆从？岐伯曰：逆者正治，从者反治，从少从多，观其事。帝曰：反治何谓？岐伯曰：热因寒用，寒因热用，塞因塞用，通因通用，必伏其所主，而先其所因，其始则同，其终则异，可使破积，可使溃坚，可使气和，可使必已。帝曰：善。气调而得者何如？岐伯曰：逆之从之，逆而从之，从而逆之，疏气令调，则其道也。

以热治寒，以寒治热，逆制其病，是为正治之法也。反治者，以病气势甚，必与药气相格，或下咽即吐，或变出他病，当于热药中佐寒药，寒药中佐热药，以从气为引导，而从少从多，观其事之所宜，故曰：热因寒用，寒因热用。其塞其通，凡病势甚者，皆当用反佐之法。必伏其所主治之药，而先其所因之药，故始则，药气与病和同而相洽，终则，药气与病相异而制之。或热药冷服，冷药热服，则药与病气，亦始同终异。如是可使破积溃坚，气和而必已也。要药气与病调和相得，或先逆后从，或逆从并用，或先从后逆，必疏其气血调畅，则其为治之道也。夫子曰：人而不仁，疾之已甚，乱也。盖小人之为恶者，以其利欲之心甚而昧理也。若因其所利而导其为善，彼知君子，亦有利益，亦必从而为君子矣。若逆之太甚，则必作乱，而治病之道亦然也。

帝曰：病之中外何如？岐伯曰：从内之外者，调其内；从外之内者，治其外；从内之外而盛于外者，先调其内，而后治

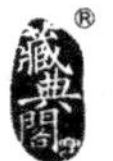

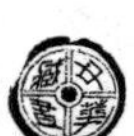

其外；从外之内而盛于内者，先治其外，而后调其内；中外相得及，则治主病。

五内腑，外经络，部位有浅深，病邪有轻重，此最要详辨而不可误也。从内之外，调其内；从外之内，治其外，治其发病之本也。其病盛者，先治其本，后治其标也。倘病发于外而误治其内，则内虚而病反深入；病发于内而误治其外，则外伤而内病更重。如病不尽在内，不尽在外，如虚劳等类，则当治其主病，或主于气，或主于血，或主于阴，或主于阳，随其病而治之也。

帝曰：火热，复恶寒发热，有如疟状，或一日发，或间数日发，其故何也？岐伯曰：胜复之气，会遇之时，有多少也。阴气多，而阳气少，则其发日远；阳气多，而阴气少，则其发日近。此胜复相搏，盛衰之节，疟亦同法。

阴阳五行之气流行，必有衰旺，故有胜复。如火旺，则必克金，及其衰也，则水复侮之，水为金子，故云：子为母复仇，所以热极必寒，寒极必热，阴阳气化自然之道也。人在气交之中，而受病以应胜之气，以气之会遇有多少，故发病如疟状，阴性迟钝，故阴多阳少，则发日远，阳性迅速，故阳多阴少，则发日近，此胜复盛衰之气相迫，而疟病及治法亦同也。

帝曰：有病热者，寒之而热，有病寒者，热之而寒，二者皆在，新病复起，奈何治？岐伯曰：诸病寒之而热者，取之阴；热之而寒者，取之阳，所谓求其属也。

薛生白注：诸寒之而热者，谓以苦寒治热而热反增，非火之有余，乃真阴不足也，只补阴以配阳，则阴气复，而热自退，故曰取之阴也；热之而寒者，谓以辛热治寒而寒反增，非寒之有余，乃真阳不足也，但补水中之火，则阳气复而寒自消，故曰取之阳也。属者，根本之谓。是益火之源，以消阴翳；壮水之主，以制阳光，所谓求其属也。

帝曰：服寒而反热，服热而反寒，何也？岐伯曰：治其旺气，是以反也。

旺者，天地人身阴阳偏旺之气，非外邪之气也。外邪可用热治寒，用寒治热而愈。其偏旺之气，由阴虚则阳旺而热，必滋阴以和阳，则热退；阳虚则阴旺而寒，必补阳以和阴，则寒去，如上节所云：当求其属也。大抵阴阳之道，此旺则彼虚，彼旺则此虚，天地之气亦然。明乎此，方可论延医之法。

帝曰：不治旺而然者，何也？岐伯曰：不治五味属也。夫五味入胃，各归所喜攻，酸先入肝，苦先入心，甘先入脾，辛先入肺，咸先入肾。久而增气，物化之常，气增而久，夭之由也。

人身之气，随天地之气而衰旺。春夏阳盛于上而衰于下，秋冬阴盛于上而衰于下，阳衰则阴旺，阴衰则阳旺，此进退升降之定理也。其气之旺，不可逆也，以春夏阳气升旺，而阴气逆之，则奋发为雷。故治病必明阴阳气化之理，然又有不治旺气，而用寒治热而反热，用热治寒而反寒者，盖由五行之气偏驳也。五脏具五行之性，五味入胃，各入其脏而助之，久必增其气，气增而久，则脏气偏胜；五行皆本于阴阳，五行偏，则阴阳亦偏，偏胜极，必偏绝，如云味过于酸，肝气以津，脾气乃绝之类，故曰气增而久，夭之由也。所以不治旺气而相格者，由不善治五味之属故也。人身一小天地，夏至后，地上热，而井中寒，人身经络热，而脏中寒也；冬至后，地上寒而井中热，则人脏中热而经络寒也。故夏名伏阴，外阳内阴也；冬名伏阳，外阴内阳也。此延医者，尤不可不知也。

帝曰：气有多少，病有盛衰，治有缓急，方有大小，愿闻其约。岐伯曰：气有高下，病有远近，证有中外，治有轻重，适其至所为故也。君一臣二，奇之制也；君二臣四，偶之制也；君二臣三，奇之制也；君三臣六，偶之制也。故曰：近者奇之，远者偶之，汗者不可以奇，下者不可以偶，补上治上，制以缓，补下治下，制以急，急则气味浓，缓则气味薄，适其至所，此之谓也。病所远而中道气味之者，食而过之，无越其制度也。是故平气之道，近而奇偶，制小其服也；远而奇偶，制大其服也。大则数少，小则数多。多则九之，少则二之。奇之不去则偶之，是谓重方；偶之不去，则反佐以取之，所谓寒热温凉，反从其病也。

此言制方之道，必审病气之高下、远近、中外、轻重，而

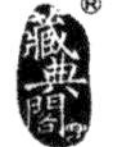

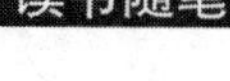

使药气适至其病所为准也。奇者阳数，偶者阴数。

病所近而用奇，取其阳性直捷也；病所远而用偶，取其阴性迟缓也。盖药先入胃，然后分行表里，故以腑为近，经为远。汗不可以奇者，阳性直捷，未及行于经络，而药气已消也；下不以偶者，腑邪实结，阴性迟缓，攻夺无力也。药气柔缓，则随阳气而上行，故补上治上，用缓法也；药气迅急，则直降而下达，故补下治下，用急法也。气味浓者急，气味薄者缓，必以适至病所也。若病所远，而药至中道，气味消散，须进粥食以助药气行过中道，而之病所，则当食前服药也。大抵近于胃者为近，远于胃者为远。良以药气必随胃中生化之气流行，而外走经络，内入腑脏，则以气味之浓薄，而各至其处。是故制方之道，要明营卫气血流行之序，而无越其远近、缓急之度也。奇偶之法，远近皆用，近者小制，远者大制。大者数少，而分两重，其力专，故能远达；小者数多，而分两轻，其力弱，故止于近处。若用奇而病不去，即用偶法，谓两方合用以成偶，名重方，重者，复也，如麻桂各半汤之类；若偶之又不去，则药病相格，而反佐以取之，即热因寒用，寒因热用之法，从其性以导引之也。

帝曰：病生于本，余知之矣。生于标者，治之奈何？岐伯曰：病反其本，中标之病，治反其本，中标之方。

发病之因为本，所现病状为标，故反求其因，则得其标之病状。治之之法，反求其本，即得其标病之方，如知其因于风寒，而用麻、桂等法，即为治身热头痛，不因于风寒，则不用麻、桂等药。是故审病，必反求其本，治病，必反求其本，能知其本，自得其标之方也。

帝曰：方制君臣，何谓也？岐伯曰：主病之为君，佐君之为臣，应臣之为使，非上下三品之谓也。帝曰：三品何谓？岐伯曰：所以明善恶之殊贯也。

不论温凉补泻，有毒无毒，必以主治其病之药为君，其相助者为臣，导引者为佐使，此制方之定理也。若奇、偶、大、小、缓、急、复之七方，是因病而施之活法，必当随宜变化，则无穷尽，故自仲景立方以后，继续之方，莫可数计，要如仲景方之精妙者，鲜矣！其妙用全在气味浓薄，寒热温凉，浮沉升降，架构得法，故仲景之方，用之合病，其效如神，非后人之方可同语也。《神农本草经》药分上、中、下三品，以别气味良毒优劣，而与制方之君臣佐使，各有义理不同也。

帝曰：病之中外如何？岐伯曰：调气之方，必别阴阳，定其中外，各守其乡，内者治内，外者治外，微者调之，其次平之，盛者夺之，汗之下之，寒热温凉，衰之以属，随其攸利，谨道如法，万举万全，气血正平，长有天命。

各守其乡者，如上所云：在上治上，在下治下，从内之外者调其内，从外之内者调其外。则凡阴阳、表里、经络、脏腑，不可不详辨，而病邪微者，用轻法以调和之，其次平定之；其邪盛者，用重法以攻夺之，或宜汗，或宜下，必审其寒热温凉，而衰之以属。属者，发病之因，为邪气之本，衰削其本，则标病自愈。故曰：随其攸利，而谨守其道，如法而治，则万举万全，气血正平，长有天命矣。

《素问·六元正纪大论》岐伯曰：发表不远热，攻里不远寒。帝曰：不发不攻，而犯寒犯热，何如？岐伯曰：寒热内贼，其病益甚。帝曰：无病者何如？岐伯曰：无者生之，有者甚之。帝曰：生者何如？岐伯曰：不远热则热至，不远寒则寒至，寒至则坚痞、腹满、痛急下利之病生矣；热至则身热、吐下霍乱、痈疽疮疡、瞀郁、注下、瞤瘛、肿胀、呕、鼽衄、头痛、骨节变、肉痛、血溢血泄、淋闷之病生矣。帝曰：治之奈何？岐伯曰：时必顺之，犯者，治其胜也。

热为阳气，升浮走表，故发表不远热；寒为阴气，沉降走里，故攻里不远寒，皆因宜而施也。若非发表攻里，只当用平和气味，如不远之而犯寒犯热，则无病者，生病，有病者，必甚矣。寒至则坚痞、腹满、痛急下利等病生矣，皆阴气凝滞故也；热至则身热等病生，瞀者，头目昏冒，瞤瘛者，肌肉动跳，瘛者，手足抽掣，以及淋等，皆邪热肆扰郁结之故也。治之必顺时令气候而调之，若其犯寒犯热，以及逆时令之气化者，审其气之胜者而平治之，或以相胜之气制之，如金制木、水制火之类，使之调和而后已。

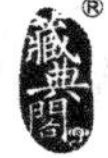

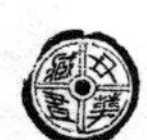

帝曰：妇人重身，毒之何如？岐伯曰：有故无殒，亦无殒也。帝曰：何谓也？岐伯曰：大积大聚，其可犯也，衰其大半而止，过者死。

经凡称毒药者，不独言乌、附、砒毒，是概指气味浓重峻利者为毒，毒者，犹云狠也。重身者，孕妇也。

有故无殒，亦无殒者，言其有病邪之故，而胎不殒堕，则毒药治其病，亦无殒堕之虞。但必其病为大积大聚，方可用攻，攻衰其大半而止，过用则死。此所谓有病，则病受药，与胎无碍。倘非大积大聚，则不可轻用，当用，亦须比常人减少，不可过也。

帝曰：郁之甚者，治之奈何？岐伯曰：木郁达之，火郁发之，土郁夺之，金郁泄之，水郁折之，然调其气，过者折之，以其畏也，所谓泻之。

木火为肝心之阳，气郁，则宜达之发之，用开提升散之法也；土为中宫脾胃之气，食积壅滞而致郁，宜用攻消以夺之；金为肺气，其郁者为喘逆，为胸满，故当用辛开苦降以泄之；水郁者，下焦肾气不化而成肿胀，故当调三焦之气，以利水道，折之以其畏者，培土泄水以泻之也。

《素问·汤液醪醴论》帝曰：五谷汤液及醪醴，奈何？岐伯曰：必用稻米，炊之稻薪，稻米者完，稻薪者坚。帝曰：何以然？岐伯曰：此得天地之和，高下之宜，故能至完；伐取得时，故能至坚也。

此言汤剂药酒，有需用五谷者，当用稻米，炊以稻薪，以稻得天地中和之气而完全，伐取得时，故其薪坚也。自古圣人之作汤液醪醴者，以为备耳，故为而勿服也。中古道德稍衰，邪气时至，服之万全。帝曰：今之世不必已，何也？岐伯曰：当今之世，必齐毒药攻其中，石针艾治其外也。

轩岐之世，已不及上古之浑朴，而多疾病，故医道自神农尝百草，至轩岐而针砭药石之法，大备。迨乎今世，又万千年，人生气质愈薄，情欲愈重，故疾病愈多，医道反晦而不明，死于病者少，而死于医者多，故有不药为中医之说，古圣活人之仁术，反致杀人，良可叹也。

《灵枢·禁服篇》帝曰：夫约方者，犹约囊也，囊满而弗约，则输泄，方成弗约，则神与弗俱。未满而知约之，以为工，不可以为天下师。

此言制方之法有约，如约囊，囊满弗约，则必输泄，方成弗约，则神理勿能俱得，亦必无效，如奇、偶、大、小、缓、急等，皆有一定规约，而中有神理存焉。未悟神理而制方，犹囊未满而约之，如此为工，乃庸浅之流，不可以为天下师也。

《灵枢·寿夭刚柔篇》治寒痹药熨法：用淳酒二十斤，蜀椒一斤，干姜一斤，桂心一斤，凡四种，皆㕮咀，渍酒中。用棉絮一斤，细白布四丈，并内酒中。置酒马矢煴中，盖封涂，勿使泄。五日五夜，出布棉絮，曝干之，干复渍，以尽其汁。每渍必晬其日，乃出干。干，并用滓与棉絮，复布为复，长六七尺，为六七巾。则用生桑炭炙巾，以熨寒痹，令热入至病所，寒复炙巾以熨之，三十遍而止。汗出以巾拭身，亦三十遍而止。起步内中，无见风。每刺必熨，如此病已矣。

此言用刺法后，兼用熨法也。马矢煴者，以马屎晒干烧之也。晬，周日也。复布为复巾，如今之夹袋，所以入药滓与棉絮也。

卷十

运气要略缘起

余本浅学，而于医道略窥阴阳五行之端，至于主客运气，流行变化，微妙无穷，所谓白首纷如者也。明时有新安汪石山、汪心谷，集《要览》，颇简明易读，辑于徐东皋《古今医统》中。曩承前辈湖南楚竹园先生又授余是篇，云系乾隆年间高隐张姓者所编，余读之，与汪本大同，而加客气升降图说，按年分列主病、脉候等，尤为精简，使后学易于记诵，余故不揣愚昧，略加修节，校录以殿斯集。惜乎张公之名不传，未能表彰，然其书则入存，亦可以无憾矣。

会稽后学章　楠谨识

运气提纲

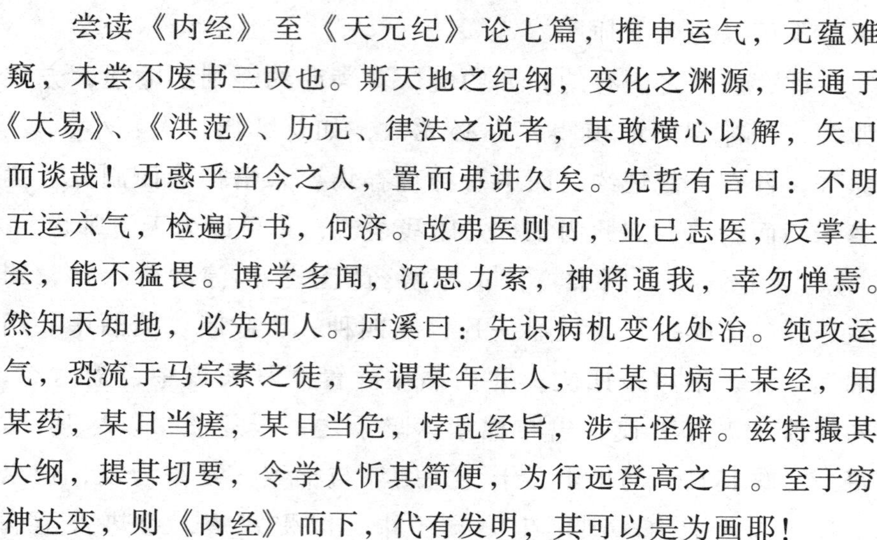

尝读《内经》至《天元纪》论七篇，推申运气，元蕴难窥，未尝不废书三叹也。斯天地之纪纲，变化之渊源，非通于《大易》、《洪范》、历元、律法之说者，其敢横心以解，矢口而谈哉！无惑乎当今之人，置而弗讲久矣。先哲有言曰：不明五运六气，检遍方书，何济。故弗医则可，业已志医，反掌生杀，能不猛畏。博学多闻，沉思力索，神将通我，幸勿惮焉。然知天知地，必先知人。丹溪曰：先识病机变化处治。纯攻运气，恐流于马宗素之徒，妄谓某年生人，于某日病于某经，用某药，某日当瘥，某日当危，悖乱经旨，涉于怪僻。兹特撮其大纲，提其切要，令学人忻其简便，为行远登高之自。至于穷神达变，则《内经》而下，代有发明，其可以是为画耶！

五运者，金木水火土也；六气者，风寒暑湿燥火也。合十干为五运，如甲己合为土运，乙庚合为金运，丙辛合为水运，丁壬合为木运，戊癸合为火运，是也。对十二支为六气，如子与午对，俱为君火；丑与未对，俱为湿土；寅与申对，俱为相火；卯与酉对，俱为燥金；辰与戌对，俱为寒水；巳与亥对，俱为风木是也。运乃五年一周，气则六期环会。五运有太过，有不及，有平运，有大运，有主运，有客运。太过者，甲丙戊庚壬，五阳干也；不及者，乙丁已辛癸五阴干也。太过之年，大寒前十三日交，名曰先天；不及之年，大寒后十三日交，名曰后天。平运者，司天与运同气也。或太过，而司天克气；或不及，而年支相合，谓之岁会。或月干与之相符，或交初气，日干时干，与之相合，谓之干德符。值之者，物生脉应，无相后先，皆平运也。正大寒日交，名曰齐天。大运者，本年年干也。主运者，每年皆以木运，从大寒日始，以次相生，至水而终，每运各主七十二日另五刻，岁岁皆然者也。客运者，假如甲己年，即以土起运，亦从大寒日始，以次相生，至火而终，每运亦主七十二日另五刻，此逐岁变迁者也。六气有司天，有在泉，有正化，有对化，有主气，有客气。正化者，午未寅酉辰亥之年也。对化者，子丑申卯戌巳之年也。正司化令之实，对司化令之虚。又以子午卯酉为一律，子午君火司天，则必卯酉燥金在泉，寅申巳亥为一律，辰戌丑未为一律，例皆同也。主气者，每年皆以木气从大寒日始，以次相生，至水气而终，每气各主六十日奇八十七刻半，岁岁皆然也。客气者，以本年年支后第三支起运，即如子年，子后第三支是戌，戌属水，就以水气从大寒日始，为初之气，即在泉左间也；木为二之气，即司天右间也；火为三之气，即司天火气也；土为四之气，即司天左间也；热为五之气，即在泉右间也；金为终之气，即在泉燥金也。每气各主六十日奇八十七刻半，每年一易者也。以客加主，客胜主，则从；主胜客，则逆。凡司天主岁半以前，在泉主岁半以后，此客气之大者，加于主气之上也。司天居上，在泉居下，运气居中。或司天克运、生运，以上临下为顺，顺分生克之殊；或运克司天、生司天，以下临上为逆，逆有大小之异。其中有司天与运同者，名曰天木符。年支与运合者，名曰岁会。在泉与运同者，名曰同天金符。运与在泉合者，名曰同岁水会。司天与运与气三合者，名曰太乙天符。天符为执法，中执法者，其病速而危；岁会为行令，中行令者，其病徐而持；太乙天符为贵人，中贵人者，其病暴而死。嗟乎！风寒暑湿燥火者，天之阴阳，三阴三阳上奉之；木火土金水者，地之阴阳，生长化收藏下应之。戊己，土也，然化气必以五，故甲己化土，而居其首；土生金，故乙庚次之；金生水，故丙辛次之；水生木，故丁壬次之；木生火，故戊癸次之。

此化气之序也。五行各一，而火独君相二者，上应乎天之六气也。盖木旺于东，火旺于南，金旺于西，水旺于北，而土旺于四维，戊附于戌，而在干，己附于辰，而在巽，未之对冲在丑，而丑未属坤艮之乡，故辰戌丑未，寄旺之位也。假如太角之化，为启拆，而变为摧拉；太征之化，为暄燠，而变为炎烈，正化之气也；少角木气不足，清胜而热复；少征火气不足，寒胜而雨复，邪化之复也。寒甚而阳焰，为火郁，热甚而凄清，为金郁，抑而不足也。

水郁而发，则为冰雹；土郁而发，则为飘骤，郁而怒起

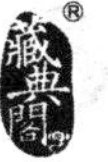

也。风淫所胜，则克太阴；热淫所胜，则克阳明，侮其所胜也。相火之下，水气承之；湿土之下，风气承之，亢则制也。摧拉之变不应，普天悉皆大风；炎烈之变不应，薄海悉皆燔灼；清气之胜不应，宇宙无不明洁；雨气之复不应，山泽无不蒸溽。圣人反复谆谆，盖欲人法于阴阳，和于术数，勿为运气所中也。即使偶中，亦知其受病之因，不令妄投药饵，而有夭伤之叹耳。凡主客之气，皆能致疾，下为主气，上为客气。

经曰：木位之主，其泻以酸，其补以辛；厥阴之客，以辛补之，以酸泻之，以甘缓之。火位之主，其泻以甘，其补以咸；少阴之客，以甘泻之，以酸软之；少阳之客，以咸补之，以甘泻之，以咸软之。土位之主，其泻以苦，其补以甘；太阴之客，以甘补之，以苦泻之，以甘缓之。金位之主，其泻以辛，其补以酸；阳明之客，以酸补之，以辛泻之，以苦泄之。水位之主，其泻以咸，其补以苦；太阳之客，以苦补之，以咸泻之，以苦坚之，以辛润之。凡客胜，泻客补主；主胜，泻主补客。而本经更有六气司天、在泉淫胜之治法，有司天、在泉反胜之治法，有岁运上下所宜药食之治法。而五运之中，又必折其郁气，先取化源。

故化子以为太阳司天，取九月为水之源；阳明司天，取六月为金之源；少阴、少阳司天，取三月为火之源；太阴司天，取六月为土之源；厥阴司天，取年前十二月，为木之源。经曰：无失天信，无逆气宜，无翼其胜，无赞其复，是为至治者此也。夫人禀五行之气而生，亦从五行之数而尽。故王冰曰：苍天布气，尚不越乎五行，人在气中，岂不应乎天道。随气运阴阳之盛衰，理之自然也。经曰：不知年之所加，气之盛衰，虚实之所起，不可以为工矣。虽然，气运之理，亦有不可泥者，如肝木素虚，脾土太盛，运值太角，肝气稍实，脾气方平，五脏显然；又内外两因，随时感触，虽当太过之运，亦有不足之理；不及之运，亦多有余之患，倘专泥运气，能无实实虚虚，损不足而益有余乎？况岁气之在大地，亦有反常之时，故冬有非时之温，夏有非时之寒，春有非时之燥，秋有非时之暖，犯之者病。又如春气西行，秋气东行，夏气北行，冬气南行。卑下之地，春气常存；高阜之境，冬气常在。天不足西北，而多风，地不满东南，而多湿。又况百里之内，晴雨不同，千里之外，寒暄各别，方土不齐，而病亦因之，此皆法外之遗也。善言运气者，随机观变，方得古人未发之旨，幸毋胶执，而为程、马之续也。

五天五运图解

此太古占天之始，察五气，纪五天，而所立五运也。五天五气者，谓望气之时，见丹天之火气，经于牛女壁奎四宿之上，下临戊癸之方，此戊癸之所以为火运也。

天之土气，经于心尾角轸四宿之上，下临甲己之方，此甲己之所以为土运也。

苍天之木气，经于危室柳鬼四宿之上，下临丁壬之方，此丁壬之所以为木运也。

素天之金气，经于亢氐昴毕四宿之上，下临乙庚之方，此乙庚之所以为金运也。

元天之水气，经于张翼娄胃四宿之上，下临丙辛之方，此丙辛之所以为水运也。是知五运之化，莫不有所由从，盖已肇于开辟之初矣。详《太史天元册文》，及《天元纪大论》中。

五运图解

自太始初分，阴阳析位，虽五运之象，昭于五天，然尚有月建之法，及十二肖之说，则立运之法，因是又一理。

月建者，单举正月，为法。如甲己之岁，正月首建丙寅，丙者火之阳，火生土，故甲己为土运；乙庚之岁，正月首建戊寅，戊者土之阳，土生金，故乙庚为金运；丙辛之岁，正月首建庚寅，庚者金之阳，金生水，故丙辛为水运，丁壬之岁，正月首建壬寅，壬者水之阳，水生木，故丁壬为木运；戊癸之岁，正月首建甲寅，甲者木之阳，木生火，故戊癸为火运。此五运生于正月之建者也。

十二肖者，谓十二宫中，惟龙善变，而属辰位，凡十干起甲，但至辰宫，即随其所遇之干，而与之俱变矣。

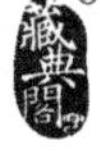

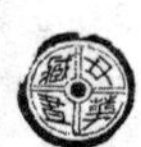

如甲己干头，起于甲子，至辰属戊，戊为土，此甲己之所以化土也；乙庚干头，起于丙子，至辰属庚，庚为金，此乙庚之所以化金也；丙辛干头，起于戊子，至辰属壬，壬为水，此丙辛之所以化水也；丁壬干头，起于庚子，至辰属甲，甲为木，此丁壬之所以化木也；戊癸干头，起于壬子，至辰属丙，丙为火，此戊癸之所以化火也。此又五运之遇龙而变者也。

又一说谓甲刚木，克己柔土为夫妇，而成土运；乙柔木，嫁庚刚金，而成金运；丁阴火，配壬阳水，而成木运；丙阳火，娶辛柔金，而成水运；戊阳土，娶癸阴水，而成火运。

此三说者，义各不同，今并存之，以备参校。

运气总论

太极肇分，而有阴阳。阴阳者，天地之道也，万物之纲纪，变化之父母，生杀之本始，神明之府藏也。

纲纪，谓生长化成收敛之纲纪也；父母，谓万物形之先也；本始，谓生杀皆因之，而有也。夫有形禀气，而不为五运阴阳所摄者，未之有也。所以造化不极，能为万物先化之元始者，何也？以具是神明之育故也。

合散不测，生化无穷，非神明无能也。

故物生谓之化，物极谓之变，阴阳不测，谓之神。然天地者，万物之上下也；左右者，阴阳之道路也；水火者，阴阳之征兆也；金木者，生成之始终也。

阴阳五行，流为十干五化之运，寒暑燥湿风火之气，周流天地间，而为万物之原，人则禀其精，而囿于两间，所以具五脏六腑，以应五运六气之数也。

五运者，金木水火土也。

木言，阳气触地而生，火言，烁然盛而变化万物，金言，阴气禁止万物而收敛，水言，润养万物，土言，含吐万物，将生者出，将死者归。

六气者，风火暑湿燥寒也。

六气，皆有一化也。木化风，主于春，阳气鼓舞，为天号令；君火化热，主于春末夏初，行暄淑之令，而不行灾暑，君德也；相火化暑，主于夏，炎暑大行；金化清燥，清凉乃行，金为丙妇，带火之气，故燥也；水化寒，严凛乃行；土化湿，与土润溽，暑湿化行也。盖湿则土生，干则土死，泉出于地中，湿化信矣。

圣人仰观五天云色。天之气，经于中央，临甲己之位，立为土运；素天之气，经于西方，临乙庚之位，立为金运；元天之气，经于北方，临丙辛之位，立为水运；苍天之气，经于东方，临丁壬之位，立为木运；丹天之气，经于南方，临戊癸之位，立为火运。此五气之色，上经二十八宿，下应十二分位，所以古人占天望气，则和气与灾疫应在何方，了然预知之矣。

凡占当于正月初一日，若看太过之纪，寅初看；不及之纪，寅末看；平治之纪，寅正看。法如苍气为风，丹为热，黅为湿，素为燥，黑为寒，其气之色有兼见者，又当分其微甚而推之。

天干取运，地支取气。天干有十，配合则为五运；地支十二，对冲则为六气。所以然者，天有阴阳，地亦有阴阳。

天有阴，故能降；地有阳，故能升。

天以阳生阴长，地以阳杀阴藏。

生长者，天之道；藏杀者，地之道。天阳主生，故以阳生阴长；地阴主杀，故以阳杀阴藏。

阳中有阴，阴中有阳。

人在气交之中，身半以上，天之分也，天气主之，身半以下，地之分也，地气主之。其生五，其气三，三而成天，三而成地，三而成人，三而三之则为九，九九制会，故生九窍、九藏而应之也。天有三百六十五日，人有三百六十五骨节。天有五行，御五位，以生寒暑燥湿风；人有五藏化五气，以生喜怒忧思恐。在天为元，玄生神；在人为道，道生智；在地为化，化生五味。神在天为风，在地为木，在人为怒；神在天为热，在地为火，在人为喜；神在天为湿，在地为土，在人为思，神在天为燥，在地为金，在人为忧；神在天为寒，在地为水，在人为恐。寒暑五气更立，各有所先，非其位，则邪当其位。

阴阳之神不可得，而见也，支干之迹可得，而求之也。

天地阴阳以象，不以数推，惟凭支干，则可测焉。天气始于甲，地气始于子，天地相合，则为甲子，故甲子者，干支之始也；天气终于癸，地气终于亥，天地相合，则为癸亥，故癸亥者，干支之末也。阴阳相间，刚柔相须，是以甲子之后，乙丑继之，壬戌之后，癸亥继之，三十年，为一纪，六十年，为一周。有主运焉，有客运焉，有主气焉，有客气焉，主运主气，万载而不易，客运客气，每岁而迭迁。

自干支兄弟次序言之：甲乙，东方木也。

甲者，草木始甲而出；乙者，阳尚屈乙。

丙丁，南方火也。

丙乃万物炳然，着见而强；丁适阳强，与阴气相丁。

戊己，中央土也。

戊，阳土也，万物生而出之，万物伐而入之；己，阴土也，无所为而得己者也。

庚辛，西方金也。

庚乃阳更而续，辛乃阳极于此，而更辛也。

壬癸，北方水也。

壬乃阳气生之，任壬而为胎，与子同意；癸乃万物闭藏，怀孕于其下，揆然萌芽，天之道也。

故木为初之运，火为第二运，土为第三运，金为第四运，水为第五运，此主运也。

诗曰：大寒木运始行初，清明前三火运居，芒种后三土运是，立秋后六金运推，立冬后九水运伏，周而复始万年如。或问木火土金水，天道左旋，自然之序也，然君火生土，土能复生相火，火复生金，其义何在？

盖相火，非土不成，未见虚空能聚火，金在矿非火不能煅出，所以河图火七居西，金九居南，互显其成也。须知五行六气，总一气也。故木焚则为火，绞则为水；石击则为火，熔则为水；洲渲之内，江河竞流；大海之中，火光常起；皆情之本有也，又何疑土中火、火中金乎。

自其夫妇配合言之：甲与己合而化土，乙与庚合而化金，丙与辛合而化水，丁与壬合而化木，戊与癸合而化火。故甲己之年，土运统之；乙庚之岁，金运统之，丙辛之岁，水运统之，丁壬之年，木运统之；戊癸之岁，火运统之，此客运也。

假如甲己年，甲为土运，初之运，即土也；土生金，二之运，即金也；金生水，三之运，即水也；水生木，四之运，即木也；木生火，五之运，即火也。每一运，各主七十二日另五刻，此天干在上为阳，所以主乎运也。

又以地支循环次序言之：寅卯属春，木也。

寅者，演也，正月阳上阴下，律管飞灰以候之，可以述事之始也；卯者，茂也，二月阳气盛而孳茂也。

巳午属夏，火也。

巳者，起也，四月正阳无阴，物毕尽而起；午者，长也，五月阳尚未尽，阴始生，而为生物，皆长大也。

辰戌丑未属四季，土也。

辰者，震也，三月，阳已过半，万物尽震而长；戌者，灭也，九月，万物皆衰减矣；丑者，纽也，阴尚执而纽之，十二月，始终之际也；未者，味也，六月，物成而有味也。

申酉属秋，金也。

申者，身也，七月，物体皆成也；酉者，緧也，八月，万物皆緧缩收敛。

亥子属冬，水也。

亥者，劾也，十月阴气劾杀万物，此降之道也；子者，北方寒水阴位，一阳肇生之始，故阴极则阳生，壬而为胎，十一月是也。

故风为初之气，火为二之气，暑为三之气，湿为四之气，燥为五之气，寒为终之气，此主气也。

诗曰：大寒厥阴气之初，春分君火二之隅，小满少阳分三气，大暑太阴四相呼，秋分阳明五位立，小雪太阳六之余。

自其对冲定位，言之：子对午，而为少阴君火；丑对未，而为太阴湿土；寅对申，而为少阳相火；辰对戌，而为太阳寒水；巳对亥，而为厥阴风木。

故子午之岁，君火主之。

君火司午火，本热而其气当午位，阴生之初，故标寒，而

属少阴也。

丑未之岁，湿土主之。

主应长夏未之位，未乃午之次，故曰太阴。

寅申之岁，相火主之。

相火司子寅，寅乃丑之次，故曰少阳。

卯酉之岁，燥金主之。

金居兑方，在人主于肺，居膈上阳位，金必待阳而后发，故曰属阳明也。

辰戌之岁，寒水主之。

水居北方子位，水本寒，而其气当阳生之初，故标热，而属太阳也。

巳亥之岁，风木主之。

木居东方震，在人主于肝，处膈下阴位，木必待阴而后生，故属厥阴。

此客气也。

诗曰：子午少阴君火天，阳明燥金应在泉，丑未太阴湿土上，太阳寒水两连绵，寅申少阳相火旺，厥阴风本地中联，卯酉却与子午反，辰戌巳亥倒皆然。如卯酉年，司天，即子午年，在泉，卯酉年，在泉，即子午年，司天，辰戌年与丑未年倒，巳亥年与寅申年倒。假令子午年少阴君火司天，阳明燥金司地。上者右行，太阴湿土为天之左间，厥阴风木为天之右间，所以面南而命其位也；下者左行，太阳寒水，为地之左间，少阳相火，为地之右间，所以面北而命其位也。

一气在上，一气在下，二气在左，二气在右。地之左间，为初之气。

要诀：每年退二，便是客乡，如子司天，后二支戌，太阳寒水，为初之气，亥为二之气，子为三气，丑为四气，寅为五气，卯为六气。又逐年年辰，逐日日辰，皆名司天。

天之右间，为二之气，司天为三之气，天之左间，为四之气，地之右间，为五之气，司地为终之气，每一气主六十日八十七刻半有奇。

卯酉年：阳明司天，少阴在泉，初气太阴，二气少阳，三

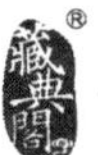

气阳明，四气太阳，五气厥阴，六气少阴。辰戌年：太阳司天，太阴在泉，初气少阳，二气阳明，三气太阳，四气厥阴，五气少阴，六气太阴。丑未年：太阴司天，太阳在泉，初气厥阴，二气少阴，三气太阴，四气少阳，五气阳明，六气太阳。寅申年：少阳司天，厥阴在泉，初气少阴，二气太阴，三气少阳，四气阳明，五气太阳，六气厥阴。巳亥年：厥阴司天，少阳在泉，初气阳明，二气太阳，三气厥阴，四气少阴，五气太阴，六气少阳。

此地支在下，为阴，所以主乎气也。然客运之流行也，有太过焉，有不及焉，太过之年，甲丙戊庚壬五阳干也；不及之年，乙丁己辛癸五阴干也。太过，其至先，大寒前十三日交，名曰先天；不及，其至后，大寒后十三日交，名曰后天；平气之年，正大寒日交，不先不后，名曰齐天。

申子辰年：大寒日寅初一刻，交初之气；春分日子时末，交二之气；小满日亥时末，交三之气；大暑日戌时末，交四之气；秋分日酉时末，交五之气；小雪日申时末，交终之气，所谓一六天也。巳酉丑年：大寒日巳初一刻，交初之气：春分日卯时末，交二之气；小满寅时末，交三之气；大暑日丑时末，交四之气；秋分子时末，交五之气；小雪日亥时末，交终之气，所谓二六天也。寅午戌年：大寒日申初一刻，交初之气；春分日午时末，交二之气；小满日巳时末，交三之气；大暑日辰时末，交四之气；秋分日卯时末，交五之气；小雪日寅时末，交终之气，所谓三六天也。亥卯未年：大寒日亥初一刻，交初之气；春分日酉时末，交二之气；小满日申时末，交三之气；大暑日未时末，交四之气；秋分日午时末，交五之气；小雪日巳时末，交终之气，所谓四六天也。

客气之升降也，有正化焉，有对化焉。正化之岁，谓午未、寅酉、辰亥三年也；对化之岁，谓子丑、申卯、戌巳之年也。正化者，令之实，从本，其数生；对化者，令之虚，从标，其数成。

水一、火二、木三、金四、土五，皆以阴阳而配。若考其深义，则水生于一，天地未分，万物未成之初，莫不先见于

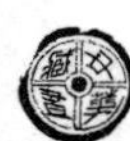

水，故草木、子实、人虫、胎卵未就，皆水也，及水聚而形质凝，阴阳备而后成物。故物之小而味苦者，火之兆也；物熟则甘，土之味也；甘极则淡，反本也。人禀阴阳，先生二肾，草木子实，大小虽异，其中皆有两以相合，与人肾同，是以万物非阴阳合体，则不能化生，故火曰次二。既阴阳合体，然后有春生而秋成，故次三曰木，次四曰金，水火木金，莫不因土而成，次五曰土。三阴三阳，正化者，从本生数；对化者，从标成数。

假如甲子年，甲为土运，统主一年，子为君火，专司一岁，期三百六十五日零二十五刻，正合乎周天三百六十五度四分度之一也。

周天者，天周地位，非周天之六气也，天体至圆，周遭三百六十五度四分度之一。天行健，一日一夜，周天三百六十五度四分度之一，又进过一度，日行速，健次于天，一日一夜，周三百六十五度之一，天多进一度，则日为退一度，二日天度进二，则日为退二度，积至三百六十五日四分日之一，则天所进过之度，又恰周得本数，而日所退之度，亦恰退尽本数，遂与天会，而成一年，是谓一年一周天。月行迟，一日一夜，行三百六十五度四分度之一，行不尽，比天为退了十三度有奇，至二十九日半强，恰与天相值，在恰好处，是谓一月一周天。五日成一候，三候成一气，即十五日也。三气成一节，节谓立春、春分、立夏、夏至、立秋、秋分、立冬、冬至、此八节也。三八二十四气，而分四时，一岁成矣。春秋言分者，阴阳中分，其气异也；冬夏言至者，阴阳至此而极，其气同也。天亦无候，以雨雪霜露草木之类，应期可验，而测之，故曰候，言一候之日，亦五运之气相生，而直之即五日也。《书》曰：期三百六旬又六日，以闰月定四时，成岁，其义盖即此也。

一期之中，主运以位，而相次于下；客运以气，而同流于上。客气加于主气之上，主气临于客气之下，天时所以不齐，民病所由生也。

辰戌年：初之客气，少阳相火，加主气厥阴风木；二之客气，阳明燥金，加主气少阴君火；三之客气，太阳寒水，加主气少阳相火；四之客气，厥阴风木，加主气太阴湿土；五之客气，少阴君火，加主气阳明燥金；终之客气，太阴湿土，加主气太阳寒水。以上皆客气加于主气之上，举此二年为例。抑论主气，春温、夏暑、秋凉、冬寒。风以动之，火以温之，暑以蒸之，湿以润之，燥以干之，寒以坚之，皆天地正气之营运。惟客加于主，乃有逆从淫胜，然后春有凄风，夏有伏阴，秋有苦雨，冬有愆阳。风胜则地动，火胜则地固，暑胜则地热，湿胜则地泥，燥胜则地干，寒胜则地裂，气候不齐，疠疫时降。

六甲年，土运太过，则雨湿流行，湿病乃生，肾水受邪，治当除湿，以补肾；六己年，土运不及，则木气乘旺，反见风化，风病乃行，治当益脾以平木；六丙年，水运太过，则寒气大行，寒病乃生，心火受邪，治当逐寒以补心；六辛年，水运不及，则土气乘旺，反见湿化，湿病乃行，治当补肾以除湿；六戊年，火运太过，则热气大行，热病乃生，肺金受邪，治当降火以补肺；六癸年，火运不及，则水气乘旺，反见寒化，寒病乃行，治当补心以逐寒；六庚年，金运太过，则燥气流行，燥病乃生，肝木受邪，治当清燥以补肝；六乙年，金运不及，则火气乘旺，反见热化，热病乃行，治当清肺以降火；六壬年，木运太过，则风气大行，风病乃生，脾土受邪，治当平木以补脾；六丁年，木运不及，则金气乘旺，反见燥化，燥病乃行，治当补肝以清燥。此客运之治法也。太阳寒水，治宜辛热；阳明燥金，治宜苦温；少阳相火，治宜咸寒；太阴湿土，治宜苦热；少阴君火，治宜咸寒；厥阴风木，治宜辛凉。此六气之治法也。然运气之所以有变者，气相得，则和，不相得，则病，又有相得而病者，以下临上，不当位也。五行相生者，谓相得；相克者，为不相得。上临下为顺，下临上为逆。

假令土临火，火临木，木临水，水临金，金临土，皆以下临上，不当位也。父子之义，子为下，父为上，以子临父，不亦逆乎。

司天克运，则顺，运克司天，则逆。气克运，则顺，运克气，则逆。运气皆相同，曰天符。

戊子、戊午、戊寅，运气皆火；丙辰、丙戌，运气皆水；

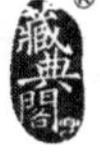

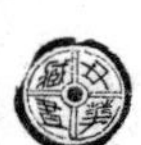

己丑、己未，运气皆土；乙卯、乙酉，运气皆金；丁巳、丁亥，运气皆木。六十年中，惟此十二年天符也。又戊子，戊为火运，子为少阴，君火司天，运与司天同火，是为天符，此日得病，速而危困也；更遇当年太岁，亦是天符，或者岁会，其病尤危。

天气生运，曰顺化。

甲子、甲午、甲寅、甲申，火下生土也；壬辰、壬戌，水下生木也；乙丑、乙未，土下生金也；辛酉、辛卯，金下生水也；癸巳、癸亥，木下生火也。六十年中，惟此十二年顺化天符也。

天气克运，曰天刑。

庚子、庚午、庚寅、庚申，火下克金也；戊辰、戊戌，水下克火也；辛丑、辛未，土下克水也；丁卯、丁酉，金下克木也；己巳、辛亥，木下克土也。六十年中，惟此十二年天刑也。

运生天气，曰小逆。

壬子、壬午、壬寅、壬申，木上生火也；庚辰、庚戌，金上生水也；癸丑、癸未，火上生土也；己卯、己酉，土上生金也；辛巳、辛亥，水上生木也。子临父位，于理未当。六十年中，惟此十二年，小逆也。

运克天气，曰不和。

丙子、丙午、丙寅、丙申，水上克火也；甲辰、甲戌，土上克水也；丁丑、丁未，木上克土也；癸卯、癸酉，火上克金也；乙巳、乙亥，金上克木也。六十年中，惟此十二年，不和也。

运（客）临本气（主）之位，曰岁会。

子，水位也，丙子年，水运临之；午，火位也，戊午年，火运临之；卯，木位也，丁卯年，木运临之；酉，金位也，乙酉年，金运临之；辰戌丑未，土位也，甲辰、甲戌、己丑、己未，土运临之。六十年中，有此八年岁会也。又丙子日，丙为水运，子为水支，是运与支同水，乃名岁会，年月日时同，如遇此日得病，不死，但执持而徐缓，更会年月时，合天符岁会，其病尤盛。

天符岁会相合，曰太乙天符。

戊午、乙酉、己未、己丑，六十年中，惟此四年太乙天符也。又戊午日，戊为火运，午是少阴，君火司天，又是火支，乃名太乙天符，此日得病，主死。

运（客）与四孟月相同，曰支德符。

寅属木，孟春月也，壬寅年，木运临之；巳属火，孟夏月也，癸巳年，火运临之；申属金，孟秋月也，庚申年，金运临之；亥属水，孟冬月也，辛亥年，水运临之。六十年中，惟此四年，支德符也。

运与交司日相合，曰干德合。

甲与己合，乙与庚合，丙与辛合，丁与壬合，戊与癸合，一年遇此，二干天地德合，亦为平气之岁也。

太过之运，加地气，曰同天符。

庚子、庚午，运同司地燥金；壬寅、壬申，运同司地风木；甲辰、甲戌，运同司地湿土。六十年中，惟此六年，同天符。

不及之运，加地气，曰同岁会。

辛丑、辛未，运临司地寒水；癸卯、癸酉，运临司地君火；癸巳、癸亥，运临司地相火。六十年中，惟此六年，同岁会也。

大要阳年先天时化，则己强，而以气胜实，故不胜者受邪；阴年后天时化，则己弱，而以气休衰，故胜者来克，彼克之后，必待时而复也。行复于所胜，则己不可前，故待得时，则子当旺，然后为母复仇也。

阳年太过，则传所不胜，而乘所胜；阴年不及，则所胜妄行，而所生受病。如肝木有余，则时已气盛，反薄肺金，而弃其脾土；肝木不及，则土无所畏，遂妄行，乃凌其肾水。此五行生克之理，盖胜至则伤，伤已而胜，故无常气而不息，若复而不胜，则是生意已伤，而有穷尽矣。

经曰：亢则害，承乃制。制则生化，外列盛衰；害则败乱，生化大病。

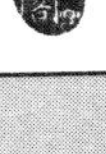

亢者，过极而不退也。当退不退，始则，灾害及物，终则，灾害及己。承，犹随也，以下奉上，有防之之义焉。

制，克胜之也。制则生化者，言有所制，则六气不至于亢而为平，平则万物生，而变化无穷矣。生者，自无而有；化者，自有而无。外列盛衰者，六气分布，主位迭为盛衰，害而无所制，则败坏乖乱之政行，为灾为变，生化几乎息，而为万物之大病。大病，即灾变也。万物皆病，天地其能位乎？此亢害承制，皆莫或死，然而自不能不然者也。以天时言之，春时冬令不退，即水亢极，而害所承之木，然火为木之子，由是乘土而制水，则木得化生之令，而敷荣列秀于外；但草木生育，自有各年盛衰不同，苟无制，而木被其害，则冬入于春，生化几乎息，而为天地间之大灾变也，岂非政令败乱之极者乎？以人身言之，心火亢甚，口干、发燥、身热，则脾土失养，肺金受害，由是水乘而起，以复金母之仇，而制乎心火，汗出发润，口津心凉而平矣；苟肾水愈微，而不能上制，心火愈盛，而不能下退，则神去气孤，而灾害不可解矣。

又曰：有余而往，不足随之，不足而往，有余从之，知迎知随，气可与期。

言六甲有余，已则不足，不若已、则有余，若余已复除，少已复少，则天地之道变矣。

又曰：出入废，则神机灭息；升降息，则气立孤危。故非出入，则无以生长壮老已；非升降，则无以生长收化藏。是以升降出入，无器不有，四者常守，反之，则灾害至矣。

出入者，天地之呼吸也；升降者，天地之化气也。毛羽裸鳞介，及飞走跂行者，皆生气根于身中，以神为动静之主，故曰神机，金玉土石草木，皆生气根于外，假气以成之，故曰气立。根于中者，生原系天，其所动浮，神气为机发之主，故其所为也，物莫之知，是以神舍出则机息；根于外者，生源系地，故其生长化育收藏，皆造化之气所成立，故其所出也，物亦莫知，是以气止息，则造化之道绝矣。凡窍横者，皆有出入去来之气，窍竖者，皆有阴阳升降之气，往复于中，壁窗户牖，皆承来气，冲击于人。阳升则井寒，阴升则井暖。以物投井，及叶坠空中，翩翩不疾，皆阴所凝也。虚管溉满，捻上悬之，水固不出，为无升气，而不能降也；空瓶小口，倾溉不入，为气不出，而不能入也。由是观之，升无所不降，降无所不升，无出则不入，无入则不出，群品之生，升降出入，生气之常也。若有出无入，有入无出，有升无降，有降无升，则反生化之常道，而神去气孤，非灾害而何？

虽然顺逆灾眚，尽皆天之气运所为也。地在人之下，大气举之也。天六动而不息，地五静而有守。

天以六气临地，地以五位承天，然天气不加君火，以六加五，则五岁而余一气，乃君火不立岁气，但以名奉天耳，故曰君火以名，相火以位，言相火代君火而用事，故五岁而右迁。若地以五承六，则当六岁，乃备尽天元之气，故六期而循环，周而复始，五岁一周，则五行之气遍，六期一备，则六气之位周，五六相合，故三十年一纪之，则六十年矣。

推之历日，根据节交气，常为每岁之主气，又曰地气。若司天、在泉，左右两间，轮行而加主气之上者，曰天气，客气也。客岁乃行，藏中天命，主气只奉客气之天而已。客胜主则从，主胜客则逆，二者有胜，而无复矣。

主胜，则泻主补客；客胜，则泻客补主。

经曰：先立其年，以明其气。

每年先立运气，审其太过、不及，然后以地之主气为本，天之客气加临于上，为标，以求六化之变。如气之胜也，微者随之，甚者制之；气之复也，和者平之，暴者夺之。皆随胜气，安其屈伏，以平为期。抑考褚氏有曰：大挠作甲子，隶首作数，志岁月日时远近，故以当年为甲子岁，冬至为甲子月，朔为甲子日，夜半为甲子时，积一十百千万，亦有条而不紊，皆人所为也。人婴异气，疾难预拟，吾未见其是也。吁，此一偏之见也。

不知天时，非凡夫可度，人身资大化有生。

明堂诗曰：甲胆乙肝丙小肠，丁心戊胃己脾乡，庚属大肠辛属肺，壬属膀胱癸肾藏，三焦亦向壬宫寄，胞络同归入癸方。

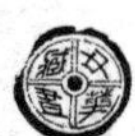

诗言人禀天地壬之气，而生膀胱、命门，禀癸之气而生肾，禀甲之气而生胆，禀乙之气而生肝，禀丙之气而生小肠，禀丁之气而生心，禀戊之气而生胃，禀己之气而生脾，禀庚之气而生大肠，禀辛之气而生肺。此天干也，地支亦然。

又云：肺寅卯大胃辰经，脾巳心午小未中，申膀酉肾心包戌，亥三子胆丑肝通。

观此二诗，则天地人身，无时不相流通。经曰：天气通于肺，地气通于嗌，风气通于肝，雷气通于心，谷气通于脾，雨气通于肾。六经为川，肠胃为海，九窍为水注之器也。

故一气不合，不能生化。天有六气，人以三阴三阳而上奉之。

以六经言之，三阴三阳；以十二支分之，则有六阴六阳。阴从上降，生于午而极于亥，谓之六阴；阳从下起，生于子而极于巳，谓之六阳。

地有五行，人有五脏而下应之。

脏为阴而其数奇，以应五运，盖五行质具于地，而气则行于天也；腑为阳而其数偶，以应六气，盖以淫气虽降于天，而势必充于地也。

子午为天地之中正，君火位焉，手少阴心、足少阴肾居之。辰戌为七政之魁罡，寒水位焉，手太阳小肠、足太阳膀胱居之。然火从水化，水从肾至，故少阴为脏，位与太阳隔，而气相合，为腑也。

太阳寒水，有子位而居于辰戌者，水伏于土田，水出地中行，故戌为六戊天门，辰为六已地户。

丑未为归藏之标本，湿土位焉，足太阴脾、手太阴肺居之。卯酉为日月之道路，燥金位焉，足阳明胃。手阳明大肠居之。然子随母居，土旺金盛，故太阴为脏，位与阳明隔，而气相合，为腑也。巳亥为天地之门户，风木位焉，足厥阴肝、手厥阴心包络居之。

卯虽木之正分，为阳明燥金所居，然木生在亥，故居于亥，而对化于巳也。

寅申握生化之始终，相火位焉，足少阳胆、手少阳三焦居之。然相火寄于肝，肾胆者肝之府，心包络者肾之配，故厥阴为脏，位与少阳隔，而气相合为腑也。

少阳相火佐脾，虽有午位，君火居之，故居寅，火生于寅也。

三阴三阳，名异而体则一也。阴阳气微，则谓之少，阴阳气盛，则谓之太。寅为少阳，卯为阳明，辰为太阳，午为少阴，未为太阴，亥为厥阴。

南政三阴司天，则皆寸不应；三阴在泉，则皆尺不应。北政三阴司天，则皆尺不应；三阴在泉，则皆寸不应。不应者，皆为沉脉也。

此言六气以君火为尊，五运以湿土为重，故甲己土运为南政。盖土以成数，贯金木水火之运，土居中央，君尊南面而行令，余四运以臣事之，北面而受令，所以有别也。然此论其常也，若天行时病，则有不必拘者。

经曰：天地之气，胜复之作，不形于诊也。天地以气不以位，故不当以脉诊，但以形证察之。

由此观之，经络脏腑，脉病药治，无非运气之所为也。非只一岁也，虽一时一刻之短，而五行之气莫不存；非特一物也，虽一毫一芒之细，而五行之化莫不载。上达乎天，则有五星倍减之应；下推于地，则有草木虫育之验。奈何俗医，不知医之源者，全然不识运气为何物；不知医之变者，又泥时日，执钤方以害人。要之，有在天之运气，有在人之运气，天时胜，则舍人之病，而从天之时；人病胜，则舍天之时，而从人之病。张子曰：病如不是当年气，看与何年运气同，只向某年求活法，方知都在至真中。扁鹊曰：阴淫寒疾，阳淫热疾，风淫末疾，雨淫腹疾，晦淫惑疾，明淫心疾。经曰：必先岁气，毋伐天和。又曰：不知年之所加，气之盛衰，不可以为工。学人合而观之，更精于脉证，乃自得之。噫，儒之道，博约而已矣；医之道，运气而已矣。学人可不由此入门，而求其蕴奥耶！

按运气之理，在弗遗，虽有微□，罔不由斯，至本年时疫，尤为吃紧，即七情不齐，亦皆默范。但奥理微词，卒难解

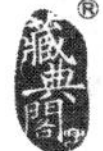

悟，非累功探索，至灵慧者，莫之能解，况鲁钝窾綮，宁敢窥其藩篱哉！是篇删其繁芜，为下学楷梯，以免其浩汗之苦。高博者，有完义具于胸中，视兹筌蹄，几同咀雪，知我罪我，其在斯乎。

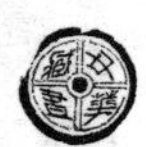

六十年运气相临之例

运气相同，名曰天符。

天气生运，名曰顺化。

天气克运，名曰天刑。

运生天气，名曰小逆。

运克天气，名曰不和。

六甲年土运：甲子、甲午、甲寅、甲申，火下生土，顺化；甲辰、甲戌，土上克水，不和。

六己年土运：己丑、己未，运气皆土，天符；己卯、己酉、土上生金，小逆；己巳、己亥，木下克土，天刑。

六乙年金运：乙丑、乙未，土下生金，顺化；乙卯、乙酉、运气皆金，天符；乙巳、乙亥，金上克木，不和。

六庚年金运：庚子、庚午，庚申，火下克金，天刑；庚辰、庚戌，金上生水，小逆。

六丙年水运：丙子、丙午、丙寅、丙申，水上克火，不和；丙辰、丙戌，运气皆水，天符。

六辛年水运：辛丑、辛未，土下克水，天刑；辛卯、辛酉，金下生水，顺化；辛巳、辛亥，水上生木，小逆。

六丁年木运：丁丑、丁未，木上克土，不和；丁卯、丁酉、金下克木，天刑；丁巳、丁亥，运气皆木，天符。

六壬年木运：壬子、壬午、壬寅、壬申、木上生火，小逆；壬辰、壬戌，水下生木，顺化。

六戊年火运：戊子、戊午、戊寅、戊申，运气皆火，天符；戊辰、戊戌，水下克火，天刑。

六癸年火运：癸丑、癸未，火上生土，小逆；癸卯、癸酉，火上克金，不和；癸巳、癸亥，木下生火，顺化。

司天在泉左右间

间气之设，逐年轮行，原为客气言之，若主气，则上下左右，俱一定不移。

子午君火司天，卯酉燥金在泉，寅申相火在泉右间，辰戌寒水在泉左间，丑未湿土司天左间，巳亥风木司天右间。子午二年：太阳为初气，厥阴为二气，少阴为三气，太阴为四气，少阳为五气，阳明为终气。

卯酉燥金司天，子午君火在泉，巳亥风木在泉右间，丑未湿土在泉左间，辰戌寒水司天左间，寅申相火司天右间。

卯酉二年：太阴为初气，少阳为二气，阳明为三气，太阳为四气，厥阴为五气，少阴为终气。

寅申相火司天，巳亥风木在泉，辰戌寒水在泉右间，子午君火在泉左间，卯酉燥金司天左间，丑未湿土司天右间。

寅申二年：少阴为初气，太阴为二气，少阳为三气，阳明为四气，太阳为五气，厥阴为终气。

巳亥风木司天，寅申相火在泉，丑未湿土在泉右间，卯酉燥金在泉左间，子午君火司天左间，辰戌寒水司天右间。

巳亥二年：阳明为初气，太阳为二气，厥阴为三气，少阴为四气，太阴为五气，少阳为终气。

丑未湿土司天，辰戌寒水在泉，卯酉燥金在泉右间，巳亥风木在泉左间，寅申相火司天左间，子午君火司天右间。

丑未二年：厥阴为初气，少阴为二气，太阴为三气，少阳为四气，阳明为五气，太阳为终气。

辰戌寒水司天，丑未湿土在泉，子午君火在泉右间，寅申相火在泉左间，巳亥风木司天左间，卯酉燥金司天右间。

辰戌二年：少阳为初气，阳明为二气，太阳为三气，厥阴为四气，少阴为五气，太阴为终气。

司天为三气，在泉为终气，司天左间为四气，右间为二气，在泉右间为五气，左间为终气。

五运主病

木运：诸风掉眩，皆属肝木。掉摇也，眩昏乱眩晕也。风而头目眩晕，风木旺，必是金衰不能制木，木复生火，风属阳，阳主乎动，两动相搏为眩晕。春夏风火相搏，多起旋风，或乘舟、跃马、登车、环舞而眩晕，其动不止，左右纡曲，曲

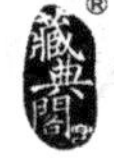

直动摇，风之用也。

火运：诸痛痒疮疡，皆属心火。

土运：诸湿肿满，皆属脾土。诸湿者，地之体也。土湿极盛者，则痞湿肿满之候生焉，故无湿亦然。

金运：诸气郁病痿，皆属肺金。郁，满奔迫也。肺主气，气为阳，主轻清而升，故肺主上部，则膹满奔迫，不能上升也。痿者，手足痿弱，无力以运动也，由肺金本燥，燥之为疾，血液衰少，不能荣养百体，故秋金旺，雾气育，而草木萎落也。

水运：诸寒收引，皆属肾水。收敛引急，寒之用也，故冬寒，则拘缩。

六气主病

厥阴风木：诸暴强直、肢痛、里急、筋缩、软戾，属风木之气。

少阴君火：诸病喘、呕、吐酸、暴注下迫、转筋、小便混浊、腹胀如鼓之有声、痈、疽、痨、疹、瘤、气、结核、吐下霍乱、瞀郁、肿胀、鼻塞鼽衄、血溢、血泄、淋闭、身热、恶寒、战、惊或悲哭、谵妄、衄　血污，皆属君火之气。

太阴湿土：诸痉强直、积饮、痞隔、吐下霍乱、痿、厥、中满、体重、肿肉如泥，按之不起，属湿土之气。

少阳相火：诸热瞀螈、筋惕惕悸动、搐搦、螈、暴、冒昧、躁扰狂越、骂詈惊骇、肿、酸疼、气逆上冲、禁、如丧神守、嚏、呕、疮疡、喉痹、耳鸣及聋、呕涌溢食不下、目昧不明、暴注螈、暴病暴死，皆属相火之气。

阳明燥金：诸涩枯涸、干劲皱揭，属燥金之气。

太阳寒水：诸病上下水液出，澄彻清冷，不利清白、吐利腥秽、瘕、坚痞、疝、腹满急痛、食已不饥、屈伸不便、厥逆禁固，皆属寒水之气也。

凡有余不足之气，至而不至，与未至而至者，皆因初之气早迟各十三日也。其余五气，皆因之早迟俱同。

六气分主定期，但以大、分、小三字记。以盖大寒、暑为初、四之气，春、秋分为二、五之气，小满、寒为三、终之气也。是一气管六十日有奇。

诀云：病如不是当年气，看与何年运气同。便向某年寻活法，方知都在至真中。

人犯邪气，发之早迟不同，故当看其病与何年运气相同，斯治之无不得也。

天干本属（图缺）

天干化气

甲、己化土，乙、庚化金，丙、辛化水，丁、壬化木，戊、癸化火。

地支本属

亥、子水，寅、卯木，巳、午火，申、酉金，辰、戌、丑、未土。

五音本属

宫：土（申也，土为中，为建极）。

商：金（强也，象金性之坚强）。

角：木（触也，阳气触动而生）。

征：火（止也，物盛则止也）。

羽：水（舒也，阳气复，万物舒）。

阳为太，阴为少。

黄钟八十一弦，太簇七十六数，姑洗六十四数，林钟五十四数，南吕四十八数。

春：角木；夏：征火；长夏：宫土；秋：商金；冬：羽水。

五运有三

一、大运：以本年天干化气为主。

一、主运：春角木，夏征火，长夏宫土，秋商金，冬羽水。甲乙丙壬癸五年从太角起，太生少，少生太，起于角；丁戊己庚辛五年从少角起，少生太，太生少，终于羽。

一、客运：从中运起，初运太生少，少生太，每运管七十三日半，与主运俱同，自大寒日始。

主运推太角少角说

甲年化阳土，属太宫，逆推前生太宫者少征，生少征者太

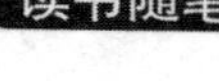

角，故甲年起太角。

乙年化阴金，属少商，上推前生少商者太宫，生太宫者少征，生少征者太角，故乙年起太角。

丙年化阳水，为太羽，推前生太羽者是少商，生少商者是太宫，生太宫者少征，生少征者太角，故丙年初运太角。

丁年化阴木，属少角，即从少角起初运，其年客运尽同。

戊年化阳火，属太征，推前生太征者是少角，故戊年起少角。

己年化阴土，为少宫，推前生少宫者是太征，生太征者少角，故己年起少角。

庚年化阳金，属太商，推前生太商者是少宫，生少宫者太征，生太征者少角，故庚年起少角，为初运。

辛年化阴水，为少羽，上推前生少羽者太商，生太商者少宫，生少宫者太征，生太征者少角，故辛年起少角。

壬年化阳木，属太角，即起太角为初运，其年客运尽同。

癸年化阴火，属少征，生少征者是太角，故癸年起太角。

主运甲乙丙壬癸五年同

每运各管七十三日另五刻，与客运同，俱自大寒日起。

初运：太角（木），大寒起，立春、雨水、惊蛰、春分后十二日止。

二运：少征（火），清明前三日起，谷雨、立夏、小满、芒种后九日止。

三运：太宫（土），夏至前五日起，小暑、大暑、立秋、处暑后六日止。

四运：少商（金），白露前九日起，秋分、寒露、霜降、立冬后三日止。

五运：太羽（水），立冬后四日起，小雪、大雪、冬至、小寒至大寒日止。

主运丁戊己庚辛五年同

初运：少角（木），大寒日起，至后七十三日另五刻止。

二运：太征（火），春分后第三日起。

三运：少宫（土），芒种后十日起。

四运：太商（金），处暑后第七日起。

五运：少羽（水），立冬后第四日起。

客运定局

横推每运管七十三日另五刻，与主运同，俱自大寒日起。

（图缺）

十干化气说

例云：甲己还加甲，乙庚丙作初，丙辛从戊起，丁壬庚子居，戊癸起壬子，遁甲定不虚。

甲己二干于子上起，甲子至戊辰，是戊在辰宫，属土，故化土。

乙庚二干于子上起，丙子至庚辰，是庚在辰宫，属金，故化金。

丙辛二干于子上起，戊子至壬辰，是壬在辰宫，属水，故化水。

丁壬二干于子上起，庚子至甲辰，是甲在辰宫，属木，故化木。

戊癸二干于子上起，壬子至丙辰，是丙在辰宫，属火，故化火。

主气

即三阴三阳。又内六步，每步统四小气，得六十日另八十七刻半。主气，地气也，静而守位，故四时有常。太阴居少阳后，以岁时为法也。

初之气：厥阴风木，大寒、立春、雨水、惊蛰。

二之气：少阴君火，春分、清明、谷雨、立夏。

三之气：少阳相火，小满、芒种、夏至、小暑。

四之气：太阴湿土，大暑、立秋、处暑、白露。

五之气：阳明燥金，秋分、寒露、霜降、立冬。

终之气：太阳寒水，小雪、大雪、冬至、小寒。

主气逐年皆同，惟以客气临于其际，遂有生克制化之当。

客气

客气，天气也，动而不息，故逐年各异。太阴，居少阳前，以阴阳为类从也。每气与主气同，各得六十日另八十七刻半。

（图缺）

逐年客气横看加临主气之上，即有生克制化之处，而人身感之，经络受疾之源，可知已。

大抵客气最盛，当视以为凭，而主气只以奉天之本令，如春木夏火四令而已，似不必拘，盖以有胜而无复也。

其起只以司天前二位为初气，在泉为终气，最易明晰。

六气本宫

六气本宫图（图缺）

子午：少阴君火司天，阳明燥金在泉。

丑未：太阴湿土司天，太阳寒水在泉。

寅申：少阳相火司天，厥阴风木在泉。

卯酉：阳明燥金司天，少阴君火在泉。

辰戌：太阳寒水司天，太阴湿土在泉。

巳亥：厥阴风木司天，少阳相火在泉。

以在上司天言，则面北而命其位，所谓左者西，而右者东也。

六气司天

六气司天图（图缺）

司天通主上半年，在泉通主下半年。

以在下在泉言，是面南而命其位，所谓左者东，而右者西也。

（图缺）

南北政说

甲己二干，统六十花甲，为终始，又以土居中宫，而驭四方，故十干内，惟甲己为君，南面以行令而为南政；其余乙丙丁戊庚辛壬癸八干，皆为臣象，北面以受令而为北政。南政、北政所在当少阴之位，脉即不应，不应者，谓其沉细不应本脉也。当应不应与不当应而应，谓之阴阳交，尺寸反，斯为害也。

南政之年，南面行令，其气在南，所以南为上而北为下，司天应上，在泉应下。人气亦应之，故寸为上而尺为下，左右俱同，天之左为西，右为东，间为右寸。

北政之岁，北面受令，其气在北，所以北为上而南为下，在泉应上，司天应下。人气亦应之，故尺应上而寸应下，司天应两尺，在泉应两寸。地之东为左，左间西为右，右间为左寸，天之左间为左尺，右间为右尺。

南政：少阴司天，两寸不应；厥阴司天，右寸不应；太阴司天，左寸不应；少阴在泉，两尺不应；厥阴在泉，左尺；太阴在泉，右尺。

北政：少阴司天，两尺；厥阴司天，左尺；太阴司天，右尺；少阴在泉，两寸；厥阴在泉，右寸；太阴在泉，左寸。

阴阳交尺寸反

如少阴在左，当左，不应而反见于右，阳脉本在右，而移于左，是少阴所易之位，非少阳则太阳脉也，故曰交，交者死。反者，如其年少阴在尺，当尺不应而反见于寸，阳本在寸，而移于尺，故曰尺寸反，反者死。然必阴阳俱交，始为交也，尺寸俱反，始为反也，若但本位当应不应，乃阴阳之不应也，疾而已，不在交反之例。

掌图

（图缺）

其法以南政子年起中指端，北政子年起中指根，俱逆行轮之。凡年辰所值之处，即其不应之位。如南政子年起中指端，即两寸不应，丑年左寸，寅年左尺，右数到底，皆南政不应之位。北政子年起中指根，如前从右数到底，皆北政不应之位也。

天符岁会

天符为执法，犹相辅。岁会为行令，为方伯。太一天符，为贵人，犹君主。

天符者，司天与中运同气也，中其邪者，其疾速而危，以其权重也。岁会者，中运与岁支同气也，惟寅申巳亥年不在例，中邪者，其病徐而持。同天符、同岁会者，中运与在泉同气也，但阳年为同天符，阴年为同岁会，天会、岁会、运会谓之三合也。太乙天符者，中运与司天、岁支三者皆同气也，谓

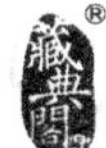

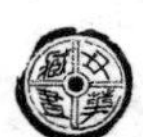

之贵人，中其邪，则病暴死。戊午、己丑、己未、乙酉四年，太乙常以冬至之日居坎宫四十六日，立春居艮，春分居震，各宫挨节四十六日，惟巽干二宫止四十五日，至干而复反于坎，如是不已，终而复始。

九宫九星

天蓬　太乙坎水白　天辅　招摇巽木绿　天柱　咸池兑金赤天芮　摄提坤土黑　天禽　天符中土黄　天任　太阴艮土白天冲　轩辕震木碧　天心　青龙干金白　天英　太乙离火紫

五星

在天者曰天，在地者地，分主东西南北，而土则寄位西南也。天星抑之，则不能升，地星窒之，则不能降。

岁会　木 荧惑　火 镇星　土 太白　金 辰星　水天冲　木天英　火 天芮　土 天柱　金 天蓬　水地苍　木 地彤　火 地阜　土 地晶　金 地元　水

阴阳升降窒抑说

司天主天之气，在泉主地之气，逐年升降，皆自右旋，东降西升，各得其候，是谓和平。若本年司天之气不及，未得迁令，则地之右间不得升天，旧年司天之气有余，不肯退位，则天之右间不即入地，是升降以司天为主，又或遇天星抑之，当升天者不得前，遇地，星窒之，当降地者不得入，本年中运太过，皆未得正化也。假如子午年，太阴当升为天左间，遇天冲木星抑之，太阳当降为地左间，而地阜土星窒之，本岁少阴未得迁正，则太阴不得升天，旧岁厥阴未得退位，则太阳不得降地。壬子、壬午，木运太过，则中运胜土，太阴亦不得升。甲子、甲午，土运太过，则中运胜水，太阳亦不得降也。余皆仿此，可以类推。

五运三气之纪（图缺）

齐化兼化得政总说

五阳年太过，则不为克制，反齐克我者之化，如宫土、征火运而齐木、火化是也。

五阴年不及，则为克我者所制而来兼其化，如少宫、征遇木、水司天，是木、水兼土、火化是也。

五阴年不及，既为克我者，来兼其化，则为我所克者，无畏，得专其政，如己土、丁木不及，木、金来兼化，则水、土无畏，而得专其政也。此胜复之常，亦子救母之义。

六十年运气主岁纪

太过有制，不及得助，皆为和平。惟得司天当令，则为上宫与正宫同，非司天当令，则其制助之气，皆出于左右间，而非司天正气也，则为少宫中运与少宫间气同也。

六气迁正升降说

凡司天、在泉，俱三阴三阳，东降西升，一年一位，周而复始。若其阳上即阴下，阴上即阳下，左右间亦然，配偶对，阴阳合，乃得各行其化也。然亦有迁正未得，升降不及者，何哉？盖六阳年气有余，即先年司天、在泉未退位，而已迁正矣，是未至而至者，失之太过；六阴年气不足，即先年司天、在泉已退位，而犹未迁正，是至而不至者，失之不及，皆不得其平也。又如旧年地之右间，当升为新年之天左间，或遇天星窒抑，如水星窒火、金星窒木，及中运太过，皆能克制，如壬木制太阴、戊火克阳明类，而不得升，即司天亦不得迁正也；旧年天之右间，当降为今年之地左间，或遇地星窒抑，及本年司天未迁正，皆不得降而入地，故当迁正即迁正，当升降即升降，乃各司其位，而相和也。否则在上者阳，而在下者非阴；在下者阴，而在上者非阳矣，安得不有驳杂之弊乎？气既抑郁，即积为疾病，直待旺时，乃自抒发，变又有不可测者焉。是知阴阳之营运，各有迁次，刚柔之配偶，难为预意。作八卦图于下而不动，次加五星图于二层，左旋而顺行，又加六气图于上，作第三层，右旋而逆旋（中钉线纽），用分节候，随气步运而回旋，以视其所值，庶可明其营运之不爽矣，否则奚能逐日逐气而为之赘赘于其际哉！图附在后，亦未敢为管之窥也。

运气图

壬子、壬午，中运木胜而，太阴不得升；甲子、甲午，中运土胜，而寒水不得降，皆不得立正也，后仿此。

此夏至四十六日天蓬制司天，天冲制天左间，又地阜克地

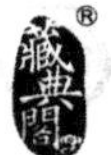

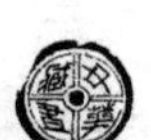

左间，地彤制在在泉。

运气图（下层大图）（图缺）

立秋四十六日，天柱克天右间，秋分后地玄克地右间。以上子午年。

辛丑、辛未，水运而少阳不得升，乙丑、乙未，金胜而厥阴不得降。

凡春分后四十六日，天冲制司天，地彤制地右间。

立夏天蓬制天右，地阜制在泉，地晶克地左木。

秋分四十六日，天蓬制天左。以上丑未年。

中层次图顺行

运气图（中层次图）（图缺）

戊寅、戊申，火运胜金而阳明不得升天；丙寅、丙申，水运胜火而少阴不得入地。

凡立春四十六日，天冲制天右，天英制天左，地玄制地左，地阜制地右。

春分四十六日，天英制天左，地晶制在泉。

夏至四十六日，天蓬制司天。以上寅申年。

已卯、已酉，土运胜寒，而水不得升；丁卯、丁酉，木运胜，而湿土不得降。火抑司天不迁正，水窒在泉不相守皆同。

又天芮制天右不升，地晶制地右，又地苍窒太阴不降。

立夏四十五日，天蓬制天右。

立冬四十五日，地苍制地左太阴。以上卯酉年。

上层小图逆行

运气图（上层小图）（图缺）

庚辰、庚戌，金运胜木，厥阴不得升天，又天柱抑，木不升；丙辰、丙戌，水运胜火，少阳不得入地。

立春四十六日，地玄制地。

秋分地右间为地玄，在泉为地苍制，亦四十六日止。

立冬四十六日，天芮制司天，又天左右为天柱、天柱、英制，又地左亦受制，以上辰戌年。

辛巳、辛亥，水运胜火而少阴不得升；癸巳、癸亥，火运胜金而阳明不得降。

先年冬至起，有四十六日，天蓬水星，在坎宫之年，大寒十五日。四时少阳不得在泉，至立春后一日在泉，曰得其位。

夏至四十六日，地苍制地左间，地彤克地右间。

秋分四十六日，天柱制司天，天蓬、天芮制天左、右俱四十六日止。以上己亥年。

天蓬，每以冬至日起住坎宫，循艮、震、巽、离、坤、兑，而周于干，以成一岁。每宫各四十六日，惟干、巽为天门户，止四十五日而止。

司天在泉南北政不应

少阴君火，司天，阳明燥金，在泉，南、北政两尺寸不应。

甲子、甲午：土湿为患，中满身重。

丙子（岁会）、丙午：水运太过，其病寒下，中寒下利，疫气清冷，心肾有伤。

戊子（天符）、戊午：太乙天符，太阳盛，上热血溢。

庚子、庚午：俱同天符，金齐火化，司天为制，金得其平，坚成之纪，上征与正商同。其病下清，二便清泄，及下体清冷，金气之病也。

壬子、壬午：肝木过燥，其病支满。

金火合德，上应荧惑、太白，寒热持于气交而为病治也。热病生于上，清病生于下，寒热凌犯而争于中，其病咳，喘，溢血、泄，鼽嚏，目赤，背疡，寒厥入胃，心痛，腰痛，腹大，嗌干，肿上。

初之气：主风木，客寒水。寒气抑扬，关节禁固，腰椎痛，中外疮疡。司天之气。

二之气：主君火，客风木。水气乃行，风木荣动，热郁于上，头目有病，且多淋。君火为病。

三之气：主相火，客君火。热极寒生，气厥心痛，寒热并作，咳、喘、目赤，火炽为祸之害。

四之气：主、客湿土。溽暑炎蒸，寒热立至，以有雨也，嗌干，黄瘅，鼽衄，饮发，湿热病也。

五之气：主燥金，客相火。畏火临金，阳气布化，时寒气

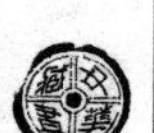

热，甚病温厉。阳和胜也，须以苦散。

终之气：主寒水，客燥金。燥令行，余火内格，肿于上，咳，喘，甚则血溢皮腠，病舍胁下，连少腹而作寒中，金乘木也。

岁宜咸而软之，而调其上；甚则以苦泄火发之，以酸补金收之，而安其下。

太阴湿土，司天，太阳寒水，在泉，已、余年南、北政左尺、右寸不应。

甲寅、甲申：土湿太过，体重，肿，痞饮。

丙寅、丙申：中金生水，相火之病胜复，交病寒肿。

戊寅、戊申：俱天符，病热郁血溢，血泄，心痛，火气盛也，内必应心。甲年少异，甲金佐于肺而受火刑，其气积实，为病得半。

庚寅、庚申：司天为制，金得其平，所谓坚成之纪，上征与正商同也。金齐火化，邪在于肺，其病肩、背、胸中。

壬寅、壬申：俱同天符。木火为病，掉眩，支胁，惊骇。

火木同德，上应荧惑岁星，风热参布，胜复寒中，外发疮疡，内为泄满，外热内寒，疟，痢，聋，瞑，呕吐上拂，肿色变，热盛寒复，水火交争也。

初之气：主风木，客君火。木火交炽，温病乃行，血溢，目赤，咳逆，头痛，血崩，胁满，肤腠中疮。

二之气：主君火，客湿土。火为土郁，风不胜湿，热郁于上，咳逆，呕吐，胸溢，头痛，昏愦，脓疮。

三之气：主相火，客相火。畏火交集，热中，聋，瞑，血溢，咳，呕，鼻衄，渴，嚏，喉痹，目赤，善暴死。

四之气：主湿土，客燥金。凉气至而寒暑间化，燥湿以参，胸满，身重，肺脾自病也。

五之气：主燥金，客寒水。金肃水寒，气邪当避。

终之气：主寒水，客风木。风木得水，万物反生，关闭不禁，心痛，阳气不藏而咳。

风多暴举，炎气流行，令扰废，寒热往复，宜咸、宜辛、宜酸，渗之，泄之，渍之，发之。盖咸以胜火，辛以治木，酸以胜木火之性，渗泄去二便之实，渍发去腠理之邪。

阳明燥金，司天，少阴君火，在泉，已、余年南、北政两尺、寸不应。

乙卯（天符）、乙酉（岁会太乙天符）：司天为助，从辛之化，上商与正商同也。金运不及，灾及兑七宫，正西方也。

丁卯（岁会）、丁酉：司天胜运，金兼木化，反得其所谓委和之纪，上商与正商同也。木运不及，灾及东方震三宫。司天制木，不同少角之例。

己卯、己酉：土运不及，灾及中五宫。

辛卯、辛酉：水运不及，而土乘之，所谓涸流之纪，少阴与少宫同也，土兼水化。

癸卯、癸酉：俱同岁会。火不及，而司天得政，所谓伏明之纪，上商与正商同。

金火合德，上应太白、荧惑，政切全，金不足，木火乘之，木亦无畏，故零木之气，得次并行暴，多阳少阴，风湿流于气交之际，咳，呕，嗌塞，寒热发，癃闭，清先而劲，毛虫乃殃，热后而暴介虫殃。

初之气：主风木，客湿土。风湿为患，病中热胀，面目浮肿，善眠，呕，衄，小便黄赤，甚则淋，脾肾伤。

二之气：主君火，客相火。二火交炽，臣位于君，疫疠大行，火暴死。

三之气：主相火，客燥金。燥热交合，燥极而泽，不无寒热之患，以近四气，水土故泽。

四之气：主湿土，客寒水。

五之气：主燥金，客风木。

终之气：主寒水，客君火。阳气布，候反温，蛰虫见，水不冰，火化之盛，其病为湿。

阳专其令，炎暑大行，风燥横于岁运，其极而泽，寒热互兴，宜咸从水化以治，火宜清，名在泉之火，苦从火化以治，金宜散，司天之金，辛从金化，以同司天之气，而求其平也。

太阳寒水司天，太阴湿土在泉，甲、余年南、北政右尺、左寸不应。

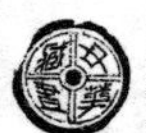

甲辰、甲戌：岁会又同天符。柔润重泽，病湿下重。

丙辰、丙戌：俱天符。水运太过，大寒留于溪谷。

戊辰、戊戌：司天为制，水得其平，所谓赫曦之纪，上羽与正征同也，火齐水化，炎裂拂腾，其病热郁灾，太过而水必。

庚辰、庚戌：金气太过，其病燥，瞀，胸满，肺金受病也，肝亦有损。

壬辰、壬戌：木气太过，振拉摧拔，其病眩掉，目瞑，皆风木病也，肝筋脾土亦病。

水土合德，上应辰星、镇星，寒政大举，泽无阳焰，寒湿之气，持于气交，寒热发，肌肉痿不收，濡泻，血溢，皆火郁寒湿之病，膀胱不能无邪，神明绝，死不治。穴在掌后锐骨之端，真心气也。

初之气：主风木，客相火。臣随君火，冬也，草乃早荣，风火相搏，温厉乃作，身热，头痛，呕吐，疮疡，斑疥之类。

二之气：主君火，客燥金。大凉反至，火气遂抑，气郁中满，时多有之，诸寒滞于中，阳气不行也。

三之气：主相火，客寒水。寒水侮阳，火无不应，病寒反热，痈疽，注下，心热瞀闷，若不治之，阳绝而死。

四之气：主湿土，客风木。风湿交争，大热少气，肌肉足痿，注下赤白，以客胜主阳，脾且生火，为热。

五之气：主燥金，客君火。太阴在泉，而得君火之化，万物能长能成，而人亦舒，而无病。

终之气：主寒水，客湿土。湿气大行，阴凝惨凄，而寒风以至，是厥木来相加也，脾土伤而孕不育。

寒凝太虚，阳气不令，则火郁待时而发，少阳主治，而又水胜之，时雨以注，寒敷于上，雷动于下，宜苦以燥之，温以散之，盖苦从火化，治寒以热也，湿宜燥，寒宜温。

厥阴风木，司天，少阳相火，在泉，己、余年南、北政右寸、左尺不应。

乙巳、乙亥：金不及而木得政，所谓从革之纪，上角与正角同也。灾兑七宫。

丁巳、丁亥：俱天符。司天为助，委和之纪，与正角同也。灾震三宫。

己巳、己亥：司天胜运，则木兼土化，卑监之纪，上角与正角同。灾五中宫。

辛巳、辛亥：司天为制，其土不同少宫，故不得来兼化也。灾坎一宫。

癸巳、癸亥：俱同岁会。在泉为助，水不兼化，不同少羽，火气不及。灾离九宫。

风火同德，上应岁星、荧惑，政扰令速，热病行于下，风病行于上，风燥胜复形于中，头目昏瞑，血溢，呕逆，筋痿，肉消，心痛，疮疡，二便淋赤，心肝自损，肺脾有亏。

初之气：主厥木，客燥金。金气伤肝，寒于右胁之下，胎孕不育。

二之气：主君火，客寒水。寒水犯君，阳气复，化气必应也，不无热中病。

三之气：主相火，客风木。司天布政，风乃时举，其病泣出，耳鸣，掉眩。

四之气：主湿土，客君火。溽暑湿热相搏，争于左上，天左间也，黄瘅，肿，呕吐，疮疡。

五之气：主燥金，客湿土。燥湿更胜，沉阴乃布，寒气及体，风雨乃行。

终之气：主寒水，客相火。时寒气热，流水不冰，蛰虫出见，草乃生，人乃舒，其病温，厉，疟。

风生高远，炎气从之，上风下火也，土气温而云雨作，湿化行，宜辛从金化，以调上之风木，咸从水化，以调下之相火，相火虚实，最为难辩，无妄犯之。冲阳绝，死不治，穴在足跗上，胃之气也。

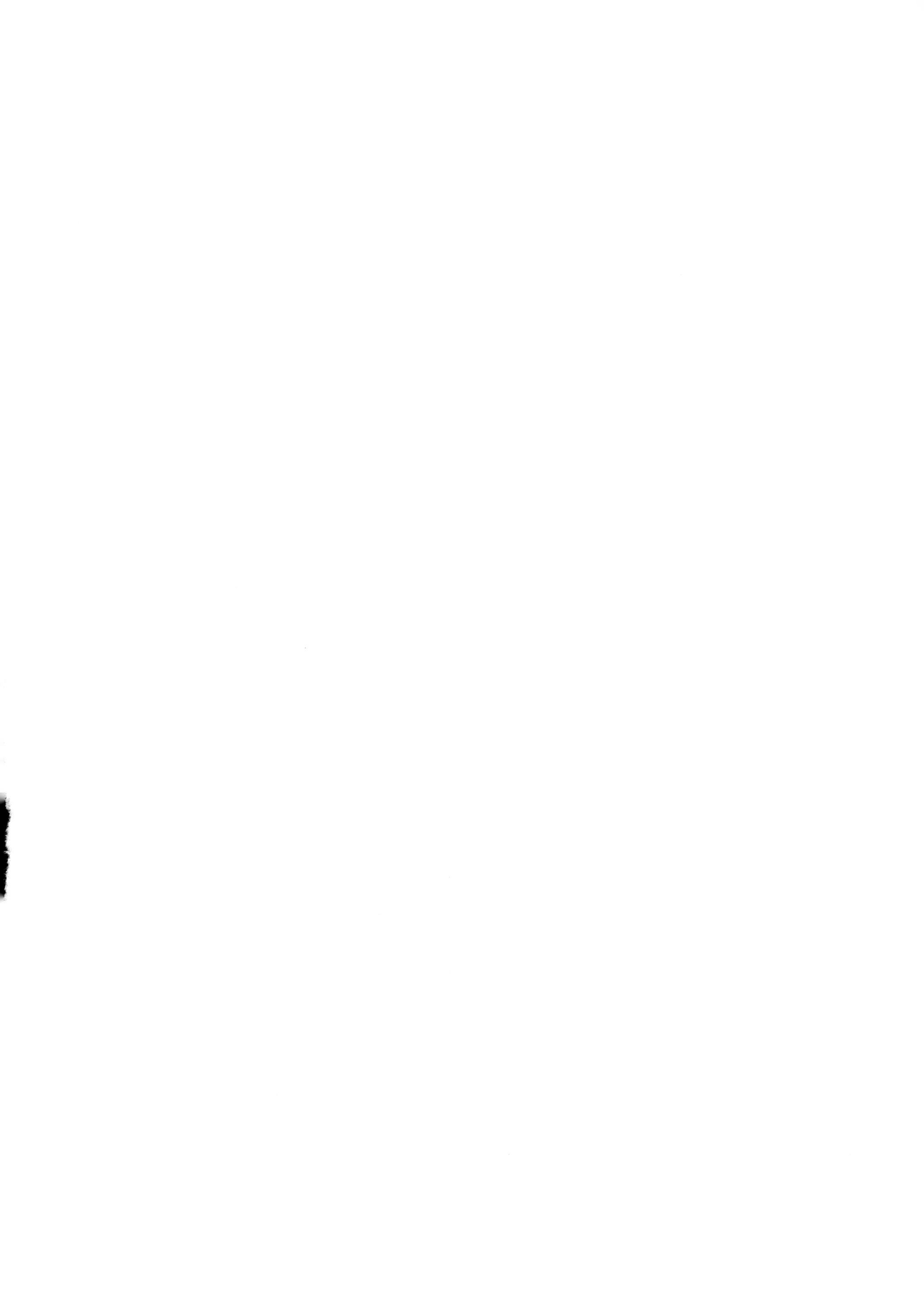